临床常见内科疾病诊疗技术辑要

高瑞梅　贾洪斌　亓连平　杨　琴

庞念德　唐朝政　杨依稳　陈运刚　/主　编

U0323016

吉林大学出版社

·长春·

图书在版编目（CIP）数据

临床常见内科疾病诊疗技术辑要 / 高瑞梅等主编 . --
长春 : 吉林大学出版社 , 2023.11
ISBN 978-7-5768-2808-5

Ⅰ . ①临… Ⅱ . ①高… Ⅲ . ①内科—疾病—诊疗
Ⅳ . ① R5

中国国家版本馆 CIP 数据核字 (2023) 第 254393 号

书　　　名：临床常见内科疾病诊疗技术辑要
　　　　　　LINCHUANG CHANGJIAN NEIKE JIBING ZHENLIAO JISHU JIYAO

作　　者：高瑞梅　贾洪斌　亓连平　杨　琴　庞念德　唐朝政　杨依稳　陈运刚
策划编辑：米路晗
责任编辑：路明衢
责任校对：曲　楠
装帧设计：张苹苹
出版发行：吉林大学出版社
社　　址：长春市人民大街 4059 号
邮政编码：130021
发行电话：0431-89580028/29/21
网　　址：http://www.jlup.com.cn
电子邮箱：jldxcbs@sina.com
印　　刷：长春市中海彩印厂
开　　本：787mm×1092mm　　1/16
印　　张：21.5
字　　数：540 千字
版　　次：2023 年 11 月第 1 版
印　　次：2023 年 11 月第 1 次
书　　号：ISBN 978-7-5768-2808-5
定　　价：138.00 元

编 委 会

主 编

高瑞梅　青岛市城阳区人民医院
贾洪斌　龙口市中医医院
亓连平　济南市槐荫人民医院
杨　琴　临汾市人民医院
庞念德　深圳市盐田区人民医院集团
　　　　（南方科技大学盐田医院）
唐朝政　乐山市中医医院
杨依稳　单县东大医院
陈运刚　临沭县人民医院

副 主 编

张照生　单县中心医院
曾玲玲　成都新华医院
李　平　成都平安医院
李　钱　泸州市中医医院
苗小风　临汾市中心医院
潘　晓　中国人民解放军联勤保障部队天津康复疗养中心
赵　爽　成都市第七人民医院
刘洋琴　成都市第七人民医院
赵万燕　成都市武侯区晋阳社区卫生服务中心
柴　佩　临汾市中心医院
张吉春　重庆市万州区上海医院
丁国洲　莱西市经济开发区卫生院
杨海青　中国人民解放军中部战区空军医院

主编简介

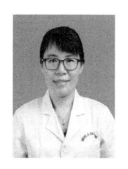

　　高瑞梅　毕业于青岛大学医学院，研究生学历，硕士学位，主治医师。从事消化内科专业10余年，曾进修于山东大学齐鲁医院，擅长慢性胃炎、原发性胆汁反流性胃炎、胃肠动力性疾病、肝硬化、消化道出血、消化道肿瘤、早期胃癌、消化道黏膜下肿瘤等消化系统疾病的诊断及治疗，对消化内科各种常见病、多发病的诊断与治疗有丰富经验，擅长超声内镜技术、胃肠息肉切除术、胃碎石术等镜下诊疗。主持科研立项1项，参编著作1部，发表核心期刊论文数篇。

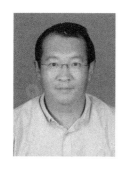

　　贾洪斌　毕业于山东省中医药大学，本科学历，学士学位，副主任医师。从事内科临床工作多年。参加省中医骨干培训班、中医五级师承项目及省中医协会、老年医学会、中西医结合学会等组织的多次学术活动并担任委员。从事脑病科临床工作，发表省级以上论文5篇，出版著作2部，发明专利2项。

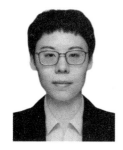

　　亓连平　毕业于济宁医学院临床医学专业，本科学历，医学学士学位，主治医师。从事内科临床工作12年，曾于山东省立医院进修神经内科专业1年。临床上，对内科各种常见病、多发病的诊断与治疗有丰富经验，对神经内科疾病的治疗有着独到见解，尤擅长脑血管疾病的治疗。

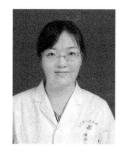

　　杨　琴　毕业于山西医科大学，研究生学历，硕士学位，副主任医师。曾在空军军医大学（第四军医大学）国家重点学科、国家临床重点皮肤专科进修学习，擅长面部各种皮炎、银屑病、白癜风、过敏性皮肤病等的诊治。负责科室的教学及科研工作，发表本专业相关学术期刊论文10余篇。

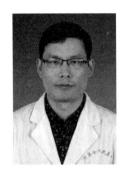

庞念德 毕业于遵义医科大学，研究生学历，医学硕士学位，主任医师，深圳市医学会消化病专业委员会委员，深圳市中西医结合学会急诊和危重病学会委员。从事内科临床、教学、科研20余年。尤其擅长消化系统疾病及感染性疾病的诊疗。主持完成课题4项，参与课题多项。

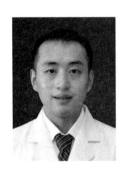

唐朝政 毕业于贵州中医药大学中医内科学专业，研究生学历，医学硕士学位，主治医师。从事老年病科临床工作8年，一直致力于老年相关疾病的研究。临床上，对老年病科各种常见病、多发病的诊断与治疗有丰富经验，擅长头痛、眩晕、脑梗死、高血压病、冠心病、慢支炎、肺气肿、肺心病、痛风、支气管哮喘等老年病的中西医诊治。

曾在SCI收录期刊发表论文1篇，国家级核心期刊发表论文2篇以及在其他国家级、省级期刊发表相关论文5篇，获得国家"实用新型专利证书"1项。

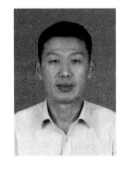

杨依稳 毕业于潍坊医学院临床医学，本科学历，主治医师。曾与2021-2022年在上海瑞金医院进修急危重症医学，从事临床工作10余年，对急危重症病人抢救及临床常见病有深刻造诣，在内科常见病诊疗方面积累了丰富的经验。

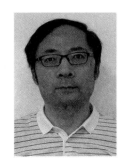

陈运刚 毕业于临沂卫校，本科学历，后又进修沈阳药科大学药学专业毕业。扎根基层医院，服务广大群众，1996年至今在临沭县人民医院从事药房工作。

序 言

　　内科学是临床医学的一门重要分支,其影响广泛且深入,可被视为其他所有临床医学领域的基石,因此常被誉为"医学之母"。内科所涉及的疾病种类繁多,包括许多常见病和多发病,这些都是影响人体健康的主要因素。近年来,随着人们生活水平的提高,公众对健康的需求也日益增长,对医生的期待也随之提高。医学的基础研究和临床实践正在经历日新月异的变化,新的理论和治疗观念层出不穷。内科疾病种类多样且病情复杂,如何准确全面地掌握内科常见病和多发病的诊治方法,对内科医生来说是一个重大的挑战。

　　本书对各系统常见疾病的诊疗过程进行了详细的解读。我们从临床实践的角度出发,着重强调诊断和治疗的前沿性和实用性,并尽力反映出各种疾病在病因、发病机制、诊断和治疗方面的新进展和新理念。本书内容详尽、结构严谨和逻辑清晰,具有很高的实用性和可靠性,适合各级医生参考阅读。

　　然而,内科学的范围广泛且发展迅速,我们的专业知识有限,因此书中可能仍会有遗漏和不足之处。我们非常欢迎各位同行批评和指正,以便我们在后续的编写工作中不断提高。

目 录

第一章 呼吸系统

第一节 急性上呼吸道感染

急性上呼吸道感染(简称上感)是从鼻外孔到环状软骨下边缘,包括鼻腔、咽和喉部的急性炎症总称。大部分上感病程短暂、病情轻微,并且能自愈,预后良好。然而,少数病例可能是急性病毒性心肌炎的早期或前驱症状,医生需在初诊时留意,以防误诊。

一、病因及发病机制

急性上呼吸道感染(ARIs)是一种主要由病毒和细菌引起的疾病。据统计,70%～80%的ARIs是由各种病毒所致,包括鼻病毒、腺病毒、呼吸道合胞病毒、甲乙丙型流感病毒、副流感病毒和冠状病毒等;20%～30%的ARIs则是由细菌引发,这些细菌感染既可以是原发的,也可以是病毒感染后继发的。最常见的细菌是溶血性链球菌,其次是流感嗜血杆菌、金黄色葡萄球菌、肺炎链球菌和卡他莫拉菌,偶尔也会出现革兰阴性杆菌。肺炎支原体肺炎和肺炎衣原体肺炎的发病率相对较低。

然而,是否会因接触这些病原体而发病,还取决于传播方式和人群的易感性。例如,降低身体总体或呼吸道局部防御功能的因素,如受凉、气温变化、淋雨和疲劳等,可能会导致已存在于上呼吸道的病毒或细菌迅速繁殖。此外,直接接触含有病原体的患者的喷嚏、呼出的空气以及被污染的手和用具,也可能引发ARIs。对于老年人和儿童,或者那些免疫功能低下、有慢性呼吸道疾病(如鼻窦炎和扁桃体炎)的人来说,他们更易患上ARIs。

二、病理生理

在急性上呼吸道感染的病理生理过程中,组织学表现可能并无显著病理改变,也可能出现上皮细胞损伤。当病毒抵达咽喉部的腺体区域,它会与气道上皮细胞特异性结合。然后,病毒在呼吸道上皮细胞和周围的淋巴组织中复制,引发细胞病态改变和炎症反应。病毒感染后产生的炎症介质,如激肽、白三烯、白细胞介素(IL-1)、IL-6、IL-8和肿瘤坏死因子(TNF-α)等,会增加血管的通透性,引发鼻腔和咽黏膜充血、水肿、上皮细胞损伤,并伴有单核细胞浸润以及浆液性和黏液性渗出。这些改变导致了临床上的呼吸道症状(如流清涕、鼻塞)以及全身症状(如发热、全身疼痛)。这些症状通常在病毒感染后的16小时内出现,并在24～48 h内达到高峰。在2～3 d内,病毒的排出也会达到高峰。如果出现继发细菌感染,可能会有中性粒细胞浸润和脓性分泌物。

三、临床表现及辅助检查

(一)临床表现

各种病因导致的临床表现可能各不相同,主要分为以下几种类型。

1.普通感冒

通俗来说,常见的感冒被称为"伤风",科学名称是急性鼻炎或上呼吸道卡他,主要由病毒感染引发。这种疾病的发病通常较为突然,起初的主要症状为鼻部卡他症状,如频繁打喷嚏、鼻塞以及流出清水样的鼻涕。同时,患者还可能出现咳嗽、喉咙干燥、喉咙瘙痒或烧灼感,甚至有鼻后滴漏的感觉。这些咽干、咳嗽和鼻后滴漏的症状主要是由于病毒引发的炎症介质导致上呼吸道传入神经高敏状态引起的。2~3 d后,鼻涕会变得较为稠厚,同时可能伴随喉咙痛、头痛、流泪、味觉迟钝、呼吸困难、嗓音嘶哑等症状,有时因为咽鼓管炎的影响,听力会有所减退。病情严重的患者还可能出现发热、畏寒、四肢酸痛、头痛和食欲减退等全身症状。通常情况下,没有并发症的普通感冒患者在5~7 d后可以痊愈。但是,老年人和儿童更容易出现感冒并发症。对于有基础疾病的普通感冒患者,其临床症状通常更加严重,病程更长,更容易出现并发症,从而导致病程延长。体检时,可以看到鼻腔黏膜充血、水肿及有分泌物,咽部可能会有轻度充血,胸部体检通常没有异常。如果患者有基础疾病或出现并发症,那么可以查到相应的体征。

2.急性病毒性咽炎和喉炎

急性病毒性咽炎和喉炎主要由鼻病毒、腺病毒、流感病毒和副流感病毒,以及肠病毒和呼吸道合胞病毒等引发。其典型症状包括咽部瘙痒和灼热感,而咽痛并不明显,咳嗽也较为罕见。急性喉炎,大多由流感病毒、副流感病毒和腺病毒等引发,其主要临床症状为明显的嗓音嘶哑、讲话困难,可能伴有发热、咽痛或咳嗽,咳嗽时咽喉疼痛会加剧。体检时,可以发现喉部充血、水肿,局部淋巴结可能有轻度肿大和触痛,有时还能听到喉部的喘息声。

3.急性疱疹性咽峡炎

急性疱疹性咽峡炎是一种主要由柯萨奇病毒 A 引发的疾病,其主要症状包括剧烈的咽痛和发热,病程通常约为 1 周。体检时,可以看到咽部的充血,软腭、腭垂、咽部及扁桃体表面有灰白色的疱疹和浅表溃疡,周围可能伴有红晕。这种疾病多发于夏季,儿童是高风险群体,但偶尔也会在成人中出现。

4.急性咽结膜炎

急性咽结膜炎是一种主要由腺病毒和柯萨奇病毒等引起的疾病,其主要症状包括发热、咽痛、畏光、流泪,以及咽和结膜的明显充血。病程通常为 4~6 d,多在夏季发病,且通过游泳传播,儿童是主要的患病群体。

5.急性咽扁桃体炎

急性咽扁桃体炎是一种由溶血性链球菌等病原体引发的疾病,病原体其次为流感嗜血杆菌、肺炎链球菌和葡萄球菌等。患者起病急,咽痛明显,伴有发热和畏寒,体温可高达39℃以上。体检可发现咽部明显充血,扁桃体肿大、充血,表面有黄色的脓性分泌物。有时,还可能伴

有颌下淋巴结肿大和压痛,但肺部体检通常无异常体征。

（二）辅助检查

1.血液检查

由于这类疾病大多是病毒性感染,一般情况下,白细胞计数常常是正常或略低,伴随淋巴细胞比例的增加。在严重病毒感染的情况下,淋巴细胞比例可能会降低。而在细菌感染的情况下,会出现血液中的白细胞计数与中性粒细胞比例增高和核左移现象。

2.病原学检查

由于病毒的种类繁多,且确定具体的病毒类型对治疗并无显著帮助,因此一般情况下并不需要进行详细的病原学检查。当确实需要时,可以通过免疫荧光法、酶联免疫吸附法、血清学诊断或病毒分离鉴定等手段来确定病毒的类型。此外,脓性分泌物可以进行细菌培养和药物敏感性测试,这有助于确定细菌的类型,以便为临床用药提供指导。

四、诊断和鉴别诊断

（一）诊　断

1.危险因素

凡是能够导致全身或呼吸道局部防御功能降低的因素,都可能诱发这种疾病。这些因素包括:受凉、气温变化、淋雨、疲劳、人群密集的环境、长时间坐着的生活方式、免疫力降低、接触高风险人群或营养不良等。

2.症　状

本病主要病症为鼻部卡他症状,如鼻塞、流鼻涕和打喷嚏等。根据病毒或细菌侵犯的部位的不同,病症也会有所不同。例如,如果鼻腔受到影响,可能会出现鼻塞、流清水样鼻涕和打喷嚏等症状;如果咽部受到影响,可能会有咽部干燥、灼热感和咽痛等症状;如果是喉部受到影响,可能会有声音嘶哑、咳嗽咳痰和喉部不适等症状;急性扁桃体炎的主要症状包括咽痛、发热和吞咽困难等;而在发生急性上呼吸道感染的时候,可能会伴随有不同程度的全身症状,如发热、畏寒、头痛、四肢酸痛、咳嗽和疲乏等。

3.体　征

在常见的感冒中,鼻腔黏膜会出现充血、水肿和分泌物,咽部可能会有轻度充血。若为急性咽炎,咽部的充血和水肿会更为明显。急性扁桃体炎时,扁桃体会肿大并出现充血,表面可能会有脓性分泌物。而急性喉炎表现为喉部充血、水肿,有黏液性分泌物或可能出现黏膜溃疡。

当存在上述的危险因素,并根据鼻咽部的症状和体征,再结合血液常规检查和胸部X射线检查,就能够做出临床诊断。一般情况下,本病不需要进行病因诊断;在特殊情况下,可以通过细菌培养、病毒分离或病毒血清学检查等方式确定病原体。但是,还需要将此类病症与其他初期表现为感冒样症状的疾病进行鉴别。

（二）鉴别诊断

1.流行性感冒（流感）

此病进展迅速,传染力强,主要表现为全身中毒症状,呼吸道症状相对较轻;老年人以及有慢性呼吸道疾病或心脏病的患者容易并发肺炎。

2.急性细菌性鼻窦炎

急性细菌性鼻窦炎主要由肺炎链球菌、流感嗜血杆菌、葡萄球菌、大肠埃希菌和变形杆菌等引起,且在临床上常见的是混合感染。这种状况通常发生在病毒性上呼吸道感染后症状加重的情况下。本病主要的症状包括鼻塞、脓性鼻涕增多、嗅觉减退和头痛。急性鼻窦炎患者可能还会伴有发热和全身不适的症状。

3.过敏性鼻炎

过敏性鼻炎分为季节性和常年性两种。在接触过敏原(如花粉等)后,患者会出现主要症状,如阵发性喷嚏、流清水样鼻涕等,发作过后的情况如同健康人。患者可能只会表现出鼻部症状或感到疲劳,一般不会有发热等全身症状,但是病程长,常年反复发作或在某个季节加重。

4.链球菌性咽炎

链球菌性咽炎主要由 A 组溶血性链球菌引起。其症状与病毒性咽炎类似,患者可能会持续 3~5 d 的发热,且所有症状通常会在 1 周内得到缓解。链球菌性咽炎好发于冬季和春季,表现为咽部炎症,可能有咽部不适、瘙痒、灼热感及咽痛等症状,可能伴有发热、乏力等。体检可见咽部明显充血、水肿,颌下淋巴结肿大并有触痛。链球菌性咽炎的诊断主要依赖咽拭子培养或抗原快速检测。

5.疱疹性咽峡炎

疱疹性咽峡炎在夏季多发,儿童常见,成人偶尔发病。患者的咽痛程度较重,通常伴有发热,病程约 1 周。咽部充血,软腭、腭垂、咽及扁桃体表面有灰白色疱疹及浅表溃疡,周围环绕红晕。病毒分离多为柯萨奇病毒 A。

6.急性传染病前驱症状

诸如麻疹、脊髓灰质炎、脑炎、肝炎和心肌炎等疾病在早期可能会出现鼻塞、头痛等类似的症状,这些症状应引起重视。如果在上呼吸道症状出现 1 周内,呼吸道症状减轻但出现新的症状,应进行必要的实验室检查,以防误诊。

五、治 疗

(一)治疗原则

该疾病的主要治疗策略是以对症治疗为主,优先考虑口服药物,通常无须静脉补液。

(二)治疗方法及具体措施

1.对症治疗

(1)休息:对于发热、病情严重或体弱老年的患者,建议他们卧床休息,多喝水,保持室内空气的流通,并防止受凉。

(2)对症药物治疗:在使用药物治疗急性上呼吸道感染时,应以对症药物治疗为主,优先选择口服药物,避免无理由地盲目静脉补液。静脉补液只适用于以下几种情况:感染使患者的基础疾病加重或出现并发症,需要静脉给药;由于患者严重的腹泻或高热导致脱水和电解质紊乱,需要补充水分和电解质;由于胃肠道不适或呕吐,患者无法摄取食物,需要通过补液来维持身体的基本代谢。

①解热镇痛：主要对普通感冒患者的症状，如发热、咽痛和全身酸痛，可以适当使用解热镇痛药物，如对乙酰氨基酚和布洛芬等。这些药物的作用机制是减少前列腺素的合成，从而使体温调节中枢引发周围血管扩张、出汗和散热，达到解热的效果，同时通过阻断痛觉神经末梢的冲动产生镇痛效果。其中，对乙酰氨基酚是常用的药物，但需要注意，过量使用可能导致肝损伤甚至肝坏死。而据报道，布洛芬可能增加感染的严重性。

②缓解鼻塞：对于有鼻塞、鼻黏膜充血与水肿、咽痛等症状的患者，可以使用盐酸伪麻黄碱等选择性收缩上呼吸道黏膜血管的药物，对血压的影响较小；也可以使用 1% 的麻黄碱滴鼻，通常的做法是连续使用不超过 7 d。

③抗过敏：针对频繁打喷嚏、分泌物过多等症状的患者，可以适当使用第一代抗组胺药物，如马来酸氯苯那敏或苯海拉明等。这类药物能穿透血脑屏障并与中枢神经细胞中的组胺受体结合，由于它们具有一定的抗胆碱作用，可以通过阻断组胺受体来抑制小血管扩张和降低血管透明度，这有助于减少分泌物和减轻咳嗽症状，因此，建议将其作为急性上呼吸道感染的首选药物。但是，这类药物常见的不良反应，包括嗜睡和疲乏等；因此，驾驶汽车、船只、高处作业或操作精密设备等的工作人员需要谨慎使用。为了减少这类药物引起的头晕、嗜睡等不良反应，建议在睡前服用。虽然第二代抗组胺药物具有非嗜睡、非镇静的优点，但由于它们没有抗胆碱作用，因此不能用于镇咳。抗组胺鼻喷雾的局部作用较强，全身不良反应较少。

④镇咳：对于咳嗽症状较重的患者，可以使用镇咳药物。常见的镇咳药物可以基于其药理作用特性分为以下两类。

a. 中枢性镇咳药：常见的这类药物是吗啡类生物碱及其衍生物，它们可以直接抑制延髓咳嗽中枢以发挥镇咳作用。根据是否具有成瘾性和麻醉作用，可以进一步分为依赖性和非依赖性两类。依赖性镇咳药，如可待因，可以直接抑制延髓中枢，其镇咳作用强且迅速，同时具有镇痛和镇静作用。由于具有成瘾性，只在其他治疗无效时短期使用。非依赖性镇咳药通常是人工合成的，如右美沙芬，它是目前临床上使用最广泛的镇咳药，其作用与可待因类似，但无镇痛和镇静作用，治疗剂量对呼吸中枢无抑制作用，也无成瘾性。英国胸科学会（BTS）和世界卫生组织（WHO）都指出：阿片类镇咳药，如可待因和福尔可定的疗效并不比右美沙芬好，且不良反应更多，因此不推荐用于咳嗽治疗，推荐使用右美沙芬作为可替代可待因的中枢镇咳药。许多非处方复方镇咳剂都含有这种成分。

b. 周围性镇咳药：这类药物通过抑制咳嗽反射弧中的感受器、传入神经和效应器中的某一环节来发挥镇咳作用。这类药物包括局部麻醉药和黏膜防护剂。例如，那可丁，一种阿片中含有的异喹啉类生物碱，其作用与可待因相当，无依赖性，对呼吸中枢无抑制作用，适用于由不同原因引起的咳嗽。苯丙哌林是一种非麻醉性的镇咳药，可以抑制外周神经，也可以抑制咳嗽中枢。

⑤祛痰药：祛痰药物作用是提高咳嗽对气道分泌物的清除率。这种药物的作用机制主要有三个方面：增加分泌物的排出量，降低分泌物的黏稠度，以及增强纤毛的清理功能。常用的祛痰药物有愈创木酚甘油醚、氨溴索、溴己新、乙酰半胱氨酸和羧甲司坦等。其中，愈创木酚甘油醚是常见的复方感冒药成分，它能刺激胃黏膜，反射性地引发气道分泌物增多，降低黏度，并

有一定的舒张支气管作用,从而增加黏液排出。

对于那些经常同时出现多种上述症状的急性上呼吸道感染患者,可采用由上述药物组合成的复方制剂。为避免抗过敏药物引起的嗜睡影响到白天的工作和学习,有些复方感冒药物会分为白片和夜片,其中只在夜片中加入抗过敏药。对于没有发热症状的患者,应选择不含解热镇痛药成分的复方制剂。对于有急性咳嗽、鼻后滴漏和咽干症状的患者,应给予伪麻黄碱治疗以缓解鼻部充血,也可以应用局部滴鼻。

研究表明,对于早期仅有鼻部卡他症状的上感患者,如果在第1天服用盐酸伪麻黄碱和氯苯那敏,鼻塞、流涕、打喷嚏和流眼泪等症状可以得到改善,到了第4天,以上症状的改善率可以达到90%。这表明这种药物组合可以快速改善或消除鼻部症状。因此,伪麻黄碱和氯苯那敏作为经典的复方组合,被推荐用于早期只有鼻部卡他症状的上感治疗。当患者在鼻部卡他症状的基础上出现咳嗽、全身酸痛、发热等症状时,推荐服用含有镇咳和解热镇痛成分的药物。

尽管有许多种治疗感冒的药物,名称各不相同,但实际上它们的成分是相同或相似的,药效也大同小异。因此,在选择复方抗感冒药物时,应该只选择一种。如果同时服用两种或更多的复方制剂,可能会导致药物重复使用、用药量过大,增加药物不良反应的风险。

⑥疗程:由于感冒是会自然痊愈的疾病,通常的感冒药物使用不应超过1周。如果1周后症状没有明显改善或消失,建议立即去医院以获得确切的诊断和进一步的治疗。

2.抗菌药物治疗

急性上呼吸道感染是一种会自然痊愈的疾病,通常由病毒引起,抗生素无法杀死病毒。抗生素的使用可能会引发消化道的不良反应,过度使用还可能导致细菌产生抗药性。只有在并发细菌感染的情况下,才应考虑使用抗生素治疗,如鼻窦炎、中耳炎和肺炎等。如果有白细胞增高、咽部有脓性分泌物、咳嗽出黄色痰或有脓涕流出等细菌感染的证据,可以根据本地流行病学历史和用药经验,选择口服青霉素、第一代头孢菌素、大环内酯类或喹诺酮类。在极少数情况下,需要根据病原菌选择敏感的抗生素。

对于急性细菌性上呼吸道感染,如细菌性咽炎、扁桃体炎,可以使用抗生素。建议的治疗方案包括:选择青霉素G,也可以肌内注射普鲁卡因青霉素或口服青霉素V或口服阿西林、阿莫西林/克拉维酸;对青霉素过敏的患者,可以选择口服大环内酯类、克林霉素或喹诺酮类药物;可以选择口服第一代或第二代头孢菌素,但不能用于有青霉素过敏性休克史的患者。此外,磺胺类药物不易清除咽部细菌,A组化脓性链球菌对四环素类、氨基糖苷类耐药者多见,这几类抗生素都不应该使用;可以选择使用头孢曲松或头孢噻肟静脉注射;治疗疗程通常为3~7 d,如果病情严重,可以延长至14 d。

3.抗病毒药物治疗

由于过度使用抗病毒药物治疗,可能导致流感病毒产生抗药性。所以,在没有发热、免疫功能正常的情况下,通常不需要使用抗病毒药物。对于免疫系统功能缺陷的患者,可在早期阶段常规使用抗病毒药物。利巴韦林和奥司他韦具有广泛的抗病毒效果,可以有效抑制流感病毒、副流感病毒和呼吸道合胞病毒等,从而缩短病程。

对于急性上呼吸道病毒感染(除流行性感冒病毒外)目前还没有特效的抗病毒药物。虽然

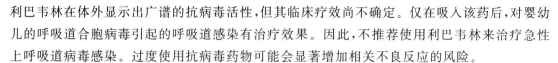

利巴韦林在体外显示出广谱的抗病毒活性,但其临床疗效尚不确定。仅在吸入该药后,对婴幼儿的呼吸道合胞病毒引起的呼吸道感染有治疗效果。因此,不推荐使用利巴韦林来治疗急性上呼吸道病毒感染。过度使用抗病毒药物可能会显著增加相关不良反应的风险。

4.特殊人群用药注意事项

特殊人群使用感冒药物需要格外小心。对于 2 岁以下的幼儿,非处方感冒药物的安全性并未确定,因此普通感冒不宜使用。若症状需要药物控制,应使用国家药政部门批准的药物。对于 2～5 岁儿童,伪麻黄碱剂量应为成人的 1/4;6～12 岁儿童,伪麻黄碱剂量应为成人的一半,推荐使用糖浆或混悬液制剂。阿司匹林等水杨酸类药物应慎用,因为可能诱发瑞氏综合征并导致死亡。

孕妇和哺乳期女性也需要谨慎使用感冒药物。孕妇尽量避免使用阿司匹林、双氯芬酸钠、苯海拉明、布洛芬和右美沙芬等,避免影响胎儿或导致孕期延长。孕期前 3 个月内禁用愈创木酚甘油醚。哺乳期女性尽量使用避免苯海拉明、马来酸氯苯那敏、金刚烷胺等,这些药物能通过乳汁影响婴儿。

对于肝肾功能不全者、血小板减少者、有出血症状者及有溃疡病穿孔病史者,应慎用含有对乙酰氨基酚、阿司匹林和布洛芬等成分的感冒药物。驾驶员、高空作业者或操作精密仪器者应慎用含有马来酸氯苯那敏、苯海拉明的感冒药物,因为这些药物可影响神经功能和注意力。

未控制的严重高血压或心脏病患者及同时服用单胺氧化酶抑制剂者,禁用含有伪麻黄碱的感冒药物。甲状腺功能亢进、糖尿病、缺血性心脏病及前列腺肥大者,慎用含有伪麻黄碱的感冒药物。青光眼患者不建议使用伪麻黄碱。

慢性阻塞性肺疾病和重症肺炎呼吸功能不全的患者应慎用含有可待因和右美沙芬的感冒药物,因为这些药物可能影响痰液的排出。

5.预　防

预防措施是关键。隔离感染源和勤洗手是降低上呼吸道感染风险的有效方式。通过加强锻炼、保持健康饮食、规律生活以及改善营养,可以增强体质。避免过度疲劳和受凉,可以降低感染的风险,这是预防上呼吸道感染的最佳方式。年老体弱或者易感人群应特别注意防护,在上呼吸道感染高发期应戴口罩,避免在人群密集的公共场所活动。由于感冒病毒和血清型繁多并且 RNA 病毒蛋白常变异,因此很难开发出有效的感冒疫苗,流感疫苗对普通感冒无效。

第二节　亚急性与慢性咳嗽

咳嗽常被划分为三种类型:急性咳嗽(持续时间小于 3 周)、亚急性咳嗽(持续 3～8 周)和慢性咳嗽(持续时间超过 8 周)。

一、诊断及诊断流程

(一)诊　断

咳嗽的诊断过程通常依赖于详细的病史调查和体格检查,这些能帮助医生缩小可能的诊断范围,提供病因线索,甚至形成初步的诊断。根据初步的诊断,医生可能会进行经验性治疗,或根据病史中的线索选择进行进一步的相关检查,以便更快地确定最终的病因。

1.询问病史

询问咳嗽的持续时间、时相、性质和音色,以及诱发或加重因素、体位影响和伴随症状等信息是非常重要的。了解痰液的量、颜色和形状,以及患者是否有吸烟史、职业或环境刺激暴露史,是否服用 ACEI 类药物或其他药物等信息,对于诊断都有重要意义。有特殊职业接触史的患者应警惕职业性咳嗽的可能。根据咳嗽的持续时间将其分类为急性、亚急性和慢性咳嗽,可以帮助缩小诊断范围。急性咳嗽通常与普通感冒和急性气管支气管炎相关,亚急性咳嗽的常见病因则是感染后咳嗽(PIC)。咳嗽发生的时间也有一定的诊断价值。例如,以夜间咳嗽为主的患者应首先考虑咳嗽变异性哮喘(CVA)。干咳主要见于非感染性咳嗽,湿咳则更常见于感染性咳嗽,特别是痰多、咳脓痰的患者,应首先考虑呼吸道感染性疾病。慢性支气管炎患者通常会咳白色黏痰,且冬、春季咳嗽为主。咳嗽中带血或咳血应考虑结核、支气管扩张和肺癌的可能性。有过敏性疾病史和家族史的患者,应注意检查是否存在过敏性鼻炎和支气管哮喘相关的咳嗽。伴有流鼻涕、鼻塞、喷嚏、鼻后滴流感及咽后黏液附着感等症状的患者,应首先考虑上气道咳嗽综合征(UACS)。而伴有反酸、嗳气和胸骨后烧灼感等症状,或者餐后咳嗽加重的患者,应考虑胃食管反流性咳嗽(GERC)的可能。

2.体格检查

体格检查是评估慢性咳嗽的一个重要步骤,包括对体形、鼻、咽、喉、气管和肺部等进行评估。医生在听诊时会检查双肺呼吸音,并注意是否存在哮鸣音、湿啰音或爆裂音等异常音。特别是对于肥胖的患者,需要警惕睡眠呼吸暂停(OSA)或胃食管反流(GER)与慢性咳嗽的可能相关性。虽然大部分慢性咳嗽患者体格检查结果正常,但在听诊时若出现呼气相哮鸣音,可能提示有哮喘。如在肺底部听到 Velcro 啰音,可能需要考虑间质性肺疾病。同时,若出现吸气相哮鸣音,可能要警惕中央型肺癌或支气管结核。此外,医生还会注意有无心界扩大、期前收缩、器质性杂音等心脏体征的存在。

3.相关辅助检查

相关辅助检查包括影像学检查、诱导痰的细胞学分析、肺功能评估和气道高反应性测试、呼气一氧化氮(FeNO)测试,以及 24 小时食管多通道腔内阻抗监测联合 pH 监测等。

(1)X 射线胸片:作为慢性咳嗽初步诊断的标准检测手段,如果未发现明确病变,将依据慢性咳嗽的诊断流程继续进行。如果 X 射线胸片上出现疑似病变,建议进一步进行 CT 扫描。胸部 CT 能有效检测到肺部和纵隔的病变,包括肺内小结节、气管壁增厚、气管壁钙化、气管狭窄和纵隔淋巴结肿大等,对于 X 射线难以发现的病变,如支气管结石、复发性多软骨炎和支气管异物等,具有关键的诊断作用。高分辨率 CT 可以帮助诊断早期间质性肺疾病和非典型支气管扩张。如果怀疑患者有鼻窦炎,首选鼻窦 CT 检查。另外,应尽量避免短期内进行过多的X 线检查。

(2)肺功能检查:主要包括肺通气能力检测和支气管激发试验,这两者在诊断慢性咳嗽的病因上起到重要的作用。支气管激发试验阳性是确诊变异性哮喘(CVA)的关键标准。对于无法进行支气管激发试验的医疗设施,可以检测呼气峰流量(PEF)的变异率,如果 PEF 平均

变异率大于 10% ,则支持 CVA 的诊断。

（3）诱导痰细胞学检查：这是诊断慢性咳嗽病因和气道炎症的主要无创检查方法，具有较高的安全性和耐受性。诱导痰中嗜酸性粒细胞增多是诊断嗜酸性粒细胞性支气管炎（EB）的主要标志，也可以作为 CVA 诊断的辅助工具。此外，诱导痰检查有助于指导吸入性糖皮质激素（ICS）的使用，从而使慢性咳嗽患者受益。推荐使用单一浓度的高渗盐水进行超声雾化产生诱导痰，但应避免在 48 小时内对同一患者进行多次诱导痰检查。

（4）呼出气一氧化氮（FeNO）水平检查：这是近年来发展的一种无创的气道检查方法。FeNO 水平升高（>32 ppb）可能提示存在嗜酸性粒细胞性炎症或激素敏感性咳嗽。然而，FeNO 在筛查与慢性咳嗽相关的嗜酸性粒细胞炎症方面的敏感性并不高，约 40% 的嗜酸性粒细胞增高的患者 FeNO 水平正常。

（5）变应原皮试和血清 IgE 检查：这些检查有助于确认患者是否存在特定的过敏反应，并确定过敏原的类型。这对于诊断过敏性疾病，如过敏性鼻炎和过敏性咳嗽，非常有用。在 CVA 患者中，有 $60\%\sim70\%$ 存在特应性，而在 EB 患者中，这一比例为 30% 。

（6）24 小时食管多通道腔内阻抗监测联合 pH 监测：这是目前最常用且最有效的识别胃食管反流的方法。它通过实时监测食管 pH 值的变化，获取 24 小时食管 pH 值低于 4 的次数、最长反流时间和食管 pH 值低于 4 的监测时间百分比等六项参数，最终以 DeMeester 积分表示反流的程度。同时，通过测量食管内的阻抗，可以识别弱酸或弱碱等非酸性反流。在检查过程中，实时记录与反流相关的症状，以确定反流和咳嗽间的关联。

（7）支气管镜检查：虽然这并非慢性咳嗽的常规检查，但对于常规检查无法确定病因，或者针对常见病因的治疗无效的慢性咳嗽患者，支气管镜检查可以用来诊断或排除由气道病变引起的咳嗽，如支气管肺癌、异物、结核和复发性多软骨炎等。

（8）其他检查：如果患者的外周血嗜酸性粒细胞水平升高，可能提示存在过敏性疾病。然而，多数 CVA 和 EB 患者的外周血嗜酸性粒细胞水平都在正常范围内。如果外周血嗜酸性粒细胞水平显著升高（超过 20% ），可能提示寄生虫感染或嗜酸性粒细胞肺炎。

（二）诊断流程

1.亚急性咳嗽

亚急性咳嗽常见的起因是 PIC，其次是 CVA、EB 和 UACS 等。首先，需要确定咳嗽是否由之前的呼吸道感染引发，并进行初始的经验性治疗。如果治疗无效，应考虑其他可能的病因并参考慢性咳嗽的诊断流程进行进一步的诊断和治疗。仅仅依赖于感冒或上呼吸道感染的病史和患者的咳嗽症状来诊断感染后咳嗽可能会漏诊 EB、CVA 等病症。因此，建议在条件允许的情况下，应进行支气管激发试验和诱导痰细胞学检查。一些被称为"顽固性感染后咳嗽"的情况可能实际上是 EB、CVA 或 GERC 的表现。

2.慢性咳嗽

在处理慢性咳嗽的过程中，应遵循以下五个基本原则。

（1）病史的重要性：病史的收集是至关重要的，并应根据病史来选择相关的检查项目，按照由简单到复杂的顺序进行。由于 EB 和 CVA 是慢性咳嗽最常见的病因，占据我国慢性咳嗽病因的大约 50% ，因此，建议将肺功能测试、支气管挑战测试和诱导痰细胞学检查作为慢性咳嗽的一线检查手段;并将 FeNO 检查作为诱导痰细胞学检查的补充工具。

(2)先常见后少见的原则:对于慢性咳嗽患者,应优先考虑 UACS、CVA、EB、GERC 和变应性咳嗽(AC)等常见病因。支气管镜检查只对一些少见的慢性咳嗽病因具有诊断价值。

(3)同步或顺序诊断和治疗:在检查条件不具备时,可以根据临床特征进行诊断性治疗,并根据治疗反应来确定咳嗽的病因。如果治疗无效,再选择相关的检查。如果有典型的鼻炎、鼻窦炎症状或鼻后滴流症状、体征,可以首先按照 UACS 的治疗方案进行治疗。

(4)治疗的有效性:有效的治疗是明确病因诊断的前提。如果治疗部分有效但未完全缓解,应评估影响疗效的因素,并确保是否存在其他慢性咳嗽的复合病因,如 UACS 伴 GERC、CVA 或 EB,GERC 伴 EB 或 CVA 等。

(5)评估无效治疗:如果治疗无效,应评估是否存在诊断错误、治疗力度和时间是否足够,以及是否存在影响治疗效果的因素,如职业或环境暴露因素。

二、感染后咳嗽的诊断和治疗

亚急性咳嗽主要表现为感染后咳嗽,此外还可能出现 UACS、CVA 等病症。在处理亚急性咳嗽的过程中,首先需要确定咳嗽是否由先前的呼吸道感染引发,并进行基于经验的治疗。如果治疗无效,应考虑其他可能的病因,并参考慢性咳嗽的诊断程序进行进一步的诊断和治疗。

感染后咳嗽(postinfectious cough,PIC)是指在呼吸道感染的急性症状消失后,咳嗽仍然持续存在。除了呼吸道病毒外,其他病原体,例如细菌、肺炎支原体和肺炎衣原体等,都可能导致感染后咳嗽。其中,由病毒感冒引发的咳嗽最常见,也被称为"感冒后咳嗽"。感染后咳嗽通常会表现为刺激性的干咳或咳出少量的白色黏痰,通常会持续 3~8 周,而 X 射线胸片检查通常不会显示任何异常。

(一)临床诊断依据
诊断感染后咳嗽(PIC)主要依据以下五个因素。

(1)感冒症状消退后咳嗽仍持续。

(2)胸部 X 射线或 CT 扫描未显示明显异常。

(3)肺功能测试(比如,用力肺活量和 1 秒率)结果正常。

(4)患者无慢性呼吸道疾病的既往病史。

(5)排除了其他可能引发慢性咳嗽的原因。

(二)治 疗
感染后咳嗽是一种自我限制性疾病,通常能自然缓解。一般不必使用抗生素进行治疗,但对于由肺炎支原体、肺炎衣原体和百日咳杆菌引发的感染后咳嗽,大环内酯类抗生素治疗有效。对于咳嗽症状严重的患者,可以短期内使用镇咳药、抗组胺药和减充血剂等药物。异丙托溴铵可能对部分患者有效。

值得注意的是,孟鲁司特对感染后咳嗽的治疗效果不明显,因此不建议使用。吸入性皮质类固醇(ICS)治疗 PIC 的效果也不确定,因此不建议常规使用。然而,对于重症感染后咳嗽的患者,如果常规治疗无效,可以尝试短期使用吸入性糖皮质激素,这可能有助于降低咳嗽的敏感性,并改善气道的过敏反应。

三、常见病因的诊断及治疗

(一)上气道咳嗽综合征(Upper Airway Cough Syndrome,UACS)

1.诊断标准

(1)患者有发作性或持续性咳嗽,主要在白天出现,入睡后咳嗽较少。

(2)患者具有鼻部和(或)咽喉疾病的临床表现和相关病史。

(3)辅助诊断检查结果支持鼻部和(或)咽喉疾病的诊断。

(4)针对病因治疗后,咳嗽症状得到缓解。

2.治　疗

(1)对于非变应性鼻炎或普通感冒,治疗的首选药物通常是第一代抗组胺药和减充血剂。

(2)对于变应性鼻炎,首选的治疗方式是吸入鼻腔的糖皮质激素和口服第二代抗组胺药。其他的治疗方法包括应用白三烯受体拮抗剂和特异性变应原免疫治疗。

(3)对于慢性鼻窦炎,主要是由于细菌混合感染引起,因此抗感染治疗是重要的治疗手段。长期低剂量的大环内酯类药物不应作为常规治疗。可与鼻内吸入糖皮质激素联合使用,疗程通常需要 3 个月以上。在必要的情况下,可能需要进行鼻内镜手术。

(4)对症治疗:包括使用局部减充血剂、黏液溶解剂以及鼻腔冲洗。

(二)咳嗽变异性哮喘(Cough Variant Asthma,CVA)

1.诊断标准

患者出现慢性咳嗽,常有夜间的刺激性咳嗽;在支气管激发试验中呈阳性反应;呼气峰流量(PEF)平均变异率大于 10%,或支气管舒张试验阳性;并且对抗哮喘治疗反应良好。

2.治　疗

CVA 的治疗原则与支气管哮喘的治疗相同。建议使用吸入性糖皮质激素与支气管舒张剂(β_2 受体激动剂)的复合制剂,治疗周期至少应维持 8 周。对于严重的情况,需要采用口服糖皮质激素治疗(每日 10～20mg,连续 35 d)。此外,白三烯受体拮抗剂和中药也可作为治疗手段。

(三)嗜酸性粒细胞性支气管炎(eosinophilic bronchitis,EB)

1.诊断标准

(1)患者主要表现为慢性咳嗽,常为刺激性干咳或带有少量黏痰。

(2)胸片检查结果正常。

(3)肺通气功能正常,无气道高反应性,且呼气峰流量(peak expiratory flow,PET)的平均周变异率在正常范围内。

(4)通过痰细胞学检查发现嗜酸性粒细胞比例达到或超过 2.5%。

(5)必须排除其他可能导致嗜酸性粒细胞增多的疾病。

(6)口服或吸入糖皮质激素治疗有效。

2.治　疗

首选的治疗方法是吸入糖皮质激素,持续使用时间至少8周。初始治疗阶段,可联合应用泼尼松口服,剂量为每日10～20mg,连续用药35 d。

(四)胃食管反流性咳嗽(gastroesophageal reflux cough,GERC)

1.诊断标准

主要表现为慢性咳嗽,以白天咳嗽明显为特征。通过食管24小时pH监测发现,DeMeester积分大于或等于12.7和(或)症状相关概率(SAP)大于或等于80%,症状指数大于或等于45%。抗反流治疗后,咳嗽症状明显改善或消失。

2.治　疗

首先,需要调整生活方式。药物治疗方面,常选择制酸药,如质子泵抑制剂或H_2受体拮抗剂,其中质子泵抑制剂效果更佳,疗程至少需要8周。此外,也可使用促胃动力药,如多潘立酮等。

(五)变应性咳嗽(atopiccough,AC)

1.诊断标准

主要症状为慢性咳嗽,通常呈刺激性干咳。肺通气功能正常,支气管激发试验为阴性。诱导痰中的嗜酸性粒细胞比例未见明显升高。另外,具有以下任一指征:存在过敏性疾病史或暴露于过敏原的历史;变应原皮试呈阳性;血清总IgE或特异性IgE水平升高;使用糖皮质激素或抗组胺药物治疗有效。

2.治　疗

推荐吸入糖皮质激素治疗,持续时间至少4周。初期治疗阶段可短期(3～5 d)口服糖皮质激素。

四、其他病因

(一)其他慢性咳嗽的病因

包括慢性支气管炎、支气管扩张、气管-支气管结核,药物如血管紧张素转换酶抑制剂等引起的咳嗽,支气管肺癌,以及心理性咳嗽。

(二)少见和罕见慢性咳嗽的病因

1.上气道疾病

含声门下多形性腺瘤、声门下黏膜相关组织淋巴瘤、喉癌、会厌发育不全、舌根异位涎腺、扁桃体肿大、腭垂过长和阻塞性睡眠呼吸暂停等。

2.气管支气管疾病

涵盖气管支气管软化症、骨化性支气管病、复发性多软骨炎、巨大气管支气管征、气管狭窄、支气管内错构瘤、气管憩室、气管异物、气管支气管腺样囊性癌、气管支气管淀粉样变和支气管结石等。

3.肺部疾病

肺部疾病包含肺泡微石症、肺间质纤维化、肺泡蛋白沉积症、淋巴管肌瘤病、肺朗格汉斯细

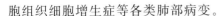

胞组织细胞增生症等各类肺部病变。

4.纵隔疾病

纵隔疾病包括心脏副神经节瘤、心包囊肿、胸腺瘤、创伤后假性主动脉瘤、心律失常及左心功能不全、食管囊肿、食管肿瘤、霍奇金淋巴瘤和纵隔脂肪过多症等。

5.其　　他

其他疾病,如颈椎病、肝海绵状血管瘤、迷走神经球瘤、乳糜泻、舌下异位甲状腺、外耳道耵聍和胸膜子宫内膜异位症等也可能引发咳嗽。

(三)不明原因慢性咳嗽

在进行系统的慢性咳嗽病因检查并排除所有已知原因,且对相应病因的治疗无效后,才能考虑为不明原因慢性咳嗽(UCC)。

治疗措施包括药物(如加巴喷丁、阿米替林、巴氯芬、卡马西平和普瑞巴林等)和非药物治疗(如语言病理治疗和咳嗽抑制性理疗,统称咳嗽抑制性治疗)。

五、经验性治疗

当病因不明确时,根据病情可能性来进行治疗,以疗效来确定或排除诊断。

(1)建议优先针对慢性咳嗽的常见疾病进行治疗。

(2)依据病史推测可能的慢性咳嗽原因并采取相应的治疗策略。

(3)根据临床特征,将慢性咳嗽分为激素敏感性咳嗽(包括 CVA、EB 和 AC)、UACS 和 GERC,然后进行经验性治疗。

(4)如果咳嗽伴有咳脓痰或流脓鼻涕,推荐使用抗生素。

(5)对于 UACS 或 PNDS(鼻后滴漏综合征)、CVA 和 EB 的经验性治疗,治疗期通常为 12 周,CERC 需要至少 24 周,口服糖皮质激素的疗程通常不超过 1 周。

(6)由于经验性治疗存在一定的盲目性,需要注意排除潜在的支气管恶性肿瘤、结核和其他肺部疾病。

六、常用镇咳及祛痰药物

(一)镇咳药物

1.中枢性镇咳药

中枢性镇咳药包括依赖性药物,如可待因和福尔可定,以及非依赖性药物如右美沙芬、喷托维林和右啡烷。

2.外周性镇咳药

外周性镇咳药包括那可丁、苯丙哌林、莫吉司坦和苯佐那酯。

(二)祛痰药物

祛痰药物的作用方式包括增加分泌物排出、降低分泌物黏稠度和增强纤毛清除功能。常用的药物包括愈创甘油醚、桃金娘油、氨溴索、溴己新、乙酰半胱氨酸和羧甲司坦等。

第三节　支气管扩张

支气管扩张是指支气管持久性异常扩张和扭曲,主要由于支气管壁弹性和肌性成分被破坏所引起。这是一个基于解剖学的定义。典型的临床特征包括慢性或反复的肺部感染,表现为咳嗽、持续的黏痰和呼吸恶臭等。支气管扩张也可能出现在慢性支气管炎中,两者的区别在于扩张的程度和范围(慢性支气管炎的扩张通常较轻且更普遍)。真正的支气管扩张是永久性的,与肺炎、气管炎、支气管炎以及肺不张中的可逆性改变(这些疾病的过程中或之后可能导致支气管在影像学上的改变)应有所区别。

在抗生素问世之前,支气管扩张是主要影响年轻人并且死亡率较高的疾病。然而,随着高分辨率CT的广泛应用,对支气管扩张的诊断变得更加容易,对这种疾病的理解也有了新的认识,它仍然是导致呼吸系统疾病患者死亡的重要原因。

对支气管扩张的理解存在几个复杂因素。首先,支气管扩张混合了支气管炎这一疾病实体,后者的常见原因是吸烟。最近的研究显示,区分慢性支气管炎和支气管扩张是困难的,大多数患者在被诊断为支气管扩张之前已经有了慢性支气管炎的症状超过20年。抗生素的使用不仅改变了支气管扩张的预后,也改变了其临床特征。其次,支气管扩张不是一个单一的疾病实体,而是由多种不同机制导致的一种以反复呼吸道感染为主要特征的疾病。因此,将支气管扩张视为一种综合症可能更为合适。

一、病因及发病机制

(一)病　因

支气管扩张症是一种病理性改变,其由多种原发性疾病触发。在对患者进行临床评估的过程中,寻找并确定原发病因至关重要,这不仅有助于实施针对性的治疗,还可以避免进行不必要的侵入性、高成本或耗时的辅助检查。关于各种病因导致的支气管扩张症的发生率,不同的研究报告有所不同,且在不同人种中也有差异。整体来看,肺炎或其他呼吸道感染(如结核)是导致多数儿童和成人患有支气管扩张症的常见原因。免疫功能缺陷在儿童支气管扩张症患者中比较常见,但在成人患者中相对较少。其他引发支气管扩张症的原因则较为罕见。

1.既往下呼吸道感染

下呼吸道感染,尤其是由细菌性肺炎、百日咳、肺炎支原体以及病毒(如麻疹病毒、腺病毒、流感病毒和呼吸道合胞病毒等)引发的感染,是儿童和成人支气管扩张症最普遍的原因,占所有病例的41%～69%。

2.结核和非结核分枝杆菌感染

在我国,支气管结核和肺结核是导致支气管扩张症的常见病因,特别是肺上叶支气管扩张症,因此患者应被询问有关结核的病史或进行相应的检查。非结核分枝杆菌感染也可能导致支气管扩张,而且在支气管扩张症患者的气道中更容易分离出非结核分枝杆菌,尤其是中老年女性。然而,从气道中分离出非结核分枝杆菌并不一定意味着患者合并了非结核分枝杆菌感染,如遇此情况,应让结核专科或呼吸科医生对患者进行评估和跟进,以明确是否构成定植或感染。

3.异物和误吸

对于儿童而言,下气道异物吸入是气道阻塞的最常见原因,虽然成人也可能因吸入异物导致支气管扩张,但这种情况相对较少。研究报告显示,吸入胃内容物或有害气体后,人们更容易出现支气管扩张。此外,心肺移植后合并胃食管反流及食管功能异常的患者中,支气管扩张症的发病率也相对较高。因此,对所有支气管扩张症患者,都应询问是否有胃内容物误吸的病史。

4.大气道先天性异常

对于所有患有支气管扩张症的人,必须考虑是否存在先天性异常。这些异常可能包括支气管软骨发育不全、气管-支气管过大、马方综合征和食管气管瘘。这些疾病在出生时已存在,可能导致呼吸道结构的异常。

5.免疫功能缺陷

我们也需要对所有支气管扩张症的儿童和成年患者进行免疫功能检查,特别是抗体是否有缺失。在一些不明原因的支气管扩张症患者中,有 6%～48%存在抗体缺陷。免疫功能缺陷并不意味着一定会在婴儿期出现病症,也可能在成年后发病。最常见的免疫功能缺陷疾病包括普通变异型免疫缺陷病(common variableimmunodeficiency,CVID)、X-连锁无丙种球蛋白血症(XLA)和 IgA 缺乏症。如果有严重、持续或反复感染的情况,尤其是在多个部位或有机会性感染的情况,应该怀疑可能存在免疫功能缺陷。对于可能或已经确定存在免疫功能缺陷的支气管扩张症患者,应由相关专科医生共同确定治疗方案。

6.纤毛功能异常

原发性纤毛不动综合征也是支气管扩张症的一个重要诱因,因为这个疾病会影响到纤毛的功能。患者通常会同时出现其他纤毛部位的疾病,几乎所有的患者都会有上呼吸道症状,如流涕、嗅觉丧失、鼻窦炎、听力障碍和慢性扁桃体炎,以及男性不育、女性宫外孕等。上呼吸道的症状通常从新生儿期开始。我们应该对儿童支气管扩张症患者进行详细的新生儿期病史收集,并询问所有支气管扩张症患者是否有慢性上呼吸道疾病的病史,尤其是中耳炎。对于成年患者,我们应询问他们是否有不育的病史。

7.其他气道疾病

在评估支气管扩张症患者时,需要考虑其他气道疾病的可能性。例如,患者可能存在变应性支气管肺曲霉菌病(ABPA);支气管哮喘也可能加重或触发成人支气管扩张;弥漫性泛细支气管炎虽然在我国少见,但其主要症状是支气管扩张,因此也应考虑在内;在欧美国家,特别是白人群体中,我们应排除囊性纤维化的可能,尽管在我国,这种病症相对罕见。

8.结缔组织疾病

结缔组织疾病也是一个应考虑的因素。根据报告,2.9%～5.2%的类风湿性关节炎患者的肺部高分辨率 CT 扫描可以发现支气管扩张,因此应询问所有支气管扩张症患者是否有类风湿性关节炎病史。有支气管扩张并发的类风湿性关节炎患者预后更差。其他结缔组织疾病与支气管扩张症的相关性研究较少,但有报道指出干燥综合征患者中有 59%的人会出现支气管扩张、系统性红斑狼疮、强直性脊柱炎及复发性多软骨炎等疾病也有相关报告。

9.炎症性肠病

支气管扩张与溃疡性结肠炎有明确的关联,因此当炎症性肠病患者出现慢性咳嗽、咳痰时,我们应考虑他们是否合并有支气管扩张症。

10.其他疾病

至于其他疾病,α_1-抗胰蛋白酶缺乏症与支气管扩张症的关联尚存在争议,除非影像学提示存在肺气肿,否则无须常规检查患者是否有 α_1-抗胰蛋白酶缺乏。此外,我们还应注意支气管扩张症患者是否有黄甲综合征的症状。

(二)发病机制

支气管扩张症是一种常见的呼吸系统疾病,其发病机制主要涉及感染和气道炎症的恶性循环。感染是造成支气管扩张最常见的原因,尤其在儿童中,因为他们的气管和肺组织尚未发育完全,下呼吸道感染可能会损害正在发育的气道组织,引发持续和难以清除的气道感染,最终导致支气管扩张。

病情较轻的支气管扩张症患者可能没有病原微生物定植,但在病情较重的患者中,其气道常常会被流感嗜血杆菌或铜绿假单胞菌定植。这些细菌定植和反复感染会导致气道分泌物增加和痰液增多,损害气道纤毛上皮,影响气道分泌物的排出,进一步加重气道阻塞,引发排痰不畅和感染加重。气道细菌定植也会引起气道壁和管腔内的炎症细胞浸润,造成气道破坏。

感染和黏液阻塞等因素使得支气管扩张症患者的气道存在持续的炎症反应,主要表现为中性粒细胞、单核巨噬细胞、CD4+ 细胞的聚集和浸润。肥大细胞可能也参与了炎症反应,其在支气管扩张患者的气道内脱颗粒现象较明显,且与病情严重程度有关。这些炎症细胞会释放多种细胞因子,例如 IL-16、IL-8、IL-10、TNF-α 及内皮素-1 等,进一步引发白细胞,尤其是中性粒细胞的浸润和聚集。这些细胞会释放髓过氧化酶、弹性蛋白酶、胶原酶和基质金属蛋白酶等多种蛋白溶解酶和毒性氧自由基,造成支气管黏膜上皮细胞的损害,引发细胞脱落、坏死、气道水肿以及黏液腺的增生和黏液分泌增多。

受到这些影响,气道纤毛的功能将受到损害,导致黏液排出不畅和气道阻塞,从而容易发生细菌定植或感染。而这又可能造成支气管壁的组织破坏,周围相对正常的组织收缩,将受损的气道拉长,形成特征性的气道扩长。在病程较长的支气管扩张患者中,支气管周围的肺组织也可能会受到炎症的破坏,从而导致弥散性支气管周围纤维化。

支气管扩张症的发病机制是复杂的,其中感染和气道炎症的恶性循环在其中起到关键作用。在儿童的身上,这种情况尤其严重,因为他们的肺部和气道组织尚在发育过程中,更容易受到感染的损害。结果就是持续的、难以消除的气道感染,最终导致支气管扩张。

当患者的病情较轻时,可能无法检测到病原微生物的定植。然而,对于病情较重的患者,最常见的定植菌种包括流感嗜血杆菌和铜绿假单胞菌。这些微生物会加重病情,增加气道分泌物,损害气道纤毛上皮,并影响气道分泌物的排出,这将进一步加重气道阻塞,使排痰不畅,并加重感染。

此外,气道的炎症反应也会持续存在,中性粒细胞、单核巨噬细胞和CD4+细胞的聚集和浸润是其主要特征。肥大细胞可能也参与了这一过程,而这些炎症反应会导致多种细胞因子,如 IL-16、IL-8、IL-10、TNF-α 和内皮素-1 等的释放,引发白细胞的浸润和聚集。

这些因素将损害支气管黏膜上皮细胞,导致黏液腺增生、黏液分泌增多、气道水肿,以及细胞脱落和坏死。此外,黏液排出的困难和气道阻塞会增加细菌的定植和感染的可能性,进一步破坏支气管壁的组织,导致其扩张。病程较长的患者甚至可能会发展到支气管周围的肺组织受到炎症破坏,进一步导致弥散性支气管周围纤维化,这就是支气管扩张症的发病机制。

二、病理及病理生理

(一)支气管扩张的发生部位

支气管扩张是一种慢性肺部疾病,其发展可能遍布双肺或仅影响局部区域,具体取决于病因。普通细菌引发的支气管扩张常常导致双肺弥漫性病变,尤其在双肺下叶区域最为明显。这种分布模式与重力因素导致的下肺叶分泌物排出困难有关。左肺的支气管扩张比右肺更为常见,原因在于左肺支气管与气管的分叉角度较大,且左侧支气管比右侧更细长。另外,左肺支气管受到心脏和大血管的压迫,这些解剖结构差异导致左肺的引流效果较差。左舌叶和左下叶的支气管扩张常常同时出现,因为它们的位置靠近,易受到感染的影响。同样,右中叶的支气管由于其开口细长和淋巴结环绕,排泄效果较差,容易受到感染并发生扩张。结核病引起的支气管扩张多发生在上肺尖后段和下肺背段。通常,支气管扩张影响的是中等大小的支气管。而患有变应性支气管肺曲霉病的患者,常表现为中心性支气管扩张。

(二)形态学改变

支气管扩张的形态学改变可以分为三种类型:柱状、囊柱型和囊状。柱状支气管扩张是指支气管的壁增厚,管腔均匀扩张,直至肺的边缘。囊柱型支气管扩张是在柱状基础上产生的,存在局部的收缩,使支气管外形不规则,类似于扩张的静脉。囊状支气管扩张形成的是气球状的结构,末端是盲端,呈串或簇的囊状改变,可以含有气液面。这些形态的改变是由于慢性炎症导致支气管壁的破坏,包括软骨、肌肉和弹性纤维的损伤,黏液分泌增多,气道平滑肌增生、肥大,反复的气道炎症会引发气道壁纤维化,炎症也可能扩散至肺泡,引发弥散性支气管周围的纤维化瘢痕,减少了正常的肺组织。

(三)病理生理

支气管扩张症患者常常伴有阻塞性动脉内膜炎,这会导致肺动脉中的血流减少。由于支气管动脉和肺动脉间有广泛的血管吻合,支气管循环的血流量会相应增加。当压力较高的小支气管动脉发生破裂,就会引起咯血。虽然多数情况下咯血量较少,但是在极少数情况下,患者可能会发生致命的大量咯血,出血量可达数百甚至上千毫升。出血后,血管压力会降低并收缩,这样出血就能自行停止。需要注意的是,咯血量并不一定与病变的范围和程度成正比。

由于气道炎症以及管腔内的黏液阻塞,大部分支气管扩张症患者的肺功能检查会显示不同程度的气流阻塞。这表明患者的阻塞性通气功能受损,并会随着病情的发展而逐渐加重。对于病程较长的支气管扩张,由于支气管和周围肺组织的纤维化,可能会引起限制性通气功能障碍,并伴有弥散功能减退。

由于通气不足、弥散障碍、通气－血流失衡以及肺内分流的存在,部分患者可能出现低氧血症。这会引发肺动脉收缩,并由于同时存在的肺部小动脉炎症和血管床毁损,使得肺循环的横截面积减少,进而导致肺动脉高压。极少数患者甚至可能会发展成为肺心病。

三、临床表现及辅助检查

(一)临床表现

1.症 状

支气管扩张症的患者主要会出现一系列的临床症状和体征。其中,咳嗽是最为普遍的症状,发生在超过 90% 的患者中,且常伴有咳痰(75%~100%)。痰液的性质可能为黏液性、黏液脓性或脓性。感染的并发会导致咳嗽和咳痰量明显增多,出现黄绿色脓痰。对于重症患者,每天的痰量可以达到数百毫升。

痰液在玻璃瓶中静置后,有可能呈现分层现象:最上层为泡沫状,下面是悬浮的脓性成分,中间是混浊黏液,最下层为坏死沉淀组织。然而,这种典型的痰液分层现象目前越来越少见。

72%~83% 的患者会伴有呼吸困难,这与支气管扩张的严重程度有关,且与第 1 秒用呼气量(FEV_1)下降及高分辨率 CT 显示的支气管扩张程度和痰量有关。大约半数的患者可能会出现不同程度的咯血,这通常与感染有关。咯血的程度可以从痰中带血至大量咯血,但咯血量并不与病情的严重程度或病变范围完全对应。部分患者可能只有反复咯血的症状,这在临床上被称为"干性支气管扩张"。

在支气管扩张症患者中,出现大咯血,常规药物止血效果不佳时,应警惕可能并发纤维素性支气管炎。因此,对于大咯血患者,应常规用清水浸泡咯血物,观察是否有支气管管型,以及管型的外观。

大约 1/3 的患者可能会出现非胸膜性胸痛。支气管扩张症患者常伴有焦虑、发热、乏力、食欲减退、消瘦、贫血以及生活质量下降。支气管扩张症常因感染导致急性加重。如果出现至少一种症状加重(如痰量增加或脓性痰、呼吸困难加重、咳嗽增加、肺功能下降及疲劳乏力加重)或出现新症状(如发热、胸膜炎、咯血及需要抗菌药物治疗),这通常是急性加重的信号。

2.体 征

在体征方面,通过听诊可以发现湿性啰音,这是支气管扩张症的特征性表现,主要在肺底部最为多见,从吸气早期开始,中期最响亮,持续至吸气末期。大约 1/3 的患者可以听到哮鸣音或粗大的干啰音。有些病例可能出现杵状指(趾)。部分患者可能出现发绀。如果病情进展到晚期并发肺心病,患者可能会出现右心衰竭的体征。

(二)辅助检查

推荐所有患者进行主要检查,当患者存在可能导致支气管扩张症的特殊病因时应进一步检查。

1.影像学检查

在对支气管扩张症进行诊断时,辅助检查是必不可少的,尤其当患者可能患有导致支气管扩张症的特殊疾病时,进一步的检查显得尤为重要。

首先,影像学检查是一种常见的辅助诊断手段。在疑似患有支气管扩张症的情况下,首先应进行胸部 X 射线检查。尽管 X 射线胸片的敏感度和特异性都不是很高,但大多数支气管扩张症患者的 X 射线胸片仍然会出现异常,如灶性肺炎、不规则的散在高密度影、线状或盘状不张,以及气道扩张和增厚的特征性表现。每位患者都应有基线 X 射线胸片,通常无须定期复查。

胸部高分辨率 CT 扫描是另一种重要的辅助诊断手段,它可以确定诊断支气管扩张症,但对轻度和早期支气管扩张症的诊断能力还存在争议。高分辨率 CT 的主要表现包括支气管内径与其伴行动脉直径比例的变化,以及支气管柱状和囊状变化,气道壁增厚(支气管内径小于80%的外径)、黏液阻塞、树枝发芽征和马赛克征等。根据 CT 所见,支气管扩张症可分为柱状型、囊状型和囊柱状型。高分辨率 CT 不常定期复查,但对于体液免疫功能缺陷的患者,应定期复查以评价疾病的进展。

最后,支气管碘油造影是一种更为直接的检查方法,通过在气道表面滴注不透光的碘脂质造影剂,直接显示扩张的支气管。然而,由于此项检查具有创伤性,现已被高分辨率 CT 取代,在临床中很少使用。

2.实验室检查

支气管扩张症的实验室检查涵盖了各种类型的测试,旨在评估疾病活动性、感染状况,以及确定最佳的治疗方案。以下是其中的一些主要检查:

(1)血炎性标志物:这些包括血常规白细胞和中性粒细胞的计数、ESR(红细胞沉降率)和C-反应蛋白等。这些标志物可以帮助医生了解疾病的活动程度和是否存在感染。在细菌感染引起的急性加重情况下,这些标志物的水平通常会升高。

(2)血清免疫球蛋白(IgG、IgA 和 IgM)和血清蛋白电泳:在支气管扩张症患者的气道感染时,IgG、IgA 和 IgM 等各种免疫球蛋白可能会升高。如果存在免疫功能缺陷,可能会出现免疫球蛋白缺乏。

(3)特殊的血清检查:根据患者的临床表现,可以选择性地进行血清 IgE 测定、烟曲霉皮试和曲霉沉淀素检查,以排除变应性支气管肺曲霉病(allergic broncho pulmonary aspergillosis,ABPA)的可能性。

(4)血气分析:这种检查可以用来评估患者的肺功能损伤程度,以及判断是否存在低氧血症和(或)高碳酸血症。

(5)微生物学检查:所有的支气管扩张症患者都需要进行下呼吸道的微生物学检查。如果持续分离出金黄色葡萄球菌或者儿童分离出铜绿假单胞菌,需要排除 ABPA 或囊性纤维化的可能性。在取样时,应该选择深部痰标本或通过雾化吸入得到的痰标本,而且应该在取样后 1小时内送至微生物室进行检验。如果患者之前的培养结果都是阴性,应该至少在不同的日子里取样 3 次以上,以提高阳性结果的概率。在急性加重时,应在使用抗菌药物之前取样,痰培养和药敏试验对于选择抗菌药物有非常重要的指导意义。

(6)特殊抗体检测:在必要时,可以检测如类风湿因子、抗核抗体和抗中性粒细胞胞质抗体(ANCA)等,以帮助医生诊断并确定治疗方案。然而,血清 IgE 或 IgG 亚群的常规测定并不推荐。此外,可以适当地筛查针对破伤风类毒素和肺炎链球菌、B 型流感嗜血杆菌荚膜多糖(或其他可选肽类、多糖抗原)的特异性抗体的基线水平。

(7)其他免疫功能检查评估:在某些情况下,可能需要进行更详细的免疫功能评估。例如:抗体筛查显示存在抗体缺乏时,可能需要进行评估以明确诊断、发现免疫并发症及制订治疗方案;抗体筛查正常但临床怀疑免疫缺陷时,如存在身材矮小、颜面异常、心脏病变、低钙血症、腭裂、眼皮肤毛细血管扩张症、湿疹、皮炎、瘀斑、内分泌异常、无法解释的发育迟缓、淋巴组织增生或缺失、器官肿大和关节症状等表现时;有确诊或疑似免疫疾病的家族史;经过长期多种抗菌药物治疗后仍存在反复或持续的严重感染,包括少见或机会性微生物感染或多部位受累(如同时累及支气管树和中耳或鼻窦)。

(8)囊性纤维化相关检查:囊性纤维化是西方国家常见的常染色体隐性遗传病,但在我国报道罕见,因此不用作常规筛查。然而,在临床高度可疑时,可以进行两次汗液氯化物检测以及囊性纤维化跨膜传导调节蛋白基因突变分析。

(9)纤毛功能检查:对于合并慢性上呼吸道疾病或中耳炎的成年患者,特别是自幼起病者,应检查纤毛功能。但是,如果患者以中叶支气管扩张为主,合并不育或右位心,那么就无须进行此项检查。纤毛功能的筛查方式包括糖精试验和(或)鼻呼出气一氧化氮测定,如果疑似患有纤毛功能障碍,需要进一步取样纤毛组织进行详细检查。

3.其他检查

实施其他检查是确定支气管扩张症的诊断和治疗方案的重要部分。其中,支气管镜检查和肺功能检查是两种常用的检查方法。

首先,让我们来看一下支气管镜检查。这种检查对于支气管扩张症的患者并不是常规的必要手段,因为在支气管镜下的观察结果通常缺乏特异性,很难看出解剖结构的异常或黏膜炎症的表现。然而,对于主要表现为单叶病变的儿童患者和病变局限的成年患者,支气管镜检查是有必要的,以排除异物堵塞的可能性。此外,对于多次痰培养结果为阴性和治疗反应不佳的患者,可以通过支气管镜保护性毛刷或者支气管肺泡灌洗来获取下呼吸道分泌物。在高分辨率 CT 提示存在非典型分枝杆菌感染,但痰培养结果为阴性的情况下,也应该考虑进行支气管镜检查。如果在支气管镜标本的细胞学检查中发现含有脂质的巨噬细胞,那么这可能暗示存在胃内容物误吸的情况。

其次,肺功能检查是对所有患者的必要检查,建议进行肺通气功能检查,包括 FEV_1、FVC(用力肺活量)和呼气峰流速,并至少每年复查一次。对于存在免疫功能缺陷或原发性纤毛运动障碍的患者,每年至少需要复查 4 次。支气管扩张症患者肺功能的主要表现为阻塞性通气功能障碍,大约占所有患者的 80% 以上,其中 33%～76% 患者的气道激发试验可以证明存在气道高反应性。大多数患者的弥散功能会呈现进行性下降,且与年龄和 FEV_1 的下降相关。对于存在气流阻塞的患者,特别是年轻患者,需要进行舒张试验,评估用药后肺功能的改善情况。此外,运动肺功能试验应作为肺康复计划的一部分,静脉使用抗菌药物治疗前后测定 FEV_1 和 FVC 可以提供病情改善的客观证据。在所有患者口服或雾化吸入抗菌药物治疗前后,都应进行通气功能和肺容量的测定。

四、诊断和鉴别诊断

（一）诊 断

对支气管扩张症的诊断和鉴别诊断是一个复杂的过程，需要综合考虑患者的病史、临床表现、体征以及实验室检查的结果。胸部高分辨率 CT 成为诊断支气管扩张症的主要手段。

诊断病因是另一重要步骤。在我国，下呼吸道感染，如结核分枝杆菌、非结核分枝杆菌、百日咳、细菌、病毒及肺炎支原体感染，是支气管扩张症的最常见原因。因此，对所有疑似患有支气管扩张症的患者，需要详细询问他们的既往病史。

除此之外，所有的支气管扩张症患者都应对上呼吸道症状进行评估，因为上呼吸道症状可能提示纤毛功能异常、体液免疫功能异常、囊性纤维化、黄甲综合征以及杨氏综合征（特征为无精子症、支气管扩张、鼻窦炎）。

对于没有明确既往感染病史的患者，需要根据病情的特点进行相关的检查。这一步骤至关重要，因为它可以帮助医生确定最可能的病因，从而选择最合适的治疗方法。

（二）鉴别诊断

（1）出现慢性咳嗽、咳痰者需要与慢性阻塞性肺疾病（chronic obstructive pulmonary disease，COPD）、肺结核和慢性肺脓肿等鉴别。

支气管扩张症的主要症状是慢性咳嗽和咳痰，但这些症状也可能出现在其他疾病中，如COPD、肺结核和慢性肺脓肿。因此，详细的鉴别诊断对于确诊非常重要。

支气管扩张症患者通常会咳出大量的脓痰，并在听诊时可听到湿性啰音。有些患者可能出现杵状指（趾）。X 射线胸片或高分辨率 CT 显示的支气管扩张和管壁增厚是其特征性表现。

COPD 患者的病程进展较慢，病发多在中年，并且多有长期吸烟史。他们在活动后会出现气促，肺功能测试显示不完全可逆的气流受限（吸入支气管舒张剂后 FEV_1/FVC 比例小于 70%）。

肺结核可以发生在任何年龄，影像学检查可能显示肺浸润性病灶或结节状空洞样改变。细菌学检查是确诊肺结核的关键。

慢性肺脓肿的起病初期多有吸入因素，表现为反复不规则发热、咳脓性痰、咯血、消瘦和贫血等全身慢性中毒症状明显。影像学检查可能显示后壁空洞，形态可以不规则，内可有液平面，周围有慢性炎症浸润及条索状阴影。

（2）反复咯血需要与支气管肺癌、结核病以及循环系统疾病进行鉴别。

支气管扩张症患者可能以咯血为主要症状，但这也可能是支气管肺癌、肺结核和心血管疾病的症状。因此，鉴别诊断的重要性不可忽视。

支气管扩张症患者通常有长期的咳嗽和咳脓痰病史，但部分患者可能并无咳嗽、咳痰，而只表现为反复咯血。咯血量可能由少至多，咯血间隔可能由长变短，咯血间期全身情况较好。

支气管肺癌的患者多在 40 岁以上。他们可能会有咳嗽、咳痰和胸痛的症状。咯血量通常小到中等，多为痰中带血，咯血可能是持续性的或间断性的，大咯血较少见。影像学检查、痰涂片细胞学检查和气管镜检查有助于诊断。

肺结核患者可能会有低热、乏力、盗汗和消瘦等症状。大约半数患者有不同程度的咯血，咯血也可能是首发症状。出血量多少不一，病变多发生在双上肺野。影像学检查和痰液检查有助于诊断。

心血管疾病患者多有心脏病病史，包括风湿性心脏病二尖瓣狭窄、急性左心衰竭和肺动脉高压等。体检可能会发现心脏杂音，咯血量多少不一。在肺水肿时，患者可能咳出大量的浆液性粉红色泡沫样血痰，这是其特点。

五、治疗及预后

支气管扩张症的治疗要点包括识别并处理可能的病因以阻止疾病恶化，保持或提高肺功能，减少白天的症状和急性恶化的频率，以及提高患者的生活质量。

（一）物理治疗

物理治疗在治疗中起重要作用，可以帮助刺激呼吸道分泌物的排出，提升呼吸的有效性，保持或增强运动能力，并缓解呼吸困难和胸部疼痛的症状。排痰是支气管扩张症患者长期治疗的核心环节，尤其对于长期咳痰和（或）高分辨率 CT 显示黏液堵塞的患者。即使痰量不大的支气管扩张症患者也应学习排痰技巧，以便在急性恶化时使用。

1.体位引流

一种常用的排痰技术是体位引流。通过适当的体位，利用重力帮助某一肺叶或肺段的分泌物排出。一项随机对照研究显示，主动呼吸训练结合体位引流的效果优于坐位主动呼吸训练。胸部 CT 结果可以帮助选择正确的体位。

2.振动拍击

通过手部或机械振动器在胸部拍打，使积聚的分泌物更易于咳出或排出，这种方法可结合体位引流进行。

3.主动呼吸训练

支气管扩张症患者应通过主动呼吸训练来促进痰液排出。每轮训练应包括三个步骤：①胸部扩张练习，通过深度呼吸，强力呼气，放松和呼吸控制，特别是深吸气，以便气流可以穿过分泌物到达远端气道；②用力呼气，有助于将呼气末等压点推向小气道一端，从而有利于远端分泌物的清除；③呼吸控制，通过膈肌缓慢呼吸，可避免由于用力呼气而加重气流阻塞。

4.辅助排痰技术

这些技术包括气道湿化（清水雾化）、雾化吸入盐水、短时雾化吸入高浓度盐水和雾化吸入特布他林，以及无创通气。在祛痰治疗前，雾化吸入无菌水、生理盐水或高浓度盐水，并预先吸入 β_2 受体激动剂，可以提高祛痰效果；对于呼吸困难的患者，在进行体位引流时可以结合无创通气；首次吸入高浓度盐水时，应在吸入前和吸入后 5 min 内测定 FEV_1 或呼气峰流速，以评估是否有气道痉挛；对于气道高反应性的患者，在吸入高浓度盐水前应预先使用支气管扩张剂。

5.其　他

正压呼气装置在呼气时产生振荡性正压，可以防止气道过早闭合，有助于痰液排出，也可以使用胸壁高频振荡技术等。患者可以根据自己的情况选择单独或联合使用上述祛痰技术，每天进行 1～2 次，每次不超过 20～30 min，在急性恶化期可以适当调整持续时间和频率。吸气肌训练适用于那些合并呼吸困难且影响日常活动的患者。两项小规模的随机对照研究结果表明，与无干预组相比，吸气肌训练可以显著改善患者的运动耐力和生活质量。

（二）抗菌药物治疗

患有支气管扩张症的患者在急性症状恶化时，如咳嗽、痰液增加或变质、脓痰增多和（或）喘息、气短、咯血和发热等全身症状，应考虑使用抗菌药物。但仅有黏性脓痰或脓痰，或者只有痰培养阳性，并非是使用抗菌药物的指征。

支气管扩张症患者在急性恶化期的微生物学研究资料相对较少，但推测急性恶化通常是由定植菌群引发。在稳定期的支气管扩张症患者中，有 60%～80% 可能存在潜在的致病菌定植，最常见的细菌是流感嗜血杆菌和铜绿假单胞菌。其他如肺炎链球菌和金黄色葡萄球菌等革兰阳性菌也可能定植在患者的下呼吸道。

建议对支气管扩张症患者进行定期的支气管细菌定植评估。痰培养和经支气管镜检查都可以用来评估支气管扩张症患者的细菌定植状态，两者的评估效果相当。由于许多支气管扩张症患者频繁使用抗菌药物，可能会导致细菌对抗菌药物产生耐药性。同时，支气管扩张症患者的气道细菌定植部位可能形成生物被膜，阻止药物渗透。因此，推荐大多数患者进行痰培养，在开始抗菌药物治疗前应先送痰培养，等待培养结果的同时应开始经验性抗菌药物治疗。

急性恶化期的初步经验性治疗应针对这些定植菌，根据是否存在铜绿假单胞菌感染的危险因素，如近期住院、频繁或近期使用抗生素、重度气流阻塞（FEV＜30%）、口服糖皮质激素（最近 2 周每天口服泼尼松＞2 周），至少符合 4 条中的 2 条及既往细菌培养结果来选择抗菌药物。没有铜绿假单胞菌感染高风险因素的患者应立即经验性使用对流感嗜血杆菌有活性的抗菌药物。对于有铜绿假单胞菌感染高风险因素的患者，应选择有抗铜绿假单胞菌活性的抗菌药物，并应根据当地药敏试验的监测结果调整药物，选择那些能较好地穿透支气管且可以降低细菌负荷的药物。

应及时根据病原体检测和药敏试验结果及治疗反应调整抗菌药物治疗方案，如果存在多种病原菌，应尽可能选择能覆盖所有致病菌的抗菌药物。当临床疗效不佳时，应根据药敏试验结果调整抗菌药物，并重新进行痰培养检查。如果由于细菌耐药性，无法仅使用一种药物，可以考虑联合用药。然而，目前没有证据显示两种抗菌药物联合治疗对于铜绿假单胞菌引发的支气管扩张症急性恶化有益。在急性恶化期，不需要常规使用抗病毒药物。

采用抗菌药物轮换策略可能有助于减轻细菌耐药性，但当前还没有临床证据支持其常规应用。急性恶化期抗菌药物治疗的最佳疗程还不确定，建议所有急性恶化治疗疗程应为约 14 天。

对于支气管扩张症稳定期患者，长期口服或吸入抗菌药物的效果以及其对细菌耐药性的影响还需要进一步研究。

（三）咯血的治疗

1.大咯血的紧急处理

大咯血是支气管扩张症的致命并发症，若单次咯血超过 200 mL 或者 1 d 内咯血量超过

500 mL,就被定义为大咯血,严重时可能引发窒息。处理大咯血的首要任务是预防咯血窒息,首先需要保证患者的气道畅通,改善氧气供应,稳定血流动力状态。如果咯血量较小,应尽量安抚患者,缓解其紧张情绪,并让患者采取患侧卧位休息。若患者出现窒息现象,应让其采取头部低于脚部45°的俯卧位置,手动清除患者口中的血块,轻拍健侧背部以促进血液从气管内排出。如果上述措施无法解决问题,应立即进行气管插管,必要时进行气管切开操作。

2.药物治疗

(1)垂体后叶素是大咯血治疗的首选药物。其效用在静脉注射后3~5 min内显现,维持20~30 min。具体的使用方法是,5~10 U的垂体后叶素加入5%的葡萄糖注射液20~40 mL中,稀释后缓慢静脉注射,大约15 min完成。然后,接着以10~20 U的垂体后叶素加入生理盐水或5%葡萄糖注射液500 mL中,稀释后以0.1 U/(kg·h)的速度静脉滴注。出血停止后,继续使用2~3 d以巩固治疗效果。需要注意的是,患有冠状动脉粥样硬化性心脏病、高血压、肺源性心脏病、心力衰竭及孕妇应避免使用。

(2)促凝血药是常用的止血药物,可以适当选择使用抗纤维蛋白溶解药物,如氨基己酸(4~6 g加入生理盐水100 mL中,15~30 min内静脉滴注完毕,维持量为每小时1g)或氨甲苯酸(100~200 mL加入5%葡萄糖注射液或生理盐水40 mL中静脉注射,每天2次)。或者,可以使用增强毛细血管抵抗力和血小板功能的药物如酚磺乙胺(250~500 mg,肌内注射或静脉滴注,每天2~3次),还可以给予血凝酶1~2 kU静脉注射,5~10 min起效,可持续24 h。

(3)其他药物包括普鲁卡因[150 mg加入生理盐水30 mL中静脉滴注,每天1~2次,皮内试验(0.25%普鲁卡因溶液0.1 mL皮内注射)阴性者方可使用]和酚妥拉明(5~10 mg以生理盐水20~40 mL稀释静脉注射,然后以10~20 mg加于生理盐水500 mL内静脉滴注)。

(4)对于支气管扩张合并纤维素性支气管炎大咯血的患者,可在治疗原发病的同时短期内加用静脉激素治疗(如甲泼尼龙或琥珀酸氢化可的松静脉滴注,大咯血基本控制后转为激素口服及逐步减量至停用),其疗效明显优于仅使用止血药物。

3.介入治疗或外科手术治疗

大咯血的主要治疗手段是支气管动脉栓塞术和(或)手术治疗。

(1)支气管动脉栓塞术是一种通过支气管动脉造影,向受损的血管内注入可吸收的明胶海绵进行栓塞的治疗方法。它对大咯血的治愈率大约为90%,1年内未复发的患者比例可达70%。针对由肺结核引发的大咯血,术后两周的咯血缓解率可达93%,1年后为51%,2年后为39%。最常见的并发症是胸痛(占比34.5%),脊髓损伤的发生率和死亡率都较低。

(2)经气管镜止血是另一种治疗方法,适用于大量咯血未能得到控制的患者。医生可通过气管镜确定出血部位,然后使用浸有稀释肾上腺素的海绵进行压迫或填塞,或者在局部使用凝血酶或气囊进行压迫,以控制出血。

(3)对于反复发生大咯血且上述方法均无效、对侧肺无活动性病变且肺功能储备良好且无禁忌证的患者,可以考虑在明确出血部位后进行肺切除术。适合肺段切除的患者非常少见,大多数情况下需要进行肺叶切除。

（四）非抗菌药物治疗

1.黏液溶解剂

支气管扩张症的特征性病理变化是气道中黏液的过度分泌和排泄障碍,导致黏液堆积。吸入高渗药物(如高盐溶液)可以增强理疗效果,然而短期吸入甘露醇并未显示出显著的疗效。在急性加重期,使用溴己新可以帮助痰液排出,而羧甲基半胱氨酸可以改善气体陷闭。对于成年的支气管扩张症患者,不建议吸入重组人 DNA 酶。

2.支气管舒张剂

由于支气管扩张症患者经常伴有气流阻塞和气道高反应性,因此常用支气管舒张剂,尽管目前并无明确的治疗依据。对于合并气流阻塞的患者,应进行支气管舒张试验,评估气道对 β_2-受体激动剂或抗胆碱能药物的反应性,以指导治疗;不建议常规使用甲基黄嘌呤类药物。

3.吸入糖皮质激素(简称激素)

吸入激素可以抵抗气道的慢性炎症。少数随机对照研究结果表明,吸入激素可以减少痰液的分泌,提高生活质量,对于携带铜绿假单胞菌的患者效果更为明显。然而,吸入激素对肺功能和急性加重次数并没有影响。目前的证据并不支持将吸入性激素作为支气管扩张症的常规治疗(除非患者同时有支气管哮喘)。

（五）手术及并发症的处理

1.手　术

大部分支气管扩张症的患者可以通过使用抗菌药物得到有效治疗,因此并不需要手术。然而,手术可能在以下情况下适用:①药物治疗无法控制病症;②严重的咯血威胁生命,或药物和介入疗法无效;③局限性支气管扩张,术后最适宜保留 10 个以上的肺段。手术的相对禁忌证包括非柱状支气管扩张、痰中培养出铜绿假单胞菌阳性、手术后存在残余病变和非局灶性病变。术后并发症的发生率为 10%～19%,在老年人中的发生率可能更高,手术后的死亡率低于 5%。

2.无创通气

非侵入性通气可以改善一部分并发慢性呼吸衰竭的支气管扩张症患者的生活质量。长期的非侵入性通气治疗可以缩短一部分患者的住院时间,但目前还没有确切的证据表明其对死亡率有影响。

六、诊治精要

(1)胸部高分辨率 CT 是支气管扩张症的主要诊断工具。当成年人出现以下症状时,应进行胸部高分辨率 CT 以排除支气管扩张的可能性:持续有痰的咳嗽,年龄较轻,症状持续多年,无吸烟史,每日咳痰、咯血或痰中存在铜绿假单胞菌;无法解释的咯血或无痰咳嗽;COPD 患者治疗反应不佳,下呼吸道感染难以恢复等。

(2)值得强调的是,即使支气管扩张症患者的肺功能检查显示不完全可逆的气流受限,也不能将其诊断为 COPD。

(3)当支气管扩张症患者出现大咯血且常规药物止血效果不理想时,应注意是否存在并发纤维素性支气管炎的风险。对于大咯血患者,应常规采用清水浸泡咯血物,观察是否存在支气管型。如有支气管型,应加用激素治疗。

(4)在支气管扩张症患者出现大咯血时,保持呼吸道通畅至关重要,以防止咯血窒息导致死亡。

第四节 支气管哮喘

一、概 论

(一)定 义

支气管哮喘(简称哮喘)是一种历史悠久的疾病。词汇"哮喘"源自古希腊语,意为"气喘",最初是用来描述劳力性呼吸困难的症状。随着对哮喘病理学理解的深入,已经明确其主要特征包括慢性气道炎症、可逆气流受限和气道超反应。2006 年,美国国立心、肺和血液研究所发布的《全球哮喘防治创议》(英文简称 GINA)对哮喘进行了定义:哮喘是一种气道的慢性炎症性疾病,涉及多种细胞和细胞成分,包括肥大细胞、嗜酸性粒细胞、T 淋巴细胞、巨噬细胞、中性粒细胞和上皮细胞。在易感个体中,这种炎症会引发反复的喘息、气紧、胸闷和咳嗽症状,特别是在晚上和清晨。这些症状通常与广泛且可变的气流阻塞性病变相伴,这种情况通常可以自我缓解或通过药物治疗缓解。此外,炎症还会增加支气管对各种刺激的反应性。2014 年的 GINA 修订版在原有定义的基础上强调了哮喘的临床表现和气流受限的可逆性和变异性,并特别指出"哮喘是一种具有异质性的疾病"。

尽管以上的定义描述了哮喘的主要特性,但实际上,没有任何一个特性是哮喘所特有的,也没有任何一个特性在所有的哮喘患者中都普遍存在。至今,哮喘还没有一个公认的、可度量的定义,因此,对于哮喘是一种单一的疾病还是一组具有类似临床表现的疾病的综合症,多年来一直存在争议。

(二)流行病学和疾病负担

支气管哮喘(简称哮喘)是最常见的慢性呼吸系统疾病之一,影响着全球各个年龄段和种族的人群。近年来,全球范围内的哮喘患病率呈现逐年增长的态势,据估计,大约每 10 年增长 50%。西欧地区在近 10 年间哮喘患者数量翻了 1 倍,美国从 20 世纪 80 年代初至今,哮喘患病率增加了超过 60%。在亚洲地区,哮喘流行病学数据显示成人哮喘患病率在 0.7%~11.9% 之间,平均值不超过 5%,但近年来也呈现上升趋势。在中国,哮喘患病率也在持续上升。2010 年,我国的一项研究显示,14 岁以上人群的哮喘患病率为 1.24%,14 岁以下人群的哮喘患病率为 3.02%。目前,全球哮喘患者的数量至少达到 3 亿人,其中中国哮喘患者大约有 3000 万人。

自 20 世纪 70 年代中期以来,哮喘的危害开始受到关注。哮喘已被公认为导致残疾、医疗费用增加和死亡的主要慢性疾病之一,成为一个重大的公共卫生问题。哮喘所带来的经济负担包括直接成本,即疾病产生的医疗服务费用,以及间接成本,即由于哮喘导致患者及其家庭在工作和社会活动上受到限制而产生的损失。全球大多数国家和地区的哮喘疾病负担呈现逐年增长的趋势,大约占全球所有疾病的伤残调整寿命年(DALYs)的1%。其中一个原因是哮喘的发病率和患病率的迅速增加,另一个原因是哮喘的控制水平远未达到理想的状态。2006年的一项调查显示,亚太地区的哮喘患者中只有2.5%达到了哮喘控制的标准。我国的研究也同样显示,中国的哮喘患者控制状态不佳。虽然从家庭和社会角度来看,控制哮喘的费用相对较高,但如果哮喘未得到有效控制,将会导致更大的经济损失。

二、发病机制

(一)遗传易感性

哮喘是一种复杂的多基因疾病,多个基因影响着人体对哮喘的敏感性以及疾病的各种表现形式。自2000年人类基因图谱项目完成以来,哮喘的遗传学研究取得了重大进步。主要的研究方法包括连锁分析,候选关联研究和全基因关联分析(GWAS)。关联研究是基于某一个已知的候选基因的生理病理特征,利用统计学方法研究候选基因多态性与哮喘及其表型之间的关系。连锁分析则是在具有典型哮喘病史的家庭成员中进行,这些家庭成员共享的基因标记可能位于疾病基因内或附近。然后,利用关联分析方法进行精确定位,连锁分析的主要特点在于能够发现新的哮喘相关基因。哮喘是一种多基因遗传疾病,目前已经发现了数百个与哮喘敏感性相关的基因,这些基因主要与特应性、气道高反应性、炎症介质(如细胞因子、趋化因子和生长因子等)的产生及T-helper细胞的分化和平衡等有关。这些基因主要包括四类:①与先天免疫和免疫调节相关的基因,如CD14、TLRs和NODs;②与T-helper 2细胞分化和功能效应相关的基因,如GATA3、TBX21、IL-4Rα、IL12B;③与气道上皮生物学和黏膜免疫相关的基因,如CCL5、CC16和防御素 β_1;④与哮喘表型(如肺功能、气道高反应性和疾病严重性)关联的基因,如ADRB2、TNF和LTC4S。

(二)环境危险因素

哮喘是一种由遗传和环境因素共同引发的疾病,遗传敏感的个体在面临环境危险因素时,基因与环境因素的相互影响可能触发哮喘。与哮喘相关的环境危险因素包括:

1.宿主因素

(1)年龄:早产和出生体重偏低的婴儿更容易发生哮喘。对于婴儿的哺乳方式是否会影响哮喘的发病,目前的研究还没有得出确切的结论。

(2)特应质:哮喘患者往往伴有过敏症状,如荨麻疹、过敏性鼻炎等。

(3)性别:在14岁以下的儿童中,男性的哮喘发病率是女性的2倍。进入青少年期,男女哮喘的发病率接近。但在成年后,女性的哮喘发病率明显高于男性。

(4)肥胖:如果一个人的体重指数超过30 kg/m^2,他们的哮喘发病率会明显高于体重正常的人,且哮喘的控制也更加困难。肥胖的哮喘患者更可能有肺功能损伤和其他并发症。这可能涉及多种机制,包括炎症反应、激素调节、神经因素以及肥胖对肺动力学的影响等。

2.环境因素

(1)室内过敏原:诸如尘螨、宠物皮毛、蟑螂及真菌等。

（2）室外过敏原：包括花粉以及真菌。

（3）感染：研究揭示，婴幼儿期的呼吸道合胞病毒感染与儿童早期的喘息症状和未来的儿童哮喘发病有深入的关联。此外，在成人中，真菌在呼吸道的定植和致敏性与难以控制的哮喘有显著关系。

（4）职业因素：某些职业，尤其是那些需要接触有机或无机化学物质的工作，可能增加发生哮喘的风险。

（5）吸烟：无论是主动吸烟还是被动吸烟，都与哮喘患者的肺功能快速衰退、哮喘严重程度以及哮喘控制难度增加密切相关。

（6）空气污染：无论是室内还是室外的空气污染，都可能加重哮喘的症状。

（7）饮食和药物：有些哮喘患者可能对阿司匹林过敏或不耐受，某些患者可能对特定食物如花生过敏。

（三）免疫应答

在我们体内的获得性免疫反应中，T 辅助细胞（Th）是一种关键的调节细胞。在遭遇内外环境刺激后，Th 细胞可以从 Th0 状态分化为 Th1 或 Th2 类型。一般来说，幼年阶段的免疫应答模式以 Th2 为主，而成年后则以 Th1 模式为主。然而，在哮喘患者中，主要是 Th2 应答模式出现异常，也就是 Th2 的分化优势或 Th1 与 Th2 之间的平衡失调。这导致了一系列 Th2 型细胞因子，如 IL-4、IL-5、IL-9、IL-13、IL-33 和 RANTES 等的高度表达。这些细胞因子促进了嗜酸性粒细胞、肥大细胞和嗜碱性粒细胞的招募、浸润、成熟、激活以及介质的释放，同时刺激 B 细胞转化为浆细胞，合成并释放 IgE 等免疫球蛋白。在 Th1 与 Th2 之间的转换过程中，核转录因子如 T-bet 和 GATA3 起到了决定性的角色。

近年来的研究发现，除了 Th1 和 Th2 的免疫应答以外，哮喘的免疫调控机制还包括调节性 T 细胞（Treg）和 Th17 途径。此外，天然免疫系统的一些成员，如树突状细胞（DCs）、模式识别受体（TLRs）以及固有淋巴细胞（ILCs）也参与到哮喘的免疫反应和炎症反应中。这些新的发现为我们理解和治疗哮喘提供了新的视角。

（四）气道炎症

哮喘疾病的"核心"是气道的慢性非特异性炎症反应。在哮喘的发病和演变过程中，有多种炎症细胞和炎症介质共同参与。这些炎症细胞释放出各种炎症介质和细胞因子，如趋化因子、半胱氨酰白三烯、细胞因子、组胺、一氧化氮和前列腺素等，最终展现出其生物活性。

哮喘相关的炎症细胞包括肥大细胞、嗜酸性粒细胞、淋巴细胞、树突状细胞、巨噬细胞和中性粒细胞，以及气道结构细胞，如气道上皮细胞、气道平滑肌细胞、内皮细胞、成纤维细胞、肌成纤维细胞和气道神经细胞。这些细胞都参与了哮喘的慢性过程。哮喘的主要炎症细胞为 $CD4^+$ Th2 淋巴细胞、嗜酸性粒细胞、肥大细胞和中性粒细胞。尽管嗜酸性粒细胞是哮喘的特征性效应细胞，但并非所有哮喘都表现为嗜酸性粒细胞性炎症。

根据痰嗜酸性粒细胞计数（>3%），哮喘气道炎症可以被分为四种类型：嗜酸性粒细胞性、中性粒细胞性、混合细胞性和少细胞性，其中嗜酸性粒细胞性炎症约占 40%。$CD4^+$ Th2 淋巴细胞主要释放 IL-4、IL-5、IL-13、RAN-TES 和嗜酸性粒细胞活化趋化因子等细胞因子和趋化因子，这些因子招募嗜酸性粒细胞、中性粒细胞、肥大细胞和嗜碱性粒细胞浸润到支气管黏膜，进而释放嗜酸性粒细胞阳离子蛋白（ECP）、主要碱性蛋白（MBP）、组胺、白三烯及各类蛋白酶等，发挥炎症效应。

近年来的研究发现，属于天然防御系统的固有淋巴细胞（ILCs），即使在没有抗原刺激的情况下，也能够释放 Th2 细胞因子，从而调控哮喘的气道炎症。这为理解和治疗哮喘提供了新的视角。

（五）气道高反应性

哮喘患者的气道对各种刺激物的收缩反应存在增强或提前的特性，这被称为气道高反应性（AHR）。AHR 导致支气管平滑肌的收缩，引发气道狭窄和气流受限，是造成哮喘临床症状的基本原因。虽然传统观点认为气道炎症是导致 AHR 的主要机制，但近年的研究表明，炎症本身不足以引发 AHR，暗示气道炎症并非 AHR 的唯一成因。

有证据指出，多种 Th2 细胞因子、CD4 细胞和生化介质都在哮喘 AHR 的形成中起了关键作用。Th2 细胞因子可以通过增加细胞内钙库释放的钙，促使气道平滑肌（ASM）收缩。同时，其他导致机械性气道阻塞的因素，如上皮渗透性增加、平滑肌肥大、黏液过度分泌和气道重塑等，也与 AHR 的形成有关联。

支气管激发试验可用于检测气道反应性。吸入的刺激物可能是特异性的，如各种抗原提取液，也可能是非特异性的，如乙酰胆碱、组胺、甘露醇和高渗盐水等。在临床实践中，哮喘患者的气道高反应性可能表现为对特异性致敏物的反应，也可能表现为对非特异性刺激，如烟雾、冷空气和运动的反应。

（六）气道重构

气道重构或称为气道重塑，是哮喘病理现象的一个重要部分，涵盖了气道上皮损伤、上皮下纤维化和基底膜增厚、黏液腺的增生和肥大、杯状细胞超常增生、平滑肌的过度发育和新血管的形成等众多方面。这些变化可能导致一系列的影响。

首先，气道重构可能导致气道壁的增厚和面积的扩大，这会进一步导致气道管腔的狭窄，加剧气道阻塞和气流受限，这也是导致不完全可逆性气流受限的主要因素。其次，气道管腔的狭窄和气道平滑肌的过度发育，可能导致平滑肌收缩和气道管径不匹配，即微小的支气管收缩也可能引起显著的管腔狭窄，加剧气道高反应性。最后，对吸入性糖皮质激素和支气管舒张剂的反应性可能会下降，这是难以治愈的哮喘的一个重要机制。

气道重构的发生与气道炎症长期未得到控制，气道上皮细胞持续受损，释放一系列细胞因子和生长因子有关，如转化生长因子-β（TGF-β）、成纤维细胞生长因子、血管内皮细胞生长因子，导致上皮下细胞外基质胶原沉积、血管生成。有学者提出，上皮间充质营养单元假说以解释这种细胞外基质转换（EMT）。EMT 还涉及蛋白酶与抗蛋白酶，如金属基质蛋白酶（MMPs）及其组织抑制物（TIMPs）的失衡。有研究显示，即使在哮喘的早期，如儿童哮喘或炎症反应轻微的哮喘，也存在明显的气道重构。因此，有观点认为气道重构是独立于气道炎症的病理生理现象，可能受独立的基因调控。

（七）病理学特征

哮喘病的病理学特征主要包含气道黏液栓的形成、黏膜水肿和黏膜下炎症细胞的浸润、气道上皮的脱落、气道壁的增厚、上皮下纤维化、平滑肌细胞数量的增加和体积的肥大、肌成纤维细胞的增生,以及黏液腺的化生。这些病理特性在一定程度上反映了哮喘病的严重程度和进展情况。

三、临床表现、实验室检查和诊断

哮喘诊断应结合详细的个人病史、临床症状、体格检查结果和肺功能测试。

(一)临床表现

1.病史和症状

哮喘常表现为反复出现的喘息、呼吸困难、胸闷和咳嗽。这些症状通常在夜间或清晨更为严重,这是由于广泛且可变的气流阻塞。这种气流阻塞有时会自行缓解,或可以通过药物治疗得到改善。

2.体 征

哮喘的标志性体征是呼气末阶段的喘息声,这是因为气体经过狭窄的气道时产生的湍流引起的。然而,由于哮喘的可变性,许多情况下双肺听诊可能正常。在哮喘发作或哮喘未得到控制的患者中,可以听到双肺广泛的喘息声,但这种喘息声也具有可变性。哮喘患者常伴有鼻炎、鼻窦炎和鼻息肉等症状。

(二)实验室检查

1.肺功能测定

反映哮喘患者肺功能的指标,包括:

(1)第1秒用力呼出气量(FEV_1):FEV_1是一种准确度高的肺功能测量手段,也是评估气流阻塞的首选和标准方法。FEV_1的绝对值与用力肺活量(FVC)有关,因此,判断FEV_1时要同时测定FVC。在哮喘患者中,FEV_1/FVC的值通常小于70%。然而,在严重哮喘患者中,气体陷闭导致残气量增加和FVC降低,FEV_1/FVC的值可能会上升。

(2)呼气流量峰值(最大呼气流速,峰流速,PEF):PEF的测定在诊断和监测哮喘方面具有重要价值。通常,未经治疗的哮喘患者和哮喘控制不稳定的患者的日间PEF变异率(PEFR)超过20%。连续7天每天的PEF变异之和除以7,得到平均每天的PEF昼夜变异率。

(3)呼气中段流量[用力呼气中段流速(FEF 25%~75%)]:在FVC的25%和75%之间进行测定。与FEV_1相比,FEF 25%~75%在更低的肺容积时进行测定,因此,FEF 25%~75%降低能更敏感地检测小气道阻塞。但是,FEF 25%~75%没有公认的标准值,其在临床应用中存在一定的局限性。

(4)支气管舒张试验:使用支气管扩张剂后,若FEV_1改善超过12%和200 mL,可以视为气流阻塞可逆,即支气管舒张试验阳性,这对哮喘的诊断具有很高的参考价值。进行准确测定需要在停用长效 β_2 受体激动剂(LABA)至少12 h,停用短效支气管扩张剂至少6 h后进行。对于基础FEV_1正常或轻度降低(FEV_1>7%预计值)的患者,对支气管舒张剂的反应不明显,不推荐进行支气管舒张试验。此外,支气管扩张试验阳性还包括抗感染治疗4周后,肺功能改变较治疗前FEV_1增加不少于12%,且FEV_1增加的绝对值不少于200 mL。

(5)支气管激发试验:支气管激发试验是评估哮喘患者吸入特异性抗原或非特异性刺激物

后气道的反应性,即气道高反应性。根据刺激物的性质,试验可以分为特异性和非特异性刺激,而非特异性刺激又可以分为直接刺激和间接刺激。直接刺激涉及使用已知能引发支气管收缩的物质,直接作用于平滑肌,这是评估气道高反应性最常用的方法。最常用的刺激物是吸入性乙酰胆碱,通过逐渐增加剂量直至 FEV_1 下降超过 20%。引起 FEV_1 下降 20%的乙酰胆碱浓度称为 PC20,引起 FEV_1 下降 20%的乙酰胆碱累计剂量称为 PD20。PC20 和 PD20 既可以定性,也可以反映 AHR 的程度。例如,PC20<16 mg/mL 代表轻度 AHR,PC20<4 mg/mL代表中度 AHR,PC20<1 mg/mL 代表重度 AHR。换句话说,PC20 越低通常意味着哮喘越严重。间接刺激,如冷空气、运动,以及吸入高渗盐水、甘露醇和单磷酸腺苷,也可以引起支气管收缩。间接刺激通过引发气道细胞释放炎症介质与 ASM 的相互作用,触发支气管收缩。虽然这种方法并不易于评估剂量反应,但间接刺激与哮喘症状的相关性较强。例如,在怀疑运动引发支气管收缩的运动员中,与使用物理活动的间接激发相比,直接激发试验不容易检测到支气管收缩。使用特异性抗原如尘螨提取液进行的激发试验现在没有标准化的操作程序,可能引起急性哮喘发作,因此只用于研究目的。

尽管支气管激发试验对哮喘的诊断具有较高的敏感性,但也存在一定的非特异性,如 COPD、支气管扩张和支气管感染后的患者也可能表现出气道高反应性。因此,在临床解释时,应充分考虑这些因素。

2.炎症标志物

当前,临床上已广泛进行诱导痰细胞计数和呼出气一氧化氮(FeNO)检测,而其他检测方法如呼出气冷凝液(EBC)检测、呼出气一氧化碳检测和外周血及尿液检测主要用于研究。

(1)FeNO 检测:FeNO 检测可作为评价气道炎症和哮喘控制程度的指标,也可用于判断吸入激素治疗的反应效果。美国胸科学会推荐的 FeNO 正常参考值为:健康儿童 $\leqslant$20 ppb,成人 $\leqslant$25 ppb。FeNO>50 ppb 表示激素治疗效果良好,<25 ppb 表示激素治疗效果较差。然而,FeNO 检测结果受多种因素影响,因此,连续测定和动态观察 FeNO 的变化将具有更大的临床价值。英国国家卫生与临床优化研究(NICE)指南(2015)推荐的 FeNO 诊断哮喘的阳性标准是:16 岁的成人和青年,若肺功能正常,且满足以下两者之一的条件:16 岁及以上的人,FeNO $\geqslant$40 ppb;5～16 岁的儿童,FeNO $\geqslant$35 ppb。

(2)痰液细胞分类计数:诱导痰细胞分类计数可以用作评价哮喘气道炎症的指标之一,也是评估糖皮质激素治疗反应的敏感指标,对于指导哮喘治疗有一定价值。嗜酸性粒细胞>3%可被视为嗜酸性粒细胞性炎症,中性粒细胞 $\geqslant$67%可被视为中性粒细胞性炎症,两者均增高则可判定为混合性炎症。

3.过敏原检测

(1)体外试验:使用测定外周血总 IgE 和抗原特异性 IgE。

(2)体内试验:使用常见过敏原进行皮肤点刺或划痕试验。过敏原检测可以了解个体是否为特应质,筛查可能与哮喘相关的过敏原。虽然对于哮喘的诊断价值有限,但它可以指导进行脱敏治疗和避免接触过敏原的措施。

4.其他生物标志物

骨膜蛋白是一种新型生物标志物,由支气管上皮细胞和成纤维细胞在 IL-4 和 IL-13 的作用下产生。在部分哮喘患者的血液中能够检测到骨膜蛋白,其浓度与嗜酸性粒细胞的水平有关。相较于外周嗜酸性粒细胞和 FeNO,骨膜蛋白更能预测嗜酸性粒细胞性炎症。此外,血清中的骨膜蛋白水平很少变化,且不受激素治疗的影响。当前,血清骨膜蛋白主要用于预测生物制剂如抗细胞因子抗体的治疗反应,对于个体化的哮喘治疗有着巨大的潜在应用价值。

(三)诊断标准与鉴别诊断

详尽的病史收集对确认和评估哮喘病症至关重要。大部分的哮喘患者会报告间歇性的咳嗽、气喘和(或)高频振动的喘息症状。哮喘的症状可以持续几分钟到几天。咳嗽是常见的症状,可能会或不会伴随咳痰,可能在夜晚或活动后加剧,或在接触过敏原后发生。气喘和喘息通常在呼气期出现,特别是在病情恶化时,可能由感染、冷空气、活动,以及接触化学刺激物、动物毛发、真菌、尘螨或其他过敏原引发。有些患者在急性发作时可能会有胸闷的感觉。剧烈疼痛和类似刀割的疼痛在哮喘中很少见,如果有这些症状,临床医生应考虑其他疾病的可能。如果病症在周末或假期缓解,在工作时加重,应该考虑是否存在职业性哮喘或工作引发的哮喘恶化。职业性哮喘是由特定工作环境引发的新的哮喘,而工作引发的哮喘恶化是指工作环境导致已有的哮喘病症加重。

在发作间歇期,哮喘患者的体检通常看起来正常;如果在正常呼吸时出现喘息和(或)呼气期延长,可能暗提示存在哮喘。用力呼气时出现喘息不仅仅是哮喘的特征,它提示气道可能存在阻塞或陷闭。除了呼吸相关的异常,哮喘患者常常伴有过敏相关的体征,以及鼻炎和(或)鼻息肉、扁桃体肥大导致的上呼吸道炎症和阻塞。在皮肤检查时,如果发现湿疹、荨麻疹或过敏性皮炎,可能支持哮喘的诊断。

在做出哮喘诊断前,应考虑患者是否具有以下临床特点:

是否频繁喘息;是否有夜间咳嗽? 运动后是否出现喘息或咳嗽;接触过敏源后,是否有喘息、胸闷或咳嗽的症状;患者是否有感冒扩展至肺部或需要 10 天以上才能恢复的状况;是否可以通过抗哮喘治疗来缓解症状。

1.诊断标准

(1)典型哮喘的临床症状和体征

①反复发作的喘息、呼吸困难,伴随或无胸闷或咳嗽,常在夜间和早晨发作,并常与接触过敏原、冷空气、物理、化学刺激以及病毒性上呼吸道感染、运动等有关联。

②在急性发作或重度哮喘患者的双肺可听到散在或广泛的,主要在呼气阶段的喘息声,呼气阶段延长。

③上述症状和体征可以通过治疗缓解或自行缓解。

(2)可变性气流受限的客观检查

①支气管扩张试验阳性(吸入支气管扩张剂后,FEV_1 增加 ≥12%,且 FEV_1 绝对值增加 ≥200 mL)。

②支气管激发试验阳性。

③呼气流量峰值(PEF)平均日变异率≥10%。

匹配上述症状和体征,并满足气流受限客观检查的任一条件,同时排除其他疾病引起的喘息、呼吸困难、胸闷和咳嗽,可以诊断为哮喘。

2.鉴别诊断

在诊断哮喘时,需要注意其他可能导致类似哮喘症状的疾病,包括声带功能障碍、慢性阻塞性肺疾病(COPD)、囊性纤维化、左心衰竭引起的呼吸困难、中央气道阻塞、支气管结核、变异性支气管肺曲菌病(ABPA)、支气管扩张、肺栓塞、药物引发的咳嗽和支气管扩张、睡眠呼吸暂停、结节病和心身疾病。在诊断和鉴别诊断过程中,胸部 X 线检查 CT 扫描是必要的检查方式。

(四)分期和分级

根据临床表现,哮喘可以划分为急性发作期和非急性发作期。哮喘的急性发作是指喘息、呼吸困难、咳嗽、胸闷等症状突然出现或原有症状加重,其特征是呼气流量下降,通常由接触过敏原、刺激物或呼吸道感染引发。

哮喘病情严重程度分级标准如下。

间歇状态(第 1 级):病患每周症状出现少于一次,夜间哮喘症状每个月不超过两次。FEV_1 或 PEF 达到或超过预期的 80%,且 FEV_1 或 PEF 的变异率小于 20%。

轻度持续(第 2 级):病患每周症状出现一次以上,但每天不超过一次,可能影响其日常活动和睡眠。夜间哮喘症状每个月超过两次,但每周不超过一次。FEV_1 或 PEF 达到或超过预期的 80%,且 FEV_1 或 PEF 的变异率在 20%~30%之间。

中度持续(第 3 级):患者每天都有症状,影响其日常活动和睡眠。夜间哮喘症状每周至少一次。FEV_1 或 PEF 在预期的 60%~79%,且 FEV_1 或 PEF 的变异率超过 30%。

重度持续(第 4 级):患者每天都有频繁的症状,经常出现夜间哮喘症状,体力活动受限。FEV_1 或 PEF 低于预期的 60%,且 FEV_1 或 PEF 的变异率超过 30%。

哮喘的严重程度主要在初始治疗阶段和急性发作阶段进行评估,这对于临床研究和提供及时有效的紧急治疗至关重要。急性发作的严重程度可以在几小时或几天内变化,甚至可能在几分钟内危及生命,因此正确评估病情至关重要。

(五)评估

1.评估内容

(1)合并症评估:首先要检查哮喘患者是否有其他相关疾病,如变应性鼻炎、鼻窦炎、胃食管反流、肥胖、阻塞性睡眠呼吸暂停综合征、抑郁和焦虑等。这些合并症可能会影响哮喘的管理和治疗效果。

(2)触发因素的识别:识别和评估哮喘的潜在触发因素对于病情管理至关重要。这些因素包括职业环境、气候变化、某些药物,以及身体活动等。了解这些因素有助于指导患者避免潜在的触发因素。

(3)药物使用情况:哮喘患者通常需要使用支气管舒张剂来缓解症状,如喘息、呼吸急促、胸闷或咳嗽。药物的使用频率和剂量可以反映哮喘的严重程度。过度使用支气管舒张剂可能表明哮喘未得到有效控制,增加患者急性发作和高死亡风险。此外,还应评估患者的药物吸入技术和长期用药依从性。

(4)临床控制水平:准确评估哮喘的控制水平是制订治疗计划和调整治疗药物的基础。结合患者的症状、用药情况和肺功能检测结果等指标,可将患者分为哮喘症状良好控制(或临床完全控制)、部分控制和未控制,并据此调整治疗策略。

(5)未来哮喘急性发作的风险评估:评估患者是否存在未来哮喘急性发作的危险因素至关重要。这些因素包括哮喘未控制、接触变应原、合并症的存在、用药不规范、依从性差,以及过去一年内曾有哮喘急性发作导致急诊或住院的历史。识别这些风险因素有助于采取预防措施,减少急性发作的风险。

2.评估的主要方法

(1)症状观察:哮喘症状包括喘息、呼吸急促、胸闷和咳嗽,这些症状无论是白天还是夜晚都可能发生。特别是当患者在夜间因这些症状而醒来时,往往意味着哮喘病情加重。

(2)肺功能检测:肺功能检测是诊断和评估哮喘的关键手段,常用的指标包括 FEV_1 和 PEF。这两个指标能有效反映气道阻塞的程度,是评估哮喘病情的常用客观指标。峰流速仪操作简单,便于患者在家自我监测 PEF,并据此及时调整药物治疗。

(3)哮喘控制评估工具:哮喘控制测试(ACT)问卷是一种评估哮喘控制水平的工具,其得分与专家对患者哮喘控制水平的评估具有较好的相关性。ACT 操作简单,不需要进行肺功能测试,适合在缺乏肺功能测试设备的基层医院使用。另外,临床上还可使用包含肺功能检测的哮喘控制问卷(ACQ)来评估哮喘控制水平。

六、治疗

(一)药物治疗

哮喘的药物治疗主要分为两类:一是控制性药物,它们需要每日使用并长期维持,主要通过抗炎作用维持哮喘的临床控制。这类药物包括吸入性糖皮质激素(inhaled corticosteroid, ICS)、全身性激素、白三烯调节剂、长效 β_2 受体激动剂(LABA)、缓释茶碱、色甘酸钠、抗 IgE 抗体等。二是缓解药物,也称为急救药物,通常在出现症状时按需使用,目的是通过迅速解除支气管痉挛来缓解哮喘症状。这类药物包括速效吸入和短效口服 β_2 受体激动剂、全身性激素、吸入性抗胆碱能药物、茶碱等。

1.糖皮质激素

糖皮质激素是最有效的控制哮喘气道炎症的药物,可以通过吸入、口服和静脉注射等多种途径给药,其中吸入是首选方式。

(1)吸入性糖皮质激素(ICS)在局部具有强烈的抗感染作用,能直接作用于呼吸道,因此所需剂量较小,全身性的副作用也较少。大量研究已经证实,长期使用 ICS 可以有效地控制气道炎症,降低气道的高反应性,减轻哮喘症状,改善肺功能,提高生活质量,降低哮喘发作的频率和严重程度,降低病死率。

然而,需要注意的是,使用大剂量 ICS 来控制症状或预防急性发作的患者,可能会出现与 ICS 相关的不良反应。ICS 在口咽部的副作用包括声音嘶哑、咽部不适和口腔念珠菌感染。为了减少这些不良反应,吸药后应及时用清水含漱口咽部,使用干粉吸入剂或配合储雾器也能够减少这些不良反应。另一方面,ICS 的全身不良反应与药物剂量、药物的生物利用度、在肠道的吸收、肝脏首过代谢率及全身吸收药物的半衰期等因素有关。哮喘患者长期吸入临床推荐剂量范围内的 ICS 是安全的,但是长期使用高剂量吸入激素也可能出现全身性的不良反应。

(2)口服糖皮质激素(Oral corticosteroids,OCS)的应用场景包括轻中度哮喘的急性发作、大剂量吸入性糖皮质激素(ICS)与长效 β₂ 受体激动剂(LABA)的联合应用仍无法控制的持续型哮喘以及作为静脉注射激素疗法后的连续治疗。常用的药物包括泼尼松、泼尼松龙或甲泼尼龙等,它们的半衰期较短。对于激素依赖型哮喘,可以每天或每隔一天在早晨一次性服用,以减少对下丘脑-垂体-肾上腺轴的抑制作用。泼尼松的每日维持剂量最好不超过 10mg。长期口服激素可能导致一些不良反应,如骨质疏松、高血压、糖尿病、下丘脑-垂体-肾上腺轴抑制、肥胖、白内障、青光眼、皮肤变薄导致皮纹和瘀斑、肌无力等。对于有结核、寄生虫感染、骨质疏松、青光眼、糖尿病、严重抑郁或消化性溃疡的哮喘患者,应谨慎给予全身激素治疗并密切随访。

(3)静脉注射糖皮质激素在中重度哮喘急性发作时应用,常用的药物是琥珀酸氢化可的松(每日 400～1000mg)或甲泼尼龙(每日 80～-160mg)。对于无激素依赖倾向的患者,可以在短期(3～5 天)内停止使用;对于有激素依赖倾向的患者,应适当延长用药时间。控制了哮喘症状后,可以改为口服给药,并逐步减少激素剂量。

2.β₂ 受体激动剂

β₂ 受体激动剂是一类广泛使用的药物,按效用时间可分为短效(4～6 小时)和长效(12 小时)两种。长效类中,福莫特罗是快速起效的,而沙美特罗起效较慢。

短效 β₂ 受体激动剂(SABA)常见的有沙丁胺醇和特布他林等。这类药物可以通过气雾剂、干粉剂和溶液等方式吸入,能迅速缓解支气管痉挛,起效快,疗效可持续数小时,是轻至中度哮喘急性症状的首选药物,也可用于预防运动性哮喘。SABA 应按需使用,过量或长期单独使用不适宜,可能引起骨骼肌震颤、低血钾、心律失常等不良反应。沙丁胺醇、特布他林、丙卡特罗等也可口服,一般 15～30 分钟后起效,疗效维持 4～6 小时,但心悸、骨骼肌震颤等不良反应较显著,不适合长期维持治疗。缓释和控释剂型的药物,如特布他林的前体药班布特罗,作用可维持 24 小时,减少用药次数,适合夜间哮喘患者的预防和治疗。虽然注射给药平喘作用较快,但由于全身不良反应高,不推荐使用。

长效 β₂ 受体激动剂(LABA)能维持 12 小时以上的支气管平滑肌舒张作用。在我国使用的吸入型 LABA(均为与 ICS 的复合剂型)有沙美特罗、福莫特罗和茚达特罗等,通过气雾剂、干粉剂或碟剂装置给药。福莫特罗起效快,可按需使用。但长期单独使用 LABA 可能增加哮喘死亡风险,不推荐长期单独使用。

ICS/LABA 复合制剂,由于 ICS 和 LABA 具有协同的抗感染和平喘作用,可以达到或优于双倍剂量 ICS 的疗效,增加患者依从性,减少大剂量吸入激素的不良反应,特别适合中至重度持续哮喘患者的长期治疗。在我国临床上应用的复合制剂有布地奈德/福莫特罗干粉剂、沙美特罗/替卡松干粉剂和倍氯米松/福莫特罗气雾剂等不同规格的产品。

3.白三烯调节剂

白三烯调节剂包括半胱氨酰白三烯受体拮抗剂(LTRA)和 5-脂氧合酶抑制剂。这些药物在吸入性皮质激素(ICS)之外是唯一可以单独使用的长效药物,适用于轻度哮喘和中重度哮喘的治疗。LTRA 可以缓解哮喘症状、改善肺功能并减少哮喘恶化,但其抗感染效果不如

ICS。LTRA 适用于伴有变应性鼻炎、阿司匹林哮喘、运动性哮喘的患者。

4.茶碱

茶碱具有舒张支气管平滑肌、增强心脏功能、利尿、刺激呼吸中枢和呼吸肌等效果。在吸入 ICS 或 ICS/LABA 未能控制哮喘的情况下，可加用缓释茶碱作为维持治疗。茶碱可能引起恶心、呕吐、心律失常、血压下降和频尿等不良反应，因此需要在临床中监测使用。

5.抗胆碱药物

抗胆碱药物如异丙托溴铵和噻托溴铵具有支气管舒张效果，但较 β_2 受体激动剂弱，起效较慢，但长期使用不易产生耐药性，对心血管的不良反应较少。这类药物可以与 β_2 受体激动剂联用以增强效果。

6.抗 IgE 治疗

抗 IgE 治疗适用于血清 IgE 水平增高的过敏性哮喘患者。抗 IgE 单克隆抗体可以显著改善哮喘症状、肺功能和生活质量，减少口服激素和急救用药，降低哮喘严重急性发作率，降低住院率。

7.变应原特异性免疫疗法（AIT）

变应原特异性免疫疗法（Allergen Immunotherapy，AIT）通过皮下注射常见吸入变应原（如尘螨、猫毛、豚草等）提取液可以降低哮喘症状和气道高反应性。这种疗法适用于在严格的环境控制和药物治疗后仍然控制不良的哮喘患者。

8.生物治疗

除了抗 IgE 治疗外，针对哮喘炎症反应的主要细胞因子和介质的生物靶向治疗正在进行中。这包括针对 IL-4、IL-5、IL-13、TNF-α 的单克隆抗体。这些治疗方法可以改善哮喘控制和减少急性发作，但仅适用于特定的哮喘表型。因此，需要采用适当的生物标志物来筛选最可能受益的哮喘人群。

（二）非药物治疗措施

气道平滑肌的过度收缩被视为哮喘气道高反应性的关键因素。大量研究表明，哮喘患者的气道平滑肌出现了增生、肥大和收缩力增强等现象，同时气道平滑肌的表型也发生了转换，主动地参与了炎症反应。支气管热成形术（Bronchial Thermoplasty，BT）是首个将介入技术应用于哮喘治疗的手段，目前已经在多个国家被批准用于重度哮喘的非药物治疗。

支气管热成形术利用射频导管释放可控的热能以减小气道平滑肌的体积。一项关于应用热成形术治疗中重度哮喘的研究证实，该技术能够降低吸入支气管收缩剂引发的气道反应性，改善肺功能。同时，患者的症状和生活质量也得到了提高，急救药物的使用也相应减少。

然而，支气管热成形术需要连续进行三次支气管镜手术，存在一定的手术风险。同时，目前还缺乏关于这项技术长期不良反应的数据。因此，2014 年的欧洲呼吸病学会/美国胸科学会（ERS/ATS）重症哮喘指南并不推荐在临床实践中广泛开展支气管热成形术。

七、哮喘慢性持续期治疗方案

（一）哮喘治疗的目标与一般原则

哮喘是一种需要长期管理和治疗的慢性疾病，其主要治疗目标是实现良好的病症控制，保持正常的活动能力,并尽可能降低急性发作、永久性肺功能损伤和药物相关的不良反应风险。通过恰当的治疗和管理,大部分哮喘患者能够达到这些目标。

在哮喘的慢性维持阶段,治疗原则是根据患者的病情严重度和病症控制水平来选择适当的治疗方案。以病症控制水平为基础的治疗策略已经得到了大量的循证医学证据支持。每名新诊断的患者都需要一份书面的哮喘管理计划,定期随访和监测,并根据患者的病症控制水平调整治疗方案,以实现并维持哮喘的良好控制。

在选择哮喘治疗方案时,需要仔细考虑群体水平的因素和患者个体的因素。在群体水平上,需要考虑治疗的有效性、安全性、可获取性和成本效益比。目前,全球大部分国家都采用了由全球哮喘防治倡议组织(GINA)推荐的长期治疗方案(即阶梯式治疗方案)。这个方案得到了大量随机对照临床试验和观察性研究的支持,适用于大部分哮喘患者。采用这个优选方案可以实现更好的病症控制,更高的安全性,更低的费用负担,以及更低的急性发作风险。

在个体水平上,需要考虑患者的临床特性或表型、可能的疗效差异,以及患者的喜好、吸入技术、依从性和经济能力与医疗资源等实际情况。哮喘治疗需要针对患者的个体差异进行个性化的调整,以实现最佳的治疗效果和患者满意度。

(二)哮喘的长期维持治疗

哮喘是一种需要长期管理的慢性疾病。一旦诊断为哮喘,及时启动规律的控制性治疗对于获得最佳治疗效果至关重要。研究证据显示,早期启动吸入皮质类固醇(ICS)治疗的哮喘患者,其肺功能的改善更加显著。相比之下,对于那些在哮喘症状出现几年后才开始接受治疗的患者,他们通常需要更大剂量的 ICS,而且肺功能的改善程度也不如早期治疗。未接受 ICS 治疗的患者更容易发生急性发作,肺功能也会更快地下降。对于职业性哮喘患者,早期避免接触环境中的致敏物质并尽早启动治疗,可以增加治愈的可能性。

哮喘的长期维持治疗方案根据哮喘的严重程度和控制水平,可以分为 5 个级别。在整个哮喘治疗过程中,需要持续对患者进行评估,根据治疗反应进行调整。控制性药物的增减应按照阶梯式方案进行选择。如果哮喘控制维持了 3 个月以上,可以考虑降低治疗级别,以寻找维持哮喘控制的最低有效治疗级别。

1.第一级治疗

第一级治疗主要是按需吸入缓解药物。首选的是按需吸入短效 β_2 受体激动剂(SABA)。SABA 能够迅速有效地缓解哮喘症状,但是单独使用 SABA 存在一定的安全性问题,因此只限于偶尔有短暂的白天症状(每个月少于 2 次,每次持续数小时)、没有夜间症状、肺功能正常的患者使用。如果症状超过这个程度,或者存在任何急性发作的危险因素(如 $FEV_1 < 80\%$ 的预计值或个人最佳值)或者过去 1 年有过急性发作的病史,都需要规律地使用控制性药物。

对于存在危险因素的患者,除了按需使用 SABA 外,还应考虑规律使用低剂量的 ICS。不推荐使用吸入抗胆碱能药物(如异丙托溴铵)、口服 SABA 或短效茶碱,因为这些药物起效慢,口服 SABA 和茶碱的不良反应较大。虽然快速起效的长效 β_2 受体激动剂(LABA)如福莫特罗能像 SABA 一样迅速缓解哮喘症状,但长期单独使用可能会增加急性发作的风险,因此不推荐单独使用。

2.第二级治疗

哮喘的第二级治疗主要包括低剂量控制药物和按需使用的短效 β₂ 受体激动剂(SABA)。首选方案是低剂量吸入皮质类固醇(ICS)加按需使用 SABA。在不能或不愿接受 ICS 治疗的情况下,可以考虑使用白三烯受体拮抗剂(LTRA),但其效果相比 ICS 较弱。对于从未接受过控制药物治疗的患者,低剂量 ICS 和长效 β2-受体激动剂(LABA)联用可更快地控制症状,但没有证据表明其能进一步降低急性发作风险,而且费用较高。季节性哮喘患者,在症状出现时可以立即开始使用 ICS,并在花粉季节结束后维持 4 周。不推荐使用缓释茶碱和色甘酸,因为这两种药物效果较弱,使用也不便。

3.第三级治疗

第三级治疗方案主要包括一种或两种控制药物和按需使用的 SABA。优先推荐的是低剂量 ICS/LABA 复合制剂作为维持治疗,加 SABA 作为缓解治疗,或者低剂量 ICS(如布地奈德或倍氯米松)和福莫特罗作为维持和缓解治疗。含福莫特罗的 ICS/LABA 复合制剂可以采用维持和缓解治疗,这种方式在同样剂量的 ICS 的基础上联合 LABA,能够更有效地控制症状、改善肺功能和减少急性发作的风险。次选方案包括增加 ICS 到中等剂量,但其疗效不如联合使用 LABA。另外还可以考虑低剂量 ICS 联合 LTRA 或缓释茶碱,但这些方案的效果可能较弱。

4.第四级治疗

第四级治疗涉及使用两种或以上的控制性药物,辅以必要时使用的缓解药物。对成人和青少年哮喘患者而言,首选治疗方案通常包括低剂量的吸入性糖皮质激素(ICS)和福莫特罗的维持治疗,同时按需使用短效 β₂ 受体激动剂(SABA)。如果患者在第三级治疗下哮喘得不到控制,则应考虑升级治疗。在此之前,医生需检查患者的吸入技巧、药物依从性及环境因素,同时确认症状不是由其他疾病引起。对于使用低剂量 ICS 和 LABA 治疗效果不佳的患者,建议升级到中剂量 ICS/LABA。

作为次选方案,对于中剂量 ICS/LABA 治疗效果不理想的成人和青少年哮喘患者,可以考虑增加一种控制性药物,如白三烯受体拮抗剂(LTRA)、缓释茶碱以及长效抗胆碱能药物。此外,也可以考虑使用高剂量 ICS/LABA,但需注意高剂量 ICS 的益处有限且可能增加不良反应。对于中剂量 ICS/LABA 配合第三种控制性药物仍无法良好控制哮喘症状的患者,可尝试使用高剂量 ICS/LABA 治疗 3～6 个月。此外,第四级治疗的其他选项包括增加 ICS 剂量至中等或高剂量,但其效果不如与 LABA、LTRA 或缓释茶碱联合使用。对于中等或高剂量布地奈德的使用,每日 4 次可提高疗效,而其他 ICS 类药物仍建议每日两次使用。

5.第五级治疗

第五级治疗是面向哮喘病情严重且前期治疗无显著改善的患者的一种高强度治疗。在这一级别的治疗中,医生通常会将患者转诊给哮喘专科医生,并考虑采用叠加治疗。第五级治疗旨在处理仍有持续哮喘症状或急性发作,已正确使用第四级治疗和吸入技术,依从性良好,但病情未得到控制的患者。

一种可供选择的第五级治疗方法是使用抗胆碱能药物。对于部分重症哮喘患者,医生可以在 ICS/LABA 的基础上添加长效抗胆碱能药物(LAMA),这种方法有助于进一步提升肺功能,改善哮喘控制。

另外,抗 IgE 治疗也是一种有效的方法,其以抗 IgE 单克隆抗体为主,主要针对第四级治疗无法控制的中重度过敏性哮喘。

在第五级治疗中,生物标志物指导的治疗也被广泛使用。对于使用大剂量 ICS 或 ICS/LABA 但仍有症状持续,急性发作频繁的患者,可以根据诱导痰嗜酸性粒细胞(>3%)的水平来调整治疗。这种策略对重症哮喘患者可能有助于减少急性发作和(或)减少 ICS 剂量。

支气管热成形术是另一种可能的治疗选择,主要针对成人重症哮喘患者。但当前证据有限,其长期疗效尚需进一步观察。

最后,叠加低剂量口服激素(≤泼尼松 7.5mg/d 或其他等效剂量的口服激素)也是一种有效的治疗方法,主要适用于难以治疗的哮喘患者。这种方法需要严密监控口服激素的不良反应,并对长期使用(超过 3 个月)的患者进行骨质疏松的预防。

(三)调整治疗方案

调整哮喘治疗计划的主要策略是根据症状控制水平和风险因素(主要包括肺功能损伤的程度和哮喘急性发作史)进行评估,并根据哮喘阶梯式治疗方案进行相应的升级或降级调整。这种调整旨在实现良好的症状控制,并降低急性发作的风险。在所有治疗级别中,都应根据需要使用缓解药物以快速缓解症状,并定期使用控制药物以维持症状控制。大多数患者的症状在数天内可以得到缓解,但全面控制通常需要 3~4 个月,而对于重度和长期未得到有效治疗的患者,通常需要更长的时间。

治疗方案的实施是一个由患者的哮喘控制水平驱动的循环过程,必须进行持续的监测和评估,以调整治疗方案以维持哮喘控制,并逐步确定维持哮喘控制所需的最低治疗级别。这旨在确保治疗的安全性,并降低医疗成本。需要定期对哮喘患者进行评估,随访频率取决于初始治疗级别、治疗反应性和患者的自我管理能力。通常在开始治疗后每 2~4 周需要复诊,然后每 1~3 个月复诊一次。如果发生急性发作,则需要在 1 周内复诊。

1.升级治疗

当当前级别的治疗方案无法控制哮喘[持续的症状和(或)发生急性发作],应采取升级治疗,选择更高级别的治疗方案直到哮喘得到控制。在升级治疗之前,需要排除和纠正以下可能影响哮喘控制的因素:药物吸入方法不正确、依从性差、持续暴露于刺激物(如过敏原、烟草、空气污染、β 受体阻滞剂或非甾体抗炎药等)、存在并发症导致的呼吸道症状和影响生活质量、以及误诊等。

喘的升级治疗可以分为以下 3 种方式:

(1)长期升级治疗:适用于当前治疗级别无法控制病情的哮喘患者,并且已排除上述可能影响哮喘控制的因素。建议选择较高级别治疗方案中的首选方案,2~3 个月后进行评估,如果疗效不佳,可以考虑其他推荐方案。

(2)短期加强治疗:适用于部分哮喘患者出现短期症状加重,例如发生病毒性上呼吸道感染或季节性过敏原暴露时,可以选择增加 1~2 周的维持药物剂量。

(3)短期加强治疗:适用于部分哮喘患者出现短期症状加重,如发生病毒性上呼吸道感染或季节性过敏原暴露时,可以选择增加 1~2 周的维持药物剂量。

2.降级治疗

在哮喘症状得到稳定控制并且肺功能已恢复并持续平稳至少 3 个月之后,可以考虑进行降级治疗。然而,关于降级治疗的最佳时机、步骤和剂量等方面的研究还较为有限,因此降级的方法需要因人而异,主要考虑到患者当前的治疗状况、风险因素和个人决策等因素。如果过度或过快地降级,即使症状控制良好的患者也可能增加哮喘急性发作的风险。完全停止使用吸入性皮质类固醇(ICS)可能会增加急性发作的风险,而在减少激素剂量时,气道高反应性和嗜酸性粒细胞计数的增加可能预示症状失控的风险。

降级治疗的主要原则包括:①如果哮喘症状得到控制并且肺功能稳定超过 3 个月,可以考虑降级治疗。但如果存在急性发作的危险因素,如每个月使用短效 β_2 受体激动剂(SABA)超过 1 支(200 喷/支)、药物依从性差或吸入技术不良、FEV_1 小于预测值的 60%、吸烟或接触过敏原、嗜酸性粒细胞计数高、存在并发症(如鼻窦炎、肥胖)、存在重大的心理或社会经济问题或存在固定性气流受限等,一般不推荐降级治疗。如果确实需要降级,也应在严格的监督和管理下进行。②降级治疗应选择适当的时机,如应避免在患者有呼吸道感染、妊娠或旅行期间进行降级。③每 3 个月减少 ICS 剂量 25%～50% 通常是安全可行的。④每一次降级治疗都应被视为一次试验,可能会失败,需要密切监测症状控制情况、峰流速(PEF)变化、危险因素等,并定期进行随访,根据症状控制和急性发作的频率进行评估,并告知患者一旦症状恶化,需要回到原来的治疗方案。

在选择药物减量方案时,通常首先减少激素剂量(口服或吸入),然后减少使用频次(从每天 2 次减至每天 1 次),接着减少与激素合用的控制药物,最后以最低剂量 ICS 维持治疗,直到最终停止治疗。

八、哮喘急性发作期的处理

哮喘急性发作是指患者在较短的时间内出现或迅速加重的喘息、气急、胸闷、咳嗽等症状,伴随肺功能的恶化,需要额外的药物进行缓解治疗。这种发作通常由接触过敏原、各种物理和化学刺激物或上呼吸道感染等因素引发,部分哮喘发作也可能在没有明显诱因的情况下发生。哮喘急性发作更多地发生在治疗依从性差和控制不佳的患者中,但也可能发生在控制良好的患者中。哮喘发作的严重程度和发展速度各不相同,可能在几小时或几天内发生,有时甚至可能在几分钟内对生命构成威胁。识别具有哮喘相关死亡高危因素的患者是非常重要的,这些因素包括:①有气管插管和机械通气引发临死性濒于致死性哮喘史;②在过去 1 年内因哮喘而住院或急诊;③正在使用或最近停止使用口服激素;④当前未使用吸入激素;⑤过度依赖短效 β_2 受体激动剂,特别是每个月使用沙丁胺醇(或等效药物)超过 1 支的患者;⑥有心理疾病或社会心理问题,包括使用镇静剂;⑦不依从哮喘治疗计划;⑧具有食物过敏史。

哮喘急性发作的处理方案依赖于发作的严重程度和对治疗的反应。治疗的目标是尽快缓解症状,解除气流受限和改善低氧血症,同时需要制订长期治疗计划以预防未来的急性发作。

(一)轻中度哮喘发作的处理

1.家庭自我处理

轻度和部分中度的急性哮喘发作,如果患者已经掌握了必备的疾病知识和处理技巧,并有自我管理的经验,可以在家中进行自我处理。如果症状在自我处理后没有明显缓解,或者症状持续加重,患者应立刻去医疗机构就诊。短效 β_2 受体激动剂(SABA)是最有效的哮喘症状缓解药物,根据病情轻重,每次使用 2～4 喷,直到症状缓解,同时增加吸入性皮质激素(ICS)的剂量,至少是基础剂量的两倍。如果基础治疗是使用含有福莫特罗的联合制剂,例如布地奈德/福莫特罗,可以直接增加剂量,但一次给药不能超过 6 吸,每天的最大剂量不能超过 12 吸。如果上述治疗 2～3 天后症状缓解不明显,或者继续加重,或者患者既往有严重哮喘急性发作史,应该口服激素(如泼尼松龙 0.5～1mg/kg 或等效剂量的其他口服激素)5～7 天。

2.急诊和住院处理

反复使用吸入性 SABA 是基础治疗。在最初 1 小时,每 20 分钟吸入 4～10 喷。之后,根据治疗反应,轻度急性发作可调整为每 3～4 小时吸入 2～4 喷,中度急性发作每 1～2 小时重复吸入 6～10 喷 SABA。口服激素治疗适用于 SABA 初始治疗反应不佳或在控制性治疗基础上发生急性发作的患者,推荐使用泼尼松龙 0.5～1mg/kg 或等效剂量的其他全身激素口服5～7 天。症状减轻后迅速减量或完全停药。在急性发作早期增加 ICS 剂量(2～4 倍基础剂量)的治疗效果优于单用支气管扩张剂,能减少需要住院治疗的患者比例和口服激素的使用。

(二)中重度急性加重的处理

中至重度的急性哮喘加重应尽可能快速寻求专业医疗援助,同时尝试自我处理。若在急诊室处理 2～3 天后症状未明显改善,应当及时住院治疗。如果出现呼吸衰竭,应直接转入重症监护病房(ICU)。

1.支气管舒张剂的应用治疗

可以采用定量压力气雾剂通过储雾器给予 SABA,或使用 SABA 雾化溶液通过喷射雾化设备给药。这两种方式在改善症状和肺功能方面效果相当。初始治疗可以选择间断(每 20 分钟)或连续雾化给药,症状缓解后可每 4 小时给药 1 次。短效抗胆碱能药物(SAMA)仅推荐给急性重症哮喘或 SABA 治疗效果不佳的患者。在 SABA 治疗的基础上,成人哮喘急性发作并不推荐联合应用氨茶碱。对于规律服用茶碱缓释制剂的患者,如果需要静脉应用茶碱,应尽可能监测茶碱的血药浓度。伴有过敏性休克和血管性水肿的哮喘患者可以肌内注射肾上腺素,但一般的哮喘急性加重不推荐。

2.糖皮质激素

对于中重度急性哮喘发作,应尽早使用全身糖皮质激素,尤其是对于 SABA 初步治疗效果不佳、疗效无法维持或在口服激素基础上仍出现急性发作的患者。首选口服给药,推荐泼尼松龙 0.5mg/kg 或等效剂量的其他激素。对于严重急性发作的患者或不适合口服激素的患者,可以选择静脉给药,推荐甲泼尼龙 80～160mg/d 或氢化可的松 400～1000mg/d 分次给药。静脉和口服激素的序贯疗法能减少激素的用量和不良反应,如静脉使用激素 23 天,然后改为口服激素 3～5 天。对于不能全身使用激素的患者,如胃十二指肠溃疡、糖尿病等,可以采用激素雾化溶液雾化给药。大剂量雾化吸入激素可以部分替代全身激素,且患者的耐受性良好,可以降低全身激素的不良反应。

3.氧疗

对于出现低氧血症(氧饱和度<90%)和呼吸困难的患者,可以进行控制性氧疗,使患者的

氧饱和度能够保持在 93%~95%。

4.其他药物

针对严重的急性发作或对初始治疗响应不佳的患者,可考虑采用静脉注射硫酸镁的策略。白三烯受体拮抗剂在治疗急性哮喘方面的效用需要进一步研究验证。在哮喘急性发作期,必须严格避免使用镇静剂,这是因为大部分抗焦虑和镇静催眠药物都有呼吸抑制的不良反应。大多数急性哮喘发作并非由细菌感染引发,因此需要严格控制抗菌药物的使用,除非有明确的细菌感染证据,如发热、脓痰或肺炎的影像学证据等。

5.机械通气

对于经过上述药物治疗后,临床症状和肺功能无明显改善或甚至进一步恶化的急性重度和危重哮喘患者,应及时采取机械通气治疗。其使用指标主要包括:意识状态的改变、呼吸肌疲劳、动脉血二氧化碳分压达到或超过 45mmHg 等。首选的是通过鼻(面)罩进行无创机械通气,如果无创通气无效,应尽早进行气管插管进行有创机械通气。在对哮喘急性发作患者进行机械通气时,可能需要较高的吸气压,可以使用适当水平的呼气末正压(PEEP)进行治疗。如果需要过高的气道峰压和平台压才能保持正常的通气容积,可以试用允许性高碳酸血症通气策略,以减少呼吸机相关的肺损伤。

对于经过初始充足的支气管扩张剂和激素治疗后仍然恶化的病情,需要进行重新评估,考虑是否需要将患者转入 ICU 进行治疗。如果初始治疗后症状显著改善,PEF 或 FEV_1 达到预期值的 60% 以上,可以考虑让患者回家继续治疗。如果 PEF 或 FEV_1 在 40% 到 60% 的预期值之间,患者可以在有人监护的情况下回到家里或社区继续治疗。如果治疗前的 PEF 或 FEV_1 低于预期值的 25% 或治疗后低于 40%,应该将患者送到医院进行治疗。在出院时,需要为患者制订详细的治疗计划,检查患者是否正确使用药物、吸入设备和峰流速仪,找出引起急性发作的原因并尽可能地去除或避免接触过敏原。如果出现严重的哮喘急性发作,说明过去的控制治疗方案无法有效地预防哮喘加重,需要调整治疗方案。对于有过急性发作的哮喘患者,需要进行密切监护、定期随访,并进行严格的管理和教育。

九、预后

哮喘的预后因个体差异而异,与采取的治疗方案的正确性有直接关系。在积极且规范的治疗下,儿童哮喘的临床控制率可以达到 95%,轻度病例有较高的恢复可能性。然而,严重病例、气道反应性显著增加的患者或伴有其他过敏性疾病的患者,病情控制起来较为困难。对于长期反复发作并进一步发展为 COPD 或肺源性心脏病的患者,预后通常较差。

第五节　慢性阻塞性肺疾病

慢性阻塞性肺疾病(COPD)是一种普遍存在的疾病,其主要特征为气流持续受限,这种限制性症状呈现出逐渐恶化的趋势。这种气流受限与气道和肺部对有毒颗粒或气体产生的长期炎症反应有关。在疾病的发展过程中,患者常常会经历急性发作,并可能在疾病的晚期出现各

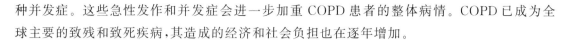

种并发症。这些急性发作和并发症会进一步加重 COPD 患者的整体病情。COPD 已成为全球主要的致残和致死疾病，其造成的经济和社会负担也在逐年增加。

一、病因及发病机制

慢性阻塞性肺疾病(COPD)的发生风险受到个人因素和环境因素的影响。个人因素主要包括遗传因素和气道的高反应性。例如，α_1-抗胰蛋白酶缺乏症是一个常见的遗传因素，另外一些基因位点的变异也可能与 COPD 的发生有关。环境因素则包括诸如吸烟、职业性粉尘暴露、空气污染、慢性呼吸道感染和社会经济地位等。我们对 COPD 的风险因素的理解尚不完全，通常认为这是基因和环境因素相互作用的结果，而这些风险因素以复杂的方式互相影响，最后决定疾病的发生和发展。

吸烟和其他有害颗粒引发 COPD 的过程与肺部和气道的炎症反应有关。吸烟还可以导致蛋白酶与抗蛋白酶失衡、氧化应激以及不恰当的组织修复等变化，这些因素可能进一步导致气道黏液分泌过多、肺泡壁损伤、气道狭窄或纤维化以及血管系统的改变等症状。目前对 COPD 发病机制的研究主要依赖动物实验和体外实验，但由于人与动物之间存在差异，且在人体中进行 COPD 发病机制研究常常受到患者选择和研究方法的限制，因此 COPD 的发病机制尚未完全理解。

(一)气道/肺部炎症与 COPD

慢性阻塞性肺疾病(COPD)的关键特征包括气道和肺实质的持续炎症。此炎症影响中央气道、外周气道和肺实质，并与肺实质的破坏程度正相关。许多研究已经集中在吸烟如何引起气道的慢性炎症，以及由吸烟激活的炎症细胞释放的各种炎症因子和蛋白酶在 COPD 形成中的作用。

中性粒细胞在 COPD 的发病过程中起到关键作用。吸烟的 COPD 患者的痰和支气管肺泡灌洗液中中性粒细胞的数量比健康的吸烟者多。吸烟的 COPD 患者的支气管上皮细胞在受到香烟烟雾刺激后，其细胞间黏附分子－1 的表达增加了 175%，这有助于中性粒细胞的黏附和聚集，从而加强炎症反应。

吸烟还可以激活巨噬细胞，释放 TNF-α、IL-8 和 LTB4 等介质，这些介质可以促进中性粒细胞炎症。巨噬细胞还会分泌蛋白酶，如 MMP-2、MMP-9 和 MMP-12。吸烟的 COPD 患者的支气管肺泡灌洗液中的巨噬细胞数量比正常吸烟者增加 5～10 倍，并且巨噬细胞的数量与 COPD 的严重程度相关。

淋巴细胞，尤其是 $CD4^+$ 和 $CD8^+$ 细胞，也参与了 COPD 的气道炎症。吸烟的 COPD 患者的外周气道和肺泡壁的 $CD8^+$ 细胞显著增多，同时 $CD4^+/CD8^+$ 比值降低，且 $CD4^+/CD8^+$ 比值与患者的 FEV_1/FVC 呈正相关。

由吸烟激活的炎症细胞释放的多种炎症介质在 COPD 的发展中起着重要作用。尤其是 IL-8、LTB4 和 TNF-α，它们可以破坏肺结构，使中性粒细胞炎症变为慢性。COPD 患者的诱导痰和肺泡灌洗液中存在高水平的 IL-8，这可能作为评价气道炎症程度的标志物。同时，COPD 患者的痰液中 LTB4 水平也升高。

吸烟导致的气道细胞 DNA 损伤在 COPD 的发病过程中也起到了关键作用。研究发现，吸烟可以引起细胞 DNA 损伤，从而使某些与细胞凋亡相关的基因激活或失活，最终导致细胞凋亡或增殖，这种凋亡与增殖的失衡也被认为与 COPD 的发病有关。

（二）氧化应激与 COPD

香烟烟雾中包含了多种化学物质，如羟自由基、过氧化氢、一氧化氮和活性氧等，这些物质都是氧化剂，它们能够刺激肺部的炎症反应。这种刺激导致各种炎症细胞，如中性粒细胞、嗜酸性粒细胞、巨噬细胞和淋巴细胞等，在肺部聚集或滞留，并释放出更多活性氧。

烟雾中的氧化剂能够穿透呼吸道内的液体屏障和上皮细胞，导致气道上皮细胞受到直接损伤。这种损伤加强了血管内皮的渗透性，减弱了其黏附性，并对肺泡细胞有溶解作用。同时，这些氧化剂也会削弱上皮细胞的修复能力，并影响细胞外基质的重建。

氧化应激与肺部炎症的关联十分明确。氧化剂可以降低中性粒细胞的变形能力，进而导致这些细胞在肺部微循环中滞留、聚集和活化。此外，氧化应激还可以激活转录因子 NF-κB 和 AP-1。这些转录因子可以调节炎症介质的释放，进一步加剧中性粒细胞在肺内的滞留和活化。

氧化应激还可以导致 α1-抗胰蛋白酶和其他蛋白酶的失活，这也是 COPD 发病的重要因素。因此，香烟烟雾中的氧化剂通过多种途径引发和加重肺部的炎症反应，从而参与了 COPD 的发病过程。

（三）蛋白酶－抗蛋白酶失衡

COPD 的发病机制中，一个关键因素是肺内蛋白酶与抗蛋白酶的失衡，这种失衡可能由遗传因素、炎症细胞和炎症介质引发。这种失衡使得蛋白酶的活性增强，从而导致弹性纤维蛋白和其他细胞外基质成分的降解。

蛋白酶在 COPD 的病理过程中起到多种作用，包括助力抗原呈递、刺激液体和黏液的分泌、抑制凋亡细胞的清除以及激活 TNF-α 等病理生理功能。此外，巨噬细胞及其源性的基质金属蛋白酶是吸烟导致的肺气肿形成的主要原因。

吸烟，作为 COPD 的最大危险因素，会导致蛋白酶和抗蛋白酶系统的失衡。弹性蛋白是肺泡壁的主要成分，同时也是中性粒细胞弹性蛋白酶的主要作用靶点。弹性蛋白被分解后，其片段会成为巨噬细胞和中性粒细胞的强效趋化剂，从而维持炎症反应的持续存在。因此，吸烟、蛋白酶与抗蛋白酶的失衡以及弹性蛋白的降解都在 COPD 的病理过程中扮演了重要角色。

二、病理生理和病理

COPD 的病理生理机制近几年取得了显著的进步。例如，我们现在知道，周边气道的炎症和狭窄导致了 FEV_1 的降低，而肺气肿导致的肺泡间隔的破坏则导致了气流受限和气体交换的障碍。

（一）气流受限和气体陷闭

气流受限和气体陷闭是 COPD 的主要特征。小气道炎症程度、纤维化和管腔内渗出与

FEV_1 下降和 FEV_1/FVC 比值有关,这些也与 COPD 急性加重时 FEV_1 下降有关。周边气道的阻塞导致呼吸期间的气体陷闭,进而引发肺过度充气。肺气肿对气体交换障碍的影响大于对 FEV_1 的降低,肺气肿也可以引起呼吸期间的气体陷闭,这种情况在病情严重时,肺泡与小气道附着处受到破坏时尤其明显。肺过度充气导致深吸气量减少,功能残气量增加,这在活动后尤为显著。这些因素导致患者呼吸肌的收缩能力下降,呼吸困难症状加重,活动能力受限。现在,我们认为肺过度充气在疾病的早期就可能出现,它是引起劳力性呼吸困难的主要机制。支气管扩张剂作用于周边气道,能够减少气体陷闭,从而降低肺的总体积,改善患者的症状和活动耐力。

(二)气体交换障碍

气体交换障碍可以导致低氧血症和高碳酸血症。随着 COPD 的进展,气体交换障碍逐渐加重。同时,呼吸驱动的减弱也可能导致通气减少。这与呼吸肌疲劳、气道阻塞和肺过度充气共同作用,导致通气障碍,增加二氧化碳的潴留。肺泡通气减少和毛细血管床破坏会进一步加重肺泡通气量/肺血流量(VA/Q)失调。

(三)黏液高分泌

黏液高分泌是慢性支气管炎的特征,尽管并非所有的 COPD 患者都有黏液高分泌的症状。黏液高分泌是由于气道在香烟烟雾和其他有毒有害气体长期刺激下,杯状细胞数量增加、黏液下腺增生所引起。一些炎症介质和蛋白酶可以刺激黏液高分泌的过程,大部分是通过表皮生长因子受体(EGFR)激活来实现的。

(四)肺动脉高压

在 COPD 的晚期阶段,肺动脉高压可能会出现。这主要由于低氧性肺动脉收缩导致的肺血管结构改变,如内膜增生和平滑肌细胞的增生和肥厚,最终形成肺动脉高压。

(五)急性加重

COPD 患者的呼吸道症状可能会因细菌或病毒感染、空气污染等因素而急性加重。在急性加重期间,肺过度充气和气体陷闭增加,呼气流速减慢,从而使患者的呼吸困难症状加重。此外,VA/Q 比例失调可能导致低氧血症。肺炎、肺栓塞、急性心功能不全等病状也可能导致类似 COPD 急性加重的症状,并加剧 COPD 急性加重期的病情严重程度。

(六)全身炎症

现在,越来越多的证据表明许多 COPD 患者存在全身炎症并发症,这在很大程度上影响了他们的生活质量和生存期。气流受限和肺过度充气对心脏功能和气体交换产生负面影响。流通在血液中的炎症介质可能会导致骨骼肌萎缩、恶病质,并加剧缺血性心脏病、心功能不全、骨质疏松、贫血、糖尿病、代谢综合征和抑郁症的病情。

三、临床表现和辅助检查

COPD 的主要症状包括慢性咳嗽、咳痰和逐渐加重的呼吸困难。这些症状可能在气流受限之前数年就已经出现。

（一）临床表现

1.咳嗽

咳嗽通常是COPD的早期症状，但患者经常忽视这一症状，因为它常被认为是吸烟和空气污染的后果。最初，咳嗽可能是间歇性的，但随着病情的进展，可能会出现持续的每日咳嗽。COPD的慢性咳嗽可能伴有痰，也可能没有。有些患者在气流受限之前可能没有咳嗽的病史。

2.咳痰

COPD患者咳嗽时通常会伴有少量黏性痰。据流行病学定义，如果患者持续咳嗽并咳痰累计3个月，连续2年以上，并排除其他可能的病因，就可以考虑慢性支气管炎的诊断。但这个定义并没有明确痰的量。在临床上，COPD患者的痰量通常难以准确评估，但如果痰量较大，可能存在支气管扩张。增多的黏痰可能反映肺部炎症介质的增加，特别是在细菌感染引起COPD急性加重时。

3.呼吸困难

呼吸困难是COPD的最主要症状，也是导致患者残疾和精神焦虑的主要因素。COPD的典型呼吸困难症状包括呼吸困难、氧气不足。但由于个体差异和文化差异，患者对这一症状的描述可能会有很大的不同。

4.喘息和胸闷

喘息和胸闷是非特异性的症状，且其严重程度可能在日常生活中有所变动。在胸部检查时，可以听到吸气和呼气的喘息。胸闷通常在活动后出现，是肋间肌长时间收缩的结果。但是，即使没有喘息和胸闷的症状，也不能排除COPD的可能。

5.病情严重时的其他表现

极度严重的COPD患者常出现疲劳、体重减轻和贫血等症状。这些症状与病程、预后有关，并可能是其他疾病的征兆（如结核、肺癌），因此应进行持续性的评估。

（二）辅助检查

1.肺功能检查

肺功能测定是当前最为精确、可重复性最高的气流限制评估方法。此项检测应包括FVC、FEV_1 以及 FEV_1/FVC。目前的指南普遍推荐以使用支气管扩张剂后的 FEV1/FVC<0.7 作为判定气流受限的标准，其简单且可靠，并已在众多临床试验中被验证，是当前多种疗法推荐的依据。然而，该比值存在一些局限，可能导致在老年人中的过度诊断，而在 45 岁以下人群中，特别是轻度COPD，可能存在诊断缺失。峰流速度测定的敏感性高，但特异性不够，不能单独用于 COPD 的诊断。

2.影像学检查

影像学评估并非COPD诊断的必需，但有助于排除其他疾病和筛查并发症，如并发呼吸疾病（如肺纤维化、支气管扩张、胸膜病变）、骨骼肌疾病（如脊柱后凸）和心脏疾病（如心脏增大）。COPD相关的胸片表现包括膈肌下移、肺透明度增加和肺纹理稀少。胸部CT并不被推荐作为COPD的常规检查，但在COPD诊断存疑时，CT扫描可以协助鉴别其他并发的肺部疾病。另外，当考虑进行肺减容手术时，需要CT扫描来确定肺气肿的分布，以判断患者是否适合手术治疗。

3.血氧鉴测和动脉血气分析

指脉氧测定可以评估患者的氧饱和度以及是否需要氧疗。所有 FEV₁ 的预计值低于 35% 的稳定期 COPD 患者、有呼吸衰竭或右心功能不全的 COPD 患者,都需要进行指脉氧监测。如果指脉氧测定显示氧饱和度低于 92%,需要进行动脉血气分析检查。

四、诊断和鉴别诊断

(一)诊断

任何有呼吸困难、慢性咳嗽和咳痰且曾暴露于危险因素的患者,都应在临床上考虑 COPD 的诊断,并需要接受肺功能检查。如果支气管扩张剂吸入后的 FEV₁/FVC<0.7,表明存在气流受限,这可以作为 COPD 的诊断标准。

(二)病情评估

评估 COPD 是为了确定疾病的严重程度,因为这将影响患者的健康状态和长期风险(如急性加重、住院或死亡)。COPD 的评估应根据患者的临床症状、肺功能的异常程度、未来急性加重的风险以及并发症的存在进行综合评估。评估的主要目标是指导治疗的决策。

1.症状评估

呼吸困难是 COPD 的主要症状,因此,传统上常用改良英国 MRC 呼吸困难分级量表(mMRC)对呼吸困难症状进行评估。然而,现在的理解是,仅仅评估呼吸困难是不够的,因为还有许多其他症状会影响疾病的状况。为了更全面地评估疾病,需要引入更全面的症状评估体系。虽然有一些疾病相关的生活质量评分系统[如慢性呼吸系统疾病问卷(CRQ)、圣乔治呼吸问卷(SGRQ)],但由于过于复杂而不适合常规临床使用,因此,目前仍推荐在 COPD 中使用 COPD 评估测试(CAT)和 COPD 临床问卷(CCQ)进行评估。

CCQ 主要包括 10 个项目,它们分别对症状、功能和精神状态进行评分,有助于识别 COPD 控制不良的患者,也可以作为追踪治疗效果的客观标准之一。根据现有的理解,CCQ0~1 分的患者被归入 A 组和 C 组,即症状较轻的组;而 CCQ>1 分的患者被归入 B 组和 D 组,即症状较重的组。相比于 SGRQ,CCQ 在临床操作上更为便捷,且具有很好的一致性。

2.气流受限的评估

对于 COPD 患者,评估气流受限的严重程度是根据患者在吸入支气管扩张剂之后的 FEV₁ 水平来进行的。

3.急性加重风险评估

在 COPD 的病程中,急性加重是一个常见的临床表现,该症状表现为患者的呼吸道症状明显加重,超出了日常的波动范围,需要更改药物治疗方案。目前,判断一个患者未来是否可能出现急性加重的风险,主要是依据其过去病程中急性加重的发生频率以及肺功能指标。值得注意的是,即使都是 COPD 患者,每个人的急性加重的频率也是有很大差异的。如果一个患者在过去的病程中出现过频繁的急性加重,那么这就是一个很好的风险预测指标。

另外,气流受限的加重与 COPD 的急性加重频率以及死亡风险之间存在明显的相关性。

COPD 急性加重导致的住院次数也与死亡风险有紧密的关联。因此,现有的指南推荐,通过患者的急性加重病史来评估其未来的急性加重风险。具体来说,如果一个患者在过去的一年里出现过 2 次或以上的急性加重(或者因为急性加重而住院一次),那么这就意味着他的急性加重风险增加。

4.合并症评估

COPD 主要是由于长期吸烟引起的,患者经常会出现与吸烟和衰老相关的其他疾病。这些合并症包括心血管疾病、骨质疏松症、焦虑和抑郁症、肺癌、感染、代谢综合征以及糖尿病等。最常见的合并症是心血管疾病、抑郁症和骨质疏松症。此外,COPD 本身也可能导致一些明显的肺外效应,包括体重减轻、营养不良和骨骼肌功能障碍,这些也是导致患者运动耐力和健康状况降低的原因之一。

5.COPD 的综合评估

对 COPD 进行的综合评估通常是基于患者的临床症状、肺功能分级以及急性加重风险的考虑。在进行 COPD 的综合评估时,需要完整地进行症状评估和急性加重风险的评估。首先,通过使用 mMRC 或 CAT 来评估症状。如果评估分数在方格的左侧,那么就将这些患者归为症状较轻的患者(mMRC 0~1 分或 CAT<10 分,分为 A 或 C 组);如果评估分数在方格的右侧,那么就将这些患者归为症状较重的患者(mMRC≥2 分或 CAT≥10 分,分为 B 或 D 组)。

接下来,评估患者的急性加重风险。急性加重风险的评估有两种方式:其一是通过肺功能测定气流受限程度,如为 GOLD 1 级和 GOLD 2 级则为低风险,如为 GOLD 3 级和 GOLD 4 级则为高风险;其二是通过评估患者过去 12 个月内急性加重的次数,如急性加重为 0 或 1 次则为低风险,2 次或 2 次以上则为高风险(但如果患者有 1 次因急性加重而住院,也被视为高风险)。

五、治疗

COPD 的治疗可以分为稳定期治疗和药物治疗。

(一)稳定期 COPD 治疗

在 COPD 的稳定期,治疗的主要目标是阻止疾病的进展。这可以通过三种途径实现:戒烟、对有慢性缺氧的患者进行氧疗,以及对肺气肿患者进行肺减容手术。吸入性糖皮质激素也被证明可以改善患者的死亡率,而并非仅限于改善肺功能。其他形式的治疗主要是为了改善患者的症状和降低急性加重的频率和严重程度。在进行治疗时,医生应评估患者的症状、潜在风险、治疗费用以及治疗的益处等。治疗过程中,应对治疗效果进行评估,并根据评估结果决定是否继续当前的治疗。

(二)药物治疗

1.戒烟

药物治疗是 COPD 治疗的另一部分。首先,鼓励所有 COPD 患者戒烟是非常重要的。已有证据表明,成功戒烟的中年患者肺功能下降的速度可以得到明显改善,甚至可能恢复到非吸烟者的水平。因此,所有COPD患者都应被鼓励戒烟,并了解戒烟的好处。药物治疗和传统的支持疗法联合使用可以增加成功戒烟的机会。主要的药物包括丁胺苯丙酮(一种抗抑郁药)和尼古丁替代疗法,后者包括胶囊、透皮贴片、吸入剂和喷雾剂等。美国卫生局的指南建议所有非怀孕的成年吸烟者,除非有治疗禁忌证,否则都可以尝试药物戒烟。

2.支气管舒张药

第二种药物治疗是使用支气管舒张药,这种药物可以改善COPD患者的症状。吸入剂是首选,因为与注射药物相比,它们的副作用发生率较低。

3.抗胆碱能药

虽然异丙托溴铵的规律使用并不能改变COPD的进展,但是它可以减轻症状并迅速提高肺功能。噻托溴铵这类长效抗胆碱能药也可以改善症状并减少急性加重事件的发生。吸入式抗胆碱能药由于副作用少,被推荐给有症状的COPD患者使用。

4.β受体激动药

这类药物可以改善症状,其主要的副作用包括震颤和心动过速。长效吸入式β受体激动药如沙美特罗和异丙托溴铵在治疗中表现出良好的效果,而且由于它们是长效剂型,使用更加方便。研究显示,联合使用β受体激动药和吸入式抗胆碱能药可以取得更好的效果。

5.吸入型糖皮质激素

虽然一些研究显示,吸入型糖皮质激素的规律使用对改善肺功能的下降并无明显效果,但是它们可以降低急性加重的频率并可能降低死亡率。然而,它们也可能会增加口腔念珠菌感染的概率,并可能导致骨密度下降。

6.口服糖皮质激素

一般不推荐COPD患者长期使用口服糖皮质激素,因为它们的副作用大于益处。这些副作用包括骨质疏松、体重增加、白内障、糖耐量减低和感染风险增加等。

7.茶碱

茶碱可以改善中重度COPD患者的呼气流量、肺活量、动脉血氧和二氧化碳的水平。常见的副作用包括恶心、心动过速和震颤。

8.氧疗

氧疗是一种有效的COPD治疗方式,它可以降低患者的死亡率。对于休息时有低氧血症的患者(血氧饱和度<88%或血氧饱和度<90%且合并有肺动脉高压或右侧心力衰竭),经吸氧治疗可以显著降低死亡率。吸氧时间越长,死亡率降低的效果越明显。现在,有各种便携式吸氧设备,使得患者可以在户外活动时使用。

9.其他药物

N-乙酰半胱氨酸常用于COPD治疗,主要具有化痰和抗氧自由基的功能。然而,前瞻性研究并未证实它能改善肺功能的衰减或降低急性恶化的风险。对于特定的患者群体,如严重 α_1-抗胰蛋白酶缺乏症的患者,可以采用静脉注射 α_1-抗胰蛋白酶的特异性治疗。虽然这种血液制品已经过灭菌处理,且尚未有治疗后病毒感染的报告,但医生仍推荐在进行补充治疗前给患者接种乙肝疫苗。虽然 α_1-抗胰蛋白酶补充治疗已证明生物学上的有效性,但一项随机对照试验的结果并未显示它能够减缓肺功能的衰减。血清 α_1-抗胰蛋白酶水平<11μmol/L(≈

50mg/dL）的患者是 α_1-抗胰蛋白酶补充治疗的适应症。包括 PiZZ 型 α_1-抗胰蛋白酶缺乏症患者和其他一些罕见型严重缺乏症的患者也可以接受补充治疗。然而，由于只有部分严重 α_1-抗胰蛋白酶缺乏症患者会发展为 COPD，因此不推荐对肺功能和胸部 CT 检查正常的严重 α_1-抗胰蛋白酶缺乏症患者进行 α_1-抗胰蛋白酶补充治疗。

（三）非药物治疗

1.一般治疗

每年接种流感疫苗是 COPD 患者的常规保健措施。尽管多价肺炎球菌疫苗的有效性尚未得到验证，但一些专家仍推荐使用。

2.肺康复疗法

肺康复是一种通过患者教育和心血管系统训练来改善病情的治疗方法。研究已经证实，肺康复疗法可以提高 COPD 患者的生活质量、改善呼吸困难、增强运动耐力，并且可以在 6～12 个月内降低住院率。

3.肺减容手术（LVRS）

肺减容手术是一种通过外科手术降低肺气肿患者肺容量的方法，自 20 世纪 50 年代初次实施以来，已取得了微小的进步。手术可以通过传统的开胸方式或胸腔镜引导进行。然而，对于有严重胸膜病变、肺动脉收缩压＞45mmHg、充血性心力衰竭和其他严重并发症的患者，手术治疗是不适合的。最近的数据表明，FEV_1＜20％预计值、CT 显示弥漫性肺气肿或一氧化碳弥散量（DLCO）＜20％预计值的患者，手术治疗后死亡率可能会增加，因此不建议进行手术治疗。

国际肺气肿治疗试验显示，LVRS 能够改善一部分肺气肿患者的症状和生存率。肺气肿的解剖分布和治疗后的运动耐力是重要的预后因素。主要在上叶发生的肺气肿及治疗后活动量较低的患者，LVRS 治疗效果最好。

4.肺移植

COPD 是进行肺移植的主要指征之一。适合肺移植的患者包括年龄＜65 岁，经最大药物剂量治疗后效果仍不理想，且无肝、肾、心等器官并发症的患者。与 LVRS 不同，肺气肿的解剖分布和肺动脉高压并不是肺移植的禁忌证。目前，对于 COPD 患者来说，是选择单肺移植还是双肺移植，这仍是一个待解决的问题。

（四）COPD 急性加重

COPD 的主要特征之一是其急性加重期患者会出现呼吸困难、咳嗽加重、痰质和痰量变化等症状，同时可能伴有发热、肌肉酸痛、喉咙疼等症状。研究发现，与气道阻塞程度相比，患者的生活质量更多地与急性加重的频率有关。据经济学分析，超过 70％的 COPD 健康相关费用用于紧急和住院治疗，仅在美国，这部分费用每年就超过 100 亿美元。随着气流阻塞的加重，急性加重的频率也相应增加。中重度气流受限的患者（GOLD Ⅲ、Ⅳ 级）每年有 13 次急性加重。

在 COPD 急性加重期，应评估疾病的严重程度，积极查找急性加重的诱因，并制订合适的治疗方案。

1.急性加重的诱因及减少急性加重的策略

许多刺激物都能引发气道炎症反应,从而加重 COPD 患者的症状。其中,细菌感染是最常见的原因,但并非唯一原因。大约 1/3 的 COPD 急性加重由呼吸道病毒感染引起,而在20%～35%的患者中,无法找到明确的诱因。

虽然细菌感染是 COPD 急性加重的主要原因,但抗生素并不总是对 COPD 患者有益。这与抗生素能有效治疗严重支气管扩张病的情况不同。对于由囊性纤维化导致的支气管扩张病患者,抗生素治疗能降低其住院率。

研究显示,抗感染治疗能减少急性加重发作的研究较少,因此并不推荐长期使用糖皮质激素。然而,一些研究发现,吸入型糖皮质激素能降低急性加重的频率 25%～30%。因此,对于频繁急性加重或伴有哮喘的患者(如肺功能检查显示有可逆性增加,或使用支气管舒张药后症状明显改善的患者),可以考虑使用吸入型糖皮质激素。

2.患者评估和处理

(1)患者评估

对于 COPD 急性加重期的患者,需要对其疾病的严重程度以及历史 COPD 病情进行评估。通常,病情越严重的患者,需要住院治疗的可能性越大。在采集病史时,通过询问患者日常活动时的喘息症状,可以评估患者的呼吸困难程度。此外,还应询问患者是否有发热、痰液性质的改变,是否接触过其他患者,以及是否存在恶心、呕吐、腹泻、肌肉酸痛、寒战等症状。患者过去的急性加重频率和严重程度也能提供重要信息。

体格检查可以评估患者的病情危重程度,包括观察患者是否有心动过速、呼吸急促、使用辅助呼吸机、口唇和肢体发绀,以及患者的意识状态等。对于胸部检查,应注意观察患者是否有特殊表现,如胸廓活动度异常、喘息、胸部不对称性运动(可能提示大气道梗阻或气胸)以及腹壁矛盾运动等。

(2)处理措施

对于重度 COPD 患者,当病情严重或出现上述特征性表现时,应进行胸部 X 线检查。近25%的胸部 X 线检查结果有异常表现,最常见的是肺炎和充血性心力衰竭。对于有高碳酸血症病史、意识状态变化(如意识障碍、嗜睡)的进展期 COPD 患者,以及病情危重的患者,应进行动脉血气分析检查。若出现高碳酸血症($PCO_2>45mmHg$),则需要立即治疗。值得注意的是,与哮喘急性发作的管理不同,肺功能测试对于 COPD 急性加重期的诊断和治疗并无太大帮助。

目前,还没有明确的指南指出何时需要对急性加重的患者进行住院治疗。但是,如果患者出现呼吸性酸中毒、高碳酸血症、严重低氧血症、严重的合并症,或者居住环境不利于观察和药物治疗,那么应考虑将患者收入住院治疗。

(五)急性加重期治疗

1.支气管舒张药

COPD 急性加重期常使用吸入型 β 受体激动药和抗胆碱能药物。这两种药物可以单独使用,也可以联合使用。使用频率由急性加重的严重程度决定。对于初次治疗的患者,喷雾剂是更好的选择,因为它方便老年患者和严重病情患者使用。然而,一旦患者接受了教育和指导,应该更换为定量吸入药物,因为这种方式更经济,也更方便门诊患者使用。另外,甲基黄嘌呤类药物(如茶碱)也被用于治疗,但需注意其有效性尚未得到证实,且需要监测血药浓度以减少可能的药物毒性。

2.抗生素

COPD 患者的呼吸道通常存在广泛的病原菌定植,而且很难识别出是哪种细菌引起的特定临床事件。与 COPD 急性加重有关的细菌包括肺炎链球菌、流感嗜血杆菌和卡他莫拉菌。此外,5%～10% 的急性加重患者存在肺炎支原体或肺炎衣原体肺炎。在选择抗生素时,应考虑到上述菌群的抗菌药物敏感性以及患者的临床症状。即使缺乏明确的病原学证据,大多数医生仍会对中重度急性加重的患者采用抗生素治疗。

3.糖皮质激素

糖皮质激素可以缩短住院患者的住院时间,有助于病情恢复,也能降低 6 个月内再次急性加重的频率。研究表明,使用糖皮质激素 2 周的治疗效果与 8 周的治疗效果相当。基于此,慢性阻塞性肺疾病全球倡议(GOLD)指南推荐使用口服泼尼松 30～40mg/d 或等量激素治疗 10～14 天。需要注意的是,血糖升高(尤其是在有糖尿病病史的患者中)是糖皮质激素治疗中最常见的副作用。

4.氧疗

氧疗的目标是保证动脉血氧饱和度达到或超过 90%。由于缺氧可以刺激 COPD 患者的呼吸运动,研究发现,无论是急性还是慢性高碳酸血症的患者,氧疗都不能降低他们的每分通气量。虽然在一些患者中,吸氧可能会通过改变肺的通气－换气关系而导致动脉血 PCO_2 升高,但这并不意味着不能使用氧疗来纠正低氧血症。

5.机械通气

对于患有呼吸衰竭($PCO_2>45mmHg$)的患者,采用非创伤性正压通气(NIPPV)治疗是首选。NIPPV 能显著降低患者的死亡率,减少气管插管的需求,降低并发症的发生,并缩短住院时间。然而,NIPPV 并不适合所有人。其禁忌证包括血流动力学不稳定、意识障碍、无法配合治疗、气道分泌物过多无法清除、无法戴上面罩的颅脑畸形或创伤患者,以及极度肥胖和严重烧伤的患者。

对于经过初步治疗仍存在严重呼吸困难、生命威胁的低氧血症、严重的高碳酸血症或酸中毒、显著的意识障碍、呼吸停止、血流动力学不稳定和其他并发症的患者,采用经气管插管的有创性机械通气是必要的。机械通气的目标是纠正上述病症。在进行机械通气治疗时,需要考虑的因素包括给予患者更长的呼气时间,以及检查是否存在内源性正压呼气(PEEP),以增强呼吸肌的力量,帮助患者启动呼吸运动。

经机械通气治疗的患者死亡率为 17%～30%。一旦年龄超过 65 岁,或者需要进入重症监护室(ICU)进行治疗,无论是否需要机械通气,患者在接下来的 1 年内的死亡率都可能增加至 60%。

第二章 循环系统

第一节 心力衰竭

一、概述

心力衰竭是一种复杂的临床综合症,其根源在于心肌功能异常,以及心血管系统和肾脏系统的持续神经体液调节失常。这些问题导致心脏的排血量下降,同时体循环和肺循环出现淤血。目前,急性心力衰竭综合征(Acute Heart Failure Syndrome,AHFS)已经成为 65 岁以上人群最常见的住院原因。随着人口老龄化程度的加剧,急性冠脉综合征(ACS)患者的存活率提高,以及其他疾病的死亡率下降,心力衰竭的发病率和对其治疗的社会花费将逐步增加。

(1)根据血流动力学模型,收缩性心力衰竭主要指的是左心室收缩功能下降的心力衰竭,表现为射血分数(EF)小于 $40\%\sim50\%$。这种收缩功能减弱与心室扩张和心脏搏出量的下降有关。然而,这种定义被认为具有局限性,因为代表收缩功能下降的 EF 值的阈值是人为设定的。EF 值正常的心力衰竭患者的发病率和死亡率与 EF 值下降的心力衰竭患者相似。不同的影像学检查手段得到的 EF 值差异较大。而且,EF 值与临床表现、心血管事件的发生率以及药物治疗效果的相关性较差。

①EF 值降低的心力衰竭患者的压力容积曲线显示,左心室收缩末的压力-容积关系曲线(ESPVR)有所下移,这代表心脏的收缩力减弱。这种情况通常伴随着收缩末期的容积增加,心脏的搏出量(SV)减少,以及心脏做功的能力降低。当 ESPVR 保持稳定时,收缩末期的压力降低可以导致搏出量增加,同时左心室的弹性势能也会降低。

②对于 EF 值正常的心力衰竭患者,其 ESPVR 可能正常或增加,收缩末的压力容积曲线向左上方移动,这反映出心肌的顺应性降低。

(2)在实践中,心力衰竭的诊断主要依赖于临床评估。一些患者可能存在心功能不全但无明显症状和体征,这种情况被称为无症状性左心室功能不全。另一些患者可能左心室收缩功能尚能维持,但已出现了心力衰竭的典型症状和体征,这被称为 EF 值保留的心力衰竭。

(3)左心室重构在心力衰竭的病理生理过程中占据重要位置,其特点是心室逐渐扩大并伴随着 EF 值的相应下降。组织病理学研究揭示了心肌细胞的肥大、凋亡和坏死的变化。此外,分子生物学研究发现心肌细胞出现胚胎时期基因的再表达,以及伴随着兴奋—收缩耦联改变和某些调控蛋白的出现。

（4）在某些情况下，心肌损伤或左心室重构可以通过药物治疗或器械治疗得到逆转。

（5）充血性心力衰竭的定义在实际临床工作中常被误用，许多情况下是指高血容量状态，并不一定与心力衰竭有关。相反，不是所有的心力衰竭患者都会出现充血性心力衰竭的临床症状和体征。

（6）右侧心力衰竭主要表现为明显的体循环淤血症状和体征，但缺乏肺淤血的表现。

（7）急性失代偿性心力衰竭或 AHFS 通常是指在各种诱因的作用下，慢性心力衰竭急性或亚急性的恶化，导致心力衰竭症状加重，常表现为体循环和肺循环的充血。

二、发病机制

心力衰竭的核心问题在于"心肌衰竭"，其发生和发展的关键机制是心脏的舒缩功能衰退，这是心力衰竭最基本和最根本的发病机制。

（一）正常心肌舒缩的分子基础

正常的心肌舒缩活动依赖于以下基本物质的参与和协调，以完成心肌的收缩和舒张。以下是这些物质的生理作用的简要概述。

1.收缩蛋白

心肌收缩蛋白主要由肌球蛋白和肌动蛋白构成。心肌细胞的肌原纤维由若干肌节相连而成，肌节是心肌舒缩的基本单元，由粗、细两种肌丝组成。粗肌丝的主要成分是肌球蛋白，分子量约 500 000D，全长约 150nm，一端游离形成横桥，顶端呈球状膨大，具有 ATP 酶活性，可以分解 ATP，供应肌丝滑动所需的能量。细肌丝主要由肌动蛋白构成，分子量 47 000D，呈球形，互相连接形成双螺旋的细长纤维。肌动蛋白具有特殊的"作用点"，可以与肌球蛋白的横桥形成可逆结合。肌动蛋白和肌球蛋白构成了心肌舒缩活动的物质基础。在病理因素的作用下，它们的功能可能会受到阻碍，结构可能会被破坏。

2.调节蛋白

调节蛋白主要由肌球蛋白和肌钙蛋白组成。肌球蛋白呈杆状，含有两条多肽链，这些链头尾相连并形成螺旋状的细长纤维，嵌入肌动蛋白双螺旋的沟槽内。每个肌球蛋白都有一个附着的肌钙蛋白复合体，后者由三个亚单位构成：肌球蛋白亚单位（TnT）、钙结合亚单位（TnC）和抑制亚单位（TnI）。调节蛋白在钙离子的参与下控制收缩蛋白的舒缩活动。某些病理因素可能通过干扰调节蛋白，使得心肌的舒缩功能受阻，进而中断后续的兴奋—收缩耦联过程。

3.Ca^{2+}

钙离子在将兴奋的电信号转化为机械收缩的过程中起着至关重要的中介作用。酸中毒、能量缺乏、离子通道异常、膜结构破裂等状况常常导致钙离子转运和分布异常，从而影响到心肌的兴奋—收缩耦联。

4.ATP

ATP 为粗肌丝和细肌丝的滑动提供能量。当心肌发生缺血缺氧，或维生素 B 缺乏，或线粒体受损等情况，可能会导致 ATP 的生成减少。另一方面，如果肌球蛋白 ATP 酶的活性下降，可能会导致 ATP 利用出现障碍。这些因素都可能影响心肌的兴奋—收缩耦联。

（二）心肌收缩力减弱的机制

心肌收缩力的降低是心力衰竭的关键发病机制,涉及心肌收缩装置的结构和功能异常。

1.与心肌收缩有关的蛋白被破坏

当心肌细胞死亡,与之相关的收缩蛋白质会被分解和破坏,从而导致心肌收缩力下降。心肌细胞的死亡可以分为两种情况:心肌细胞的坏死和心肌细胞的凋亡。

(1)心肌细胞坏死:面对严重的损伤性因素,如严重的缺血缺氧、细菌或病毒感染、中毒等,心肌细胞可能会坏死。利用电镜或组织化学方法可以观察到中性粒细胞和巨噬细胞的浸润。由于溶酶体破裂,大量的溶酶,特别是蛋白水解酶会被释放,导致细胞成分自溶。与收缩功能相关的蛋白质在这个过程中也会被破坏,从而严重损害心肌的收缩功能。

(2)心肌细胞凋亡:细胞凋亡导致的心肌细胞数量减少可能是心力衰竭发病的一个重要机制。在心力衰竭的发生和发展过程中,很多病理因素,如氧化应激、压力过大和(或)容量负荷过大、某些细胞因子、缺血缺氧及神经内分泌的失调都可能诱导心肌细胞凋亡。近年的研究发现,细胞凋亡导致的心肌细胞数量减少在心力衰竭的发病过程中的作用不能被忽视。

2.心肌能量代谢紊乱

心肌收缩是一个能量消耗的过程,这涉及钙离子的转运和肌丝的滑动,它们都需要ATP。因此,任何干扰能量产生、储存或利用的因素,都有可能影响心肌的收缩性。

(1)心肌能量生成障碍:心脏是一个绝对依赖氧气的器官,它所需的活动能量几乎完全来自葡萄糖和脂肪酸的有氧氧化代谢。在充分供氧的情况下,心肌可以利用多种能源物质氧化生成ATP。在临床上,最常见的引起心肌能量生成障碍的原因是心肌缺血和缺氧。在缺血和缺氧的情况下,能源物质的氧化会受到阻碍,ATP的产生可能会迅速减少。ATP作为高能磷酸化合物的主要储存和利用形式,一旦缺乏,可能会从以下几个方面影响心肌的收缩性:

①ATP缺乏,肌球蛋白头部的ATP酶水解ATP将化学能转为供肌丝滑动的机械能减少,心肌收缩力减弱。

②肌质网和细胞膜对钙离子的转运需要ATP,ATP缺乏可能导致钙离子的转运和分布异常,从而影响钙离子与肌钙蛋白的结合、解离正常进行,影响心肌的收缩。

③由于ATP缺乏,心肌细胞将无法维持其正常的胞内离子环境,大量的钠离子带着水分进入细胞,导致细胞肿胀并影响线粒体,导致线粒体膜通透性改变,大量的钙离子进入线粒体,造成钙超载,钙离子与磷酸根反应生成不溶性钙盐沉积在线粒体的基质中,线粒体的氧化磷酸化功能进一步受损,ATP生成更少。

④收缩蛋白、调节蛋白等功能蛋白质的合成更新需要ATP,在ATP不足的情况下,这些蛋白质的含量可能会减少,直接影响心肌的收缩性。

(2)能量利用障碍:在临床实践中,长期心脏负荷过重导致心肌过度肥大是引发心衰的最常见原因之一,这也是能量利用障碍的一个典型示例。过度肥大的心肌会导致肌球蛋白头部ATP酶的活性下降,即便心肌的ATP含量正常,这种酶也不能正常地将化学能量转化为机械能量,以供肌丝滑动。目前的研究认为,肌球蛋白ATP酶活性下降的原因在于其肽链结构的变异,由原有的高活性V_1型ATP酶(由α、β两条肽链组成)逐渐转变为低活性的V_3型ATP酶(由α、β两条肽链组成)。

3.心肌兴奋—收缩耦联障碍

心肌的兴奋表现为电活动,而收缩则表现为机械活动,将两者联系在一起的是钙离子(Ca^{2+})。钙离子在将兴奋的电信号转化为收缩的机械活动中起到了极其重要的媒介作用。因此,任何影响钙离子转运和分布的因素都可能对心肌的兴奋—收缩耦联产生影响。

(1)肌质网钙离子处理功能障碍:肌质网通过摄取、储存和释放三个环节来调节胞内的钙离子(Ca^{2+})浓度,从而影响心肌的兴奋—收缩耦联。在心衰中,肌质网对钙离子的摄取能力减弱,钙离子的储存量减少以及钙离子的释放量下降,这些都可能导致心肌兴奋—收缩耦联的障碍。

(2)胞外钙离子内流障碍:在心肌收缩时,胞浆中的钙离子(Ca^{2+})除了主要来源于肌质网外,还有一部分钙离子是从细胞外流入细胞内。目前研究认为,钙离子内流主要有两个途径:一是通过钙通道内流,另一个是通过钠钙交换体内流。钙离子内流在心肌收缩活动中起到了重要的作用,它不仅可以直接提高胞内钙离子浓度,而且还可以诱发肌质网释放钙离子。在多种病理情况下,钙离子内流受阻可能导致心肌兴奋—收缩耦联障碍。

(3)肌钙蛋白与 Ca^{2+} 结合障碍:心肌从兴奋的电活动转为收缩的机械活动,这个转变的关键在于钙离子(Ca^{2+})与肌钙蛋白的结合。这不仅需要胞浆的钙离子浓度迅速上升到足以启动收缩的阈值,同时还需要肌钙蛋白具有正常的活性,能迅速与钙离子结合。如果胞内的钙离子浓度不足或者肌钙蛋白与钙离子结合的活性下降,都可能导致兴奋—收缩耦联的中断,从而影响心肌的收缩。

4.肥大心肌的不平衡生长

心肌肥大是一种重要的心脏功能维持方式,当病因持续存在时,过度肥大的心肌可能会因为其重量增加与心功能增强之间的不平衡生长而导致心肌收缩力的损伤。这种机制涉及以下几个方面:一是心肌重量的增加超过了心脏交感神经元轴突的增长,导致单位重量心肌的交感神经分布密度下降,同时肥大心肌的去甲肾上腺素合成减少和消耗增加,使心肌去甲肾上腺素含量减少,从而导致心肌收缩力减弱。二是心肌线粒体数量不能随心肌肥大成比例地增加,且肥大心肌线粒体的氧化磷酸化水平下降,导致能量生成不足。三是肥大心肌的毛细血管数量增加不足或心肌微循环灌流不良,常导致供血供氧不足,从而引发心肌收缩力减弱。四是肥大心肌的肌球蛋白 ATP 酶活性下降,导致心肌能量利用障碍。五是肥大心肌的肌质网钙离子处理功能障碍,使得肌质网钙离子释放量下降,细胞外钙离子内流减少。

(三)心肌舒张功能降低的机制

心脏在收缩后,需要正常的舒张以便有足够的血液充盈并保持正常的心输出量。因此,心脏的收缩和舒张对于正常心输出量的重要性是相等的。据研究,大约 30% 的心衰是由于舒张功能障碍引起的。因此,最近关于心肌舒张功能异常的机制的研究和评价已经成为心衰预防和治疗领域的热点。然而,其具体机制仍不完全明了,可能涉及以下几个环节。

1.钙离子复位延缓

在心肌完成收缩后,为了产生正常的舒张,胞浆中的钙离子浓度需要迅速降低至舒张阈值,这样钙离子才能与肌钙蛋白分离,使肌钙蛋白恢复到原来的构型。如果 ATP 供应不足,舒张期间的肌膜上的钙泵无法迅速将胞浆内的钙离子排出至胞外,肌质网钙泵也无法重新吸

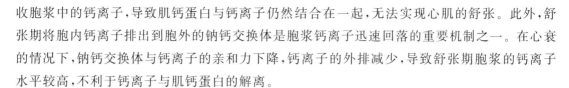

收胞浆中的钙离子,导致肌钙蛋白与钙离子仍然结合在一起,无法实现心肌的舒张。此外,舒张期将胞内钙离子排出到胞外的钠钙交换体是胞浆钙离子迅速回落的重要机制之一。在心衰的情况下,钠钙交换体与钙离子的亲和力下降,钙离子的外排减少,导致舒张期胞浆的钙离子水平较高,不利于钙离子与肌钙蛋白的解离。

2.肌球-肌动蛋白复合体解离障碍

正常心肌的舒张过程,不仅需要钙离子从肌钙蛋白解离,而且还需要肌球-肌动蛋白复合体解离。这样,肌动蛋白才能恢复原有的构型,其"作用点"重新被肌球蛋白掩盖,细肌丝才能够向外滑动,恢复到收缩前的位置。这是一个耗费能量的主动过程,在 ATP 的参与下,肌球-肌动蛋白复合体才能解离为肌球蛋白-ATP 和肌动蛋白。因此,当 ATP 供应不足时,肌球-肌动蛋白复合体的解离就会遇到困难。显然,任何原因引起的心肌能量缺乏都可能通过上述机制导致心肌舒张功能的障碍,从而引发心衰。

3.心室舒张势能减小

心室的舒张潜能源于其收缩。在心室收缩的末期,由于心室的几何结构的变化,会产生一种推动心室恢复原状的舒张潜能。心室的收缩力越强,这种潜能就越大,对心室的舒张也越有益。因此,任何削弱心肌收缩力的病因都可能通过降低舒张潜能影响心室的舒张。此外,冠状动脉在心室舒张期的充血和心肌的灌注也是推动心室舒张的一个重要因素。当冠状动脉因动脉硬化狭窄、冠状动脉内血栓形成、心室壁张力过大或心室内压过高,都可能导致冠状动脉灌注不足,进而影响心室舒张。

4.心室顺应性降低

心室顺应性描述的是心室在单位压力变化下的容积改变。导致心室顺应性降低的常见因素包括心肌肥大导致的心室壁增厚、心肌炎、水肿、纤维化和间质增生等。当心室顺应性降低时,心室的扩张和充盈会受到限制,从而导致心输出量减少。与此同时,当左心室在舒张末期的容积增大时,左心室在舒张末期的压力会进一步增大,肺静脉压力也会随之增高,可能出现肺淤血、肺水肿等左心衰竭的临床表现。因此,心室顺应性的降低可能诱发或加重心衰。

(四)心脏各部舒缩活动的不协调性

心脏的稳定功能维持依赖于各房室间、左右心间以及心室内部各区域的舒缩活动高度协调。然而,一旦这种协调性被打破,由于心泵功能的混乱,可能导致心输出量减少,这也是心衰病机的一部分。心脏舒缩活动协调性被破坏的最常见原因是各种类型的心律失常。各种可能导致心衰的病因,如心肌炎、甲状腺功能亢进、严重贫血、高血压心脏病、肺源性心脏病,尤其是冠心病、心肌梗死,其病变区和非病变区的心肌在兴奋性、自律性、传导性和收缩性方面存在大的差异,这可能导致心律失常。心律失常可能破坏心脏各部分的舒缩活动协调性。据估计,当房室活动不协调时,心输出量可能下降 40%;当两侧心室舒缩不同步时,心输出量也会明显下降,尽管这种下降比房室活动不协调时要小。在同一心室内,由于病变(如心肌梗死)呈区域性分布,轻度病变区域的心肌舒缩活动可能减弱,重度病变区域可能完全丧失收缩功能,而非病变区域的心肌功能相对正常,三种类型的心肌存在于同一心室,尤其是当病变面积较大时,必然导致全室舒缩活动不协调,从而导致心输出量下降,最终可能引发心衰。

三、分类

心力衰竭的分类可以根据三种不同的标准进行,一种是根据美国心脏病学会/美国心脏协会(ACC/AHA)指南,另一种则是根据纽约心脏病学会(NYHA)的分类,另外还有 Killip 分级。

(1)在 ACC/AHA 指南中,根据心力衰竭的疾病进程将心力衰竭分为四个阶段。A 阶段表示存在心力衰竭的风险因素,但尚未发展为结构性心脏病或症状性心力衰竭;B 阶段表明存在结构性心脏病变,但还没有心力衰竭的症状;C 阶段则表示存在结构性心脏病变,并且过去或当前存在心力衰竭症状;D 阶段则反映了反复发作的终末期心力衰竭,需要特别的治疗或高级支持治疗辅助。

(2)NYHA 分类虽然需要主观判断且并不十分精确,但基于其便利性,仍是最广泛应用的心力衰竭分类方法。这一分类主要根据心功能损伤的严重程度进行分级。Ⅰ级表示存在基础心脏病,但日常活动不受限制,不会引发疲劳、心悸、呼吸困难或心绞痛;Ⅱ级则表示体力活动轻度受限,休息时无不适,但日常活动可能导致疲劳、心悸、呼吸困难或心绞痛;Ⅲ级表示体力活动明显受限,休息时无不适,但低于日常活动强度的活动即可引发疲劳、心悸、呼吸困难或心绞痛;Ⅳ级则表示无法进行体力活动,休息时就可能出现心功能不全或心绞痛症状,任何体力活动都会加重症状。

(3)Killip 分级则主要针对急性心肌梗死后的心力衰竭,该分类根据心功能失代偿的严重程度进行分级,具有预测 30 天死亡率的能力。

四、病因

了解心力衰竭的病因至关重要,因为它可能有助于确定治疗方案并改善预后。目前,最常见的心力衰竭病因是缺血性心肌病,但许多其他疾病也可能最终导致心力衰竭。

(一)缺血性心肌病

在发达国家,缺血性心肌病是导致收缩功能不全性心力衰竭的主要病因,占比为60%~75%。缺血性心肌病指的是在大面积心肌梗死、冬眠心肌或严重冠心病患者中存在的心肌病。但是,我们必须注意,仅仅存在冠状动脉严重狭窄或闭塞并不等同于缺血性心肌病的诊断,它可能只是非缺血性心肌病导致的心力衰竭基础上合并了冠心病。因此,需要评估冠状动脉狭窄的程度、缺血的范围、心肌梗死和存活心肌的状况以及心肌损伤的程度是否与心功能不全的程度相符合。

所有患有缺血性心肌病的患者,无论是准备接受经皮冠状动脉介入治疗(PCI)还是冠状动脉旁路手术(CABG),都需要评估恢复血供的可能收益。一些观察性研究发现,对于中重度左心室收缩功能不全的患者,CABG 的效果要超过单纯的药物治疗。注册研究的结果也证实,在左心室射血分数(EF)降低的患者中,CABG 的治疗效果优于 PCI。然而,最近公布的 STICH 研究结果显示,对于左心室射血分数(LVEF)<35%的患者,CABG 与优化的药物治疗相比,在 5 年死亡率上并无显著差异。但是,需要注意的是,这项研究排除了左主干病变和

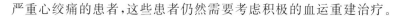

严重心绞痛的患者,这些患者仍然需要考虑积极的血运重建治疗。

(二)扩张型心肌病

扩张型心肌病或特发性心肌病是另一种常见的心力衰竭病因,占收缩功能不全的心力衰竭患者的 20%～30%。这类患者通常没有明确的病因,同时已排除缺血性疾病等因素。相比于缺血性心肌病,扩张型心肌病的预后通常更好。

1.亚临床病毒性心肌炎

亚临床病毒性心肌炎常导致心脏扩大。大约 2/3 的患者通过心内膜组织活检和反转录-聚合酶链反应(RT-PCR)检查可以发现病毒基因组扩增。虽然多种病毒都可能引发心肌炎,但在流行病学上,柯萨奇病毒 B 的影响最大,因为它的分布最广。

2.家族遗传性扩张型心肌病

目前研究表明,25%～50% 的扩张型心肌病患者有家族病史,大多数为常染色体显性遗传,且临床表现多样。对于初次接受筛查的扩张型心肌病患者,需要详细了解其三代以内的家族史。如果家族史显示可能存在遗传风险,需要对家族成员进行临床筛查和基因检测。但需要注意的是,在怀疑存在家族性扩张型心肌病的患者中,能最终证实存在特异性基因突变的仅占 15%～25%。

(三)高血压心脏病和糖尿病心肌病

高血压心脏病和糖尿病心肌病很少作为单独的诊断。随着左心室肥大的程度加剧,微血管缺血逐渐增加,最终可能导致明显的心功能不全。此外,高血压和糖尿病本身也可能导致冠状动脉疾病,甚至进展为缺血性心肌病。

(四)心脏毒性因素

存在许多可能损伤心肌的药物,识别并避免这些药物可以防止心功能的进一步下降,甚至可能逆转左心室功能不全。

1.化疗药物

蒽环类药物具有细胞毒性和心肌毒性。多柔比星的累积剂量在 $400mg/m^2$ 以下,或接受相等剂量的药物的患者,心力衰竭的风险相对较低。然而,对于累积剂量超过 $700mg/m^2$ 的患者,心肌病的概率约为 20%。其他需要严格监控的心脏毒性药物包括环磷酰胺和曲妥珠单抗。曲妥珠单抗(赫赛汀)已广泛应用于 EGFR-2 阳性的乳腺癌患者中,其中 2%～7% 的患者可能出现可逆的心脏损伤。值得注意的是,某些抗血管新生药物,如舒尼替尼,也有心脏毒性,可能导致难以控制的高血压。

2.酒精

酒精已经成为引发心肌病的常见毒素。尽管关于酒精摄入量与心肌病发病率的具体关系的研究还很有限,但已知的是,完全停止饮酒可以使病情得到全面缓解。如果继续饮酒,3～6年的死亡率可能超过 50%。

3.兴奋剂

兴奋剂,如可卡因和各类毒品,可能通过引发心肌肥厚、反复心肌梗死等方式,导致心力衰竭的进展。

4.其他

长期暴露于某些有毒物质(如铅、砷、钴等)下也可能导致心功能逐渐衰退。

(五)快速性心律失常型心肌病

快速性心律失常型心肌病可能出现在心房扑动、心房颤动、房速,或者持续性室性心动过速和频发室性期前收缩(超过全日心跳数的20%~30%)的患者中。通常情况下,超过每分钟110次的持续性快速心律失常可能导致左心室功能不全。对此类病症进行明确诊断极为重要,因为治疗原发病能使患者的心功能完全恢复。

(六)围生期心肌病

围生期心肌病是指妊娠最后1个月至分娩后5个月内发生的扩张型心肌病。适当的抗心力衰竭药物治疗能够改善病情,超过50%的患者心功能能完全恢复正常。

(七)心脏瓣膜病

心脏瓣膜病也是常见的心力衰竭原因。主动脉瓣反流和二尖瓣反流可能导致慢性容量超负荷,最终引发心脏扩大。严重的主动脉瓣狭窄和流出道梗阻常常导致左心室功能的逐步下降。对于严重的瓣膜损害,推荐采取外科手术治疗。

(八)其他

1.甲状腺疾病

甲状腺疾病在心力衰竭患者中是一个常见的问题。

(1)甲状腺功能减退(甲减)在心力衰竭病患中十分常见。严重的甲减(如黏液性水肿)可能导致心排血量降低,从而引发心力衰竭。部分甲减患者可能出现心动过缓和心包积液。

(2)心力衰竭可能并发甲状腺功能亢进症,尤其常见于老年人群中。在甲状腺毒症患者中,有9%~22%可能并发心房颤动。其他非特异性症状包括容易疲劳、体重下降和失眠。对于稳定型心绞痛患者,症状可能加重为不稳定型心绞痛。服用胺碘酮可能引发甲状腺功能异常,表现为检查异常或是明显的甲状腺毒症或甲状腺功能减退。这些情况都可能发生在原本甲状腺功能正常的患者中。

2.维生素 B_1 缺乏症(脚气病)

虽然在发达国家中较少见,但在发展中国家,维生素 B_1 缺乏症(脚气病)仍然较为常见。这种病症也可能出现在过度饮酒或者实行减肥食谱的人群中。湿性脚气病的症状包括高动力性心力衰竭的表现,如明显的水肿、外周血管扩张和肺淤血等。而干性脚气病主要表现为舌炎、皮肤过度角化和周围神经病。实验室检查通常会发现红细胞转酮醇酶和24小时尿维生素 B_1 水平下降,严重的情况下可能出现乳酸性酸中毒。静脉注射维生素 B_1 100mg,随后每日口服补充维生素 B_1 的治疗效果非常显著。长期使用大剂量的利尿药可能导致无症状的亚临床维生素 B_1 缺乏病。

3.其他营养素缺乏

在接受胃肠外营养支持的患者中,如果缺乏左旋肉碱,可能会导致心脏扩大这一问题。

4.贫血引发的高动力性心力衰竭

急性贫血,如由于血液迅速流失引发的,可能会导致低血容量性休克,从而使心排血量下降。相反,慢性贫血的代偿机制可能会引发心力衰竭。贫血的代偿机制包括体液回流增加、心排血量增加、血管阻力减低,以及 2,3-二磷酸甘油酸的增加。2,3-二磷酸甘油酸的增加可以导致血红蛋白解离曲线右移。

中度慢性贫血(血红蛋白<9g/dL)可能会在存在基础心脏疾病的患者中引发心力衰竭。而严重的贫血(血红蛋白<7g/dL)则能在心脏完全正常的患者中导致心力衰竭。

因此,对于此类患者,建议寻找并治疗引发贫血的原发疾病,同时进行支持疗法。是否需要输血治疗,应根据患者的临床表现及血液流失的速度进行综合评估。对于缺铁性贫血的患者,可以考虑使用铁剂治疗,住院患者可以静脉注射葡萄糖酸铁 125mg/d,持续 8～10 天,以迅速补充铁质。

5.血色素沉着病

血色素沉着病在早期可能呈现出限制型心肌病的特征,但最终可能发展为混合型或扩张型心肌病。无论疾病的进展程度如何,通过使用螯合剂治疗或者采用放血疗法都可以改善心脏功能。

6.遗传性心肌病

遗传性心肌病,如贝克肌营养不良和杜氏肌肉营养不良症、肢带肌型肌营养不良和强直性肌营养不良,都可能与心脏扩大有关。Friedreich 共济失调通常与心肌肥厚相关,但在少数患者中可能表现为扩张型改变。线粒体心肌病也可能导致心脏扩大。

7.心脏结节病

心脏结节病可能表现为左心室功能减弱,伴有局部室壁运动的减弱或者瘤样扩张。常见的症状还包括传导功能异常或者快速性室性心动过速。可以通过心脏磁共振或者正电子发射断层扫描(PET)进行特异性诊断。通常,除心肌外的组织也会受到影响,单独影响心脏的情况较少。

8.Chagas 病

Chagas病是由带鞭毛的原生动物克氏锥虫(*Trypanosoma cruzi*)引起的一种疾病,它是拉丁美洲常见的心力衰竭的原因。在慢性期,患者常常有心功能不全的症状,伴有节段性室壁运动异常,但并没有冠状动脉缺血的现象。对于来自疫区的这类患者,需要进行 *T. cruzi* 的滴度测定进行诊断。

五、临床症状和体征

1.心力衰竭患者的临床表现和体征多种多样

心力衰竭的症状及体征可能变化复杂而微妙,往往在疾病严重到需要住院治疗时才被识别,因此,提前干预的机会极为有限。

(1)呼吸困难是最常见且最早出现的症状,通常在活动后显现。端坐呼吸是病情更为严重的表现,它是失代偿性心力衰竭最敏感(90%)和最特异(90%)的临床表现。随着疾病的进一步失代偿,可能出现夜间发作性呼吸困难和潮式呼吸。

(2)疲劳与活动耐力下降也是心力衰竭患者常见的症状,它们提示心排血量的减少。其他常见但易被忽视的症状包括夜间咳嗽、失眠和抑郁等。

（3）在有心律失常的患者中，可能出现心悸和晕厥，这些情况需要紧急处理。

（4）严重的右侧心力衰竭患者可能出现食欲减退和腹痛。

2.体格检查

在代偿性心力衰竭的患者中，体格检查可能没有明显的异常。心力衰竭患者的体征主要与失代偿的程度、疾病的进展速度和受损的心室有关。

（1）容量超负荷是心力衰竭的显著特征，主要表现如下：

①体重增加是一个敏感的指标，用于评估充血性心力衰竭。

②左房压力上升可引起肺间质和肺泡的渗出增加，听诊时可听到啰音，这也被称为急性心源性肺水肿。然而，对于慢性收缩性心力衰竭的患者，由于周围血管和淋巴管的代偿作用，可能并不出现肺部啰音。

③颈静脉怒张或颈静脉压力上升虽然不能直接反映左心室充盈压的变化，但可以间接判断左心功能（特异性79%，敏感性70%）。45°侧位能更好地暴露颈静脉，颈静脉压力极度上升的患者，应以端坐位测量颈静脉压力。

④下肢水肿仅在大约30%的失代偿心力衰竭患者中出现，而且在许多情况下，它是非特异性的表现。

⑤腹水和肝大也是常见的症状，当可以轻易触及肿大的肝脏时，应考虑严重三尖瓣反流的可能。

⑥二尖瓣全收缩期杂音通常代表左心室扩张。

⑦第三心音(S3奔马律)可在心脏左侧面通过钟形听诊器听到，这提示左心室舒张末压力的增加。

（2）外周低灌注的表现常常被忽视，其主要表现包括：

①交替脉和脉压下降，如果没有其他可以解释的原因，这可能提示心排血量严重下降。

②心动过速和脉搏短促提示心排血量下降。

③皮肤苍白、呈斑点状、肢端皮温下降、毛细血管再充盈不佳等也是典型的表现。

④低血压是心力衰竭的重要体征。多项研究指出，收缩压低于90mmHg是预测死亡率和残疾率的重要因素。

六、诊断

（一）实验室检查

实验室检查的作用在于发现可能的可逆病因、合并症、检测和纠正治疗中的异常以及评估疾病的严重程度。

（1）完整的生化指标检测：首先，全面检测心力衰竭患者的生化指标是至关重要的，这需要与诊断相结合。特别要注意低钠血症，这通常预示着病情预后不良。在使用利尿药物治疗的患者中，低钾血症较常见，而高钾血症多见于过度补钾和使用血管紧张素转化酶抑制剂(ACEI)或醛固酮抑制药的患者。此外，血尿素氮和肌酐水平增高被发现是预后不良的重要预测因子。对于使用经肾代谢药物的患者，必须评估肾功能。

（2）贫血的评估：约 40% 的心力衰竭患者存在贫血，这可能会导致死亡率上升并进一步损害心脏功能。许多慢性疾病可能导致贫血，因此，贫血病因的详细评估是必要的。

（3）B 型钠尿肽（BNP）和末端体脑钠肽（NT-proBNP）的检测：心室扩大或室壁张力增加可能导致 BNP 和 NT-proBNP 的释放。BNP 的正常范围因情况而异（BNP<100pg/mL；年龄 75 岁以下，NT-proBNP<125pg/mL；年龄 75 岁以上时，NT-proBNP<450pg/mL）。随着年龄的增长或肾功能的降低，BNP 水平可能会相应提高。值得注意的是，BNP 和体质指数（BMI）呈负相关关系。

①心力衰竭的筛查：尽管 BNP 水平在心力衰竭患者中会升高，但对于无症状患者，其诊断敏感性相对较低，这主要与选定的 cut-off 值有关。

②心力衰竭的诊断：在诊断症状性心力衰竭患者时，BNP 的应用尤为重要，特别是在诊断不确定时，BNP 的阴性预测价值高（超过 90%）。当 BNP 值较低时，基本可以排除心力衰竭。然而，随着肥胖病发病率的升高，需要特别注意的是，即使在心功能失代偿的情况下，极度肥胖的患者的 BNP 水平可能仍在正常范围内。

③心力衰竭的控制：尽管目前存在一些争议，但有证据表明，对门诊心力衰竭患者进行连续的 BNP 监测对于指导治疗是有利的，相对于其他常规方法，这可以降低与心力衰竭相关的病死率。

④判断心力衰竭的预后：当前的研究结果显示，对于合并其他心血管疾病的心力衰竭患者，BNP 水平与死亡率相关，这包括稳定型冠状动脉病、急性冠状动脉综合征、肺动脉高压和房颤等情况。

（4）其他生物标志物：一些可以反映系统性炎症、氧化应激、细胞外基质重构和心肌损伤的生物学标志物已经可以检测，或者正在研发阶段。尽管某些标志物可能提供非常有价值的诊断信息，但如何利用这些检测结果来协助诊断和治疗心力衰竭仍然是一个挑战。

（5）甲状腺功能检查：强烈建议所有被诊断为心力衰竭的患者进行甲状腺功能检查。

（6）铁代谢相关检查：需要进行铁蛋白、血清铁、总铁结合力（包括转铁蛋白饱和度）等检测，以排除血色素沉着病和潜在的铁缺乏。

（7）其他代谢风险因素检测：应检测其他与心血管疾病有关的代谢风险因素，如血脂和血糖水平。

（二）心电图

心电图能为心力衰竭的病因和诊断治疗提供关键信息。因此，建议所有被诊断为心力衰竭的患者进行心电图检查。

（1）心电图结果评价：应仔细分析心电图结果，寻找可能存在的心肌梗死、心脏扩大、心肌肥厚、传导异常及室性和室上性心律失常的证据。

（2）特殊疾病的心电图表现：心电图检查可以揭示一些特殊疾病。例如，心脏淀粉样变常表现为前壁导联低电压和类似心肌梗死的波形，而超声心动图常提示室壁增厚改变。致右心室心律失常心肌病可以发现右胸导联存在 Epsilon 波或者 QRS 波时限局部延长（超过 110 毫秒）。

（3）心室不同步的评价：心电图是评价心室不同步的重要工具，显著的Ⅰ度房室传导阻滞

(AVB)或起搏器患者的 AV 间期明显缩短,都可能导致心室不同步。QRS 波时限超过 120 毫秒(尤其是左束支传导阻滞波形时限超过 130 毫秒)提示室内传导不同步,并且可以预测患者对心脏再同步化治疗的疗效。

(4)Holter 监测:Holter 监测可以发现隐匿的心律失常,或者对心律失常的严重程度进行评价。

(三)胸部 X 线片

胸部 X 线片可以评估心脏的大小和肺组织的状况。在采用标准的后前位投照时,移动可能导致心影增大。侧位投照可以反映胸骨后心影的充盈程度,对评估右室的增大情况非常有效。但是,心影正常并不能排除收缩性或舒张性心功能不全。肺野的异常可能包括肺门周围纹理增粗、双侧肋膈角模糊、出现 Kerley B 线,甚至肺水肿。

(四)超声心动图

超声心动图是评估心力衰竭患者心功能状况的最佳检查手段,能提供有效的信息来确定心力衰竭的病因和预后。

1.心力衰竭的病因

节段性室壁运动异常通常见于冠状动脉供血不足导致的缺血性心肌病,但也可能发生在非缺血性扩张型心肌病、应激性心肌病、浸润性心肌病(如心脏结节病常见下壁基底段运动异常)等疾病中。严重的瓣膜狭窄或反流也可以引起左、右心室的功能障碍。

2.心力衰竭的预后

以下参数能够评估与心力衰竭相关的致残率和死亡率。

(1)射血分数及左心室内径:射血分数与心力衰竭相关的症状、运动能力、峰值氧耗等有关,并且能提供预测死亡率的关键预后信息。美国超声心动图协会推荐使用双平面 Simpson 法,来评价射血分数和左心室容积。

(2)左心室心肌质量:在心力衰竭后,左心室偏心性肥厚的重构导致左心室心肌质量的增加。超声心动图可以评估左心室偏心性肥大,定义为左心室心肌质量 $>95g/m^2$(女性)、$>115g/m^2$(男性),伴随节段性心室壁增厚(2×左心室后壁厚度/左心室舒张末内径)<0.42。

(3)心肌做功指数(Tei 指数):Tei 指数可以评估心室的收缩和舒张功能,定义为等容收缩时间与等容舒张时间之和除以射血时间。所有这些测量值应在频谱或组织多普勒条件下进行。扩张型心肌病患者的 Tei 指数>0.77,预示着较高的心血管相关的死亡率。

(4)舒张功能障碍评估:瓦尔萨尔瓦(Valsalva)动作下的 E/A(E 代表左心室舒张早期时快速充盈的充盈峰,A 代表舒张晚期时充盈的充盈峰)>2,减速时间$<115\sim150$ 毫秒,是限制性舒张功能障碍的重要指标。

(五)其他影像学方法

1.心脏磁共振成像(CMR)

CMR 是当前对心肌组织最精确的评估工具,也能评估存活的心肌。此外,它对诊断某些特殊的心肌病也非常有力,如左心室致密化不全或心脏结节病。延迟增强显像能有效区分缺血心肌和非缺血瘢痕组织。电影 MRI 能精确评估心室大小,以及左、右心室的收缩功能。然而,CMR 的主要限制性在于,许多接受心血管植入装置的患者,如起搏器、除颤器等患者,不能进行 MRI 检查。另外,由于钆对比剂可能导致肾小球硬化,所以肾功能不全的患者也不能进行 MRI 检查。

2.心脏核素检查

SPECT 和 PET 成像主要用以排除心肌缺血或判断存活心肌。对于冠心病并发心力衰竭的患者,或预备进行血流重建手术的患者,评估存活心肌(如区分瘢痕组织和冬眠心肌)极其重要,因为这能预测手术的效益。可以通过 PET 的心肌代谢显像(标记^{18}F-氟代脱氧葡萄糖)或 SPECT 的铊-201 再分布显像来实现。研究表明,在收缩功能不全的患者中,PET 优于 SPECT,如果条件允许,EF<35%的患者应优先使用 PET 检查。其他评估存活心肌的方法包括超声心动图多巴酚丁胺药物激发试验或 CMR 检查。多门控扫描放射线核素心室成像已经成为精确动态评估 LVEF 值的金标准(常用于评估接受心脏毒性化疗药物患者),而这一位置目前正在被 CMR 和三维超声逐步替代。

(六)右心导管

入院患者可通过有创性血流动力学监测来协助心力衰竭的诊断和治疗。右心导管能结合运动试验或使用影响肌力或血管扩张药物,以评估其对血流动力学的影响。右心导管的应用适应证包括急性心源性休克的短期管理,特别情况下的血流动力学监测(如疑似右心室梗死或心肌梗死合并机械并发症的患者),以及协助反复心力衰竭发作的患者或难以控制的心力衰竭患者调整治疗,优化药物治疗以使患者摆脱正性肌力药物。

(1)心排血量/心排指数是右心导管提供的最重要的检测指标,可通过热稀释法或弗克氏(Fick)法测得。Fick 法通过测量耗氧量和中心静脉氧饱和度(MVO$_2$)来计算心排血量。

(2)所有患者都推荐检测肺毛细血管楔压(PCWP)。然而,ESCAPE 研究表明,药物治疗使 PCWP 降至正常(小于 16mmHg)并未为患者带来好处,反而使死亡率增加了 2 倍。

(3)右心房压力是反映右心功能和容量状态的重要指标。急性失代偿性心力衰竭患者在住院期间,中心静脉压的升高代表肾功能正在恶化。

(七)冠状动脉造影

在多种情况下,可以考虑为收缩功能不全性心力衰竭的患者进行冠状动脉造影检查。对于高度疑似缺血性心肌病的患者,美国心力衰竭学会推荐进行冠状动脉造影检查。此外,对于需要进行 PCI 或者旁路移植治疗的患者,也应先行冠状动脉造影检查。在进行冠状动脉造影检查之前,患者需要接受无创检查的评估,如运动试验等。有些中心将冠状动脉造影视为收缩功能不全的心力衰竭患者的基础检查,不论患者的危险因素和临床表现如何。

(八)心内膜活检

只有在排除其他原因,并且怀疑患者可能有特殊类型心肌病的情况下,才会考虑进行心内膜活检。AHA/ACC/ESC 最近提出了心内膜活检的 14 个适应证。在符合这些适应证的情况下,心内膜活检对于疾病诊断,预后判断(如淀粉样变)或治疗(如巨细胞性心肌炎)的帮助超过了活检手术本身可能带来的风险。

(九)心肺运动试验(代谢运动试验)

心肺运动试验并非心力衰竭患者的标准检查项目,但当患者的疾病严重程度与临床表现不一致时,应考虑进行进一步的心肺运动试验。这种试验能够区分呼吸困难的心源性或肺源性原因,或者评估正在等待心脏移植或准备接受机械辅助设备治疗的患者,并有助于预后的判断。

(1)峰值耗氧量(VO_2)是评估功能和预后最重要的客观指标。通过代谢运动试验,可以对等待心脏移植的患者进行风险分层。峰值 VO_2 的正常值需要根据年龄、性别和体重进行校正,且正常值应超过预测值的 84%。峰值 VO_2 低于 $14mL/(kg \cdot min)$ 或低于预测值的 50%,患者的不良心血管事件风险将会增加。如果峰值限制是由于心源性因素导致的,应考虑心脏移植。峰值 VO_2 的结果解读需要依赖呼吸交换率(RER),RER 是 VCO_2 和 VO_2 的比率,是评估呼吸功能稳定性的指标,可以反映无氧代谢和代谢性酸中毒时 CO_2 生成的增加。如果 RER 水平未超过 1.05,则表示功能不全或试验提前结束。超过一半的心力衰竭患者无法达到所需的 RER,改进的 Bruce 踏车试验可以作为替代检查。

(2)无氧通气阈值是另一个评估运动程度的指标,它反映了每分通气量(VE)增加的程度超过相应 VO_2 增加的程度(通常发生在峰值 VO_2 的 60%~70%)。

(3)VE/VCO_2 斜率用于评估每分通气量与 CO_2 生成之间的关系,没有固定数值。多数心力衰竭患者的 VE/VCO_2 斜率会增高,与最大运动强度时的心排血量成反比。斜率大于 35 提示高风险,无论峰值 VO_2 的水平如何。

(十)睡眠监测

阻塞性和中枢性睡眠呼吸暂停是心力衰竭患者常见的并发症,这些症状预示着不良的预后。因此,对这类患者进行睡眠监测的标准应适当放宽。

七、治疗

治疗心力衰竭患者需要精确地区分急性期和慢性长期治疗。

(一)急性心力衰竭综合征

在美国,急性心力衰竭是 65 岁以上成人住院的主要原因。急性心力衰竭的住院治疗预示着更差的远期预后,90 天和 1 年的死亡率分别为 14% 和 37%。仅有 20% 的急性心力衰竭患者有基础心脏疾病,大部分患者最终发展为慢性心力衰竭。急性心力衰竭的治疗目标包括改善症状,减少充血,维持血流动力学稳定,改善组织灌注,并消除诱因。

1.有创血流动力学监测

(1)肺动脉导管:根据 ESCAPE 研究,肺动脉导管的使用并不能降低未来住院和死亡率,反而可能增加并发症。因此,只有在需要明确心脏指数或充盈压,或是对常规治疗无反应的重症患者中,才应使用肺动脉导管。心脏充盈压(PCWP)超过 18mmHg 提示存在心源性肺水肿,心排血量低于 $2.0L/(min \cdot m^2)$ 则表明存在心源性休克。

(2)动脉导管:持续的动脉导管血压监测有助于监测末端血压,以及内部使用血管扩张药时的情况。

2.吸氧至关重要

所有肺水肿患者都应保持半坐卧位,并给予吸氧治疗。对于呼吸功能持续增加、存在呼吸性酸中毒或持续性低氧血症的患者,可进行无创正压通气。根据 3CPOE 研究,无创正压通气比持续气道正压通气和常规氧疗更能有效缓解症状和纠正代谢混乱。但并无证据显示无创正压通气可以降低短期死亡率,无创正压通气可以作为插管前的无创手段。如果无创正压通气效果不佳,应立即进行插管。呼气末正压通气可以有效提高氧合,但过高的呼气末正压可能会减少静脉回流和心排血量,可能导致休克患者发生意外。

3.血管扩张药物

对于非低血压的肺水肿患者,静脉给予血管扩张药物为首选。

(1)硝酸甘油:硝酸甘油通过扩张静脉并降低后负荷,以此减少左心室充盈压。在紧急情况下,可以快速给药(舌下给药,每次 0.4~0.8mg,每 3~5 分钟一次)。在亚急性情况下,可以静脉给药[每次 $0.2 \sim 0.4 \mu g/(kg \cdot min)$],并根据临床症状和平均动脉压,每 5 分钟给药一次。虽然没有最大剂量限制,但超过 $300 \sim 400 \mu g/min$ 的给药并不能带来额外的益处,此时应考虑与其他血管扩张药物联合使用。大剂量使用可能导致耐药性。常见不良反应为头痛,且近期使用过磷酸二酯酶-5 抑制剂的患者不适合使用硝酸甘油。

(2)硝普钠:硝普钠是强效的血管扩张药,对静脉和动脉皆有效,使用时需要严格监测血流动力学指标(尤其在经动脉应用时)。起始剂量为 $0.1 \sim 0.2 \mu g/(kg \cdot min)$,每 5 分钟给药一次,以达到治疗效果,但应保持平均动脉压>65mmHg。在需要大幅降低后负荷的情况下(如心源性休克、急性重度主动脉反流或二尖瓣反流),硝普钠非常适用。尽管由于治疗窗口短而使氰化物和硫氰化物极其罕见,但在应用于严重肾功能不全的患者时,应特别小心,避免长期大剂量使用。对于心肌缺血的患者,应避免使用硝酸甘油或硝酸甘油与硝普钠的联合应用,以防止可能的冠状动脉盗血现象。

(3)奈西立肽:奈西立肽是静脉应用的血管扩张药,即使在没有侵入性血流动力学监测的情况下,也可以方便地应用,因此,曾广泛用于急性心力衰竭。起始剂量为 2mg/kg 静脉注射,然后以 $0.01mg/(kg \cdot min)$ 持续 48 小时。据 ASCEND-HF 研究,与传统疗法相比,奈西立肽对心力衰竭患者的 30 天死亡率和再住院率没有显著影响。尽管这一证据消除了之前对奈西立肽安全性的顾虑,但这一阴性研究结果使得大多数专家不再推荐使用奈西立肽。

4.利尿药

利尿药是治疗心力衰竭的重要环节,它们能有效降低静脉容量,并直接扩张血管,从而迅速缓解心力衰竭的症状。降低充盈压可以增强前向血流,有助于心脏功能的改善。不过,值得注意的是,大部分急性心力衰竭患者并无水钠潴留,因此,利尿药的使用应予以谨慎。

单独使用血管扩张药物常可使充盈压恢复正常。对于没有长期使用利尿药的患者,静脉注射 20~40mg 的呋塞米即可产生效果。而对于长期应用呋塞米的患者,至少需要静脉注入口服剂量相当的呋塞米才能产生效果。

在治疗过程中,必须严密监测血容量状态,以指引治疗方向,并在适当的时候更换为口服药物。尽管如此,仍有 30% 的急性心力衰竭患者在出院后仍持续出现充血症状。

利尿药的主要副作用包括低血压、低钾血症、低镁血症和低钙血症。在静脉应用利尿药的过程中,可能会导致一过性的神经激素紊乱。为了预防电解质严重缺乏,应定时补充钾、镁等电解质。

DOSE 研究显示,持续或大量使用利尿药并不能带来更多的益处,而大剂量应用(静脉应用剂量为口服剂量的 2.5 倍)利尿药也并未产生损害。如果需要持续输入利尿药,应该一次注入,后续按照一致的频率持续注入。

在遇到利尿药抵抗的情况下,可以逐渐增加利尿药的剂量,并联用噻嗪类利尿药,如氢氯噻嗪、甲苯喹唑磺胺或氯噻嗪。需要注意的是,为了减轻充血症状,可能会在一定程度上损害肾功能。如果持续充血伴随肾功能持续恶化,需要考虑使用其他血管扩张药物或正性肌力药物。

5.正性肌力药物

对于失代偿性心力衰竭的症状和体征在应用血管扩张药物和利尿药后仍旧持续存在的患者,医生可能会考虑使用正性肌力药物。使用正性肌力药物需要严格把控其适用范围:必须有明确的临床证据或直接的血流动力学证据表明充盈压持续升高,且心排血量减少。

对于血压未明显下降的患者,可以静脉注射多巴胺或米力农,以增加心排血量。但需要注意的是,这两种药物都可能增加耗氧量和心律失常的风险,对于心肌缺血和持续性心律失常的患者,应慎重考虑其使用。同时,两种药物都可能导致低血压,尤其是米力农。

目前并没有明确的证据表明,间断或长期使用正性肌力药物能对患者带来益处。反而,一些观察性研究发现,使用正性肌力药物可能会增加患者出院后的死亡率。因此,正性肌力药物的使用通常仅限于急症监护、作为心脏移植或机械循环支持的过渡阶段,或者是为了缓解不愿接受进一步治疗的患者的痛苦。

对于严重低血压患者(尤其是由于使用血管扩张药物或 β 受体阻滞剂引起的低血压),可能需要短暂应用血管收缩药物,如多巴胺、去甲肾上腺素或肾上腺素。值得注意的是,最近的研究发现,对于心源性休克的治疗,去甲肾上腺素的疗效并不逊于多巴胺,这与传统的观点有所不同。

(1)多巴酚丁胺主要作用于 β 受体,对 β_2 和 α_1 肾上腺素受体的作用相对较弱。相较于米力农,其半衰期较短,常被用于急症治疗。通常,起始剂量为 $2.5\sim5.0\mu g/(kg \cdot min)$,根据血流动力学反应的情况,可以每 30 分钟增加 $1\sim2\mu g/(kg \cdot min)$,最大剂量不超过 $10\mu g/(kg \cdot min)$。

(2)米力农是一种磷酸二酯酶抑制剂,其主要通过抑制磷酸腺苷来间接增强心肌的收缩力。米力农还具有潜在的扩张体循环和肺循环血管的效果。对于需要立即增加心肌收缩力的患者,首先可以给予 $50\mu g/kg$ 的负荷剂量,然后在 10 分钟后开始以 $0.125\sim0.750\mu g/(kg \cdot min)$ 的剂量给药。由于米力农并不作用于 β 受体,因此对于使用 β 受体阻滞剂的患者来说,米力农的效果可能优于多巴酚丁胺。

6.超滤

超滤是治疗急性失代偿性心力衰竭的另一种选择,尤其适用于药物利尿无效的情况。UNLOAD 研究表明,超滤是安全的,并且能够减少静脉利尿药和正性肌力药物的使用。然而,是否应将超滤作为首选的利尿治疗,还需要根据其安全性、有效性以及成本效益比进行综合评估。目前,超滤主要应用于对利尿药反应不良或因利尿药引起肾功能恶化的患者。

7.血管加压素拮抗药

EVEREST 研究表明,口服血管加压素受体-2 拮抗药托伐普坦能够安全地改善急性失代偿性心力衰竭住院患者的短期症状,并且并不会增加长期心力衰竭的发病率和死亡率。托伐普坦以及非选择性血管加压素受体拮抗药都可以用于治疗失代偿性心力衰竭伴发的血容量过多或低钠血症的病例。

8.机械辅助治疗

对于那些患有难治性心源性休克或心源性水肿的患者,主动脉球囊反搏或其他类型的机械辅助治疗可以提供重要的帮助,它们能够帮助患者度过危险期或作为通往心脏移植的过渡治疗。

9.诊断和治疗室性/房性心动过速

对于急性失代偿性心力衰竭的治疗,诊断和处理室性或房性心动过速至关重要。这些常见的恶性心律失常能够对疾病进程产生影响。

10.慢性期治疗

当患者的症状稳定后,应转向慢性期的治疗。此时应重新引入口服血管扩张药物［如ACEI、血管紧张素受体拮抗剂(ARBs)或肼屈嗪］来替代静脉应用的血管扩张药物。如果患者在之前因心源性休克停用了β受体阻滞剂,那么现在也可以考虑重新开始使用,但必须注意谨慎操作。

(二)慢性药物治疗

慢性药物治疗的核心目标是延长患者的生存期,改善他们的生存质量。尽管近期在主要治疗药物的发展方面并未有显著的进步,但是改良并优化可以提升心力衰竭患者预后的治疗方法在当代医学领域中仍然具有突出的重要性。

(1)ACEI已经被证实具有降低心力衰竭患者,特别是收缩性心力衰竭患者的发病率和死亡率的效果。这类药物的长期效益主要归因于对肾素-血管紧张素系统(RAS)的抑制作用。此外,ACEI还能显著改善患者的症状,提升临床状态和增强运动耐量。

①ACEI已被广泛接受为无症状或有症状的左心室功能障碍患者的一线治疗选择。在治疗中,ACEI的剂量应当提升至临床试验所建议的、能给患者带来最大益处的目标剂量。尽管在理论上,使用组织性ACEI(如喹那普利和雷米普利)可能更具优势,但目前并没有足够的数据支持其优先使用。ACEI的使用需要考虑一些相对禁忌证,包括高钾血症(血钾浓度>5.5mmol/L)、肾功能不全(肌酐>3.0mg/dL)和低血压(收缩压<90mmHg),这些情况需要根据具体情况进行判断。即使在收缩性心力衰竭患者的症状完全消失的情况下,也并不建议停用ACEI。

②在开始ACEI治疗后,需要对患有高钾血症和肾功能不全的患者进行密切的监控。

a.低血压是一个常见的问题,特别是在血容量较低的患者使用了首剂ACEI后(比如在积极利尿后的患者)。这种情况可能需要逐步降低利尿药物的剂量和减少其他血管舒张药物的治疗。由于卡托普利的半衰期较短,因此通常用于急性期(如心肌梗死后)。

b.在低血容量的状态下使用ACEI可能会出现肾功能不全和高钾血症。关键是需要停止其他可能对肾脏有害的药物(如非甾体抗炎药),并确保肾脏有充足的灌注。如果尿素氮(BUN)或肌酐(Cr)水平增加<50%,可以继续安全使用ACEI,如果它们增加>50%,应将ACEI剂量减半;如果它们增加>100%,应停止使用ACEI,并改用肼屈嗪和硝酸异山梨酯。对于血钾偏高的情况,停止补钾并降低ACEI的用量通常是有效的。

③ACEI的两种特殊不良反应包括咳嗽和血管性水肿。

a.咳嗽是与 ACEI 相关的常见反应,这种症状与缓激肽水平升高有关。虽然咳嗽通常不严重,且很少需要改变药物剂量或进行特殊治疗,但在停止使用 ACEI 之前,还应查找其他可能引起咳嗽的原因。

b.血管性水肿是 ACEI 的一种罕见并发症,仅占 0.4%。这种病症表现为唇、面部、舌等软组织的水肿,有时也会在口咽和会厌出现水肿。开始使用 ACEI 后的两周内,通常会出现血管性水肿,但也有一些患者在服药几个月甚至几年后才出现这种症状。任何类型的 ACEI 都绝对禁止在血管性水肿的情况下使用。

(2)ARBs 是专门针对血管紧张素Ⅱ-1 型受体的特定受体拮抗药。虽然理论上 ARBs 能够更全面地抑制不良影响,但在心力衰竭患者中,还没有临床试验证明其明显优于 ACEI。通常,ARBs 的应用指征和监管与 ACEI 非常相似。主要在 ACEI 不耐受的患者中使用 ARBs,但在实际应用中,ARBs 的使用可能更广泛。ARBs 与 ACEI 有相似的不良反应,如低血压、肾功能不全和高钾血症。在出现 ACEI 相关的血管性水肿的患者中,大约有不到 10% 的患者在使用 ARBs 时还会出现血管性水肿。因此,在使用这些药物前,需要仔细权衡这些药物可能带来的致命并发症。关于 ARBs 是否能比 ACEI 带来更多的好处,目前仍在讨论中。当患者已经使用了最高剂量的 ACEI 和 β 受体阻滞剂,但症状仍然持续不缓解时,可以适当加用 ARBs 或醛固酮受体拮抗剂。对于心肌梗死后的患者,如果已经使用了 ACEI,那么就不应再加用 ARBs。在心力衰竭患者相关的临床试验中,研究最多的 ARBs 是缬沙坦和坎地沙坦,因此应优先使用。

(3)肼屈嗪和硝酸异山梨酯联合使用可以降低特定心力衰竭患者的发病率和死亡率。临床试验(A-HeFT)显示,固定剂量的肼屈嗪和硝酸异山梨酯(BiDil)联合使用,能显著降低已使用 ACEI 和 β 受体阻滞剂的非裔美国心力衰竭患者的死亡率。这种药物组合也适用于对 ACEI 或 ARBs 不耐受的患者。肼屈嗪的不良反应包括反射性心动过速和罕见的药物引起的红斑狼疮。

(4)β 受体阻滞剂现已被视为有症状的心力衰竭患者的首选治疗方案(NYHA 分级Ⅱ、Ⅲ或稳定的Ⅳ级),尽管这种药物曾被看作是对心力衰竭患者的禁忌。对于死亡率,β 受体阻滞剂的使用并无影响。

①通常,β 受体阻滞剂的治疗在使用 ACEI 后开始。这主要是因为大部分的临床试验都显示,β 受体阻滞剂的益处主要是在充分使用 ACEI 的基础上实现的。此外,ACEI 能快速产生有益的血流动力学效应,而早期使用 β 受体阻滞剂可能会导致左心室射血分数降低、心排血量减少,这对于失代偿性心力衰竭患者来说可能是无法忍受的。在某些情况下,如心肌梗死后和并发快速性心律失常,β 受体阻滞剂可能更有益,应早于或与 ACEI 同时开始使用。然而,对于由血容量过多或低心排血量引起的严重失代偿性心力衰竭,β 受体阻滞剂通常不应使用。

②只有卡维地洛、比索洛尔和琥珀酸美托洛尔得到了批准,可以用于治疗慢性心力衰竭。尽管阿替洛尔和酒石酸美托洛尔已被广泛使用且价格相对便宜,但没有证据表明在该疾病群体中使用它们可以带来益处。具有内在拟交感神经活性的 β 受体阻滞剂(如普萘洛尔和醋丁洛尔)尤其应避免使用。

③使用 β 受体阻滞剂的相对禁忌证包括:心率低于 60 次/分,症状性低血压,超过下限的

肺循环或体循环淤血,有外周灌注不足的表现,PR 间期超过 0.24 秒,二度或三度房室传导阻滞,有严重气道反应性疾病病史,外周动脉疾病伴静息状态肢体缺血。对于这些有相对禁忌证的患者,特别是合并反应性呼吸道疾病和外周动脉疾病的患者,使用 β 受体阻滞剂时必须充分权衡风险与收益。

④在开始使用 β 受体阻滞剂治疗心力衰竭的容量正常的患者时,通常的策略是从小剂量开始,然后逐渐增加。起始剂量后,每 2~4 周进行适当的剂量增加,3~4 个月后达到目标剂量,同时确保患者能够忍受药物可能带来的副作用。在这个过程中,医疗团队需要保持与患者的紧密联系,并同时调整血管扩张药和利尿药的剂量。即使患者的心力衰竭症状完全消失,左心室功能得到改善,也不能随意停止药物治疗。

⑤虽然我们应尽可能让患者达到治疗目标剂量,但是即使是低剂量的 β 受体阻滞剂也能给患者带来益处。β 受体阻滞剂的剂量是预测远期疗效的重要因素,但目前还没有证据支持根据特定的静息心率来指导药物治疗的剂量。

⑥使用 β 受体阻滞剂的过程中,可能会出现一些不良反应,这是比较常见的。

a.患者需要理解,使用这类药物的目的是延长生存期,而不是为了改善症状。轻度的头痛和眩晕是常见的副作用,可能与低血压或心率减慢有关。如果出现显著的缓慢性心律失常,需要减少 β 受体阻滞剂的剂量,并减少其他可能减慢心率的药物(如地高辛、胺碘酮)的剂量。更严重的心脏传导阻滞是使用 β 受体阻滞剂的禁忌证,除非已经植入起搏器。低血压可以通过改变给药时间来解决。研究发现,非选择性 β 受体阻滞剂卡维地洛(其具有阻断 α_1 受体作用,即血管扩张)比选择性 β_1 受体阻滞剂如琥珀酸美托洛尔有更强的降血压作用。高达 70% 的心力衰竭患者都能够良好地耐受这两种药物。

b.加重心力衰竭是 β 受体阻滞剂的一个严重副作用。如果心力衰竭加重,需要增加利尿治疗,减少 β 受体阻滞剂的剂量或降低其加量的速度。

(5)醛固酮受体拮抗剂是一种长期用于治疗心力衰竭的弱保钾利尿药。由于 ACEI 不能完全阻断 RAS,许多关于醛固酮受体拮抗剂的研究得以开展,揭示了它们改善心肌重塑和降低猝死率的效果。根据 RALES、EPHESUS 和 EMPHASIS-HF 的随机研究,这类药物可降低各阶段心力衰竭患者的死亡率。

①醛固酮受体拮抗剂适用于 NYHA Ⅱ 级,LVEF≤30% 的患者,或 NYHA Ⅲ~Ⅳ 级,LVEF≤35% 的患者,这些患者已经接受了 ACEI 和 β 受体阻滞剂的治疗,且没有明显的肾功能不全(肌酐>2.5mg/dL)或高钾血症(钾>5mmol/L)。它也适用于心肌梗死后有心力衰竭症状或患有糖尿病的左心室功能障碍患者(LVEF≤40%)。

②在使用醛固酮受体拮抗剂的情况下,大多数情况下可以减少或停止使用补钾药物。在开始使用或调整剂量后的 1 周内,应监测基础代谢指标。

③醛固酮受体拮抗剂最常见的致命不良反应是高钾血症,这在肾功能不全或糖尿病肾病(Ⅳ 型肾小管酸中毒)患者中尤为明显。使用螺内酯时,男性可能会出现乳房发育或泌乳。

④尽管 RALES 和依普利酮的研究都表明醛固酮受体拮抗剂是有效的,但多数专家认为,这些药物是通过一个机制起效的。由于成本方面的考虑,建议优先使用螺内酯,只有在出现严重的男性乳房发育情况下,才改用依普利酮进行治疗。

（6）利尿药主要用于维护体液平衡和改善症状，过量使用可能导致体液不足、低血压和肾功能受损。

①呋塞米是一种经济有效的口服利尿药，通常每天 20～120mg 即可。如果每天的剂量超过 120mg，需要在晚上再加用一次。如果仍然无效，可以每天加用噻嗪类利尿药，如美托拉宗或氢氯噻嗪，这些药物可以在呋塞米给药前 30 分钟使用。

②对于抵抗利尿药的患者，其他更贵的袢利尿药（如托拉塞米或布美他尼）可能有更高的生物利用率，从而更有效。特别是托拉塞米可能有抗纤维化的作用，以及使利尿后的钠保留最小化，这是钠保留成为短效利尿药的禁忌证。

③利尿药抵抗的概念是不断发展的，通常是因为不能很好地耐受低钠饮食（<2000mg/d）。

④长期利尿治疗的目标是维持体液平衡。实现这一目标需要患者每天详细记录体重，并在需要调整治疗方案时，根据医生的指导进行。

（7）地高辛是一种有效的药物，对于那些已经接受了包括 ACEI 和 β 受体阻滞剂在内的标准化抗心力衰竭药物治疗，但症状仍然存在的患者，以及需要控制心室率的心房颤动患者，应用地高辛是合理的。尽管地高辛的治疗窗口相对较窄，但对于心力衰竭患者来说是安全的，能够显著降低住院率。对于肾功能正常的患者，地高辛的适当起始剂量是 0.125mg/d。虽然洋地黄研究组（DIG）的试验显示，最佳临床效果的血清地高辛浓度为 0.5～0.8ng/mL，但在没有洋地黄中毒的证据时，不建议常规测量血清地高辛浓度。

（8）对于其他重要的抗心力衰竭药物的使用，无论是否存在心力衰竭，冠心病的二级预防都需要使用他汀类药物。在没有并发冠心病的心力衰竭患者中，他汀类药物的应用并没有明显的益处。虽然阿司匹林在冠心病患者中可以明确预防再次发生心肌梗死和其他血管事件，但越来越多的观察和随机对照试验研究结果表明，阿司匹林可能通过抑制前列腺素的合成，产生不利的血流动力学和对肾功能的影响，导致心力衰竭患者的病情恶化。因此，关于心力衰竭患者是否应用阿司匹林仍存在争议，需要根据个体情况进行治疗。但应尽量避免在没有并发冠心病的顽固性心力衰竭患者中使用阿司匹林。

（9）在慢性心力衰竭的管理中，补充电解质是至关重要且容易被忽视的环节。接受利尿药治疗的患者往往容易出现低钾血症，而 ACEI 类药物和螺内酯的应用或者肾功能恶化可能导致高钾血症。因此，对于心力衰竭患者，通过口服补充钾来使血钾保持在 4.0～5.0mmol/L 是必要的。长期接受利尿药治疗的患者常常缺乏镁、维生素 B_1 和钙。

（10）关于设备监控，目前植入型心律转复除颤器（ICD）和心脏再同步治疗心律转复除颤器（CRT-D）能够远程监控和预测与预后相关的各类电生理（例如心率变异性、房性心律失常负担和频率、室性心动过速、双心室起搏百分率和平均心率）和生理（例如，患者活动量和胸内阻抗）参数。针对进展的心力衰竭患者的可置入血流动力学监测设备正在研发中。但是，如何最有效地将设备监控方法融入心力衰竭的综合治疗中，还是一个挑战。

（11）新的治疗方式也在不断探索中。有研究证明，ω-3 多不饱和脂肪酸（PUFA）能够降低心力衰竭的发病率和病死率。美国心力衰竭协会（HFSA）现在认为在 NYHA Ⅱ～Ⅳ级心力衰竭患者中使用 PUFA 是合理的。GISSI 心力衰竭试验表明，每天摄入 1g 的 ω-3 多不饱和脂肪酸可以降低心力衰竭患者的全因死亡率。最新的研究数据显示，在非缺血性心肌病引起的

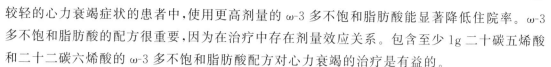

较轻的心力衰竭症状的患者中,使用更高剂量的 ω-3 多不饱和脂肪酸能显著降低住院率。ω-3 多不饱和脂肪酸的配方很重要,因为在治疗中存在剂量效应关系。包含至少 1g 二十碳五烯酸和二十二碳六烯酸的 ω-3 多不饱和脂肪酸配方对心力衰竭的治疗是有益的。

（三）慢性非药物治疗

（1）在慢性心力衰竭的非药物治疗中,患者教育和疾病管理被认为是对收缩性心力衰竭患者最具效果的治疗策略。限制钠的摄入(小于 2000mg/d)以及对药物治疗的遵守是降低心力衰竭患者住院率至关重要的因素。同时,还需要强调控制血压、血糖和血脂水平。有些患者可以进行与慢性糖尿病管理相似的自我监测(例如,评估每日体重和心力衰竭症状)以及护理(如调整利尿药的用量)。

（2）运动锻炼对于慢性心力衰竭患者也是非常有益的。有充足的证据表明,运动锻炼可以改善这类患者的内皮功能和功能耐量。如果条件允许,应建议患者接受有监督的心脏康复治疗。

（四）高级治疗

对于对其他治疗无效的 ACC/AHA D 级心力衰竭患者,机械循环支持和原位心脏移植是目前的高级治疗方法。

八、预后

对心力衰竭患者的预后,Framingham 研究表明,心力衰竭患者的死亡率比对照组高 4～8 倍,NYHA 心功能分级Ⅳ级的患者,1 年的生存率只有 30%～50%,死亡率与晚期恶性肿瘤患者相似。目前,有几种评价心力衰竭患者住院率和死亡率的风险分层方法,其中,西雅图心力衰竭模型可能是应用最广泛的评价模型,它结合了流行病学、临床表现、药物以及实验室检查等资料,以准确预测 1 年、2 年和 3 年的生存率。

第二节　心律失常

一、窦性心律失常

（一）窦性心动过速

窦性心动过速是一种常见的心律失常症状,当成人的窦性心律频率超过每分钟 100 次(一般不超过 160 次)时,就被认定为窦性心动过速。正常的窦性心律,其冲动源自窦房结,频率在 60～100 次/分。值得注意的是,窦性心律的频率可能会因为年龄、性别、体力活动等因素有显著的差异。窦性心动过速的诊断主要基于以下几个方面:

1.诊断

（1）症状与体征:患者的临床症状多种多样,程度不一,常见的包括心悸、乏力、眩晕和憋闷等不适症状,个别病例可能出现晕厥情况。晕厥可能是由于心率过快导致心输出量降低引发的低血压,或者是由于服用 β 受体阻滞剂引起的低血压。随着病情发展,患者的运动耐力会明显下降,甚至在晚期,轻微活动都可能受限。在直立体位下,如果心动过速发生,患者不会出现体位性低血压。为了控制心率,患者常常需要服用较大剂量的β受体阻滞剂和钙离子拮抗剂,这时可能会出现药物的不良反应,如头晕、四肢无力等。到了中晚期,患者可能并发心律失常性心肌病、顽固性心力衰竭等,因此还可能出现相应的急性肺水肿、心力衰竭、心源性休克等严重症状。此时患者的心功能会极度下降,EF 值常常低于 30%,预后非常差,短期内的死亡率较高。

(2)检查:通过心电图检查,可以看到窦性 P 波(在Ⅰ、Ⅱ、aVF 导联直立,在 aVR 导联倒置,PR 间期>0.12 秒)规律出现,且 PP 间期<0.6 秒。

(3)诊断要点:窦性心动过速是由窦房结病理改变或生理性电活动异常引起的成人窦性心律>100 次/分。它包括由发热、感染、脱水、心力衰竭、血容量下降等引起的窦性心动过速,以及由窦房结生理性或病理性改变引起的不适当窦性心动过速,以及房室结折返性心动过速。

(4)窦性心动过速的治疗和鉴别诊断是其管理的重要部分。

在进行鉴别诊断时,我们需要把窦性心动过速与房性阵发性心动过速区分开。房性阵发性心动过速的心电图特征包括:P 波通常小且不清晰,PP 间隔规律,心房率在每分钟 160~280 次。而窦性阵发性心动过速的心电图特征则包括:

①一系列的规律而快速(每分钟 100~200 次)的窦性 P 波,但频率通常不会非常快。

②心动过速的开始和结束都是阵发性的。

③P 波的形态和方向与未发作时的窦性 P 波相同。

④可能存在窦性期前收缩,其连接间期与心动过速发作开始时的连接间期相等,发作结束后的间歇可能刚好等于一个窦性周期或更长。鉴别的关键在于房性者的 P 波与窦性心律的 P 波是不同的。

2.治疗

治疗窦性心动过速的原则是针对其病因进行治疗。

(1)首先需要寻找引发窦性心动过速的原因,并针对这个原因进行治疗。在对病因进行治疗后,如果还需要处理窦性心动过速,可以选择使用一些药物。大多数情况下,无须进行特殊治疗,但如果有心悸不适,可以使用镇静剂或β受体阻滞剂,如普萘洛尔(心得安)5~10mg,每日 3 次;或者维拉帕米(异搏定)40~80mg,每日 3 次。

(2)β受体阻滞剂是首选药物,如果需要快速控制心率,可以选择使用静脉制剂。

(3)如果不能使用β受体阻滞剂,可以选择维拉帕米或地尔硫䓬。

(二)窦性心动过缓

窦性心动过缓是指成年人的窦性心律低于每分钟 60 次。它的诊断和治疗方法如下:

1.诊断

窦性心动过缓的诊断通常依赖于以下几个方面:

(1)症状和体征:大部分患者通常没有症状,但一些患者可能会出现头晕和胸闷等症状。通过心脏听诊,可以发现心率慢且规律。

(2)检查:通过心电图,我们可以看到窦性 P 波规律出现,且 PP 间距大于 1.0 秒。

(3)诊断要点:窦性心动过缓常与迷走神经张力增高有关,常见于运动员和老年人。病理性窦性心动过缓可以由颅内压增高、严重的缺氧、低温、黏液性水肿、梗阻性黄疸、药物(如β受体阻滞剂、维拉帕米、洋地黄、奎尼丁等)影响、病态窦房结综合征等引起。急性下壁心肌梗死也经常伴有窦性心动过缓。

2.治疗

窦性心动过缓的治疗原则是视情况而定。生理性窦性心动过缓无须治疗,而病理性窦性心动过缓应针对具体病因进行治疗。

(1)如果窦性心动过缓的心率大于或等于每分钟50次且没有症状,通常无须治疗。

(2)如果心率低于每分钟40次且有症状,可以使用提高心率的药物,如阿托品、麻黄碱或异丙肾上腺素。

(3)如果出现显著的窦性心动过缓,伴有窦性停搏和晕厥,可能需要考虑安装人工心脏起搏器。

(4)针对原发病进行治疗。

(5)进行对症和支持性治疗。

对于心率明显减慢或症状明显的患者,可以选用阿托品0.3～0.6mg,每日3次口服;或山莨菪碱5～10mg,每日3次口服,或10～20mg加入500mL液体静脉滴注;或异丙肾上腺素1mg加入500mL液体静脉滴注。然而,长期使用这些药物可能会导致严重的不良反应,因此,应考虑心脏起搏治疗。由药物引起的窦性心动过缓,应适当减量或停用药物。

二、室性早搏

(一)原因

(1)室性早搏(室早)在人群中普遍存在,频率和感知程度因人而异,因此判断一个人是否存在室早较为困难。

(2)室性早搏不仅在健康的心脏中出现,也可能出现在患有各种器质性心脏疾病的人群中。因此,不能简单地从室早的存在来判断疾病的预后。

(3)室性早搏可能由多种因素诱发,包括心肌缺血、低氧血症、心肌炎症、低钾血症、药物因素、麻醉、手术、情绪紧张、吸烟、饮咖啡、饮酒、心内假腱索等。

(二)诊断

(1)室性早搏只能通过心电图来识别,其特征是早于正常窦律出现的QRS波,波宽>120毫秒。

(2)室性早搏前没有P波,但室早后可能有逆传P波,重新整理窦性心律。如果室早干扰正常窦性心律下传,则室早前后的RR间期等于两个正常的RR间期,早搏后代偿间歇为完全性代偿间歇。

(3)有些室性早搏没有代偿间歇,这被称为插入性室早。如果窦性心律与室性早搏之间有间隔,则称为二联律。还有一种情况是,每2个窦跳后出现1个室性早搏,称为三联律。类似的,还有四联律、五联律等。

(4)与二联律、三联律不同,2个或3个室性早搏也可能连续出现,这被称为双联室性早搏和三联室早。如果出现 3 个或更多的连续室性早搏,则被称为室性心动过速。

(5)室性早搏可能有多种 QRS 波形,被称为多形性室性早搏。这可能是由多个源点引起的,但也可能是因为脉冲起源于一个点,但传播方向不同。

(6)室性早搏的联律间期可能是固定的,也可能是变化的。固定的联律间期通常是由于折返、触发活性或其他机制。变化的联律间期通常是由于并行心律,但也可能是因为在折返途径上的传导时间变化,或触发间期有所不同。因此,很难从不同的联律间期判断室性早搏的机制。

(三)临床特征

(1)随着年龄的增长,室性早搏(室早)的发生率会逐渐增加,且男性的发生率高于女性。

(2)室早的发生与交感神经活动有关,高交感神经张力可能会导致室早。

(3)存在心脏结构异常或左室功能不全的人更容易出现室早,这不仅与心电异常有关,也与交感神经活动和电解质异常有关。

(4)室早的症状包括短联律间期和代偿间歇,可能出现心悸、胸部不适等症状,严重时可能影响睡眠和生活质量。然而,也有人可能无任何症状,仅在体检或因其他疾病就诊时被发现。

(5)室早的影响因人而异,对于无心脏病的人来说,除了可能造成身体不适外,不会影响远期生存和体力活动。如果没有明显症状,一般不需要抗心律失常药物治疗。有时候,症状并非直接由室早引起,而是由于对室早的误解导致的焦虑症状。

(6)在急性心肌梗死的急性期,频繁的室早(每分钟 5~6 次)、二联律、三联律或多形性室早,以及连续发生两三次室早的情况并不一定预示恶性室性心律失常的先兆。因此,室早不能预测室性心动过速/心室颤动的发生风险,其预测率特异性不高。

(7)对于患有陈旧性心肌梗死、左室射血分数(LVEF)小于 35% ,伴有频繁室早或非持续性室性心动过速的人,其风险分层并不清楚。非缺血性心肌病患者的室早与心脏停搏之间的关系也不明确。因此,无论是心肌梗死后还是非缺血性心脏病患者的室早/非持续性室性心动过速(NSVT),都无治疗指征,除非 NSVT 心率过快,伴有血流动力学不稳定,可以应用 β 受体阻滞剂、胺碘酮进行治疗。

(8)某些极短联律间期的室早可能会诱发室性心动过速或心室颤动,这种情况下应尝试消除室早。

(四)治疗

(1)对于健康人群中发生的单个室早,二联律、三联律,一般认为是良性的,不必进行治疗。

(2)如果室早主要在心率增快时发生,适当降低心率可能有助于控制;反之,如果室早主要在心率减慢时发生,适当提高心率可能有助于控制。

(3)针对室早本身的治疗,静脉注入利多卡因、普酰胺等药物通常能得到良好的效果。对于远期治疗,可以考虑使用 1B 类药物美西律、1C 类药物氟卡尼与普罗帕酮等。但在 CAST 试验(心律失常抑制试验)中发现,对于心肌梗死患者,长期应用这些药物可能并无益处。

(4)单纯室早一般不需要使用抗心律失常药物。但是,也存在单形性室早频繁、症状严重且药物治疗无效的情况,这时可以考虑使用消融技术。另外,如果室早是室性心动过速/心室颤动的触发因素,应使用消融技术来消除室早。

三、心室扑动与颤动

心室扑动和心室颤动(简称室扑和室颤)是严重的心律失常。室扑时,心室快速且微弱的收缩无法有效地泵血;室颤时,心室内不同部位的肌纤维快速且不协调地颤动。这两种情况在血流动力学上等同于心室停搏。它们的常见病因包括冠心病(猝死型、急性心肌梗死)、严重的低钾血症、药物(如洋地黄、奎尼丁、氯喹)的毒性影响,以及先天性长 QT 综合征、Brugada 综合征等。一旦发生室扑或室颤,患者会迅速出现心源性脑缺血综合征(即 Adams-Stokes 综合征),表现为意识丧失、抽搐,随后呼吸停止,检查时听不到心音,也无脉搏。

(一)诊断

1.症状与体征

在室扑或室颤状态下,患者通常处于极度危急状况,通常会有意识丧失,无法回答医生的提问。

(1)出现 Adams-Stokes 综合征,即意识丧失和抽搐。

(2)面色苍白或发绀,脉搏消失,听不到心音,血压为零。

(3)如果不立即抢救,会随后出现呼吸和心跳停止,瞳孔散大、固定。

2.检查

(1)实验室检查:血电解质检查和血气分析可能会显示低钾和酸中毒。

(2)特殊检查:

①心电图:a.心室扑动:呈正弦波图形,波幅大而规则,频率在 150~300 次/分,通常在 200 次/分。b.心室颤动:波形的振幅与频率都极不规则,无法识别 QRS 波群、ST 段和 T 波;如果室颤波的振幅细小(<0.2 毫秒),那么患者的存活可能性很小。

②脑电图:可示脑电波低平。

3.诊断要点

(1)存在上述临床表现和征象。

(2)心电图显示室扑或室颤。

4.鉴别诊断

虽然室扑和室颤的心电图通常容易识别,但有时需要与室速进行鉴别。然而,这两者在处理方面没有太大的差别,不会影响治疗。在临床上,需要与 Adams-Stokes 综合征的发作和心脏骤停进行鉴别。

(二)治疗

室扑和室颤是严重的心律失常病症,归类于心脏骤停的临床情况,迅速有效的治疗至关重要。以下便是治疗方法的概述:

(1)心肺复苏(CPR)是室扑和室颤的主要治疗手段。在最开始的 1~2 分钟内,应尽快进行非同步直流电复律。通常会使用 300~400Ws 的电击。如果没有效果,可以考虑使用肾上腺素 1mg 或托西溴苄铵 5~10mg/kg,或者利多卡因 50~100mg,再次电击。若在发病 4 分钟内进行电击,成功率可达 50% 以上。如果没有除颤器,应当立即进行心前区敲击 2~3 下。如果仍然无效,应立即进行胸外心脏按压,频率应为 70～80 次/分。

(2)药物治疗包括静脉推注利多卡因 100mg,5～10 分钟后如果无效可以重复使用,总量不超过 300mg。另一种选择是普鲁卡因胺,每次 100～200mg,总量 500～1000mg。如果室颤是由于洋地黄中毒引起的,应使用苯妥英钠,每次 100mg,5～10 分钟后可以重复使用,总量为 300～350mg。

(3)如果上述治疗有效,恢复了自主心律,可以使用利多卡因 1～4mg/min 或普鲁卡因胺 4～8mg/min,通过静脉滴注来维持心律。此外,托西溴苄铵、索他洛尔、胺碘酮也有良好的预防室颤的效果。

(4)必须保持患者气道畅通,并保持人工呼吸,提供足够的氧气,这是保证除颤成功和心脏复跳的必要条件。

(5)在治疗过程中,应注意纠正酸碱平衡失调和电解质紊乱。若出现酸中毒,可使用乳酸钠或碳酸氢钠进行静脉滴注。在必要时,也可以使用氯化钙进行静脉推注。

(6)若条件允许,可以插入临时起搏导管进行右室起搏。

四、心房颤动

(一)发病机制

心房颤动(AF)是一种常见的心律失常疾病,特别是在 65 岁以上的人群中,其发病率高达 5%。如果患有慢性心力衰竭,这个比例甚至会上升到 40%。值得关注的是,患有心房颤动的人,其死亡率是正常窦性心律者的两倍。

心房颤动的机制颇为复杂。在某些情况下,它可能由单个区域发送快速和高频的脉冲引发,这种情况被称为灶性驱动心房颤动。另一种情况是,由于房性早搏引发的多个子波折返,使心房颤动持续存在,这被称为灶性触发心房颤动。

阵发性局灶性心房颤动往往更常见于年轻人,尤其是那些没有结构性心脏病的人。这种状况通常由频繁的房性早搏诱发,它们之间的间期短。

影响心房传导和不应期的因素有很多,包括炎症、纤维化和缺血。这些因素都可能导致心房颤动的发作以及心房颤动的持续存在。因此,对于这些因素的识别和管理至关重要,以防止和控制心房颤动的发生和进展。

(二)分类

根据心房颤动(AF)特性和持续时间可以将其划分为多种类型。阵发性心房颤动指的是自然发作且能自行结束的心房颤动。持续性心房颤动则指心房颤动发作持续 7 天以上,需要通过电或药物复律干预才能中止。长持续性心房颤动则是指心房颤动持续 1 年以上,但经过适当的干预仍有可能恢复到窦性心律。然而,持久性或慢性心房颤动是指无论经过何种治疗,心律都无法恢复到窦性,或者患者选择不恢复窦性心律,或者医生不建议恢复窦性心律。这种情况下,心房颤动将成为患者终生的心律。孤立性心房颤动是指在 60 岁以下且无心血管疾病或明显病因的人群中发生的心房颤动,它可以是阵发性、持续性或慢性心房颤动。

(三)慢性心房颤动可发生的结构和电生理改变

对于慢性心房颤动,有一些结构和电生理方面的改变是常见的。例如,心房可能会扩大,心房肌细胞可能会死亡,导致肌细胞数量减少。心房可能会出现纤维化,导致传导速度异常。心房肌裂隙蛋白 Cx43 的数量可能会减少,心房肌的不应期可能会缩短。

(四)心房肌不应期缩短成因

关于心房肌不应期缩短的成因,有多种可能的解释。首先,快速的房室传导速度可能导致心房缺血,从而造成不应期缩短,这种情况可以通过使用 Na^+/H^+ 交换抑制剂来消除。其次,钠通道密度和电流的降低也可能导致不应期缩短。细胞内钙离子浓度的增加可能缩短不应期。此外,不应期的频率适应性可能丧失,即心率的加快并未引起不应期的相应缩短。在心房颤动期间,内部钙离子通道电流(ICa-L)可能降低,导致动作电位持续时间(APD)缩短,从而使不应期缩短。从心房颤动恢复到窦性心律后,短暂的心房不应期可能持续一段时间,这可能是心房颤动再发的一个因素。心房的扩大和伸展也可能导致心房肌的不应期缩短。心房肌的APD 和有效不应期的缩短,以及复极离散的增大,都可能使心房颤动持续。最后,心房颤动时心房肌的钾离子通道电流(IKur、Ito)密度降低,可能导致复极离散,从而使心房颤动持续。

(五)心房颤动中体液因子改变

在心房颤动(AF)中,体液因子也会发生变化。例如,心房的伸展和扩张可能会导致心房利钠肽(ANP)的增加。当心房颤动经过复律后,心房利钠肽的水平可能会下降。需要注意的是,心房利钠肽可以缩短心房的不应期。

(六)临床表现

心房颤动在临床表现上有一些常见的症状,包括疲劳、活动耐量下降、气短和心悸。然而,也有一些心房颤动患者可能无明显症状。由于心房颤动会加速心率,可能会加重心绞痛和心力衰竭的症状。诊断心房颤动必须有心电图记录,其中特征性的表现是 P 波消失,RR 间期不规则。值得注意的是,如果心房颤动伴有差异传导,QRS 波可能会增宽,这可能会被误识别为室性心动过速。

(七)治疗

1.心房颤动的抗凝治疗

(1)心房颤动抗凝药物:心房颤动的治疗中,抗凝治疗是非常关键的一部分。这包括使用一些特定的抗凝药物。

①华法林是一种常用的口服抗凝剂,它的作用机制是抑制依赖维生素 K 的凝血因子如Ⅱ、Ⅶ、Ⅸ和Ⅹ的生物合成。华法林在口服 3~4 天后开始起效,能延长凝血酶原时间。现在,我们通常使用国际标准化比率(INR)来评估华法林的抗凝强度,并根据 INR 的结果来调整华法林的剂量。INR 的理想范围是 2.0~3.0。

②达比加群是一种直接的凝血酶抑制剂,常用剂量是 110mg 或 150mg,每日两次口服。它在口服 2~4 小时后起效,无须监测 INR。在与华法林的比较中,达比加群在预防血栓形成方面的效果不逊于华法林,且其出血并发症的发生率不高于华法林。

③利伐沙班是一种直接的Ⅹa 因子抑制剂,每日口服 20mg 或 15mg。在预防心房颤动引发的脑卒中或体循环栓塞方面,利伐沙班的疗效不劣于华法林,而且其颅内出血或致命性出血的风险低于华法林。

④阿哌沙班也是一种直接的Ⅹa 因子抑制剂,推荐的剂量是每日两次 5mg 口服。阿哌沙

班在预防心房颤动引发的脑卒中和体循环栓塞方面的效果优于华法林,其出血风险不高于华法林。但是,阿哌沙班的价格远高于华法林。

(2)心房颤动者应用华法林抗凝、预防血栓的循证依据:华法林在预防心房颤动患者血栓形成方面的应用有很多循证医学的依据。

①房颤患者脑卒中预防试验(SPAF试验)表明,对于心房颤动患者,使用阿司匹林(ASA)或华法林可以优于安慰剂减少栓塞事件的发生。

②房颤阿司匹林和抗凝试验(AFASAK试验)则发现,华法林在降低栓塞事件的发生率上优于ASA或安慰剂,其年事件率为2%,而对照组为5.5%。

③在波士顿地区进行的房颤抗凝试验(BAATAF试验)中,使用华法林治疗的心房颤动患者年事件率为0.4%,而对照组的年事件率为2.88%,表明华法林可以显著降低事件的发生率,降低了86%。

④SPAFⅡ试验针对的是75岁以上的高龄心房颤动患者,这一群体属于栓塞事件高风险人群。研究发现,华法林可以降低他们的事件发生率,但同时,出血风险也会增加。

⑤最后,SPAFⅢ试验的结果支持对心房颤动低风险人群应用ASA预防栓塞,而高风险人群则应使用华法林。

(3)心房颤动栓塞风险因素评估:心房颤动栓塞风险的评估是根据CHA2DS2-VASc评分进行的。这个评分包括了一系列的风险因素,每一种风险因素都对应一定的分数。具体来说,充血性心力衰竭或左心室功能不全(C)评1分,高血压(H)评1分,年龄75岁以上(A)评2分,糖尿病(D)评1分,既往有卒中、短暂脑缺血或体循环栓塞(S)的历史评2分,血管疾病(V)评1分,年龄在65~74岁之间(A)评1分,女性(S)评1分。总分为9分。如果患者的评分≥2分,应该开始口服抗凝治疗。如果评分为1分,可以选择阿司匹林(ASA)或口服抗凝剂,但是首选抗凝剂。如果没有任何风险因素(评分为0分),可以不用进行抗凝治疗。

(4)心房颤动抗凝出血风险评估:抗凝治疗是一种利弊两面的治疗方法。它可以预防血栓的形成,降低血栓栓塞的风险,但同时也可能导致颅内出血或大出血。因此,在开始抗凝治疗之前,必须对出血风险进行评估。现在通常使用HAS-BLED评分来评估出血风险。该评分包括高血压(H)评1分,肝功能异常或肾功能异常(A)各评1分,既往有卒中(S)评1分,出血史(B)评1分,INR不稳定(L)评1分,年龄大于65岁(E)评1分,使用某些药物或酗酒(D)各评1分,总分为9分。

(5)房颤抗凝方案:在选择心房颤动抗凝治疗方案时,HAS-BLED评分0~2分的患者被认为是出血低风险患者,评分≥3分的患者被认为是出血高风险患者。只有当血栓和栓塞风险评分大于出血风险评分时,抗凝治疗才能带来益处。

(6)心房颤动复律的抗凝:对于心房颤动患者的抗凝治疗,需要考虑到心房颤动的复律情况。心房颤动的卒中风险是窦性心律的8倍,因此只要没有抗凝禁忌,心房颤动患者都应按风险评估接受抗凝治疗。如果心房颤动的发病时间不超过48小时,转复窦性心律是可以不用口服抗凝剂的。如果心房颤动持续时间超过48小时,那么在复律之前需要进行3~4周的抗凝治疗,除非经过食管超声检查证明左房和左心耳没有血栓。无论是否进行了食管超声检查,只要心房颤动持续时间超过48小时,那么复律后都需要进行3周的抗凝治疗。

（7）复律抗凝 ACUTE 试验：心房颤动是一种常见的心律失常，对其进行有效的管理是非常重要的。复律抗凝 ACUTE 试验探索了两种不同的治疗方法：一种是先进行食管超声检查，确定无心房血栓后直接进行直流电复律治疗；另一种是在进行常规抗凝治疗 3 周后再进行直流电复律治疗。研究发现，两组在复律后都需接受 4 周的抗凝治疗，到第 8 周时，两组在脑血管意外、短暂性脑缺血（TIA）和体循环栓塞（SE）方面无显著差别，但食管超声组的出血事件较少。

研究还发现，在心房颤动转成窦性心律的头 3～4 周，血栓事件较多。这可能与心脏的顿抑有关，导致心房失去收缩功能，血液在心房滞留生成血栓。因此，即使是血栓低危者，在心房颤动转成窦性心律后也应接受 3 周的抗凝治疗。如果患者存在慢性抗凝指征（如瓣膜病，年龄大于 65 岁，既往有栓塞事件、高血压、心力衰竭、冠心病、糖尿病等），复律后需要长期使用华法林。

2.心房颤动复律治疗

对于房颤（AF）的治疗，直流电复律和药物复律是两种常用方法。

（1）直流电复律：直流电复律可在心动过速引起血流动力学不稳定时立即使用。常用的有单向波和双向波复律，如果首次尝试失败，可以再次进行双向波电击。双向波复律的优点是提供相对较低的能量输出，从而减少了复律电击的次数。

（2）药物复律：在药物复律中，有多种药物可供选择。

①胺碘酮：以 5mg/kg 的剂量静脉注射 1 小时，然后以 50mg/h 维持。通常在用药后 8～9 小时可以转复为窦性心律，同时可以减慢心房颤动心室率。

②普罗帕酮：以 2mg/kg 的剂量静脉注射 10 分钟，或者一次口服 450～600mg。但这种药物不适用于有结构性心脏病的患者或心功能不全的患者。在转复房性心动过速时，可能会出现 1∶1 的房室传导，加速心率，因此可预先口服 β 受体阻滞剂来预防。

③氟卡尼：2mg/kg 静脉注射 10 分钟，或一次口服 200～300mg。此药也不能用于有结构性心脏病的患者或心功能不全的患者，且可能会增加心房扑动的房室传导比率。

④伊布利特：以 1mg/10min 的剂量静脉注射，如果需要，可以每隔 10 分钟给予第 2 剂 1mg/10min 的静脉注射。用药后应进行 4 小时的心电监测。

⑤维纳卡兰：3mg/kg 静脉注射 10 分钟，必要时在 15 分钟后可给予第 2 剂 2mg/（kg·10min）。

3.维持窦性心律

房颤的治疗目标之一是维持窦性心律。这可以通过药物治疗实现，但选择适当的药物需要考虑患者的具体症状和健康状况。

（1）维持窦性心律药物：

①对于有症状的心房颤动患者，应选用抗心律失常药物（AAD）来维持窦性心律。

②如果患者的左室功能不全，胺碘酮和多非利特是合适的选择。但是，注意，左室功能不全的患者使用 AAD 可能会增加心律失常的风险。

③在缺血性心脏病患者中，如果左室功能尚好，可以使用索他洛尔，因为它具有 β 受体阻滞作用。

④ⅠC 类药物如普罗帕酮和氟卡尼可用于心脏结构正常的患者。

（2）维持窦性心律药物评估：

①胺碘酮：胺碘酮在 1 年的随访中，维持窦性心律的比例为 69%，而索他洛尔或普罗帕酮的比例仅为 39%。虽然胺碘酮的应用依从性较高，但其不良反应较多，需要监测患者的肺、甲状腺和肝功能。胺碘酮应在负荷剂量的基础上给予维持剂量，一般推荐的负荷剂量为 7～10g（7～14 天给完），维持剂量为 200mg/d。

②决奈达隆：这是一种不含碘的苯呋喃衍生物，是胺碘酮的同类药物。2009 年，FDA 批准其用于心房颤动复律后维持窦性心律，但不推荐用于心房颤动复律和控制心室率。不能用于 NYHA 心功能Ⅲ～Ⅳ级或Ⅱ级心功能衰竭不稳定的患者。推荐剂量是 400mg，每日两次口服。

③多非利特：服用多非利特需在医院开始，并监测心律。DIAMOND-CHF 试验表明，心力衰竭患者应用多非利特是安全的。肌酐清除率大于 60mL/min 的患者，推荐剂量为 0.5mg，每日两次；40～60mL/min 的患者，推荐剂量降为 0.25mg，每日两次；小于 40mL/min 的患者，推荐剂量为 0.25mg，每日 1 次；小于 20mL/min 的患者，不应使用多非利特。多非利特并不降低总死亡率。

④索他洛尔：索他洛尔不能用于肾功能不全、左室肥大、QT 间期延长、心动过缓、电解质异常（如低血钾）的患者。起始剂量为 40mg，每日两次，具有 β 受体阻滞作用，当剂量达到 120～160mg，每日两次时，显示出Ⅲ类 AAD 作用，QT 间期延长。起始用药应在医院内进行，因为它有促心律失常作用。出院时剂量减为 120mg，每日两次长期应用。

4.心房颤动射频消融（RFCA）维持窦性心律

（1）消融评估：射频消融（RFCA）技术通过产生 300～1000kHz 的射频，产生热效应以消融心房颤动的触发部位，恢复窦性心律。对于药物治疗无效的患者，RFCA 是一个有效的选择，对于孤立性心房颤动，RFCA 的治疗成功率可以达到 85%，而对于其他类型的心房颤动，成功率也在 70%左右。然而，这种治疗方法也可能引发一些并发症，如卒中和心脏压塞，极少数情况下可能出现左房-食管瘘。

（2）消融技术：消融技术是一种有效的心律失常治疗手段，尤其适用于治疗心房颤动。消融技术主要包括触发灶消融、肺静脉隔离、基质消融以及神经基质消融。

①触发灶消融：心房颤动往往由肺静脉内的高频起搏灶引发，表现为频繁的房性早搏，而这些早搏有可能转化为心房颤动。这些触发灶起源于肺静脉肌袖的心肌细胞，肌袖可以延伸到肺静脉的几厘米处。早期的治疗方式是消融那些能够最早激动房性早搏的区域，但这种方法可能导致肺静脉狭窄。现在，医生更倾向于使用环肺静脉外围消融，以实现肺静脉隔离。

②左房肺静脉隔离：肺静脉隔离是通过消融技术，将 4 个肺静脉开口与左房的电传导隔离，此举可以减少肺静脉狭窄的可能性。这种方式防止了起源于肺静脉肌袖的电脉冲向左心房传导，有效隔离了触发灶。然而，这种方法也可能导致左房分隔区形成传导障碍，从而形成峡部，可能会产生折返现象。因此，现在的治疗方法往往同时包括肺静脉隔离和左房线性消融。这种方法的风险在于，左房后壁或右上肺静脉消融可能会导致食管穿孔，从而引发致命的并发症。

③基质消融:基质消融通过消融碎裂电位来中断心房颤动,其成功率可高达80%。这些碎裂电位可以在左房、左心耳、房间隔的肺静脉周围,以及右房的终末嵴、腔静脉开口、冠状窦口或冠状窦口内2~3cm处检测到。类似肺静脉肌袖的结构,它们可以向冠状窦口方向延伸,产生高频自律性,从而诱发心房颤动。

④改变自主神经基质:左房后壁有丰富的迷走神经纤维供应。迷走神经刺激会导致心率减慢,缩短心房的不应期,这种电生理改变有助于引发和维持心房颤动,这种情况被称为迷走性心房颤动。迷走性心房颤动通常在睡眠过程中发生,尤其是在伴有睡眠呼吸暂停的房性心律失常的情况下。当进行左房后壁迷走神经末梢消融时,可能会导致心率降低,产生交界节律。对于年轻的、心脏结构正常的、阵发性心房颤动患者,消融治疗可能是很有效的选择。如果心房颤动起源于灶性心动过速或早搏,消除这种触发灶可以治愈心房颤动。

消融技术的发展和应用为心律失常的治疗带来了新的可能性。触发灶消融、肺静脉隔离、基质消融和神经基质消融各有其独特的治疗策略和潜在的治疗结果。尽管存在一些可能的并发症,如肺静脉狭窄和食管穿孔,但是在专业医生的指导和监控下,这些风险可以被有效的控制和降低。

(3)房室结消融(AVN消融)植入永久起搏器:对于左室功能不全、患有慢性肺部疾病、无法耐受β受体阻滞剂去控制心率或维持窦性心律的患者,AVN消融并植入永久起搏器是一种可行的治疗手段。然而,这种治疗方式在年轻人中并不常见,作为心房颤动治疗的一种方式,它也有其缺点。尽管进行了AVN消融和起搏器植入,心房颤动仍可能存在,因此患者仍需进行抗凝治疗。此外,AVN消融后的患者依赖起搏器,可能出现由于右室起搏引起的收缩同步障碍。

(八)心率控制与节律控制

(1)在治疗心房颤动时,可以采取减慢心率和控制心室率的方法。

(2)心房颤动节律控制的随访研究(AFFIRM)试验:AFFIRM试验通过随机采用β受体阻滞剂或钙通道阻滞剂控制心率,与使用AAD进行节律控制的方法进行了比较。结果显示,节律控制组的总死亡率较高,但这并没有统计学意义。然而,在65岁以上的心率控制组中,死亡率降低并且卒中发生率(约1%)无显著差异,73%的缺血性卒中多发生在停用华法林或INR<2.0的情况下。即使心房颤动被成功纠正,抗凝治疗仍需继续。AFFIRM试验的结果表明,65岁以上的患者通过心率控制比节律控制更有益。但是,试验参与者的症状较轻,因此这些结果并不适用于症状较重的患者。节律控制组的高死亡率主要来自促心律失常的作用,而非窦性心律的维持。

(3)RACE试验:RACE试验比较了持续性心房颤动患者的心率控制和电转复的效果,发现二者在心血管死亡和抗栓塞事件上无显著差异,83%的栓塞事件都发生在停用华法林或INR<2.0的情况下。研究表明,持续性心房颤动患者的节律控制治疗并未明显获益,因为任何节律控制的好处都被AAD的促心律失常所抵消。因此,无症状的老年心房颤动患者可以选择心率控制方案,而年轻且有症状的心房颤动患者则可以考虑节律控制方案。

(4)心房颤动的心率控制治疗:心房颤动的心率控制治疗主要是通过减慢心率来缓解症状。对于症状较轻的患者,只需要宽松地控制心率,使静息心率保持在<110次/分左右即可。

对于症状较重的患者,应严格控制心率,使静息心率<80 次/分,中等体力活动时心率保持在<110 次/分。严格控制心率的患者应使用动态心电图进行安全性评估。对于需要宽松控制心率或老年人,可以使用地高辛来达到治疗目标;年轻或经常进行体力活动的患者,可以使用β受体阻滞剂;不能使用β受体阻滞剂的患者,可以使用维拉帕米或地尔硫䓬替代。

第三节　高血压病

一、原发性高血压

原发性高血压,也被称为高血压病,是指无明确病因导致的血压升高,占所有高血压患者的95%以上。这种高血压并非由其他基础疾病引发,所以称为原发性高血压。此病症是心血管疾病中最常见的一种,并且是引发如脑卒中、冠心病、心力衰竭等致命疾病的重要风险因素。

(一)诊断

1.症状

原发性高血压的起病过程通常较慢,早期经常无明显症状或仅有非特异性症状,如头晕、头痛、头胀、眼花、耳鸣、失眠、乏力等。这些症状与血压高低之间往往没有直接关联。在体检时,患者可能出现主动脉瓣第二心音亢进和主动脉瓣第四心音,分别是由于主动脉内压力增高以及左心房代偿性收缩加强引起的。左心室肥厚的患者会出现抬举性心尖搏动,这种症状常见于病程较长的患者。

(1)缓进型高血压病:具有家族史的患者往往发病较早,起病隐匿,病情发展缓慢,病程长。初期,患者的血压可能会有所波动,时高时正常,这是脆性高血压阶段。在工作劳累、精神紧张、情绪波动时,患者的血压易于升高,而休息或去除这些因素后,血压可能会回落至正常水平。随着病情的进展,患者的血压可能会持续升高,或波动幅度会减小。患者的症状和血压升高的程度并非总是一致,约有一半的患者无明显症状,只有在体检或因其他疾病就医时才会发现高血压。少数患者在心、脑、肾等器官并发症出现时才被确诊为高血压病。初期,由于血压波动较大,患者可能有较多症状,但在长期高血压后,即使血压较高也可能无明显症状。因此,不论是否有症状,都应定期进行血压检测。

①高血压是一种常见的慢性疾病,它的发病过程通常较慢,而且早期症状并不明显。具有家族病史的患者可能会较早出现高血压,但病情发展缓慢,病程较长。在病情初期,患者的血压可能会有所波动,有时可能增高,有时又可能回落到正常水平。然而,随着病情的进展,血压可能会持续增高,或者波动幅度会减小。需要注意的是,患者的症状和血压升高的程度并不总是一致,有一半的患者可能没有明显的症状,只有在体检或因其他疾病就医时才会被发现高血压。

②高血压有多种临床表现,包括神经精神系统症状、心血管系统症状和肾脏症状。常见的神经精神系统症状包括头晕、头痛、头胀等,这些症状一般在早晨出现,位置可能在前额、枕部或颞部。有时,高血压还会引起耳鸣、乏力、失眠等症状。心血管系统方面,高血压首先会影响

左心室的舒张功能,可能会出现左心室肥厚,但患者可能无明显症状。此外,高血压还可能促进动脉粥样硬化,从而引发心绞痛、心肌梗死等症状。

③肾脏是高血压的另一个重要影响部位,患者的肾血管病变程度与血压和病程密切相关。在病程早期,患者可能无任何临床表现,但随着病程的进展,可能会出现蛋白尿等症状。然而,多数高血压患者在出现尿毒症前可能已经因心、脑血管并发症而死亡。

④高血压还可能引起其他症状,如剧烈的胸痛或腹痛(由急性主动脉夹层引起)、心绞痛和心肌梗死(由冠状动脉粥样硬化引起),以及间歇性跛行(由下肢周围血管病变引起)。

(2)急进型高血压:急进型高血压是一种相对罕见的高血压形式,大约1%的未经治疗的原发性高血压病患者可能会发展为这种形式的高血压。它的发病过程可能会很突然,或者在此之前,患者可能已经有了不同病程的缓进型高血压。这种类型的高血压的主要特征是血压显著升高,舒张压通常会持续在130~140mmHg或更高。男性患者比女性患者多,一般在中青年时期发病。

尽管近年来由于早期发现并及时有效治疗轻度到中度高血压患者,急进型高血压的发病率已经有所下降,但其临床表现与缓进型高血压相似,如头痛症状明显,病情严重并迅速发展,视网膜病变和肾功能迅速衰退等。

急进型高血压的患者通常在数月至一至两年内出现严重的心、脑、肾损伤,可能发生脑血管意外、心力衰竭和尿毒症等严重疾病。此外,他们还可能出现视物模糊或失明,视网膜可能出现出血、渗透和视盘水肿等症状。由于肾脏损伤是最显著的,患者通常会有持续的蛋白尿,24小时尿蛋白可能达到3g,同时可能出现血尿和管型尿。如果不及时治疗,患者最终可能因尿毒症而死亡。

(3)高血压危象:高血压危象是一种严重的医疗状况,包括高血压急症和高血压重症两种类型。在高血压急症中,我们可以看到恶性高血压的加剧,舒张压通常超过140mmHg,并伴有视网膜乳头水肿、渗出和出血等症状。患者可能会出现头痛、心跳过快、烦躁、出汗、恶心、呕吐、嗜睡、视力丧失、尿量减少,甚至出现抽搐和昏迷等症状。

在高血压重症中,血压显著升高并伴有脑、心、肾等器官的严重病变,以及其他急性疾病,如高血压性脑病、脑卒中、颅内创伤、急性心肌梗死、急性心力衰竭、急性动脉夹层、急性肾炎、嗜铬细胞瘤、术后高血压、严重烧伤和子痫等。

需要注意的是,高血压性脑病可以在缓进型或急进型高血压的患者中发生。当平均血压升高到约180mmHg以上时,脑血管在血压变化时的自主调节功能可能会减弱或消失,由收缩转为扩张。由于过度的血流在高压状态下进入脑组织,可能导致脑水肿。患者可能出现剧烈的头痛、头晕、恶心、呕吐、烦躁不安、脉搏加快但有力,可能出现呼吸困难或减慢、视力障碍、黑矇、抽搐、意识模糊,甚至昏迷。此外,也可能出现暂时性偏瘫、失语、偏身感觉障碍等症状。检查可能发现视盘水肿,脑脊液压力增高、蛋白质含量增加。病程可能持续几分钟到几小时,甚至几天。

在高血压危象的情况下,应该尽快采取行动,通过静脉给药(在几分钟或几小时内)将血压控制到适宜的水平。

2.体征

(1)高血压的主要体征是血压增高。患者的心界可能向左下方扩大,主动脉瓣第二音可能增强,老年人可能出现金属般的声音。可能出现第四心音或主动脉收缩早期的喷射音。如果患者有靶器官损害,可能会表现出相应的体征。

(2)在高血压状态下,眼底检查可能显示视网膜动脉变细、反射增强、狭窄、眼底出血和渗出等症状。检查颈部和腹部是否有血管杂音,以及颈动脉、上下肢和腹部动脉的脉搏情况,观察腹部是否有肿块,肾脏是否增大等,这些检查有助于识别继发性高血压。

(3)部分患者的体重明显超标,体重指数(BMI)平均值增高,BMI 是通过体重(kg)除以身高(m)的平方来计算的。

3.检查

(1)实验室检查:在高血压的早期阶段,尿液检查可能无明显异常,但随着病情进展,可能会出现 β_2-微球蛋白增高、轻度蛋白尿和红细胞。在高血压晚期,尿液中可能出现大量蛋白、红细胞和管型,尿液的浓缩和稀释功能可能下降,肾小球滤过率可能降低,血清肌酐和尿素氮水平可能增高。

(2)X 线胸片检查:在高血压晚期,如果患者并发高血压性心脏病,X 线胸片可能显示左心室增大。

(3)心电图检查:高血压早期,心电图可能正常。然而,在高血压晚期,如果患者并发高血压性心脏病,心电图可能显示左心室肥厚,或者出现与心脏应激相关的改变。

(4)超声心动图检查:在高血压早期阶段,超声心动图可能没有明显改变,或者只能看到主动脉增宽。然而,在高血压晚期,如果患者并发高血压性心脏病,超声心动图可能显示左心室肥厚,心脏的顺应性可能降低。

(5)24 小时动态血压监测:这是一个连续监测 24 小时内血压和心率的过程,每隔 15 分钟或 20 分钟自动测量一次。这种检查的主要目的并不是诊断,而是帮助我们了解患者的血压模式,例如是否存在"白大衣高血压"(在医疗环境中血压升高,但在非医疗环境中血压正常)、血压的昼夜波动模式等。对于高血压患者,他们的血压昼夜模式可能与正常人相同,也可能不同。这种不同通常反映了靶器官损害的程度。目前,人们认为靶器官损害的程度与 24 小时动态血压参数有关,而与偶测血压无关。此外,24 小时动态血压监测还可以帮助我们了解心绞痛发作(高血压第三期)时心率与血压的乘积,这对于心绞痛的分类具有参考价值。同时,通过监测,我们还可以评估降压药物的治疗效果。评估的主要指标是谷峰比值,即最大降压效应(血压最低值,称为谷效应)和最小降压效应(血压最高值,称为峰效应)的比值应该小于 50%。

4.诊断要点

(1)如果在非药物干预的情况下,非连续日的血压测量至少 3 次显示血压超过 140/90mmHg,则可以考虑高血压的诊断。动态血压监测可以进一步确证诊断。

(2)即使在药物干预后血压降至正常水平,如果患者有高血压病史,仍然可以诊断为高血压病。

(3)高血压病的诊断应包含以下几个方面:确认血压水平是否超过正常范围;排除症状性高血压的可能性;对高血压进行分期和分级;评估心脏、大脑和肾脏的功能状况;识别是否存在可能影响高血压病进展和治疗的并发症,如冠状动脉疾病、高脂血症、高尿酸血症、慢性呼吸道疾病等。

5.鉴别诊断

对于突然出现高血压的情况(特别是在年轻人中),如果伴有心悸、多汗、乏力或其他非典型的高血压症状,上下肢血压明显不一致,腹部或腰部可听到血管杂音,应考虑是否存在继发性高血压的可能性,并进行进一步检查以便进行鉴别诊断。此外,还需要与主动脉硬化、高动力循环状态、心输出量增高导致的收缩期高血压进行区分。所有的高血压患者都应进行尿常规、肾功能、心电图、胸部X线、超声心动图和眼底检查等,以了解关键器官的功能状况,这不仅有助于诊断,也对治疗方案的制订具有参考价值。

(二)治疗

1.治疗原则

(1)血压控制目标:各类人群的降压目标值有所不同。对于大部分人群,目标血压值应低于140/90mmHg。然而,对于糖尿病或肾病等高危高血压患者,血压控制目标应低于130/80mmHg。对于特殊人群,如脑卒中患者或心肌梗死后的患者等高危人群,血压仍应控制在140/90mmHg以下。对于老年人的收缩期高血压,治疗目标是尽可能将收缩压控制在140mmHg以下,这是高血压治疗中的一个挑战。

(2)高血压防治策略:

①对于低危患者,应主要通过改善生活方式来治疗。如果6个月后无效,再考虑药物治疗。

②对于中危患者,首先应积极改善生活方式,同时监测患者的血压和其他危险因素几周,以更好地了解情况,然后决定是否开始药物治疗。

③对于高危患者,必须立即开始药物治疗,并积极改善生活方式。

④对于极高危患者,必须立即开始对高血压及并存的危险因素和临床情况进行强化治疗。

对于部分轻型高血压患者,改善生活方式后,可能减少甚至避免使用降压药物;对于病情较重的患者,改善生活方式后也可以提高降压药物的治疗效果。

(3)防治原则:应全面考虑心血管疾病的危险因素、靶器官损伤(TOD)以及并存的临床情况(ACC),并进行风险分层,以全面降低心血管疾病的发病率和死亡率。

2.非药物治疗

无药物疗法主要涵盖了鼓励健康生活方式,消除对心理和身体健康有害的行为和习惯,尽力降低高血压及其他心血管疾病的风险。

(1)体重管理:建议将体重指数(BMI,单位kg/m²)维持在24以下。体重的减轻对健康的益处是显著的。例如,平均体重下降5~10kg可使收缩压降低5~20mmHg;如果高血压患者的体重下降10%,则可以改善胰岛素抵抗、糖尿病、高脂血症和左心室肥厚等情况。体重管理的方法包括限制总热量的摄入,尤其是减少脂肪和限制过多的碳水化合物摄入,同时增加体育锻炼,如跑步、打太极拳、做健美操等。在体重管理过程中,还需积极控制其他危险因素,如老年高血压患者需要严格控制盐摄入等。体重下降的速度因人而异,但首次减重应达到5kg,以增强减重的信心。体重管理可以提高整体的健康水平,包括降低患癌症等许多慢性疾病的风险,关键在于"饮食适量,运动适度"。

（2）均衡饮食：

①限制钠盐摄入：世界卫生组织建议每人每天的食盐摄入不超过 6g。在我国，大约 80％ 的膳食中钠来源于烹饪用盐或含盐量高的腌制品。因此，限制盐摄入的首要策略是减少烹饪用盐和含盐高的调味品的使用，以及减少各种咸菜和腌制食品的摄入。北方居民应将日常盐摄入量减半，南方居民应减少 1/3，以接近世界卫生组织的建议。

②减少膳食脂肪，适量补充优质蛋白质：流行病学数据显示，即使不减少膳食中的钠、降低体重，只要将膳食脂肪控制在总热量的 25％ 以下，P/S 比值多不饱和脂肪酸和饱和脂肪酸的比例保持在 1，连续 40 天就可以使男性的收缩压和舒张压分别下降 12％ 和 5％。研究还发现，每周吃鱼超过 4 次的人比少吃鱼的人冠心病发病率降低 28％。因此，建议改变动物性食物的结构，减少含有高饱和脂肪酸的猪肉，增加蛋白质含量高且脂肪含量低的禽肉和鱼肉。推荐蛋白质占总热量的 15％，其中动物蛋白质占总蛋白质的 20％。蛋白质含量从高到低的食物有奶、蛋、鱼、虾、鸡肉、鸭肉、猪肉、牛肉、羊肉，而在植物蛋白中，豆类是最好的来源。

③注重补充钾和钙：多重危险因素干预为研究（MRFIT）显示钾和血压之间有显著的负相关，这一发现在流行病学调查研究（INTERSALT）中得到了证实。由于我国的膳食中钾和钙的含量较低，应增加富含钾和钙的食物的摄入，如绿叶蔬菜、鲜奶、豆制品等。

④增加蔬菜和水果的摄入：研究证实，增加蔬菜或水果的摄入，减少脂肪的摄入，可以降低收缩压和舒张压。素食者的血压通常比肉食者更低。这可能是由于水果、蔬菜食物纤维和低脂肪的综合作用。理想的人类饮食应以素食为主，适量补充肉食。

⑤限制酒精摄入：虽然一些研究显示适量饮酒可能降低冠心病的风险，但酒精摄入量与血压水平和高血压的发病率之间存在线性关系，大量饮酒可能诱发心脑血管疾病。因此，不提倡通过适量饮酒来预防冠心病，建议高血压患者应戒酒，因为饮酒可能增加对降压药物的抗性。如果必须饮酒，建议每日摄入量应控制在较少量，男性不超过 30g，即葡萄酒少于 100～150mL，啤酒少于 250～500mL，白酒少于 25～50mL；女性的摄入量则应减半，孕妇应完全禁酒。并且，不提倡饮用含高度酒精的烈性酒。世界卫生组织对酒精摄入的新建议是：摄入越少越好。

（3）提升身体活动水平：每个想要参加运动的人员，特别是中老年人和高血压患者，都应在开始运动之前了解自己的身体状况。这将有助于他们确定适当的运动类型、强度、频率以及持续时间。对于中老年人，建议的活动应包括有氧运动、伸展运动和肌肉增强运动。他们可以选择步行、慢跑、太极拳、门球或气功等运动项目。运动强度应因人而异，根据科学锻炼要求，一种常见的运动强度指标是 180（或 170）减去年龄的心率，例如，50 岁的人在运动时的心率应为 120～130 次/分。如果想要更准确，可以在医生指导下，将运动时的心率保持在最大心率的 60％～85％。通常建议每周进行 3～5 次运动，每次持续 20～60 分钟，具体时间可以根据不同人的身体状况、选择的运动类型以及气候条件等因素进行调整。

（4）缓解精神压力，保持心理平衡：长期的精神压力和抑郁情绪是导致高血压和其他一些慢性病的重要原因。对于高血压患者来说，这种精神状态可能会促使他们过度饮酒、吸烟，进而降低他们对高血压治疗的依从性。对于感到精神压力和心理不平衡的人，他们应尝试减轻精神压力，改变心态，正确对待自己、他人和社会，倡导健康的生活方式，并积极参与社会和集体活动。

（5）其他因素：对于高血压患者来说，戒烟也是非常重要的一点。尽管尼古丁只会使血压暂时升高，但它却会降低患者对治疗的依从性，并可能导致降压药物剂量的增加。

3.药物治疗

药物治疗是高血压管理的关键部分，其主要目标是降低心血管疾病的发病率和死亡率，以及防止卒中、冠心病、心力衰竭和肾病的发生和进展。虽然所有降压药物的主要作用是降低血压，但不同类型的药物可能具有不同的副作用，这些差异对于选择最适合特定患者的药物至关重要。

（1）常用药物分类：

①利尿剂：这些药物通常作为高血压基础治疗，主要用于轻度至中度高血压。然而，它们可能影响电解质以及血糖、血脂和尿酸的代谢，因此对糖尿病和血脂异常的患者应慎用，对痛风患者则禁用。常用的利尿剂包括噻嗪类，如氢氯噻嗪，以及吲达帕胺，这是一种具有利尿剂和钙通道阻滞剂双重作用的药物，对血脂的影响较小，但有可能引起低血钾。还有保钾利尿剂，如螺内酯和阿米洛利，它们具有保钾作用，但在肾功能不良时应慎用。

②β受体阻滞剂：这类药物的降压作用较弱，起效时间较长（1～2周）。应在心脏传导阻滞、严重心动过缓、哮喘、慢性阻塞性肺疾病和周围血管病患者中禁用；胰岛素依赖性糖尿病和高脂血症患者应慎用。

③钙拮抗剂：适用于各种程度的高血压，特别是在老年高血压或并发稳定性心绞痛的患者中。非二氢吡啶类药物在心脏传导阻滞和心力衰竭时禁用，不稳定型心绞痛和急性心肌梗死患者不宜使用速效二氢吡啶类钙拮抗剂。

④血管紧张素转换酶抑制剂：适用于各种类型的高血压，特别适用于高血压并发左心室肥厚、心功能不全或心力衰竭、心肌梗死后、糖尿病肾损害、高血压伴周围血管病变等情况。禁用于妊娠和肾动脉狭窄、肾功能衰竭（血肌酐＞265 μmol/L 或 3mg/dL）患者。

⑤血管紧张素Ⅱ受体阻滞剂：其临床药理作用与 ACEI 相似，但不引发咳嗽等不良反应。主要适用于不能耐受 ACEI 的患者。

⑥α受体阻滞剂：这类药物对血糖、血脂等代谢过程无影响，包括哌唑嗪、特拉唑嗪、多沙唑嗪等。后两者与 α_1 受体的亲和力较哌唑嗪弱，降压效果平稳，直立性低血压的发生率也较低。

（2）高血压药物治疗方法：治疗高血压通常需要用药，目标是在几周内逐步将血压降至目标水平，有益于减少长期的健康风险。建议使用作用时间可达 24 小时的长效药物，每天服用1 次，以减少血压波动，降低心血管疾病的发生，预防目标器官损害，并提高患者的用药依从性。对于慢性高血压患者，长期、规律、有效且稳定的抗高血压治疗是必要的。治疗方式的选择取决于患者的基线血压、是否存在目标器官损害和危险因素，可以选择单药治疗或联合治疗。

①单药治疗是在起始时使用低剂量的单一药物。如果血压无法达到目标，可以增加剂量到足量，或者更换为另一种低剂量的药物。如果血压仍然无法达到目标，可以将后一种药物提高到足量，或者选择联合药物治疗。单药治疗的优点是可以了解患者对各种药物的疗效和耐

受性,但这需要时间。

②联合治疗是为了最大限度地降低血压,因为增大单一药物的剂量容易引发不良反应。大多数高血压患者需要使用两种或更多种降压药物来控制血压。联合用药时,每种药物的剂量较小,选择的药物之间具有协同或相加的治疗作用,其不良反应可以相互抵消或至少不相加。合理的药物配合还需要考虑药物作用时间的协调性。以下是高血压防治指南推荐的降压药物组合:

a.利尿剂和 β 受体阻滞剂。

b.利尿剂和 ACEI 或血管紧张素 Ⅱ 受体阻滞剂(ARBs)。

c.钙拮抗剂(二氢吡啶)和 β 受体阻滞剂.

d.钙拮抗剂和 ACEI 或 ARBs。

e.钙拮抗剂和利尿剂。

f.α 受体阻滞剂和 β 受体阻滞剂。

g.在必要的情况下,也可以使用其他组合,包括中枢作用药如 α_2 受体激动剂和咪唑啉受体调节剂合用,或者联合 ACEI 或 ARBs。也有些患者可能需要使用 3 种或 4 种药物的联合治疗。

③如果高血压患者伴有其他心血管疾病,就需要考虑降压药物的器官保护作用。在选择抗高血压药物时,应该充分考虑大量的临床试验证据,选择那些能够保护器官、降低相关临床状况死亡率、提高生存率的药物。

二、继发性高血压

(一)概述

继发性高血压,又称症状性高血压,是由特定的疾病或病理状态导致的血压增高。这类高血压大约占所有高血压患者的 5%,尽管比例不高,但由于高血压的普遍性,这类患者的绝对数量相当大。某些继发性高血压的病例,如原发性醛固酮增多症、嗜铬细胞瘤和肾血管性高血压,可以通过手术完全治愈。对于不能通过手术治愈的情况,通过针对性的治疗可以大大降低患者的致残和死亡风险。只有在排除了继发性高血压的可能性之后,才能确诊为原发性高血压,因此对继发性高血压的病因诊断和治疗具有重大意义。

(二)诊断步骤

1.在诊断继发性高血压时,需要进行详细的病史采集

重要的采集点包括:

(1)高血压的家族史。

(2)高血压的持续时间、最高和最低水平以及一般的血压水平。如果在 30 岁之前出现中度或重度高血压,或者在中老年(通常在 50 岁左右)病情迅速恶化,而没有原发性高血压的病史,应该高度怀疑是否存在导致继发性高血压的原因。

(3)高血压的类型(持续性或阵发性)。

(4)夜间尿频和周期性麻痹的病史。

（5）多汗、心悸和面色苍白的病史。

（6）尿痛、尿急和血尿的病史。

（7）贫血和水肿的病史。

（8）对不同类型降压药的反应。如果降压药物的治疗效果差或无效，或者在血压控制良好的患者中，短期内血压又上升，也应该排除继发性高血压的可能性。

（9）使用避孕药的病史和第二性征的发育病史，包括月经周期的病史等。

2.在诊断继发性高血压过程中，体格检查是必不可少的步骤

这些检查包括：

（1）测定患者在立卧位时的血压。

（2）检查四肢的血压和血管搏动情况。

（3）观察患者的体形、面色以及四肢末端的温度。

（4）检查皮肤是否多汗，以及毛细血管的状态。

（5）观察面部和下肢是否有水肿现象。

（6）检查第二性征的发育情况，如阴毛和乳房的发育。

（7）测量心率并听诊心脏和血管的杂音，包括锁骨上方、颈部、耳后、眼部、胸部、上腹部、腰背部以及髂窝的血管杂音。

（8）进行眼底检查。

3.在门诊中，基础实验室检查对于确定诊断也十分重要

这些检查包括：

（1）进行血常规检查。

（2）进行尿常规检查。

（3）进行生化检查，包括测量血钾、钠、尿素氮、肌酐、空腹血糖、总胆固醇和三酰甘油的水平。

（4）进行心电图检查，如有必要，进行超声心动图检查。

（三）诊断对策

1.诊断要点

在诊断继发性高血压的过程中，首要任务是理解它的常见病因分类。结合这些分类和已收集的临床信息，我们可以进行针对性的进一步实验室检查，以便确定诊断。以下是继发性高血压的常见病因分类：

（1）肾源性高血压：包括各种肾实质性疾病（如急性和慢性肾小球性肾炎、慢性肾盂肾炎、巨大肾积水、先天性多囊肾、肾肿瘤、肾结石、肾结核等），肾动脉疾病（如肾动脉狭窄、硬化、栓塞，以及系统性红斑狼疮、结节性动脉周围炎、低血钠高血压综合征、过敏性紫癜等），肾周围疾病（如肾周围炎、肿瘤等），以及继发性肾脏病变（如糖尿病肾病、结缔组织病、肾淀粉样变等）。

（2）心血管疾病：包括主动脉瓣关闭不全、主动脉缩窄、主动脉血栓性狭窄、动脉导管未闭，以及围产期心肌病。

（3）内分泌障碍性疾病：包括甲状腺功能亢进症、甲状旁腺功能亢进、嗜铬细胞瘤、原发性醛固酮增多症、皮质醇增多症（Cushing 综合征）、先天性肾上腺皮质增生，以及肢端肥大症。

（4）神经系统疾病：包括脑肿瘤、脑外伤、脑干感染，以及睡眠呼吸暂停综合征。

（5）其他病因：包括妊娠高血压综合征、红细胞增多症，以及某些药物（如糖皮质激素、拟交感神经药、环孢素 A 等）的影响。

2.鉴别诊断要点

（1）肾实质性高血压：

①慢性肾小球肾炎是一种肾小球疾病群，其主要表现包括：a.肾炎病史，可能伴有水肿和贫血；b.异常尿常规检查结果，肾功能损害，甚至可能发展为尿毒症；c.疾病最终可能转变为肾衰竭。

需要注意的是，慢性肾小球肾炎可能引发高血压，这需要与原发性高血压引起的肾损害进行区分。前者常见于年轻人（20～30 岁），尿异常出现在高血压之前，水肿和贫血更常见，尿蛋白质含量较高，尿液显微镜检查常可见到红细胞和管型。后者通常出现在 40 岁以上，通常在出现蛋白尿前已有 5 年以上的高血压病史，水肿和贫血较少见，蛋白尿通常为轻中度，尿液显微镜检查罕见红细胞管型。此外，原发性高血压通常伴有左室肥厚，肾小管功能损伤早于肾小球功能损伤，常有夜尿增多，病程进展较慢，主要转归为心脑血管事件。在慢性肾炎中，左室肥厚较少见，病程进展较快，主要转归为慢性肾衰竭，必要时可以进行肾穿刺以进行鉴别。

急性肾炎通常见于青少年，发病前有链球菌感染史，可能出现水肿、血尿、蛋白尿，可能并发高血压脑病，眼底检查可能看到视网膜动脉痉挛。

慢性肾盂肾炎多见于女性，可能有轻度蛋白尿和高血压，有反复尿路感染史，尿异常出现在高血压之前，尿液中可能含有蛋白质、红细胞、脓细胞，尿液细菌培养结果为阳性，静脉肾盂造影可能看到肾盂和肾盏扩张和畸形，抗感染治疗有效。在 40 岁以上的女性中，需要注意慢性肾盂肾炎和原发性高血压可能同时存在。

多囊肾常有家族史，可以通过触诊发现肾区肿大，超声检查可以确定诊断。

②糖尿病肾病在早期可能表现为微量蛋白尿，并可能伴有轻度高血压。当病情演变为显性糖尿病肾病，甚至发展到肾衰竭的末期时，可能出现严重的高血压。糖尿病的诊断主要依赖于血糖测量和糖耐量试验，而微量蛋白尿则是确定早期糖尿病肾病的关键指标。

（2）肾血管性高血压：肾血管性高血压是指由于单侧或双侧肾动脉主干或分支的狭窄或阻塞导致的高血压。常见的病因包括多发性大动脉炎、肾动脉纤维肌性发育不良和动脉粥样硬化，前两者主要发生在青少年，而后者主要发生在老年人。肾动脉狭窄性高血压的典型临床表现包括：病史较短，突然出现显著的高血压，或者原有的高血压突然加重，没有高血压的家族史，对降压药物反应不佳，上腹部或腰部脊肋区可能听到血管杂音，可能有腰部外伤的病史。进一步的检查可以包括静脉肾盂造影、放射性核素肾图和肾静脉肾素活性测定，确诊的依据是肾动脉造影。治疗方法包括经皮腔内肾动脉血管成形术、放置支架或手术等，解除动脉狭窄或阻塞后，高血压可能得到逆转或缓解。

（3）嗜铬细胞瘤：嗜铬细胞瘤是一种源自肾上腺髓质、交感神经节以及体内其他嗜铬组织的肿瘤。这种瘤体可能会间歇性或持续性地释放超量的肾上腺素、去甲肾上腺素和多巴胺。症状多变，但当患者体验到血压上升和大幅度波动，伴随着怕热、多汗、面色苍白和四肢发冷等症状时，应当首先考虑嗜铬细胞瘤的可能性。诊断方法包括血浆儿茶酚胺浓度测定，该值在静息状态或发作间歇期显著增高时,嗜铬细胞瘤的诊断可以得以确认。更精确的定位诊断则需要通过血浆儿茶酚胺浓度的分段腔静脉采血,以及在儿茶酚胺峰值水平下进行 CT 和(或)MRI 检查,还可以通过核素 MIBG 显像。只需进行一到两项检查,就能明确瘤体的位置。

(4)原发性醛固酮增多症:原发性醛固酮增多症是一种综合症状,由肾上腺皮质增生或肿瘤导致醛固酮分泌过多引起。这种疾病主要发生在成年女性身上,主要临床表现是长期高血压和低血钾。其他常见的症状包括乏力、周期性麻痹、烦渴和多尿等,患者的血压通常处于中度或轻度升高状态。如果患者在服用螺内酯后症状明显改善,血压下降,这有助于诊断。实验室检查可能会发现低血钾、高血钠、代谢性碱中毒和血浆肾素活性下降等情况。超声和 CT 等检查可以对病变进行定位诊断。

(5)Cushing 综合征:Cushing 综合征,也称为皮质醇增多症,是由肾上腺皮质增生或肿瘤导致糖皮质激素分泌过多引起的。主要症状包括水钠潴留引起的血压升高,向心性肥胖,满月脸,多毛,性功能紊乱,皮肤细薄及紫纹,血糖升高等。要确诊本病,需要进一步证明皮质醇分泌过多或失去其正常的昼夜节律,即早晨分泌超过正常值,晚上和午夜的分泌不低于正常值或高于午后分泌水平。24 小时尿中 17-酮类固醇增多,地塞米松抑制试验及促肾上腺皮质激素兴奋试验阳性,部分增生型病例的 X 线颅骨检查可见蝶鞍扩大,肾上腺 CT、放射性核素肾上腺扫描可确定病变部位。

(6)主动脉缩窄:主动脉缩窄通常是先天性的,少量由多发性大动脉炎引起。这种疾病在青少年中更常见,男性发病率高于女性。其主要临床表现为上肢血压升高,而下肢血压明显低于上肢,形成了一种畸形的上高下低现象。在腹主动脉、股动脉和其他下肢动脉,动脉搏动可能会减弱,甚至无法触及。在肩胛间区、腋部等处,由于侧支循环的形成,动脉搏动可能会明显增强,且可能伴有震颤和血管杂音。另外,左心室肥大和扩大等症状也可能出现。主动脉造影能够明确诊断主动脉缩窄。

(四)治疗对策

1.治疗原则

(1)病因治疗:继发性高血压与原发性高血压的明显差别在于,前者多数情况下是可以通过治疗来根治的。因此,对于被确诊为继发性高血压的患者,应当尽可能地进行手术或者介入式治疗。

(2)降压治疗:降低过高的血压也是改善继发性高血压患者生活质量、提高生存率的基本措施之一。降压治疗除了需要限制食盐的摄入以外,主要还是依靠长期服用降压药。有效的降压治疗需要将血压降至正常范围[(90~139)/(60~89)mmHg],对于年轻患者或有肾损害者,血压的目标应该是 130/85mmHg 以下。

2.治疗方案的选择

(1)肾损害引发的高血压:轻度到中度肾功能损害的高血压患者可以选择使用 ACEI 与长效钙拮抗剂。严重的肾损害伴肾衰竭的患者则应当选择透析疗法,甚至是肾移植。

(2)肾血管性高血压:除了需要控制高血压,还需要保持肾功能稳定。治疗方式应当根据肾动脉狭窄的具体情况,通过经皮腔内血管成形术和(或)外科手术进行血流重建。对于不适合手术的患者,可以选择药物治疗。手术治疗前后(未达治愈标准时),也需要配合药物治疗。

双侧肾动脉狭窄或孤立肾动脉狭窄者禁用 ACEI 类药物,但对于单侧肾动脉狭窄的患者,可以小心地使用,并逐渐增加药量,同时需要监测血肌酐。

(3)嗜铬细胞瘤:大多数嗜铬细胞瘤是良性的,大约 10% 可能为恶性。手术切除是主要的治疗方法,手术前或者已经有多处转移无法手术的恶性病变,可以选择 α、β 受体阻滞剂联合降压治疗。

(4)原发性醛固酮增多症:治疗主要根据不同的类型选择相应的治疗方案。对于肾上腺皮质腺瘤和单侧肾上腺增生,首选的治疗方法为一侧肾上腺切除术,腹腔镜下肾上腺切除是一种理想的手术方式。对于无法手术或手术效果不理想的患者,可以选择醛固酮拮抗剂螺内酯和长效钙拮抗剂进行降压治疗。

(5)皮质醇增多症:治疗这种病症关键在于针对病因进行治疗,可能需要采取手术、放射或药物疗法来治疗病变本身。对于降压治疗,可以应用利尿剂或者与其他降压药物联合使用。

第三章　消化系统

第一节　慢性胃炎

一、慢性非萎缩性胃炎

(一)流行病学

慢性非萎缩性胃炎是一种常见的胃病,它是慢性胃炎的一种形式,这种病症的主要特征是胃黏膜在致病因素的影响下发生的非萎缩性炎症。这种炎症主要由淋巴细胞和浆细胞的浸润引起,可能伴随糜烂或胆汁反流。由于许多慢性非萎缩性胃炎患者没有明显症状,因此很难获得准确的患病率。

据众多研究表明,幽门螺杆菌(H. pylori,Hp)感染是引起慢性胃炎的主要原因,这种感染也是引起慢性非萎缩性胃炎的最常见因素。此外,一些其他感染和非感染因素也可能导致胃黏膜损伤。慢性非萎缩性胃炎的临床表现多样且缺乏特异性,诊断主要依赖胃镜检查、镜下病理活检以及 Hp 检测。

在我国,基于内镜诊断的慢性胃炎的患病率高达 90%,其中慢性非萎缩性胃炎是最常见的类型,约占患病率的 49.4%。随着年龄的增长,慢性非萎缩性胃炎的发病率也呈上升趋势,这主要与 Hp 感染率随年龄增长而增加有关。此外,慢性非萎缩性胃炎的患病率在不同的国家和地区之间存在明显的差异,这可能与 Hp 感染率和遗传背景的差异有关。

(二)发病机制

1.感染性因素

(1)幽门螺杆菌(Hp):Hp 是慢性胃炎主要的病原体。大量研究显示,Hp 感染者基本都会出现胃黏膜的活动性炎症反应,而慢性非萎缩性胃炎也与 Hp 感染有紧密的关系。Hp 的毒性和致病因子主要包括 CagA、VacA、BabA、SabA、OipA、DupA 等,其中 CagA 的致病性最强。这些致病因子具有显著的基因多态性,有助于适应寄主的环境并促进菌株的持续感染。Hp 的感染初期多表现为非萎缩性胃炎,并且感染后一般难以自发清除,导致终身感染(极少数患者可能自然除菌)。如果不进行根除治疗,长期感染可能导致部分患者胃黏膜的萎缩和肠化,甚至异型增生和胃癌。然而,如果能够根除 Hp,胃黏膜的炎症反应可能会减轻。Hp 的感染具有全球分布性,我国是 Hp 感染的高发地区,感染率仍然高达 50%。

(2)海尔曼螺杆菌:这是一种已知在胃内的、和 Hp 不同的革兰氏阴性杆菌,属于螺杆菌属。人类感染的报道较少,多数是通过胃镜检测出来的。感染率明显低于 Hp($<1\%$),约 5% 的患者可能同时感染 Hp。海尔曼螺杆菌可以在人类胃黏膜内定植,引起胃黏膜损伤。然而,与 Hp 相比,胃黏膜的急性和慢性炎症程度相对较轻,可能是与胃黏膜螺杆菌的定植量有关。

(3)其他病菌:像分枝杆菌这样的细菌,巨细胞病毒、疱疹病毒等病毒,类圆线虫属、血吸虫或裂头绦虫等寄生虫,以及组织胞质菌等真菌感染,都可能引发急慢性炎症反应,导致胃黏膜损伤。

2.非感染性因素

(1)物理因素:不良的饮食习惯,如摄入过冷、过热、过硬或过刺激的食物,长期如此可以导致胃黏膜受损。

(2)化学因素:非甾体抗炎药(如阿司匹林、吲哚美辛等)和酒精都可能导致胃黏膜受损。此外,由于各种原因引发的幽门括约肌功能不全,可能会使得含有胆汁和胰液的十二指肠液反流入胃,从而削弱或破坏胃黏膜的防护功能,使胃黏膜受到消化液的侵蚀,进一步导致胃黏膜损伤。

(3)放射因素:通常在首次进行放射治疗后的 2～9 个月内出现。小剂量的放射可以引起胃黏膜损伤,但这种损伤可以恢复。然而,高剂量的放射导致的黏膜损伤往往是不可逆的,甚至可能引发胃黏膜的萎缩和与缺血相关的溃疡。

(4)其他因素:嗜酸性粒细胞性、淋巴细胞性、肉芽肿性胃炎和巨大肥厚性胃炎(Menetrier 病)相对较少见。然而,随着在我国克罗恩病的发病率上升,肉芽肿性胃炎的诊断率可能会增加。此外,其他系统的疾病,如尿毒症、心力衰竭、门静脉高压症、糖尿病、甲状腺疾病、干燥综合征等,也与慢性非萎缩性胃炎的发病有关。

(三)病理

慢性胃炎的进程可以被描述为一个胃黏膜损伤和修复的长期过程,其主要的组织病理学特征包括炎症、萎缩以及肠道化。相对的,慢性非萎缩性胃炎的主要组织病理学特征是显著的淋巴细胞和浆细胞的浸润,这是一种慢性炎症的表现,同时,黏膜内并未出现固有腺体的减少。

在研究慢性胃炎的过程中,科学家关注的主要包括 5 种组织学变化和 4 个分级。这 5 种组织学变化分别是:幽门螺杆菌(Hp)、慢性炎症反应(表现为单个核细胞的浸润)、活动性炎症(表现为中性粒细胞的浸润)、萎缩(表现为固有腺体的减少)以及肠道化(肠上皮的化生)。然而,在慢性非萎缩性胃炎的组织病理学特征中,没有腺体萎缩和肠上皮化生的现象,因此,主要的观察点是幽门螺杆菌、慢性炎症反应,以及活动性炎症这 3 种组织学变化。分级的四个级别分别是:0(无)、+(轻度)、++(中度)、+++(重度)。

在诊断过程中,我们采用了我国的慢性胃炎病理诊断标准以及新悉尼系统的直观模拟评分法。直观模拟评分法是由新悉尼系统提出的,旨在提高慢性胃炎的国际交流一致性。我国的慢性胃炎病理诊断标准非常具体且操作方便,与新悉尼系统基本相同。然而,由于我国的标准只有文字描述,可能因为理解的差异而导致诊断的不一致。因此,结合新悉尼系统的评分图,可以提高与国际诊断标准的一致性。

1.幽门螺杆菌

在进行胃黏膜黏液层、表面上皮、小凹上皮以及腺管上皮表面的 Hp 观察时,主要依据以下 4 个级别进行评估。①无:在特殊染色片上未观察到 Hp 的存在;②轻度:在标本全长的 1/3 以内可以偶尔见到或发现少数的 Hp;③中度:Hp 的分布超出标本全长的 1/3,但未达 2/3,或者是连续性的、薄而稀疏地存在于上皮表面;④重度:Hp 以堆积的形式存在,基本上分布在标本的全长区域。

2.慢性炎性反应

这种反应主要表现为以淋巴细胞和浆细胞为主的慢性炎症细胞在黏膜层中的浸润,Hp 感染所引发的慢性胃炎中常可见到淋巴滤泡的形成。根据黏膜层慢性炎症细胞的浸润深度和集聚程度进行分级,如果两者不一致,则以前者为主。在正常情况下,每一个高倍视野中的单个核细胞(包括淋巴细胞、浆细胞和单核细胞)不超过 5 个。如果数量略超过正常,但在内镜下没有明显异常,病理诊断可以被认为是基本正常。

3.活动性慢性炎性病变

如果在背景中观察到中性粒细胞的浸润,这表明存在活动性炎症,被称为慢性活动性炎症,这往往提示存在 Hp 感染。其可以分为 3 个级别:轻度,指的是黏膜固有层有少数中性粒细胞浸润;中度,指的是中性粒细胞较多,存在于黏膜层,并且可以观察到在表面上皮细胞、小凹上皮细胞或腺管上皮内;重度,指的是中性粒细胞较密集,或除了在中度情况下所见外,还可以观察到小凹脓肿的存在。

(四)临床表现

1.症状

大部分患者并无明显自我感觉的症状,但对于部分有症状患者而言,他们的临床表现通常并不特异。常见的症状包括中上腹部的不适、饱胀、钝痛以及烧灼感,同时也可能伴随着食欲减退、嗳气、反酸、恶心等消化不良的症状。这些症状通常没有明显的规律性,并且与他们的严重程度并无明显关联性,不论是内镜下的表现还是胃黏膜病理组织学分级。若病程较长,少数患者可能伴有全身性症状,如乏力、体重减轻等。

2.体征

大部分患者并无明显的临床体征,但部分患者可能表现出上腹部的轻微压痛。

(五)辅助检查

由于慢性非萎缩性胃炎的临床症状缺乏特异性,且往往伴随着少量的体征,因此,对于慢性非萎缩性胃炎的确诊主要依赖于内镜检查和胃黏膜活检,尤其是胃黏膜活检的诊断意义更为重大。

1.实验室检查

(1)血清胃蛋白酶原检测:胃蛋白酶原(PG)是胃部分泌的胃蛋白酶无活性前体,大约有 1% 的 PG 可以通过胃黏膜进入血液循环。PG 可以分为胃蛋白酶原Ⅰ(PGⅠ)和胃蛋白酶原Ⅱ(PGⅡ)两种类型,它们是反映胃体黏膜酸分泌功能的良好标志,可以提示胃底腺黏膜萎缩的情况。

(2)血清胃泌素检测:胃泌素-17(G-17)是由胃窦 G 细胞合成和分泌的酰胺化胃泌素,它是反映胃窦分泌功能的敏感指标之一,能够提示胃窦黏膜萎缩的状况。

2.幽门螺杆菌检测

幽门螺杆菌(Hp)是导致慢性非萎缩性胃炎最常见的致病因素,因此检测Hp的存在至关重要。Hp检测方法主要包括侵入性和非侵入性两种方式。侵入性检测方法需要通过胃镜检查获取胃黏膜标本,主要包括快速尿素酶试验、组织学检查、Hp培养和组织PCR技术。而非侵入性检查则无须通过胃镜检查获得标本,主要包括血清抗体检测、碳13或碳14尿素呼气试验、粪便Hp抗原检测。各种检测方法都有其独特的优点和局限性,选择哪种方法需要根据具体情况来决定,但在临床上,碳13或碳14尿素呼气试验、快速尿素酶试验和组织学检查是最常使用的。

3.胃镜检查

对于慢性非萎缩性胃炎的诊断,包括内镜诊断和病理诊断两个方面,但最终的确诊应以病理诊断为准。电子染色放大内镜和共聚焦激光显微内镜对于慢性非萎缩性胃炎的诊断和鉴别诊断具有一定的价值。

(1)普通白光内镜是一种依赖肉眼成像方法观察黏膜炎性变化的技术,其结果需要与病理检查结果结合,才能做出最终判断。通过内镜检查,慢性胃炎可以被分为慢性非萎缩性胃炎和慢性萎缩性胃炎两种基本类型。在慢性非萎缩性胃炎的胃镜检查中,可以观察到黏膜红斑、黏膜出血点或斑块、黏膜粗糙伴或不伴水肿、充血渗出等基本症状,同时可能会存在糜烂、出血或胆汁反流等现象,这些都是内镜检查可以获取的可靠证据。

其中,糜烂可以分为平坦型和隆起型两种,平坦型胃黏膜上有单个或多个糜烂灶,大小从针尖样到直径数厘米不等;隆起型则可见单个或多个疣状、膨大皱襞状或丘疹样隆起,直径5～10mm,顶端可见黏膜缺损或脐样凹陷,中央有糜烂。糜烂的出现可能与Hp感染和服用有损于黏膜的药物等因素有关。此外,通过白光内镜的特征性表现,也可以推断出是否存在Hp感染。如Hp感染胃黏膜可见胃体一胃底部的点状发红、弥散性发红、伴随的集合细静脉的规律排列(RAC)消失、皱襞异常(肿大、蛇形、消失)、黏膜肿胀、增生性息肉、黄斑瘤、鸡皮样以及黏稠的白色混浊黏液等表现。

(2)电子染色放大内镜:电子染色放大内镜是一种可以清晰地揭示胃黏膜微观结构和微血管的技术。虽然慢性胃炎的放大图像复杂多变,但其变化过程还是有一定的规律性。从正常的胃底腺黏膜放大图像,到萎缩黏膜和肠上皮化生,胃黏膜的改变都会有相应的变化。例如,在观察肠化区域时,可以在NBI(窄带成像)模式下看到源于上皮细胞边缘的亮蓝色细线样反光,这被称为亮蓝嵴(LBC)。研究发现,LBC对于肠化的诊断具有很好的敏感性和特异性。

(3)共聚焦激光显微内镜:共聚焦激光显微内镜是一种可以对胃黏膜进行细胞级别观察的光学活检技术。它能够辨识胃柱状上皮细胞、胃小凹、上皮下间质、间质内细胞和组织、血管以及胃上皮表面的Hp。这些信息对于慢性胃炎的诊断以及组织学变化的分级(包括慢性炎性反应、活动性、萎缩和肠化生)具有参考价值。此外,光学活检可以选择性地对可疑部位进行靶向活检,从而提高活检取材的准确性。通过共聚焦激光显微内镜,我们可以看到慢性非萎缩性胃炎的主要表现,包括水肿、Hp感染、上皮细胞轮廓不清,以及胃小凹形态和数量的改变、胃小凹间质的增宽等。

(4)血红蛋白指数测定:血红蛋白指数(IHB)测定是一种内镜下光学技术,其基本原理是将胃黏膜表层镜下区域内的血红蛋白含量通过二维分布近似度以图像形式显示出来。由于胃黏膜具有丰富的微血管分布,IHB 的色调变化可以反映微血管中的血红蛋白含量。通过设定正常胃黏膜 IHB 值的标准范围,可以对 IHB 值的高低部分进行色彩强调处理,从而获取内镜图像中的红色、绿色、蓝色等成分,进一步推导出血红蛋白的浓度指数。慢性胃炎患者的黏膜色调变化与炎症程度有关。设定 IHB 标准数值区间后,正常的胃黏膜组织呈绿色;在慢性非萎缩性胃炎的胃黏膜组织中,由于炎症反应的存在,使得局部血流量增多,导致 IHB 值增高,黏膜颜色呈现偏暖色调,如黄色、红色;而慢性萎缩性胃炎由于黏膜及腺体发生萎缩,微血管减少,血流亦减少,所以呈现为蓝色等偏冷色调。研究表明,IHB 测定对于诊断慢性胃炎的类型、严重程度,以及是否存在 Hp 感染具有重要意义,可以提高对慢性非萎缩性胃炎诊断的准确性。

(六)诊断与鉴别诊断

1.诊断

许多患有慢性胃炎的人往往无任何明显症状,但也有部分患者会出现消化不良等问题,这些症状并不特异。有趣的是,消化不良的症状存在与否及其严重程度,与患者的胃内镜观察结果和胃黏膜病理组织学分级并无明显关联。一些慢性胃炎患者可能会有上腹部疼痛、胀满等消化不良症状。在临床表现和心理状态上,有消化不良症状的慢性胃炎患者与功能性消化不良患者之间无明显差异。有研究发现,在功能性消化不良患者中,高达 85% 的人存在胃炎,其中约 51% 的人合并有 Hp 感染。这个比例因地区不同,Hp 感染率的差异而有所变化。部分慢性胃炎患者可能同时存在胃-食管反流病和消化道动力障碍,尤其在一些老年患者中,他们的下食道括约肌松弛和胃肠道动力障碍问题尤为显著。

在内镜检查下,慢性非萎缩性胃炎可能显示出黏膜红斑、黏膜出血点或斑块、黏膜粗糙并伴随或不伴随水肿、充血、渗出等基本特征。糜烂性胃炎可以分为两种类型:平坦型和隆起型。平坦型表现为胃黏膜有一个或多个糜烂灶,大小从针尖大小到直径几厘米不等;隆起型则表现为一个或多个疣状、肥大皱褶状或丘疹样隆起,直径在 5~10mm,顶部可能会有黏膜缺损或脐样凹陷,中央有糜烂。慢性非萎缩性胃炎的确诊需要依赖病理诊断,其中黏膜内慢性炎性细胞(主要是淋巴细胞和浆细胞)浸润为主,没有肠化生等萎缩表现。

2.鉴别诊断

(1)功能性消化不良:这是一种常见的情况,其症状与慢性胃炎类似,主要包括上腹部不适、餐后不适和上腹部隐痛等非典型症状。这些症状常常与情绪状态和睡眠质量等主观因素有关,内窥镜检查可能不显示任何黏膜改变。

(2)非甾体抗炎药(NSAIDs)相关化学性胃炎:这种情况常发生在使用 NSAIDs 治疗的患者中,轻者可能无症状,也可能出现烧灼感、上腹痛、恶心和呕吐,极少数会出现消化性溃疡,甚至消化道出血。内窥镜下可见到红斑、糜烂、微出血,甚至弥散性出血和溃疡,典型的病理变化是胃小凹上皮细胞增生,很少或无炎症细胞浸润,这与慢性胃炎完全不同。

(3)胆汁反流性胃炎:患者可能出现上腹痛、胆汁性呕吐和消化不良等症状,如果患者曾接受过远端胃切除手术或有胆系疾病史,诊断通常不会太困难。但仍需要进一步进行内窥镜和组织学检查,其组织学改变与 NSAIDs 相关的化学性胃炎类似。确诊需要进行胃内 24 小时胆红素监测和^{99m}Tc-EHIDA核素显像等检查。

（4）淋巴细胞性胃炎：这是一种比较少见的疾病，症状无特异性，主要表现为体重减轻、腹痛、恶心和呕吐。病变通常涉及胃体黏膜，内窥镜可以看到痘疮样病灶、肥大皱褶和糜烂灶，组织学检查可以明确诊断。如果胃腺上皮细胞内的淋巴细胞浸润超过25个，就可以诊断为淋巴细胞性胃炎。大约63%的患者可以检出幽门螺杆菌，约10%的乳糜泻患者有淋巴细胞性胃炎。

（5）嗜酸性细胞性胃炎：这种病的特征是胃壁有嗜酸性细胞浸润，常伴有外周血嗜酸粒细胞增多。病变可能涉及胃壁的黏膜、黏膜下、肌层和浆膜。病因不明，50%的患者有个人或家族的过敏史（如哮喘、过敏性鼻炎、荨麻疹），部分患者的症状可能由某些特殊食物引发。血液中IgE水平增高，被认为是由于外源性或内源性过敏原引发的变态反应。临床表现多样，无特异性，主要包括腹痛、恶心、呕吐和腹泻，少数会出现腹膜炎和腹水等。诊断依据包括：食用特定食物后出现胃肠道症状；外周血嗜酸粒细胞升高。通过活体组织检查证实胃壁嗜酸性细胞显著增多。

（七）治疗

慢性非萎缩性胃炎的治疗应根据病因进行，遵从个体化治疗原则。治疗目标是去除病因，保护胃黏膜，缓解症状，提升患者的生活质量，改善胃黏膜炎症，阻止非萎缩性胃炎的进展，减少或防止萎缩性胃炎、肠上皮化生、上皮内瘤变和胃癌的发生。然而，对于无症状、Hp阴性的慢性非萎缩性胃炎，没有特别的治疗要求。

当前，食物摄入与慢性胃炎症状之间的具体关系还没有明确的临床证据，同时，大型临床研究也没有对饮食干预疗效进行评估。但是，改变饮食习惯和生活方式一直是治疗慢性胃炎的重要部分。因此，通常建议患者改变饮食和生活习惯，比如避免过度饮用咖啡、大量饮酒和长期大量吸烟，同时尽量避免长期大量服用可能导致胃黏膜损伤的药物，如NSAIDs等。

Hp感染是慢性非萎缩性胃炎的主要病因，过去是否需要对所有Hp胃炎进行根除治疗存在争议。但随着Hp研究的深入，最新国内Hp感染处理共识推荐所有Hp阳性的慢性胃炎患者，无论有无症状和并发症，都应进行根除治疗，除非存在抗衡因素（如患者伴有其他疾病、社区再感染率高、卫生资源优先度安排等）。大量研究证实，及时根除Hp后，部分患者的消化道症状可以得到控制，同时胃黏膜炎症也能显著改善。Hp的根除治疗应采用我国第5次Hp感染处理共识推荐的铋剂四联根除方案：质子泵抑制剂（PPI）＋铋剂＋两种抗菌药物，疗程为10天或14天，推荐的抗生素包括阿莫西林、呋喃唑酮、四环素、甲硝唑、克拉霉素、左氧氟沙星。同时，所有患者在根除治疗后都应常规进行Hp复查，以评估治疗效果；最好的非侵入性评估方法是尿素呼气试验，应在治疗完成后至少4周进行。

对于服用NSAIDs等药物而导致胃黏膜损伤的患者，首要的步骤是评估患者是否能够停止使用这些药物，这需要根据患者使用药物的治疗目标来决定。对于必须长期使用这类药物的患者，应进行Hp的检查和根除，并依据病情或症状的严重程度选择使用PPI、H_2受体拮抗剂（H_2RA）或胃黏膜保护剂。已有许多高质量的临床试验研究表明，PPI是预防和治疗NSAIDs相关消化道损伤的优选药物，其疗效超过H_2RA和胃黏膜保护剂。

胆汁反流也是引发慢性非萎缩性胃炎的一种病因。胆汁逆流入胃可能会削弱或破坏胃黏膜的防护功能,使胃黏膜受到消化液的侵害,从而引发炎症反应、糜烂、出血和上皮化生等病变。使用促动力药物如盐酸伊托必利、莫沙必利和多潘立酮等可以防止或减少胆汁反流,而铝碳酸镁制剂则可以通过结合胆酸来增强胃黏膜的防护功能,从而减轻或消除胃黏膜的损伤。此外,有条件的患者可以短期使用熊去氧胆酸制剂。

对于那些主要表现为胃黏膜糜烂和(或)上腹痛以及上腹烧灼感等症状的患者,由于胃酸和胃蛋白酶在病程中的重要作用,可以根据病情或症状的严重程度选择胃黏膜保护剂、H_2RA或PPI。对于主要症状为上腹饱胀、恶心或呕吐等的患者,可能与胃排空迟缓有关,结合胃动力异常是慢性胃炎的重要因素,因此,使用促动力药物可以改善这些症状。

在选择促动力药物时,需要注意的是,多潘立酮是一种选择性的外周多巴胺 D_2 受体拮抗剂,可以增加胃和十二指肠的动力,促进胃的排空。然而,有报道显示,在每日剂量超过 30mg 和(或)伴有心脏病、接受化疗的肿瘤患者、电解质紊乱等严重器质性疾病的患者,以及年龄超过 60 岁的患者中,使用多潘立酮可能会增加严重室性心律失常,甚至心源性猝死的风险。因此,2016 年 9 月,多潘立酮的说明书在药物安全性方面进行了修订,建议上述患者在使用时应谨慎,并在医师的指导下使用。

莫沙必利是一种选择性的 5-羟色胺 4 受体激动剂,可以促进食管动力、胃的排空和小肠的传输。在临床治疗剂量下,未见到心律失常活性,对 QT 间期也没有临床上有意义的影响。伊托必利是一种多巴胺 D_2 受体拮抗剂和乙酰胆碱酯酶抑制剂,2016 年的《功能性胃肠病罗马Ⅳ诊断标准共识》提出,盐酸伊托必利可以有效缓解早饱、腹胀等症状,而且安全性好,不良反应发生率低。

对于那些有显著的进食相关的腹胀、食欲减退等消化不良症状的患者,可以考虑使用消化酶制剂。推荐在用餐时服用,以便在进食时提供足够的消化酶,帮助营养物质的消化,缓解相应的症状。效果比在餐前和餐后服用更好。我国常用的消化酶制剂包括复方阿嗪米特肠溶片、米曲菌胰酶片、胰酶肠溶胶囊、复方消化酶胶囊等。

慢性胃炎的治疗方法多种多样,其中中医药提供了一个独特的治疗路径。其在处理慢性胃炎伴随的消化不良症状方面,有其独特的理论和临床经验。根据我国的医学共识,慢性非萎缩性胃炎的主要病理机制是胃膜的损伤以及胃的消化功能受损。如果患者主要症状是饭后胃部胀满不适,那么在中医中,这被视为"胃痞"。如果患者主要症状是上腹部疼痛,那么在中医中,这被视为"胃痛"。

中医药的治疗方法主要包括辨证治疗,根据症状的增减进行治疗,使用中成药,以及针灸等。这些方法不仅可以改善一部分患者的消化不良症状,甚至可能有助于改善胃黏膜的病理状况。然而,目前的证据主要来自个别中心的研究,尚缺乏大样本、长期随访的临床研究。对于那些常规西医治疗效果不佳的患者,可以试用中医药治疗或者中西医结合的方法。

另外,精神心理因素和消化不良症状有密切关系,特别是对于有焦虑症和抑郁症的患者。对于这些患者,如果常规治疗无效或效果不佳,可以尝试使用抗抑郁药物或抗焦虑药物,如三环类抗抑郁药或选择性 5-羟色胺再摄取抑制剂等。在使用这些药物的过程中,患者需要遵医嘱,定期复诊,以便调整治疗方案和监测可能的不良反应。

（八）预后

慢性非萎缩性胃炎的疾病进程可能有多种情况，包括病情逆转、稳定，或者加重。对于大多数患者来说，通过积极的治疗，他们的病情可能会得到改善或者完全康复，因此预后通常是乐观的，尤其是那些没有持续感染幽门螺杆菌（Hp）的患者。然而，有少数患者可能会随着疾病的发展，出现胃黏膜萎缩、肠上皮化生，或者上皮内瘤变，甚至可能发展为胃癌。因此，我们需要对这种疾病给予高度的关注，并进行早期胃癌的筛查和内镜诊疗。

（九）预防

对于慢性非萎缩性胃炎的预防，健康的饮食习惯和生活方式是关键。建议大家在日常饮食中要有节制，选择更加健康、平衡、温热、慢吞、细嚼的食物，同时避免吸烟、过量饮酒与咖啡和浓茶等不良生活方式。尽可能避免长期大量服用会损害胃黏膜的药物，如非甾体抗炎药（NSAIDs）。如果因为某些特殊原因需要服用这类药物，那么应该同时适当使用抑酸剂或胃黏膜保护剂，以减少对胃黏膜的进一步损害。

二、慢性萎缩性胃炎

慢性萎缩性胃炎是一种普遍的胃部疾病，其特点是胃黏膜的固有腺体数量下降，甚至完全消失，或者腺管长度缩短，黏膜厚度变薄。根据疾病的部位和血清壁细胞抗体的存在情况，这种疾病可以进一步分为 A 型（胃体炎，壁细胞抗体阳性）和 B 型（胃窦炎，壁细胞抗体阴性）。目前的研究表明，幽门螺杆菌的感染是引发胃黏膜萎缩的主要原因。

（一）诊断与鉴别诊断

1.诊断

萎缩性胃炎的诊断常因其临床症状的普遍性而复杂化，这些症状包括上腹部胀痛、不适感和嗳气等消化不良的表现，也可能伴有贫血等症状。

（1）内镜下特征：通过胃镜观察，可以发现病变通常首先在胃窦部的小弯侧开始，然后沿着胃的小弯边缘逐渐向上发展，形成一个倒"V"字形。随着病程的发展，这些萎缩的区域会逐渐融合，最终可能会导致整个胃黏膜被化生的黏膜所取代。由于萎缩性胃炎的病变是灶状分布的，因此在进行活组织检查（活检）时，需要在多个地点进行取样，包括胃窦、移行部、胃体小弯和大弯侧以及前后壁侧，以避免漏诊和全面了解萎缩的范围。

（2）病理：萎缩性胃炎的主要病理特征是萎缩、化生和炎症的多发分布。这种多灶性的慢性萎缩性胃炎是最常见的类型。早期的病变主要集中在胃窦部，胃体也可能受累，但受累的数量少、程度轻。幽门螺杆菌（Hp）的持续感染是这种病变发展为萎缩性胃炎的重要因素。

肠化生是萎缩性胃炎的常见病变，肠化上皮由吸收细胞、杯状细胞和潘氏细胞等正常肠黏膜成分构成。根据细胞形态和分泌黏液的类型，肠化生可分为 4 种类型：小肠型完全肠化生、小肠型不完全肠化生、大肠型完全肠化生和大肠型不完全肠化生。

根据萎缩的程度，萎缩性胃炎可分为轻度、中度和重度。轻度萎缩性胃炎指的是只有 1～2 组腺管消失；重度萎缩性胃炎则是全部消失或仅留 1～2 组腺管；中度萎缩性胃炎介于两者之间。另一种分类方式是根据固有腺的萎缩程度，将其分为轻度、中度和重度。轻度为固有腺的萎缩不超过原有腺体的 1/3,大部分腺体保留,黏膜层结构基本完整;中度为萎缩的固有腺占腺体的 1/3～2/3,残留的腺体分布不规则,黏膜层结构紊乱、变薄;重度为 2/3 以上的固有腺萎缩或消失,仅残留少量散在的腺体,或萎缩部被增生和化生的腺体所替代,黏膜层变薄,结构明显紊乱。

2.鉴别诊断

(1)淋巴细胞性胃炎:淋巴细胞性胃炎在临床上并不常见,其症状包括体重减轻、腹部疼痛、恶心和呕吐,无特异性表现。这种病变通常涉及胃体黏膜。内窥镜检查可能看到疱疹样病变、肥大的皱褶和糜烂病灶。组织学检查是明确诊断的关键,如果 100 个胃腺上皮细胞内淋巴细胞浸润超过 25 个,就可以确诊。

(2)嗜酸性粒细胞性胃炎:此类胃炎的特征是胃壁的嗜酸性细胞浸润,常伴随着外周血嗜酸性粒细胞性升高。这种病变可能涉及胃壁的黏膜、黏膜下、肌层和浆膜。其病因未明,但 50%的患者有个人或家族过敏史,如哮喘、过敏性鼻炎、荨麻疹等。部分患者的症状可能由特定食物引发,血液中 IgE 水平升高,这被认为是由过敏原引起的过敏反应。临床表现多样且无特异性,主要包括腹痛、恶心、呕吐和腹泻,少数患者可能出现腹膜炎和腹水。诊断依据包括进食特殊食物后出现胃肠道症状、外周血嗜酸性粒细胞升高,以及内窥镜活检证实胃壁嗜酸性粒细胞明显增多。

(3)胆汁反流性胃炎:患者可能出现上腹部疼痛、胆汁性呕吐和消化不良等症状,可能有胃切除手术和胆道疾病病史。其组织病理学改变与萎缩性胃炎有所不同,炎性细胞浸润较少。确诊需要进行胃内 24 小时胆红素监测、^{99m}Tc-EHIDA 核素显像等检查。

(4)消化性溃疡:消化性溃疡的发病与食物、环境危险因素以及 Hp 感染有关。患者可能出现腹痛、反酸、恶心和呕吐等消化道症状,病史较长。但此类溃疡的腹痛通常表现为节律性、慢性周期性、季节性,发病年龄比萎缩性胃炎早一些,常有上消化道出血、幽门梗阻及穿孔并发症。确诊需要在胃镜下发现典型的溃疡病灶。

(二)治疗

1.胃酸低或缺乏

对于胃酸分泌不足或缺乏的慢性萎缩性胃炎,我们可以通过药物治疗来改善症状。可考虑使用 5～10mL 的稀盐酸和胃蛋白酶合剂,或者使用达吉胶囊,每天服用 3 次,每次 1～2 粒。达吉胶囊包含 6 种消化酶,包括胃蛋白酶,以及熊去氧胆酸,既可以改善消化不良,又可以刺激胆汁分泌,增强胰酶活性,进一步促进脂肪和脂溶性维生素的消化和吸收。对于患有恶性贫血的患者,应注意补充营养,给予富含蛋白质的饮食,补充维生素 C,并在必要时使用铁剂。

2.胃酸不低而疼痛较明显

在胃酸分泌正常但胃痛显著的情况下,我们可以使用制酸解痉药物来缓解症状。这种药物可以提高胃内的 pH 值,降低氢离子的浓度,从而减轻氢离子对胃黏膜的伤害,并降低氢离子的反弥散程度,为胃黏膜的修复创造有利的环境。此外,低酸环境还可以刺激促胃液素的释放,促胃液素对胃黏膜有营养作用,能刺激胃黏膜细胞的增殖和修复。根据患者的具体病情,可以选择使用质子泵抑制剂,如奥美拉唑、兰索拉唑、雷贝拉唑、埃索美拉唑等。

3.胃黏膜保护药

胃黏膜保护药物的主要目标是增强胃黏膜屏障的功能并提升其抵抗损伤因素的能力。它们的类别和成分由其作用机制决定,以下是一些主要的种类:

(1)硫糖铝:硫糖铝是一种广泛应用的抗酸药,它可以通过形成一层保护膜,保护胃黏膜免受胃酸侵蚀。通常的剂量为 1g,每天 3 次。

(2)三钾二枸橼酸络合铋:这是一种铋盐和枸橼酸的络合物,它主要在胃黏膜局部起到保护作用,同时它也有杀灭幽门螺杆菌的作用。常规剂量为 240mg,每天 2 次。

(3)前列腺素类药物:前列腺素是一种在体内广泛存在的生物活性物质。它对胃的作用主要是抑制胃酸分泌,并对胃黏膜有保护作用,包括增加黏液和重碳酸盐的合成与分泌,增加黏膜血流和细胞修复等。目前,临床上常用的前列腺素药物包括恩前列素、罗沙前列腺素和米索前列醇等,其中米索前列醇是常用的临床药物。

(4)替普瑞酮:也称为施维舒,主要通过促进胃黏膜微粒体中糖脂质中间体的生物合成,增强胃黏膜的防御能力,并促使胃黏膜损伤愈合。可能的保护机制包括增加局部内源性前列腺素的生成,增加黏液层大分子糖蛋白,以及提高胃黏膜血流,这些都有助于修复胃黏膜损伤。常规剂量为 50mg,每天 3 次。可能的副作用包括头痛、恶心、便秘、腹胀等,停药后一般可以恢复正常。

(5)依安欣:这是一种新型胃黏膜保护药物,是一种有机锌化合物。它可以通过增加胃黏膜血流量,刺激胃黏膜分泌和细胞再生,以及稳定细胞膜,起到保护胃黏膜的作用。

(6)谷氨酰胺:主要成分为 L-谷氨酰胺,是人体内最丰富的游离氨基酸。研究表明,L-谷氨酰胺对胃黏膜有显著的保护作用,可能的机制包括促进黏蛋白的生物合成,使胃黏液量增多,以及促进胃黏膜细胞的增殖。典型的代表药物有麦滋林和自维。可能的副作用包括恶心、呕吐、便秘、腹痛等。

4.胃肠激素类

胃肠激素的种类繁多,其中一些可显著增强胃黏膜的作用和防御功能。例如,表皮生长因子,其主要在涎腺、十二指肠布路纳氏膜(Brunner 腺)和胰腺等组织中分布。它在胃肠道中的主要作用是抑制胃酸的分泌,同时促进胃肠黏膜细胞的增生和修复。在胃肠激素的大家庭中,还有诸如转化生长因子 α、成纤维细胞生长因子、神经降压素、降钙素基因相关肽和蛙皮素等,都具有保护胃黏膜的效应,并在增强胃黏膜防御功能方面发挥重要作用。此外,生长抑素也是其中一员,主要由胃黏膜 D 细胞分泌,并在中枢神经系统、胃肠道和胰腺等多种组织中分布。

5.中医中药治疗

在中医中药治疗方面,其对胃炎的治疗方法历史已久,且通过辨证施治的方法取得了良好的治疗效果,因此在临床应用中得到了广泛的使用。例如,一些中成药如增生平等在防止肠化生和不典型增生加重方面具有一定意义。

然而,考虑到有癌变的可能性,对于那些有大肠不完全肠化、不典型增生的 Hp 阳性患者,应采取积极措施来根除 Hp。此外,他们还应每 6~12 个月进行一次胃镜复查,以便及时了解病变的发展情况。

三、多灶萎缩性胃炎

(一)流行病学

Correa 在 1992 年提出了肠型胃癌的发生和发展模式。这个模式描述了正常胃黏膜经历慢性浅表性胃炎,慢性萎缩性胃炎,肠上皮化生,异型增生,最后发展为肠型胃癌的演变过程。因此,胃黏膜萎缩被视为肠型胃癌发展的一个重要阶段。有证据表明,胃癌的发生风险与胃黏膜萎缩的范围和程度密切相关,萎缩被视为胃癌发生的重要区域。

然而,许多患有萎缩性胃炎的患者并未出现任何临床症状,这导致许多患者不能被及时诊断。因此,多灶萎缩性胃炎的患病率并不清楚,并且许多国家也缺乏相关的临床数据。

尽管如此,我们可以肯定的是多灶萎缩性胃炎在人群中是相当普遍的,而且在不同的人群中,患病率的差异很大。特别是在中国和日本,其患病率明显高于世界其他国家。一些来自中国和日本的研究提示,在接受检查的人群中,萎缩性胃炎的检出率可以高达 60%~90%,而在其他国家,这个比率通常低于 50%。

另外,萎缩的发生与年龄密切相关。随着年龄的增长,萎缩的检出率也会增加。在 70~80 岁的人群中,萎缩的检出率可以高达 60%~70%。因此,老年人中发生不同程度的胃黏膜萎缩,可以被视为一种生理性的自然老化过程,我们应该坦然接受。

在胃癌高发的亚洲国家,中青年人群中萎缩性胃炎的比例明显高于其他国家。然而,中青年人群中出现的萎缩需要引起我们的高度重视,需要进行病因检查,并积极进行干预和治疗。

(二)发病机制

1.幽门螺杆菌

幽门螺杆菌(Hp)被认为是多灶萎缩性胃炎的主要病因。Hp 引发的胃炎主要有两种不同的模式和临床结果。一种模式是全胃炎,这种状况可能引发多灶萎缩,影响胃的不同部位,包括胃窦、胃体和胃底。这种类型的胃炎常导致胃溃疡和胃癌,特别是在发展中国家和亚洲地区。大量研究已证实,根除 Hp 能显著改善胃黏膜的炎症反应,防止或延缓胃黏膜萎缩和肠化生的发生和发展,甚至部分逆转萎缩。

2.宿主和环境因素

现在的研究认为,Hp 感染是否会发展成多灶萎缩性胃炎,与患者的基因易感性(例如,白细胞介素-1β 等细胞因子基因的多态性)、环境因素(如吸烟和高盐饮食)以及菌株的毒性都有关。

3.年龄

年龄是慢性胃炎,特别是萎缩性胃炎的一个重要影响因素,患病率随着年龄的增长而上升。

4.其他

包括物理因素(如不良的饮食习惯)和化学因素(比如,非甾体抗炎药、酒精、胆汁等)也可能导致胃黏膜损伤。如果这些损伤持续存在,最终可能会引发胃黏膜的萎缩。

(三)病理

在 2005 年,国际萎缩研究小组提出了胃黏膜萎缩程度和范围的分期标准,即 OLGA 分期评估系统。这个系统基于新悉尼胃炎系统对胃黏膜萎缩程度的半定量评价,用胃炎的分期来表示胃黏膜的萎缩程度和范围。OLGA 系统将慢性胃炎的组织病理特征与癌变风险相结合,使得高风险等级(Ⅲ 或 Ⅳ 期)与胃癌的高风险紧密关联。这为临床医生预测疾病进展和制定疾病管理策略提供了更直观的信息。多项研究已表明,OLGA 分期能有效地将患者按照胃癌风险进行分类,并指导临床治疗和随诊。

然而,考虑到 OLGA 分期在医生之间的一致性可能较低,因此在 2010 年又提出了基于胃黏膜肠化程度的 OLGIM 分期标准。与 OLGA 相比,OLGIM 分期系统具有较高的医生间诊断一致性,但可能遗漏一些潜在的胃癌高风险个体。研究显示,与 OLGA 相比,OLGIM 可能会降低约 1/3 的病例的分期级别。在被 OLGA 定为高风险的病例中,小于 1/10 的病例会被 OLGIM 定为低风险,因此,OLGIM 的低风险等级并不等同于胃癌发生的低风险。国内的研究显示,胃癌组和非胃癌组在 OLGAⅢ、Ⅳ 期的比例分别为 52.1% 和 22.4%,在 OLGIMⅢ、Ⅳ 期的比例分别为 42.3% 和 19.9%($P<0.01$)。因此,相比之下,OLGA 分期更能有效地根据胃癌风险程度将胃炎患者进行风险分层。目前在临床实践中,推荐将 OLGA 和 OLGIM 分期结合使用,以更精确地预测胃癌风险。

结合我国的实际情况和国际相关的指南共识,我国中华医学会病理分会消化病理学组于 2017 年制定了《慢性胃炎及上皮性肿瘤胃黏膜活检病理诊断共识》。这个共识旨在进一步提高胃黏膜活检标本病理诊断的重复性和准确性,为临床的进一步诊断和治疗提供可靠和合理的病理依据。

1.萎缩

胃黏膜萎缩主要指胃固有腺的数量减少,分类上可以划分为化生性萎缩和非化生性萎缩。前者是指胃固有腺被肠上皮化生腺体或假幽门化生腺体替代的情况,后者则是由于胃固有腺被纤维、纤维肌性组织替代或炎性细胞浸润导致固有腺数量减少。萎缩的程度按照胃固有腺减少的比例来计算,分为轻度(减少不超过 1/3)、中度(减少 1/3~2/3)和重度(减少超过 2/3,甚至全部消失)。

2.OLGA 分期

OLGA 分期法是根据胃炎新悉尼系统标准,对每块活检组织进行萎缩程度的 4 级评分:0 分代表无萎缩,1 分代表轻度萎缩,2 分代表中度萎缩,3 分代表重度萎缩。然后,将胃窦(包括胃角切迹)和胃体黏膜的萎缩程度评分综合起来,按照慢性胃炎 OLGA 评估系统的分期标准及方法进行分期。

3.肠上皮化生

肠上皮化生的程度按照肠上皮化生区占腺体和表面上皮总面积的比例来划分,分为轻度(占比不超过 1/3)、中度(占比 1/3~2/3)和重度(占比超过 2/3)。

4.OLGIM 分期

OLGIM 分期法是根据胃炎新悉尼系统标准,对每块活检组织进行肠化生程度的 4 级评分:0 分代表无肠化生,1 分代表轻度肠化生,2 分代表中度肠化生,3 分代表重度肠化生。然后,将胃窦(包括胃角切迹)和胃体黏膜的肠化生程度评分综合起来,按照胃黏膜肠化生的 OL-GIM 评估系统的分期标准及方法进行分期。

（四）临床表现

1.症状

患者的临床症状可能并不明显，也可能没有特定的症状。有症状的患者可能会出现上腹部不适、腹胀、钝痛或烧灼感等，也可能伴有消化不良症状如食欲减退、嗳气、反酸和恶心。值得注意的是，症状的严重程度并不能直接反映内镜下的观察结果或胃黏膜病理组织学的分级情况。

2.体征

大多数患者可能没有明显的临床体征，有时会出现上腹部轻微的压痛。

（五）辅助检查

1.内镜检查

（1）普通白光胃镜检查：检查时，可以观察到胃黏膜呈红白相间的颜色，以白色为主，皱襞可能会变得平坦甚至消失，部分黏膜血管可能会暴露出来，可能伴有颗粒状或结节状的改变。尽管胃黏膜萎缩在白光内镜下有其特性的改变，但这对实际的诊断意义有限，萎缩的确诊依赖于病理活检。建议进行的内镜病理取材有 5 个部位：其中两块取自距离幽门 2～3cm 的胃窦部位（一块从胃小弯远端取，另一块从胃大弯远端取），两块取自距离贲门 8cm 的胃体部位（一块从胃小弯取，另一块从胃大弯取），1 块取自胃角。需要注意的是，早期或多灶性的慢性萎缩性胃炎，胃黏膜萎缩呈现斑块状分布。如果从糜烂或溃疡边缘的黏膜取样，可能存在腺体破坏，这种腺体数量减少的情况不能被视为慢性萎缩性胃炎。此外，如果活检组织取得过浅或者包埋方向不正确，都可能影响到萎缩的判断，如果没有观察到固有膜的全层，就不能确定是否存在萎缩。另外，根据胃黏膜萎缩的位置和范围，可以采用 Kimura-Takemoto 的分类法，将其分为闭合型（C-Ⅰ～C-Ⅲ）和开放型（O-Ⅰ～O-Ⅲ）。

（2）电子染色放大内镜：电子染色放大内镜是一种先进的内窥镜技术，它能够详细地展示胃黏膜的微观结构和微血管。尽管观察慢性胃炎的放大图像具有多样性，但其变化过程存在一定的规律。比如，从正常的胃底腺黏膜的放大图像过渡到萎缩黏膜和肠上皮化生，我们可以看到其胃黏膜的变化是有规律的。在这个过程中，Sakaki 的分类标准提供了重要的指导。根据这个标准，胃小凹可以被分为六大基本类型，从 A 型到 F 型。对于萎缩性胃炎，胃黏膜的胃小凹可以展现出 C 型的特征，即小凹稀疏而且粗大。这种类型的小凹主要出现在轻度或中度的萎缩性胃炎的胃黏膜中，以及部分伴有轻度肠上皮化生的胃黏膜中。对于重度的萎缩性胃炎，胃黏膜的胃小凹会形成 D 型，也就是斑块状的小凹。这种类型的小凹主要出现在中重度萎缩性胃炎和伴有中重度肠上皮化生的胃黏膜中，形成了粗大的小凹围成的斑块状或网格状形态。在观察肠化区域时，内镜窄带成像术（NBI）模式下，我们可以看到来自上皮细胞边缘亮蓝色的细线样反光，这被称为亮蓝嵴（LBC）。研究已经发现，LBC 在肠化诊断中具有很好的敏感性和特异性，为我们的诊断提供了重要的参考。

（3）共聚焦激光显微内镜：共聚焦激光显微内镜是一种高精度的观察技术，它能够在细胞级别上观察胃黏膜，包括胃柱状上皮细胞、胃小凹、上皮下间质、间质内细胞和组织、血管，以及胃上皮表面的幽门螺杆菌等。这些观察变量为慢性胃炎的诊断和组织学变化分级（慢性炎性反应、活动性、萎缩和肠化生）提供了重要的参考。在共聚焦激光显微内镜下，固有腺体萎缩的表现为胃小凹稀疏、间质增宽、排列不规则、严重时胃小凹数量显著减少、开口扩张、上皮下毛细血管数量减少。小凹数量减少和开口扩张的敏感性和特异性分别为83.6％和99.6％，对于固有腺体萎缩的诊断具有很高的准确性。肠上皮化生在共聚焦激光显微内镜下的表现为胃黏膜中可见杯状细胞、柱状吸收细胞、刷状缘和绒毛状上皮结构。其诊断的敏感性和特异性分别为98.1％和95.3％，具有很高的准确性。

2.胃功能检测

(1)血清胃泌素检测：胃泌素-17(G-17)是一种由胃窦的G细胞产生和分泌的胃泌素，其主要功能是刺激胃液的分泌，特别是胃酸，同时也能促进胃黏膜细胞的增殖和分化。G-17的分泌主要受胃内pH值、G细胞数量和食物摄入(尤其是蛋白质)的影响。作为一种敏感的胃窦分泌功能指标，G-17能够提示胃窦黏膜的萎缩情况或异常增殖是否存在。对G-17的测定有助于确定是否存在萎缩及其发生的位置和程度。当胃体发生萎缩时，泌酸腺的数量减少，胃内出现低胃酸状态，这会导致血清中的G-17水平升高。当胃窦萎缩时，由于G细胞的数量减少，血清中的G-17水平会下降。对于全胃萎缩(多灶性萎缩)的情况，G-17的水平也会降低。因此，血清G-17检测是评估胃黏膜萎缩状况的重要指标之一。

(2)血清胃蛋白酶原检测：胃蛋白酶原(PG)是一种分泌物，包含两种亚型：胃蛋白酶原Ⅰ(PGⅠ)和胃蛋白酶原Ⅱ(PGⅡ)。其中，PGⅠ主要由胃底腺的主细胞和颈黏液细胞分泌，而PGⅡ不仅由胃底腺分泌，胃窦幽门腺和近端十二指肠的Brunner腺也有分泌。PG被视为反映胃体黏膜酸分泌功能的可靠指标，常被称为"血清学活检"。当胃底腺萎缩，主细胞数量减少，PGⅠ含量相应降低。而在萎缩性胃炎伴有肠化及胃窦幽门腺向胃体延伸，出现胃底腺假幽门腺化生时，PGⅡ含量会升高。PGⅠ和PGR(PGⅠ/PGⅡ比值)在萎缩性胃炎组中降低，并且与萎缩的位置和程度显著相关。随着萎缩程度的加重，PGⅠ和PGR的下降呈现出进一步的趋势。在以胃体部为主的萎缩性胃炎中，PGⅠ和PGR的下降比以胃窦为主的萎缩性胃炎更为明显。

(3)幽门螺杆菌检查：幽门螺杆菌(Hp)感染被认为是多灶性萎缩性胃炎的主要原因。研究表明，根除Hp能够改善，甚至逆转萎缩，因此，Hp的检查极其重要。目前，Hp的检查分为侵入性和非侵入性两种。主要的检查方式包括快速尿素酶试验、组织学检查、细菌培养、组织PCR技术、血清抗体检测、碳13或碳14尿素呼气试验、粪便抗原检测等。这些检查方式为我们提供了一种可靠的手段，以确定Hp的存在并评估其对胃黏膜的影响。

(六)诊断与鉴别诊断

多灶性萎缩性胃炎的患者通常表现为无明显临床症状，即使存在症状，也并不具有特异性。加上缺乏特殊的体征，仅凭症状和体征往往无法准确诊断慢性胃炎。因此，多灶性萎缩性胃炎的诊断主要依赖于内镜检查和胃黏膜活检的组织学检查，尤其是后者对于确诊具有更为重要的价值。

在诊断萎缩性胃炎时，应尽可能明确其病因，Hp是最常见的病因，因此，建议常规进行Hp检测。此外，胃泌素和胃蛋白酶原的检测可以间接评估胃的萎缩位置和程度，结合Hp的检测，这些方法已被广泛用于早期胃癌的筛查。然而，诊断的界限值可能因地区胃癌发病率、胃癌类型以及检测方式的不同而有所差异。

多灶性萎缩性胃炎首先需要与自身免疫性胃炎进行鉴别。如果怀疑是自身免疫导致的病变,建议检测血清中的维生素 B_{12} 以及壁细胞抗体和内因子抗体等。在临床实践中,部分多灶性萎缩性胃炎患者可能同时存在其他消化系统的疾病,这就需要医生进行细致的鉴别诊断。

（七）治疗

治疗多灶性萎缩性胃炎应尽可能地针对病因进行。治疗的主要目标包括消除病因、缓解症状、改进胃黏膜的萎缩状况,以及预防癌症的发生。

1.饮食和生活方式的调整

对于饮食和生活方式的调整可以起到一定的治疗效果。建议患者选择清淡的食物,避免吃刺激性强和粗糙的食物,同时减少咖啡的摄入、避免大量饮酒和长时间的吸烟,以及尽量不要长期大量服用可能导致胃黏膜损伤的药物,比如非甾体抗炎药(NSAIDs)。

2.根除 Hp 治疗

对于 Hp 的根除治疗也是非常重要的,因为 Hp 感染是多灶性萎缩性胃炎的主要病因。根据我国最新的对 Hp 感染处理的共识建议,所有检测出 Hp 阳性的萎缩性胃炎患者都应接受 Hp 的根除治疗。大量的研究已经证实,根除 Hp 可以显著改善胃黏膜炎症反应,阻止或延缓胃黏膜萎缩、肠化生的发生和发展,部分逆转萎缩,但难以逆转肠化生。

3.对症治疗

对症治疗也是必要的。如果患者主要的临床症状是上腹部的饱胀感、恶心或者呕吐,可以考虑使用促动力药物,如莫沙必利和盐酸伊托必利等;如果伴有胆汁反流,可以使用促动力药物和(或)具有结合胆酸作用的胃黏膜保护剂,如铝碳酸镁制剂;如果患者出现进食相关的腹胀、食欲减退等消化不良的临床症状,可以考虑使用消化酶制剂,如复方阿嗪米特、米曲菌胰酶和各种胰酶制剂等。

4.癌变预防

预防癌症的发生也是治疗的一个重要部分。除了根除 Hp 之外,还有其他一些化学预防的方法,比如阿司匹林和环氧合酶-2 抑制剂也是潜在的有效化学预防药物,但是这些药物可能会导致胃肠黏膜损伤和心血管事件的不良反应,限制了它们的使用。关于维生素的预防作用,虽然存在一些争议,但是大多数人都持有肯定的观点。对于体内叶酸水平偏低的患者,适量补充叶酸可以改善慢性萎缩性胃炎的组织病理状况,从而减少胃癌的发生。此外,一些中药,比如摩罗丹等,也具有一定的预防癌变的作用。

（八）预后

Hp 的长期感染以及其他并发因素可以使胃黏膜经历胃炎、萎缩、肠化生、异型增生到胃癌的连续过程。因此,多灶性萎缩性胃炎被视为胃癌最常见的前驱病变。然而,这个过程可能需要数十年,这种演进的长期性为我们提供了早期检测、诊断和干预的机会,从而有效地防止胃癌的发生。

（九）预防

目前已经确认 Hp 感染是多灶性萎缩性胃炎的主要病因和触发因素,因此,早期根除 Hp 可以预防和逆转多灶性萎缩性胃炎的发生和进展。现有的研究表明,Hp 是一种感染性疾病,可以通过消化道的粪—口方式在人与人之间传播。因此,针对 Hp 的传播途径,进行有效的感染预防是最经济和有效的策略。

第二节 胃食管反流病

胃食管反流病(Gastro-Esophageal Reflux Disease,GERD)为胃的内容物反流入食管引起的一系列症状和可能的并发症。这些症状主要包括烧心和反流,但也可能引发与耳、鼻、喉部有关的症状,这些被称为食管外症状。根据其在内镜下的表现,胃食管反流病可分为非糜烂性反流病(NERD)、反流性食管炎(RE)以及巴雷特食管(Barrett)。而依据 2006 年的《胃食管反流病的蒙特利尔定义和分类》,胃食管反流病可被进一步划分为食管综合征和食管外综合征。食管综合征主要包括各种食管内症状综合征(如典型反流综合征、反流胸痛综合征)以及食管损伤综合征(如反流性食管炎、反流性食管狭窄、巴雷特食管及食管腺癌)。食管外综合征则包括已确认与反流相关的反流性咳嗽综合征、反流性喉炎综合征、反流性哮喘综合征和反流性牙侵蚀症。此外,食管外综合征还可能包括可能与反流相关的咽炎、鼻窦炎、特发性肺纤维化以及复发性中耳炎。

一、流行病学

流行病学的研究显示,胃食道反流病(GERD)在西方国家是一种常见疾病。据 Locke 等人在美国明尼苏达州某县进行的调查,1997 年和 1999 年,每周至少有一次烧心或反酸症状的人群分别约占 19.8% 和 20%。据 2002 年的 Gallup 组织报告,44% 的美国人每个月至少有一次烧心症状,14% 的人每周有一次,7% 的人每天有一次。欧洲、中东和北美洲的数据与美国相似。

尽管 GERD 在亚太地区的发病率相对较低,但近年来,随着人们对此病越来越重视,发病率呈上升趋势。这可能与食物结构的变化、社会老龄化、不良生活习惯以及医生对 GERD 的认识加深等因素有关。在经济发达的亚洲地区,如日本和中国台湾,GERD 的发病率已经接近西方国家。新加坡的一项研究显示,GERD 的发病率从 1994 年的 5.5% 增加到 1999 年的 10.5%。

在中国大陆,北京和上海的流行病学调查显示,基于症状诊断的发病率为 8.97%,其中 GERD 发病率为 5.77%,食管炎为 1.92%。广东省的社区调查结果显示,烧心和(或)反酸症状的发病率为每个月 17.8% 和每周 5.8%。GERD 的发病率逐年增加,2006～2009 年的欧美地区调查显示,与 1995～1997 年相比,每周至少一次反酸症状的发病率增加了 47%。2009 年,美国消化系疾病的前 5 种药物均用于治疗 GERD。

随着年龄的增长,GERD 的发病率也在增加,发病高峰年龄在 40～60 岁。GERD 的危险因素包括吸烟、肥胖、年龄、饮酒、应用非甾体抗炎药与阿司匹林和抗胆碱能药物,以及社会因素、心身疾病、遗传因素等。此外,大型流行病学调查已经证实 GERD 是食管腺癌的一种危险因素。

二、发病机制

胃食道反流病(GERD)是一种由多种因素引发的疾病。其主要病理生理机制包括胃食管交界处的功能和结构障碍、食管清除功能的障碍和上皮防御功能的减弱、生活方式如肥胖和饮食等因素导致的食管抗反流功能降低,以及食管敏感性增高。

(一)抗反流屏障减弱

胃食管交界处位于横膈膜水平,它的高压带起着有效阻止胃内容物反流的阀门作用。这个区域的结构包括食管下段括约肌(LES)、膈肌脚、膈食管韧带和 His 角等,其抗反流屏障功能主要依赖于 LES 和膈肌脚的功能。LES 是由一段稍微增厚的环形平滑肌组成,长度约为4cm,通过膈食管韧带固定在横膈,可以在横膈的食管裂孔中上下移动。膈肌脚由骨骼肌组成,长约 2cm,环绕在近端 LES 外,在深吸气和腹内压高时,膈肌脚的收缩与 LES 的压力叠加,进一步发挥抗反流作用。在正常人静息状态下,LES 的压力为 10～30mmHg,比胃内压高5～10mmHg,形成了阻止胃内容物逆流入食管的屏障,起到生理性括约肌的作用。LES 的压力会受食物的影响,高脂食物、吸烟、饮酒、巧克力和咖啡都可以降低 LES 的压力。另外,某些激素和药物也会影响 LES 的压力。例如,胆碱能刺激、胃泌素、胃动素、P 物质和胰岛素引起的低血糖可以增加 LES 的压力,而胆囊收缩素、胰高糖素、血管活性肠肽等则可以降低 LES 的压力。妊娠妇女体内黄体酮水平的升高也可以引起 LES 压力的降低。同时,药物如甲氧氯普胺和多潘立酮可以增加 LES 的压力,而钙通道阻滞剂、吗啡和地西泮等药物则可以降低LES 的压力。

GERD 的一种常见原因是食管裂孔疝,这是由于胃食管交界处(EGJ)的移位或膈食管韧带的弱化或断裂,使得部分胃进入膈肌食管裂孔。这种状况可能是先天性的,也可能由于年龄增长、持续的内腹压力增高(如肥胖、怀孕或慢性便秘)引起。食管裂孔疝的存在使 GERD 患者更易遭受反流事件,并且他们的食管酸暴露比例较高,食管炎症也更为严重。食管裂孔疝导致 GERD 的主要原因是下食管括约肌(LES)功能的减弱。LES 和膈肌脚产生的压力对维持LES 的正常压力至关重要。当增加腹部压力或吸气时,膈肌脚会收缩以增加 LES 压力,从而抵消胃和食管之间日益增大的压力梯度。然而,食管裂孔疝的存在导致 LES 和膈肌脚分离,使得膈肌脚无法正常辅助 LES 维持高压区,从而降低了食管的反流阻止能力。此外,食管裂孔疝的疝囊在 LES 和膈肌脚之间形成一个能够容纳酸性物质的空间。这个空间可以在食管清除酸性物质时储存一部分物质。然后,当发生反流时,由于吞咽导致的 LES 松弛,疝囊内的酸性物质可再次进入食管,从而加重反流症状。

更进一步,GERD 患者中大部分的反流事件都发生在一过性食管下段括约肌松弛(TLESR)期间。TLESR 是指在没有吞咽的情况下,LES 压力突然下降至少 10 秒,可能引发胃食管反流。研究表明,餐后 TLESR 的频率会增加 4～5 倍,伴有反流的 TLESR 从空腹时的47%增至 68%,这可能是 GERD 患者餐后症状增加的原因。不易消化的食物、吸烟和饮酒都可能增加 TLESR 的频率,其中不易消化的食物可能因为进食含有大量不易消化的碳水化合物时,过度的结肠发酵引起胰高血糖素样肽-1 的释放。

（二）食管防御机制减弱

GERD 的发生往往与食管防御机制弱化有关，这包括黏膜的保护功能和食管的排泄能力。在正常条件下，食管黏膜具有良好的防御功能。在上皮表面，黏液层、不动的水层和表面碳酸氢盐浓度共同保持食管腔至上皮表面的 pH 梯度，使得 pH 能够保持在 2～3 之间。

食管上皮是一种具有分泌能力的复层鳞状上皮。其表面的角质层和细胞间的紧密连接构成了防御基础，这不仅能阻止氢离子的逆向弥散，而且还能阻止有害物质进入细胞和细胞间隙。细胞内的蛋白质、磷酸盐和碳酸氢盐对上皮细胞酸暴露有缓冲作用。此外，黏膜血管能为受损组织提供血液供应，调整组织的酸碱平衡，为细胞修复提供必要的营养，并排除有毒的代谢产物，为细胞间质提供碳酸氢盐以缓冲氢离子。

研究发现，GERD 患者的食管上皮观察到上皮细胞间隙扩大。这种扩大的细胞间隙可以被视为食管上皮防御功能受损的标志。当食管上皮的防御功能遭到破坏，胃酸会弥散到组织中，酸化细胞间隙，进一步酸化细胞质，最终导致细胞肿胀和坏死。

在正常情况下，食管通过食管蠕动、大量唾液分泌、黏膜表面的碳酸氢根离子和重力作用来清除酸性物质。当酸性物质反流时，正常人只需要 1～2 次食管的次级蠕动即可排空大部分反流物。然而，大约 50% 的 GERD 患者食管酸清除能力下降，这主要与食管运动障碍有关。所有的 GERD 患者都存在不同程度的原发性蠕动障碍。

（三）攻击因素增强

众多研究已经证实，GERD 患者经历的异常反流可以通过胃酸、胃蛋白酶、胆盐和胰酶（包括胰蛋白酶和胰脂肪酶）损伤食管上皮。胃酸和胃蛋白酶是导致食管黏膜损伤的主要攻击性因素。如果发生大部分胃部切除、食管与小肠吻合或其他导致过度十二指肠胃反流的情况，十二指肠胃反流可能因胃容积的增加而使得胃食管反流的风险增高。大量研究表明，胆汁能增加食管黏膜对氢离子的通透性。胆汁中的卵磷脂被胰液中的卵磷脂 A 转化为溶血卵磷脂，这可能损伤食管黏膜，导致食管炎。

（四）食管敏感性增高

在 GERD 患者中，部分人在没有过多的食管酸暴露情况下也会出现烧心、疼痛等症状。通过对 GERD 患者和健康人进行食管气囊扩张研究，发现 GERD 患者相比健康人对食管扩张的感觉阈值有显著下降，这暗示患者可能存在内脏高敏感性。因此，GERD 的症状并不仅仅由反流物的刺激引起，还可能是食管在受到各种刺激后的高敏感化反应。这种现象的机制可能与中枢和外周的致敏有关。研究发现，反流可以导致食管感觉神经末梢的香草酸受体 1（TRPV1）和嘌呤受体（P2X）的磷酸化或数量增加。使用功能性磁共振成像检测负性情绪和中性情绪对食管无痛性扩张的认知影响，发现在相同刺激强度下，负性情绪背景下产生的感觉比中性情绪背景下更强烈，受试者的前脑和背侧前扣带回皮质神经元活动显著增加。

（五）免疫反应介导的食管黏膜炎症

传统的理论认为，食管炎症反应是由于反流物的化学侵蚀引起的，即炎症是从黏膜层向黏膜下层发展的。然而，最近的研究发现在反流物刺激食管黏膜后，淋巴细胞数量从上皮层向黏膜下层逐渐增加，这表明炎症可能是从黏膜下层向黏膜层发展的。因此，新的观点提出，免疫反应可能是介导反流引起的食管黏膜损伤和食管功能改变的因素。研究发现，GERD 患者食

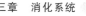

管黏膜中的炎症介质明显高于正常人,这也支持了这个观点。

(六)酸袋理论

研究发现食管下段括约肌下方的胃食管连接部存在一个特殊区域。在进食后的15～90分钟内,这个区域的平均 pH 值低于胃内的缓冲区。这个区域的胃液可以逃避食物的缓冲作用,向近端扩散,使得远端食管黏膜暴露在高酸胃液中,这个区域被称为"酸袋"。GERD 患者和食管裂孔疝患者的"酸袋"范围显著增大,且酸袋的异常状况与 GERD 和食管裂孔疝的严重程度呈正相关。

(七)胃、十二指肠功能失常

胃排空功能减弱会导致胃内的物质和压力增加,当胃内压力超过食管下段括约肌(LES)的压力时,可能引发 LES 开启;胃容量的增加则导致胃扩张,使得贲门食管段收缩,从而降低抗反流屏障的功能。研究发现,胃的近端(而非全胃)排空缓慢与反流发病次数增加以及餐后酸暴露显著相关。当十二指肠发生病变时,十二指肠胃反流可能增加胃容积,贲门括约肌关闭不全会导致十二指肠胃反流。

(八)其他因素

一些特定的人群,如婴儿、孕妇、肥胖者更易发生胃食管反流,同时,硬皮病、糖尿病、腹水、高胃酸分泌状态等病症也常常伴有胃食管反流。心理因素在此也扮演了一定的角色:据问卷调查显示,60%的仅有烧心症状的患者认为应激是致病的主要因素,推测心理因素可能在这个疾病的发生中有所影响。胃食管反流病的患者通过放松训练,不仅可以明显减少反酸的症状,而且可以缩短食管酸暴露的时间。此外,患者的焦虑、抑郁和强迫症等病症的发病率比健康对照组显著升高。当前推测,这个疾病与心理因素的关系可能存在两种机制:一是心理因素导致胃肠道敏感性增加,食管内感觉神经末梢对酸的敏感性增加;二是免疫和内分泌系统的异常激活。

三、病理

胃食管反流病(GERD)的组织学异常表现为一系列暗示上皮损害与修复的特征。虽然这些变化并不具有绝对特异性,但已经被广泛研究确认,能够充分展示出 GERD 的特征。上皮增生可能表现为基底层的厚度超出整个上皮厚度的15%(超过3层的增生),以及固有膜乳头状突起的延长超过上皮厚度的2/3。这些变化暗示了上皮增生与更新的加速,这种现象在正常个体的食管远端2～3 cm 处可见,可能是健康人短暂反流的表现。

另一个上皮损害的指标是气球状细胞的存在,即肿胀的胞质浅染的圆形鳞状细胞。对于 GERD,黏膜固有膜的反应包括毛细血管的明显扩张和充血,有时在浅表乳头处形成血管湖或出血。上皮内嗜酸性粒细胞是 GERD 的另一个特征,但仅在30%～50%的 GERD 患者中可见。虽然上皮内淋巴细胞是食管黏膜的一个正常指标,但作为 GERD 炎症反应的一部分,淋巴细胞的数量可能增加,有时显著增加。通常情况下,正常标本在每个高倍视野下淋巴细胞少于10个,但在 GERD 中可以超过20个。中性粒细胞浸润是一个不敏感的诊断指标,仅在15%～30%的病例中可见。黏膜糜烂和溃疡是食管黏膜损伤的表现。

研究显示,非侵蚀性食管反流病(NERD)在内镜下可能看不到食管黏膜的损伤,但在超微结构方面可能存在变化。食管细胞间隙的扩大可能是食管内酸、胆汁和胃蛋白酶的损害结果,导致细胞的钠泵功能障碍,通透性下降,进而引起水钠潴留。细胞间隙增宽(DIS)是反流病发生的形态学上的早期表现。有反流症状的患者比无反流症状的正常人的鳞状细胞间隙扩大2～3倍,差异显著。这种变化在 NERD 患者中也有表现,但其程度与侵蚀性食管反流病(RE)无差异。经过质子泵抑制剂(PPI)治疗3个月后,DIS 可以明显减小,这与反流症状的改善有关。当 PPI 治疗延长到6个月,患者症状完全缓解,DIS 可恢复正常。这表明在酸和胃蛋白酶的影响下,食管黏膜的屏障受到损害,细胞间隙扩大,H^+ 可以穿透到上皮内及上皮下,从而刺激黏膜感觉神经末梢,引起症状。而且这种变化在黏膜破损前已经出现。随着酸刺激的减少和控制,这种改变逐渐减轻,症状消失,细胞间隙恢复正常。

四、临床表现

胃食管反流病(GERD)的症状多样,可以归纳为食管症状和食管外症状两类。

(一)食管症状

最常见的 GERD 症状是烧心和反酸,烧心表现为胸骨后的灼热感,有时会从胸骨下部向上扩散。此外,GERD 还可能表现为胸痛和反食等症状。有些患者可能出现的症状并不典型,包括上腹部的疼痛和灼热感、反食、恶心、嗳气和吞咽困难等。

(二)食管外症状

食管外症状,包括咽喉不适、咽部异物感、咳嗽、哮喘和龋齿等。有些患者的主要症状可能是咳嗽和哮喘,这种由反流引起的哮喘没有季节性,常常会有阵发性的、夜间的咳嗽和气喘。极少数的患者可能会发生吸入性肺炎,甚至肺间质纤维化,这是由于反流物吸入气道,刺激支气管黏膜引发的炎症和痉挛。反流物刺激咽喉部可能会引发咽喉炎、声嘶,侵蚀牙齿可能导致龋齿。反流还可能导致鼻窦炎和反复发作的中耳炎,并引起相关症状。

(三)并发症

GERD 也可能导致一些严重的并发症。胃肠道的并发症主要包括溃疡、出血、狭窄、Barrett 食管和食管腺癌(EAC)。

1.出　血

因为食管黏膜炎症、糜烂及溃疡,反流性食管炎患者可能会有出血,临床表现可能包括呕血和黑粪,以及不同程度的缺铁性贫血。

2.食管狭窄

食管炎反复发作可能会导致纤维组织增生,最终形成瘢痕狭窄,这是严重食管炎的表现。

3.Barrett 食管

在食管黏膜修复过程中,食管和胃交界处的鳞状上皮可能会被特殊的柱状上皮取代,这就是 Barrett 食管。特别是伴有特殊肠上皮化生的 Barrett 食管,是食管腺癌的主要癌前病变。

五、辅助检查

在辅助诊断胃食管反流病(GERD)的过程中,有两种常用的检查方法:钡剂检查和内镜检查。

(一)钡剂检查

钡剂检查是一项可以发现食管病变(如食管溃疡或狭窄)的检查。然而,此种检查可能会漏过某些浅表病变,如糜烂或轻度溃疡。气钡双重造影法对于诊断反流性食管炎具有极高的特异性,但敏感性相对较低。尽管如此,由于该方法简单易行,技术和设备要求较低,许多基层医院都能开展此项检查。钡剂检查也可以用于排除食管恶性疾病的可能性。

(二)内镜检查

内镜检查是一种有效的方法,可以直接观察食管黏膜,评估由于酸生成而产生的食管黏膜损伤以及相关并发症,同时也可以评定治疗效果和预测病程。在美国的 GERD 诊治共识中,上消化道内镜并未被列为常规检查项目,只在治疗效果不佳或出现严重症状的情况下使用。

然而,在我国,面临着与西方国家不同的情况。我国的上消化道肿瘤发病率和幽门螺杆菌感染率相对较高,如果仅依靠症状诊断,可能会错过上消化道肿瘤的诊断。根据广州的一项研究,在 469 例主要表现为典型反流症状并接受内镜检查的患者中,发现了 4 例无严重症状的肿瘤患者(包括 1 例食管癌和 3 例胃癌)。

此外,我国的上消化道内镜检查普及率较高,检查成本也相对较低。因此,我国在 2014 年的 GERD 专家共识中提出,对于有典型的烧心和反流症状的患者,需要及时进行内镜检查,以排除上消化道肿瘤的可能性。

上消化道内镜不仅可以排除上消化道肿瘤和其他可能导致反流症状的器质性疾病,而且还可以为 BE 和 RE 患者提供内镜下诊断,这是诊断和分类 GERD 的重要方法。

反流性食管炎的内镜分型采用了洛杉矶标准,包括 4 个级别:A 级,食管有一个或多个黏膜破损,长度小于 5 mm,局限在一个黏膜皱襞内;B 级,食管有一个或多个黏膜破损,长度大于 5 mm,也局限在一个黏膜皱襞内,但没有融合;C 级,食管黏膜的破损有融合现象,但小于食管管周的 75%;D 级,食管黏膜的破损有融合现象,并且大于食管管周的 75%。

(三)功能检查

1.食管 24 小时 pH 监测及 pH－阻抗监测

功能检查中的食管 24 小时 pH 监测和 pH 草阻抗监测是重要的工具,为 GERD 的诊断提供了客观依据。

食管 24 小时 pH 监测,主要是通过监测食管中的酸度来判断是否存在酸性反流,以及酸性反流的频率和持续时间。同时,pH 监测也可以帮助我们理解患者的症状与酸性反流之间的关系。

食管 24 小时 pH 草阻抗监测的功能更为全面,除了能够检测酸性反流,还可以检测非酸性反流,并可以鉴别反流物的种类,如液体反流、气体反流或混合反流。此外,此种监测方式还可以通过分析症状指数(SI)、症状敏感指数(SSI)和症状相关概率(SAP)等参数,了解患者的症状与反流之间的关系。在治疗效果不佳的情况下,进行 24 h 反流监测也有助于寻找治疗失败的原因。监测导管的放置位置也会影响到咽喉反流的检测。

食管 24 小时 pH 监测通常采用 DeMeester 评分作为判断标准,包括立位食管 pH<4 的时间比、卧位食管 pH<4 的时间比、全天食管 pH<4 的时间比、最长反流时间和长反流次数 5

个参数的总评分。当 DeMeester 评分超过 14.7 时,通常被认为是阳性。由于 DeMeester 评分涵盖的参数较多,临床研究通常会采用全天食管 pH＜4 的时间比例超过 4.2％ 作为阳性的标准。

对于 24 小时 pH－阻抗监测,临床上通常以全天总反流次数作为判断标准,如果全天总反流次数超过 80 次,就被视为阳性。此外,pH－阻抗监测中患者的阻抗基线高低也可以帮助判断患者是否存在反流。

2.食管无线 pH 监测

食管无线 pH 监测是一种与食管 pH 监测功能相似的技术,但它不需要通过鼻腔插入监测导管到食管中。在内镜的引导下,将无线胶囊安装在食管下段。它的监测时间可以持续到 96 h,这样可以避免日间变异等因素对结果的影响。无线 pH 监测的酸暴露中位数为 2.0％,而 95％ 的百分位数为 5.3％。

3.食管胆汁动态监测

食管胆汁动态监测可以测量食管内的胆汁含量,以了解十二指肠胃食管反流(DGER)的频率和量。目前的 24 h 胆汁监测仪可以测量胆汁反流次数、长时间反流次数、最长反流时间和吸收值＞0.14 的总时间及其百分比,从而对胃食管反流病进行准确评价。当胆红素吸收值＞0.14 的时间百分比,中位值为 0.4,第 95 个百分位数为 1.8％。

4.食管测压

食管测压是食管动力学检测的重要方法。通过测定食管压力和食管传输功能,可以了解食管体部的动力功能状态、食管下段括约肌(LES)的压力、瞬时食管下段括约肌松弛(TLESR)的频率。这些信息不仅有助于理解 GERD 的病理生理机制,也有助于选择治疗方案;同时,它也是评估 GERD 患者手术治疗效果和预测手术疗效及术后并发症的重要指标。对于临床症状不典型的患者,食管动力学检查可以帮助区分其他动力学疾病,如贲门失弛缓症、胡桃夹食管等。通过食管高分辨率测压,可以评估胃食管交界处(EGJ)的形态,分为三种类型:Ⅰ型 LES 与膈肌脚的相对位置基本重叠,两者之间的距离小于 1 cm;Ⅱ型 LES 与膈肌脚分离,两者之间的距离大于 1 cm,但小于 2 cm;Ⅲ型 LES 与膈肌脚分离,两者之间的距离大于 2 cm。然而,食管测压本身并不能检测胃食管反流,不能为 GERD 提供客观的反流证据。

5.核素胃食管反流测定

核素胃食管反流测定利用放射性核素显像技术,可以对反流发作次数进行定量分析,并计算 LES 以上的放射性百分比。使用特殊的示踪剂,还可以观察到胆汁反流,例如,亚氨基二乙酸(IDA)示踪扫描可以检测到十二指肠内容物的反流。目前,双核素法已经成为测定胃排空的最佳方法,对于可能存在胃排空障碍的人来说,这种方法可以明确一部分反流机制,从而指导治疗。然而,由于反流症状通常是间歇性发作的,短时间的扫描难以全面了解反流情况,这限制了胃食管闪烁扫描检查的应用价值。

6.激发试验

激发试验中,最常用的是 Bernstein 试验(酸灌注试验),这种试验对于确定食管反流与非典型胸痛之间的关系有一定的价值。然而,阴性结果并不能排除反流的存在,也不能区分反流的不同程度。由于观察时间较短,其敏感性较低,并且操作难度大,目前主要用于科研目的。

7.质子泵抑制剂(PPI)试验

质子泵抑制剂(PPI)试验是在缺乏对 GERD 进行客观检查的手段时,临床常用的方法来确定患者是否存在 GERD。此试验的敏感性可超过 70%,特异性在 50% 左右,这是初级医疗机构常用的方法。在临床上,可使用各种质子泵抑制剂,包括奥美拉唑(20 mg,2 次/d)、兰索拉唑(30 mg,2 次/d)、泮托拉唑(40 mg,2 次/d)、艾司奥美拉唑(20 mg,2 次/d)、雷贝拉唑(10 mg,2 次/d)进行 2 周的治疗,以第 2 周无反流症状或仅有一次轻度的反流症状作为质子泵抑制剂试验的阳性判断标准。

8.唾液蛋白酶检测

唾液蛋白酶检测是一种识别胃食管反流存在的方法。胃蛋白酶原由胃主细胞分泌并转变成胃蛋白酶,其在食管或近端的咽喉、气道中出现表明胃食管反流的存在。研究人员 Sifrim 等通过对 100 名无症状志愿者和 111 例主要症状为烧心的患者的唾液蛋白酶进行检测,他们确立了志愿者中唾液蛋白酶的正常值,并通过联合阻抗-pH 监测,发现 GERD 和食管高敏感患者的唾液蛋白酶浓度明显高于功能性烧心患者。唾液蛋白酶检测的敏感性和特异性分别为 78.6% 和 64.9%,它是一种简单、快速、无创的方法,具有很大的发展前景。高胃蛋白酶浓度(>210ng/mL)的阳性样本可能意味着症状是由于反流引起的,特异性为 98.2%。

9.食管黏膜阻抗

食管黏膜阻抗测量是一个反映慢性反流的客观指标。这种方法微创、廉价且方便。Ates 等人针对食管炎、NERD 等患者,检测了他们食管各部位的黏膜阻抗值,发现 GERD 患者的食管黏膜阻抗值显著低于非 GERD 患者,食管黏膜阻抗值随着检测部位的升高而增加,且对于诊断食管炎具有较高的特异性和阳性预测价值。

10.咽喉反流检测技术——ResTech

ResTech 是一种新型的咽喉反流检测技术,旨在克服传统咽喉反流监测技术的局限性,如导管 pH 电极定位不准确和咽喉酸性反流 pH 标准未统一等问题。DeMeester 团队研发的 ResTech 是一种直径为 1 mm 的水滴状 pH 检测仪,含有微型 pH 电极和参考电极,定位在腭垂下 5~10 mm 处,可以同时检测液态和气雾状的反流物。如果直立位置的 Ryan 评分>9.4 分,或仰卧位 Ryan 评分>6.8 分,则认为是异常。

11.EndoFLIP 技术

EndoFLIP 技术是一种通过向管腔内部置入渐渐充气的球囊导管来测量管腔可扩展性的方法。这个球囊内含有能够检测其所在平面横截面面积的阻抗感应器,以及能够测量球囊内实时压力的压力感应器。在球囊保持等容状态下,最小横截面和压力的比值被定义为可扩展性指数。这个技术被广泛应用于评估 GERD 患者的抗反流屏障功能,并用来指导胃底折叠手术的角度。

六、诊断

Barrett 食管的特征是食管下部的复层鳞状上皮被单层柱状上皮所替代,即为 Barrett 食管(BE)。然而,对于 Barrett 食管的定义和诊断标准,全球尚未形成共识。2008 年,美国胃肠病学会的诊断指南明确指出,只有当食管下段出现特异性肠化上皮(SIM)时,才能确诊为 Barrett 食管,因为这种肠化的柱状上皮具有发生癌变的可能性,需要进行特殊的监测。然而,日本和英国的学者们提出,由于部分患者食管下段的肠化分布不均,加上胃镜活检取样误差,可能导致部分肠化患者在首次胃镜检查中未能发现肠化,因此,如果按照美国的标准,可能会错过一些 Barrett 食管的诊断。他们认为,食管下段的任何类型的柱状上皮化生都可以被诊断为 Barrett 食管。中华医学会消化病学分会的中国共识意见也指出,Barrett 食管是食管下部复层鳞状上皮被单层柱状上皮所替代的一种病理现象,可以伴有肠化,也可以没有肠化。在这些情况中,伴有特殊肠上皮化生的情况被视为食管腺癌的前期病变。

(一)根据临床表现

部分 Barrett 食管患者可能没有明显的临床表现。典型的 Barrett 食管临床症状包括胃食管反流症状,如胃灼热、吞咽困难、反流感、胸痛和哮喘等,其中胃灼热是最常见的症状。胸骨后或剑突下疼痛可能与疾病的深度有关,因此,如果反流性食管炎患者出现胸骨后或剑突下疼痛,更应当警惕 Barrett 食管的可能。GERD 的并发症主要包括吞咽困难、消化道出血、口咽部症状和呼吸系统症状等。

(二)内镜诊断

准确确定鳞状上皮与柱状上皮的交界(SCJ)以及食管胃交界(EGJ)对于识别 Barrett 食管(BE)至关重要。食管鳞状上皮和柱状上皮的交界处形成了明显的 Z 线,这是 SCJ 的内镜特征。EGJ 的内镜特征是管状食管和囊状胃的接合部位,在最小充气状态下,可以以胃黏膜皱襞的近侧缘或者食管下端纵行栅栏样血管末端为识别标志。典型的 BE 在内镜下表现为 EGJ 近端出现的橘红色柱状上皮,即 SCJ 和 EGJ 的分离。BE 长度的测量应从 EGJ 开始,延伸至 SCJ。使用亚甲蓝染色法有助于定位肠化生的分布情况,并能指导活检的取样。

(三)病理学诊断

1.活检取材

建议使用四象限活检法,即从 EGJ 开始,每隔 2 cm 在四个方向取样;对于疑似 BE 癌变的情况,应该每隔 1 cm 在四个方向取样;对于有溃疡、糜烂、斑块、小结节、狭窄和其他腔内异常的情况,都应该取样进行病理学检查。

2.组织分型

(1)贲门腺型:这种类型的组织与贲门上皮类似,存在胃小凹和黏液腺,但没有主细胞和壁细胞。

(2)胃底腺型:这种类型的组织与胃底上皮类似,可以看到主细胞和壁细胞,但是在 BE 的上皮中,萎缩比较明显,腺体较少且短小。这种类型多数位于 BE 的远端,靠近贲门的部位。

(3)特殊肠化生型:在化生的柱状上皮中,可以看到杯状细胞,这是其特征性的改变。

3.BE 的异型增生

(1)低度异型增生(LGD):以多个小而圆的腺管为特征,腺上皮细胞呈拉长状,细胞核染色质呈浓染状态,并且呈现出假复层排列。这些细胞分泌的黏液很少或几乎不存在,并且增生的细胞可以扩展到黏膜表面。

(2)高度异型增生(HGD):腺管的形态不规则,呈现出分支或折叠状,部分区域失去极性。

与 LGD 相比,细胞核更大,形态不规则,呈簇状排列,核膜增厚,核仁明显双嗜性。间质没有浸润。

4.BE 的分型

(1)根据化生的柱状上皮长度分类:长段 BE(LSBE)是指化生的柱状上皮涵盖了食管的全周,长度为 3 cm 或以上;短段 BE(SSBE)是指化生的柱状上皮未能涵盖食管全周,或者虽然涵盖了全周,但长度小于 3 cm。

(2)根据内镜下形态分类:可以分为全周型(呈锯齿状)、舌型和岛状。

(3)根据布拉格 C&M 分类:C 代表全周型化生黏膜的长度,M 代表化生黏膜的最大长度。例如,C3－M5 表示食管圆周段柱状上皮的长度为 3 cm,非圆周段或者舌状延伸段在 EGJ 上方的长度为 5 cm;C0－M3 表示无全周段化生,舌状延伸段在 EGJ 上方的长度为 3cm。

5.BE 诊断记录内容

在 BE 的诊断记录中,应该包括形态学分类(全周型、舌型和岛状)、长度、组织学类型、异型增生及其程度和并发症(如糜烂、溃疡、狭窄和出血)。

目前,全球对于 BE 的诊断有两种观点:一种观点是只要食管远端的鳞状上皮被柱状上皮取代,就可以诊断为 BE;另一种观点是只有食管远端的化生柱状上皮存在肠上皮化生时,才能诊断为 BE。由于我国对 BE 的研究还不够深入,建议以食管远端存在柱状上皮化生作为诊断 BE 的标准,但是必须详细说明组织学类型以及是否存在肠上皮化生。除了内镜下诊断,还必须有组织学诊断,结合内镜和病理诊断,有助于提升对 BE 的临床诊断和进一步研究的水平。

七、鉴别诊断

1.反流性食管炎

反流性食管炎和 Barrett 食管是相关的,Barrett 食管通常在反流性食管炎的基础上发生,是胃食管反流病(GERD)的一种临床表现。这两种状况都可能引发胃灼热和胸骨后疼痛,但吞咽困难主要是 Barrett 食管的特征。主要通过内镜检查和活体组织检查来区分它们。

2.食管贲门失弛缓症

食管贲门失弛缓症的症状通常会由情绪变化或食用刺激性食物引发,常伴有胸骨后疼痛。X 射线钡剂造影显示食管高度扩张和扭曲,下端狭窄呈"鸟嘴"样,边缘光滑。食管测压显示食管下括约肌张力持续增高,中下段的推进性蠕动消失。内镜检查有助于确诊。

3.食管癌

Barrett 食管(BE)由 3 种类型的上皮组成,都可能出现异型增生,但肠型柱状上皮最常见。在 BE 中,没有癌症的患者异型增生的比例仅为 5%～10%,而在发生癌症变化的 BE 患者中,几乎所有人都伴有不同程度的异型增生。研究发现,重度异型增生是非连续的,所有的 BE 癌变都位于重度异型增生中或其附近,这提示重度异型增生是 BE 癌变的前兆。

BE 腺癌的发生率为 10%～15%,比一般人群高出 30～50 倍。发病年龄为 39～81 岁,平均为 60 岁。BE 的 3 种上皮都可能发生癌变,但肠型上皮最常见,腺癌的分化程度通常较高。BE 腺癌的发生原理和演变过程为:慢性胃食管反流→鳞状上皮增生→消化性食管炎和消化性食管溃疡→BE→柱状上皮异型增生→腺癌。

BE 腺癌的高风险信号包括：男性，特别是吸烟和饮酒者；肠型上皮型 BE，有持续重度反流或吞咽困难；高度异型增生；合并硬皮病；反流手术后食管再次狭窄或反流未能控制者。

诊断 BE 腺癌的依据包括：确诊为原发性食管腺癌；有较长的 BE 病史；具备确切的组织学形态；应找到 BE 从异型增生发展到原位癌和浸润癌的过渡形态。诊断主要依据内镜活检、组织病理学检查，活检应在多部位进行，食管拉网细胞学检查阳性率较高。

八、治 疗

针对胃食管反流病（GERD）的治疗主要依据其发病机制，包括使用质子泵抑制剂（PPI）降低胃酸分泌、应用促胃肠动力药物和执行抗反流手术等措施。治疗 GERD 的方式可以分为几个主要部分：一般治疗（包括改善生活方式）、药物治疗、内镜下治疗和手术治疗等。

（一）改善生活方式

日常生活中的一些习惯可能成为 GERD 的诱发因素，如喝咖啡、饮酒、喝碳酸饮料、吸烟以及睡眠姿势等。GERD 患者需要注意避免这些可能诱发症状发作的不良生活方式。

（1）避免食用可能导致下食管括约肌放松并引发反流的食物，如咖啡、酒精、巧克力和高脂食物等。

（2）避免摄入酸性食物，如柑橘类水果、碳酸饮料和酸辣食品等。这些食物可以通过直接刺激食管黏膜，从而加重烧心的症状。

（3）控制体重，并养成健康的生活习惯。如戒烟、抬高床头睡眠以及避免餐后 2～3 h 内立即躺下等。这些措施有助于减少胃酸反流、增强食管对酸的清除能力，从而减少食管接触酸的时间。

（二）药物治疗

1.质子泵抑制剂

治疗胃食管反流病（GERD）的一大里程碑是抑制胃酸分泌的药物的发展，其中效果最显著的是质子泵抑制剂（PPI）。PPI 通过与氢钾 ATP 酶共价结合，从而阻断胃酸分泌的最后一个共同途径。H_2 受体拮抗剂（H_2RA）可以竞争性地阻断组胺引发的胃酸分泌，但其血浆半衰期较短，抑酸能力不如 PPI。抗酸剂主要用于中和胃酸或酸性食物，对胃酸分泌本身没有影响。

PPI 是治疗 GERD 的首选药物。多项荟萃分析研究显示，无论是在食管炎的愈合率、愈合速度还是反流症状的缓解率上，PPI 都优于 H_2 受体拮抗剂。对于使用标准剂量 PPI 治疗仍未能完全缓解症状的患者，两项随机对照研究发现，换用另一种 PPI 或者加倍原有 PPI 剂量都可以改善症状。当需要使用双倍剂量 PPI 时，应在早餐前和晚餐前各服用 1 次。研究表明，这种给药方式比早餐前一次性服用双倍剂量 PPI 能更好地控制胃内 pH 值。因此，如果单剂量 PPI 治疗无效，可以尝试双倍剂量，或者换用另一种 PPI。此外，为了达到最佳的症状控制和食管炎愈合效果，PPI 治疗的疗程应至少为 8 周。2006 年的一篇荟萃分析研究比较了埃索美拉唑与奥美拉唑、泮托拉唑和兰索拉唑治疗反流性食管炎的效果，结果显示，无论使用哪种 PPI,治疗 8 周的食管炎愈合率(77.5%~94.1%)都比治疗 4 周(47.5%~81.7%)更高。

无论是 RE 还是 NERD 的治疗,首选的都是 PPI,其剂量和疗程会根据疾病的严重程度进行调整。对于洛杉矶分级为 C 级和 D 级的 RE 患者,建议使用双倍剂量的 PPI,疗程至少为 8 周,8 周后复查消化道内镜,如果黏膜已经愈合,可以进入维持治疗阶段。如果治疗 8 周后黏膜仍未愈合,那么需要增加剂量并延长 PPI 的使用时间,直到黏膜愈合,然后再进入维持治疗阶段。对于洛杉矶分级为 A 级和 B 级的 RE 患者以及 NERD 患者,治疗方法类似,可以使用标准剂量的 PPI,疗程为 8 周,以缓解症状为主要治疗目标。

GERD 的治疗往往需要持续一段时间。研究表明,对于 NERD 和轻度食管炎(洛杉矶分级 A 级和 B 级)患者,可以选择按需治疗或间歇治疗。按需治疗是指患者根据自身症状的出现来自行服用药物,以控制症状为主要目标,用药的剂量和频率可以参考初始治疗方案。间歇治疗是指当患者的症状出现时,规律服药一段时间,通常为 2 周,目的是缓解症状。PPI 是最常用的药物,而抗酸剂也是一种可选的治疗手段。

对于停用 PPI 后症状仍然存在的 GERD 患者,以及重度食管炎(洛杉矶分级 C 级和 D 级)和 Barrett 食管患者,需要 PPI 的长期维持治疗。一项最近的日本前瞻性随机研究比较了 PPI 长期维持治疗与按需治疗在食管炎中的疗效,结果显示,在 8 周的症状缓解率和 24 周的黏膜愈合率方面,维持治疗都明显优于按需治疗。

然而,长期使用 PPI 也可能引发一些潜在的不良反应。包括头痛、腹泻和消化不良等,通常发生率小于 2%。尽管没有临床数据支持,但如果出现这些不良反应,可以尝试更换其他类型的 PPI。骨质疏松的患者也可以使用 PPI,对于可能引发髋部骨折和骨质疏松的担忧,不应影响对 PPI 的长期使用,除非存在其他的髋部骨折风险因素。

PPI 治疗是一种难以识别的梭状芽孢杆菌感染的风险因素,因此在易感人群中需要谨慎使用。胃酸可以杀灭或抑制细菌,长期使用 PPI 通过提高胃内 pH 值,可能会促进肠道菌群的增生,从而增加难以识别的梭状芽孢杆菌感染的概率。有研究提示短期使用 PPI 的人,社区获得性肺炎的风险会增加,但并未发现长期使用 PPI 会增加社区获得性肺炎的风险,因此,如果需要长期使用 PPI,不需要考虑社区获得性肺炎风险增加的问题。

在使用抗血小板药物氯吡格雷的患者中,使用 PPI 并不会增加心血管不良事件的风险。尽管早期的研究在西方国家认为 PPI 和抗血小板药物的联合使用可能会增加心血管事件的风险,但近期的前瞻性对比研究认为两种药物的合用并不会显著影响心血管事件的发生率。我国目前还没有进行大量的高质量随机对照研究来进一步确认这一点。

H_2 受体拮抗剂(H_2RA)对 GERD 的治疗效果相较于 PPI 较弱。目前,H_2RA 主要被推荐用于 NERD 患者症状缓解后的维持治疗,以及在 PPI 治疗期间仍出现夜间反流的情况。夜间酸突破定义为在每日两次饭前用 PPI 的情况下,夜间(22:00 至翌日 6:00)胃酸 pH 值低于4.0,且持续超过 60 min。超过 75% 的使用双倍剂量 PPI 的患者会出现夜间酸突破,此时临睡前加用 H_2RA 可以减轻夜间酸突破,改善症状。一项回顾性非对照临床试验显示,在双倍剂量 PPI 治疗的患者中,睡前加用 H_2RA 后,72% 的患者症状有所改善。然而,长期使用 H_2RA 可能导致耐药性,因此建议进行间歇性使用或只在睡前加用。

抗酸药物由于起效快且作用时间短,常用于非侵蚀性食管反流病和轻度食管炎的按需治疗,以缓解症状。有研究比较了埃索美拉唑和铝碳酸镁按需用于维持治疗非侵蚀性食管反流病的效果,结果显示两者的疗效相似,这表明抗酸药在控制非侵蚀性食管反流病和轻度食管炎的症状方面具有一定的效果。

2.抗反流药物

研究已经揭示,一过性食管下段括约肌松弛(TLESR)是 GERD 患者反流发生的主要原因。在 GERD 患者中,食管胃接合部(EGJ)的顺应性通常会增加,食管下段括约肌(LES)的一过性松弛也会增多,从而导致近端反流更为频繁。因此,利用药物抑制 TLESR 被视为一种有前景的 GERD 治疗方案。

巴氯芬是一种 γ-氨基丁酸 β 受体(GABAβ 受体)激动剂,它可以抑制 TLESR 的迷走神经通路,在中枢和周边都有作用。巴氯芬不仅可以减少 TLESR 和反流事件,还能降低餐后酸性和非酸性反流的时间,减少夜间反流以及嗳气的发生。然而,目前尚缺乏关于 GERD 患者长期使用巴氯芬的疗效与安全性的临床研究。值得注意的是,巴氯芬可以穿越血脑屏障,可能会导致困倦、头晕、嗜睡、恶心和呕吐等神经系统不良反应。

3.促动力药

GERD 患者往往表现出胃食管反流增多和食管酸清除时间延长,这可能与食管蠕动功能减弱、食管裂孔疝等导致的食管下段括约肌功能障碍有关。理论上,通过缩短反流物与食管黏膜的接触时间,可以减少症状的发生。除了改善生活方式,比如避免饱餐后平卧、睡眠时抬高床头等,促胃肠动力药物也可以增强食管蠕动,从而加强食管酸清除作用。在 PPI 治疗的基础上,加用促动力药物可以加强胃排空,减少 TLESR 的发生,从而减少食管酸暴露。

甲氧氯普胺能够提高下食管括约肌的静息压力,加强食管蠕动,改善胃排空,因此,理论上,它可以用于伴有胃排空延迟的 GERD 患者。然而,目前尚无高质量证据支持甲氧氯普胺单独或联合其他药物治疗 GERD 的有效性。甲氧氯普胺的中枢神经系统不良反应包括困倦、躁动、易激动、抑郁、肌张力障碍和迟发性不自主运动等,虽然发生率低于 1%,但由于其疗效不明确,可能在治疗 GERD 时弊大于利,因此,目前不建议用于 GERD 治疗。

多潘立酮是一种外周多巴胺受体激动剂,可以促进胃排空,但目前还没有明确的证据表明它在治疗 GERD 中的疗效。最近有报道称,多潘立酮有可能导致心脏 QT 间期延长和女性长期使用后泌乳的不良反应,因此,在使用时需要注意。

目前,临床上还使用了莫沙必利和伊托必利这两种促动力药。莫沙必利是一种选择性的 5-羟色胺 4 受体激动剂,能够促进乙酰胆碱的释放,刺激胃肠道,从而发挥促动力作用,改善功能性消化不良患者的胃肠道症状。伊托必利具有多巴胺 D_2 受体阻滞和乙酰胆碱酯酶抑制的双重作用,通过刺激内源性乙酰胆碱释放并抑制其水解,可以增强胃与十二指肠的运动,促进胃排空。目前,国内一些小样本的研究提示,这两种促动力药有利于增强 PPI 对 GERD 症状的缓解作用,但仍缺乏高质量的对照研究来证实其疗效。

4.黏膜保护剂

黏膜保护剂通过降低食管黏膜对腔内物质的透性,可以减少胃反流物对食管黏膜的伤害。瑞巴派特能强化胃黏膜上皮的防护屏障,可能对食管黏膜起到一定的保护效果。研究表明,瑞巴派特与兰索拉唑 15 mg 的联合使用,比单独使用兰索拉唑 15 mg 能更有效地维持洛杉矶分级 A 级和 B 级 RE 患者的症状长期缓解。另一种黏膜保护剂铝碳酸镁,既具有黏膜保护作用,也能中和胃酸,可以在 GERD 患者中迅速改善症状。然而,铝碳酸镁的作用时间较短,且没有胃酸分泌抑制作用,因此仅适用于轻度反流病患者。

5.抗抑郁药

许多 GERD,尤其是 NERD 患者,对食管刺激表现出高度敏感。食管球囊扩张试验或食管酸灌注试验已经证实,部分 GERD 患者存在这种食管高敏感性。相比正常人群,这些患者对刺激的感知阈值降低,对疼痛的感知阈值也下降。相对于症状与酸反流事件密切相关的患者,症状与酸反流事件无关的患者更易产生焦虑症和癔症。人群研究也指出,焦虑症和抑郁症均可能提高反流症状的发生率。因此,PPI 治疗效果不理想的患者可能伴有精神心理障碍。Nojkov 等研究人员的研究也证实了 PPI 治疗效果不佳的患者更可能同时患有抑郁症。

GERD 患者常常会报告不良生活事件会诱发或加重他们的烧心症状。精神心理压力与食管对刺激感知的提高紧密相关,可能通过周围和中枢的机制加重了食管痛觉高敏感性。最近的一项研究表明,当个体处于焦虑状态时,酸诱导的食管过敏性会增加。因此,精神心理压力可以引发食管高敏感状态,这种改变可能通过中枢神经系统介导或同时受到压力引起的食管黏膜损害影响。

抗抑郁药可能通过调节中枢神经系统和(或)感觉传入神经来调控食管敏感性,对这些患者可能有效。过去的研究表明,低剂量的三环类抗抑郁药对 PPI 治疗反应差的胸痛患者治疗有效。曲唑酮,一种 5-羟色胺再摄取抑制剂(SSRIs),比安慰剂更能有效地治疗与食管收缩异常相关的食管症状,如胸痛、吞咽困难、烧心和(或)反流等。西酞普兰,一种选择性的 SSRIs,可以显著提高正常人群的食管球囊扩张感知阈值和痛觉阈值,并可以延长食管酸暴露引起烧心不适所需的时间。一个随机对照试验显示,西酞普兰 20 mg,每日 1 次,使用 6 个月后,食管酸敏感患者的难治性反流症状得到显著改善。因此,抗抑郁药可能有效地缓解食管高敏感性GERD 患者的食管不适和烧心症状。

6.复方海藻酸钠

胃内酸袋(GAP)是指位于食管下段括约肌下方的胃食管连接部的一个特定区域,被认为是导致 GERD 的关键因素之一。GAP 通常在餐后 15 min 内出现,并持续约 90 min。其平均pH 值为 1.6,显著低于餐后胃内缓冲区的平均 pH 值。GAP 的形成与胃液未能被食物合理缓冲、食管裂孔疝及食物类型有关。尽管健康人也可能存在 GAP,但在 GERD 患者中,GAP 的持续时间更长。除了使用 PPI,还可以采用海藻酸盐和胃底折叠术等方法针对酸袋进行治疗。海藻酸可以在近端胃内形成物理性的屏障,有效减少远端食管的餐后酸暴露时间,提高反流物的 pH 值。虽然小规模临床研究显示它不能减少反流事件的数量,但可以替代或中和餐后的酸袋。

(三)针灸治疗

中国传统医学针灸的治疗方法也对 GERD 有所帮助。研究显示,针灸治疗对于那些单剂量 PPI 治疗无效的 GERD 患者,比增加 PPI 剂量至双倍更能有效地控制酸性反流和烧心。然而,目前还缺乏大样本的对照研究来证实针灸是否可以作为 PPI 治疗无效患者的备选治疗方法。

(四)催眠疗法

研究发现,患者的心理状态可能会影响他们对 PPI 治疗的反应。对于那些 PPI 治疗效果不佳的患者来说,缓解心理压力可能有助于提高治疗效果。催眠疗法可以作为辅助治疗,特别是对于非典型 GERD 症状可能有所帮助。在一项包含 28 例非心源性胸痛患者的随机临床试验中,催眠疗法组的疼痛感受明显改善,相比对照组表现更优。另一项研究发现,催眠疗法对癔症患者也是一种有效的治疗方法。然而,催眠疗法作为 GERD 辅助治疗的具体疗效仍需大规模临床研究进一步验证。

(五)内镜治疗

GERD 的内镜治疗方法目前主要包括射频治疗、注射或植入技术及内镜腔内胃食管成形术。其中,射频治疗和经口内镜下胃底折叠术(Transoral Incisionless Fundoplication,TIF)是近期研究焦点。

Stretta 射频治疗是一种非侵入性的内镜治疗方法,用于治疗 GERD。在胃镜的引导下,医生将射频治疗导管插入食管,再将射频治疗仪电极刺入食管下段括约肌和胃贲门肌层。然后在胃食管连接部位的多个层面进行烧灼。这个过程通过热能引发组织损伤和再生,诱导胶原组织收缩和重塑,并阻断神经通路。这一系列的动作能够增加食管下段括约肌的厚度和压力,减少短暂的食管下段括约肌松弛现象,从而达到改善反流症状的目的。

到目前为止,已经有 4 篇关于射频治疗的随机临床对照研究发表。其中 3 项研究与假手术组进行了对照,随访时间为 3～6 个月。这些研究的结果显示,射频治疗组的症状改善和生活质量评分都优于假手术组。另一项随机临床对照研究比较了射频治疗和 PPI 治疗的效果,发现射频治疗能够减少 PPI 的使用量。

然而,这些研究都没有进行长期随访。此外,尽管大多数患者在手术后的症状有所改善,但仍有反流症状存在,仍需要使用 PPI 进行治疗。并且,对于 pH 监测参数和食管炎愈合率等客观指标的改善并不明显。因此,射频治疗的长期有效性仍需要进一步研究以得到证实。

TIF 是近几年涌现的一种内镜抗反流手术,这种手术方法通过在内镜下将胃食管交接处附近的全层组织翻转并拉长 4～5 cm,然后加以固定,从而形成一个在胃腔内的全层抗反流阀瓣。此方法能有效地治疗食管裂孔疝,同时提升食管下段括约肌的压力(LESP)。相比于腹腔镜下胃底折叠术,TIF 手术的创伤更小。据一项最新的随机、多中心、交叉对照研究显示,研究涵盖了 63 例 GERD 患者,研究结果表明,手术后 6 个月,手术组的症状缓解率和食管炎愈合率都优于高剂量 PPI 组。TIF 手术在短期内已经能够改善患者症状,并减少 PPI 的使用,现已成为治疗 GERD 的热门技术。但是,其远期疗效还需要进一步的验证。

内镜下注射治疗是一种以增加 LES 压力,以此达到抗反流目的的手术方案。在内镜下,医生会在食管下段－贲门局部黏膜下注射生物相容性物质或硬化剂。根据注射材料的不同,这种方法包括 Enteryx 法、Gatekeeper 法和 Durasphere 法。然而,由于安全性问题,前两种方法已经不再使用。Durasphere 是一种新型的生物相容性可注射填充无菌材料,由浮在含有 3% β-葡聚糖水基载体凝胶的热解碳包裹锆珠构成。在内镜下,医生会在食管齿状线附近的 4 个象限黏膜下层注射 Durasphere 材料,以增加 LES 压力。一项美国的单中心研究对 10 例 GERD 患者进行了 Durasphere 注射,12 个月的随访结果显示,其中 7 例患者完全停用了 PPI,

9 例患者的 PPI 用量减少了 50% 以上。DeMeester 评分从治疗前的 44.5 分降至 26.5 分,4 例患者的食管 pH 检测恢复正常。所有患者都良好地耐受了这种治疗,除了少数患者有不适感以外,没有发生任何不良事件。食管炎的糜烂、溃疡等症状并未发生,注射部位也未出现材料脱落或迁移,这表明 Durasphere 法能有效地改善 GERD 的症状,减少 PPI 的用量,且不良反应较小。尽管 Durasphere 法已经获得了 FDA 的批准,但目前治疗 GERD 的研究仍然较少,大多为小样本、短期试验,因此,我们需要进一步的大样本对照研究和长期的随访,以观察其确切的疗效和安全性。

（六）治疗新进展

在 GERD 的治疗新进展领域,LinX 抗反流磁环和 LES 电刺激疗法(LES－EST)备受瞩目。LinX 抗反流磁环,由一组磁性钛珠组成的环状结构,通过腹腔镜植入胃食管交界的 LES 区域。静止状态下,钛珠之间的微弱磁吸力可以封闭 LES,增强抗反流防线。研究表明,LinX 抗反流磁环能够持久改善 GERD 症状,减少患者对 PPI 的依赖,提升生活质量。此外,LinX 抗反流磁环的植入手术简便,不会改变正常的胃食管解剖结构,具有良好的可重复性,是一种值得深入研究的抗反流治疗方案。然而,其主要并发症为术后吞咽困难。目前,该技术的最长随访时间为 5 年,对于更长期的疗效以及并发症,如植入物对胃食管交界处的长期异物刺激等,仍需进一步的随访研究。

LES 电刺激疗法(LES-EST)则是一种通过电刺激 LES 来治疗 CERD 的手段。该方法的工作原理是通过腹腔镜将双电极脉冲刺激器植入患者的 LES 区域,通过间歇电脉冲刺激使 LES 收缩,提升 LES 压力,维持正常的 LES 功能,但不影响其松弛。LES-EST 在治疗 GERD 方面的短期疗效显著,目前已有的最长疗效观察时间为 1 年。目前,欧洲地区正在开展该技术的多中心临床对照研究,以期通过长期研究评估该技术治疗 GERD 的效果。

九、GERD 食管外症状

GERD 可以引发与耳、鼻、咽喉或呼吸道相关的症状,这些被称为 GERD 的食管外症状。总的来说,确认 GERD 食管外症状主要依赖于患者是否存在典型的反流症状,如烧心和反酸。如果存在这些典型症状,食管外症状与反流的关联性会增强,PPI 治疗的有效性也会相应提高。然而,如果没有合并典型的 GERD 症状,那么食管外症状与 GERD 的关联则存在不确定性,需要进一步的客观检查来确认。

其中,GERD 被认为是导致慢性咳嗽、哮喘和鼻后滴漏等症状的三大原因之一。可能的发病机制包括微吸入、食管支气管反射和咳嗽反射。然而,咳嗽和反流之间的关系确定存在困难,如咳嗽本身可能导致胸腔压力变化,为反流创造了条件。尽管可以通过联合阻抗－pH 监测和咳嗽监测来客观监测反流和咳嗽的关系,但是由于无法确定反流引起咳嗽的时间窗口,所以不能准确诊断反流与咳嗽的关联性。为了进一步确定咳嗽与反流的关系,临床治疗通常会采用经验性 PPI 治疗。但是,PPI 治疗的响应率较低,这可能与部分咳嗽与反流的关系无法确定,以及食管支气管反射这一在慢性咳嗽中发病机制的活化有关。研究表明,当食管支气管反射被激活后,反流物的酸化作用有限。抗反流手术在一些小样本的非对照研究中显示出对治疗反流性咳嗽的有效性,但仍需要进行前瞻性对照研究来进一步证实其疗效。

另外,反流性哮喘的发病机制与反流性咳嗽类似,但夜间反流在其发病中起到了重要作用。评估反流性哮喘还需要进行支气管激发试验等。PPI是治疗反流性哮喘最常用的方法,但往往不能完全缓解症状。抗反流手术的效果尚未得到证实。

在耳鼻喉科的患者中,4%～10%的症状可能与胃食管反流病(GERD)有关,包括大约60%的慢性喉炎病例。由于这是一种涉及耳鼻喉科和消化内科的交叉疾病,医生们对此越来越重视。然而,像慢性咳嗽一样,GERD与咽喉症状的关系往往难以明确。

通过pH监测或阻抗-pH联合监测等反流监测方法,可以为怀疑患有GERD相关喉炎的患者提供客观证据。然而,食管下段的反流证据并不能作为咽喉反流的证据,而对咽喉反流的监测阳性率极低,因此通过反流监测找到咽喉反流的证据也存在挑战。

此外,对疑似咽喉反流的患者,可以使用PPI进行诊断性治疗。不同于对典型食管反流症状的2周PPI诊断性试验,需要对有咽喉症状的患者进行更长期的观察。根据我们的研究,当观察期为4周时,其诊断的敏感性和特异性最高。

睡眠呼吸暂停综合征与GERD有密切关系,前者存在显著胃食管反流的比例明显高于健康对照组。然而,多因素回归分析并未确定睡眠呼吸暂停综合征与GERD之间的关系,两者可能有共同的风险因素,如肥胖等。

对于GERD的非典型症状或食管外症状的抑酸治疗仍存在不同的观点。支持使用PPI来治疗这些症状的研究大多数为小样本非对照研究。以慢性咳嗽为例,最近的一个荟萃分析包括了9个比较PPI和安慰剂治疗慢性咳嗽的研究,结果显示尽管患者的咳嗽评分在PPI治疗2～3个月后有所降低,但两者之间治疗慢性咳嗽的缓解率无明显统计学差异。

总的来说,对于有典型胸痛和(或)反流症状的食管外症状患者,可以使用标准剂量或双倍剂量的PPI进行治疗,但是疗程通常比食管内症状的患者更长,建议至少12周。对于没有典型胸痛和(或)反流症状的患者,他们的食管外症状由胃食管反流引起的可能性较小,建议先进行客观反流监测,确认食管外症状是由反流引起后再进行抗反流治疗,其剂量和疗程与有典型反流症状的患者相同。

十、难治性GERD

尽管胃酸抑制疗法在大多数GERD患者中表现出了有效性,但仍有30%～40%的患者在接受PPI治疗后症状未明显改善,这些患者即为难治性GERD患者。目前,难治性GERD的定义并未统一,其治疗时长和剂量也没有全球统一的标准。在我国,专家共识将难治性GERD定义为:患者在接受双倍剂量PPI治疗8～12周后,其胃烧感和(或)反流等症状仍未得到显著改善。

对于难治性GERD的处理,首先需要考察患者的用药依从性。研究发现,GERD患者的治疗失败往往与其用药依从性差有关,这就需要医生仔细询问患者的用药时间、剂量和疗程。此外,难治性GERD的原因还可能包括胃酸抑制不足、非酸性反流、功能性胃烧感、PPI代谢的基因差异、自身免疫疾病以及食管裂孔疝等。对于难治性GERD患者,应进行进一步的检查,包括上消化道内镜检查(必要时进行食管活检以排除其他类型的食管炎)、食管测压以及 24 小时阻抗-pH 监测,以评估其症状持续存在的原因。

　　24 小时食管阻抗-pH 监测在评估难治性 GERD 患者中起着至关重要的作用。在寻找难治性 GERD 的原因时,是否需要在服用 PPI 的情况下进行此项检查,取决于患者 GERD 的诊断可能性。如果推测 GERD 的诊断可能性高,那么患者无需停用 PPI,在此情况下,监测可以检查患者的胃酸抑制程度是否足够,是否存在非酸性反流导致其症状持续,以及其反流症状与客观反流的关联程度。然而,如果推测患者 GERD 的诊断可能性较低,那么患者需要停用 PPI,通过该检查来确定诊断,排除功能性胃烧感的可能。

　　GERD 是消化科门诊中的常见疾病,然而目前仍然缺乏被广泛接受的"金标准"诊断。在 2018 年,西方国家提出了最新诊断标准,其中包括:24 小时内食管 pH 值低于 4 的时间占比超过 6%,内镜检查显示食管炎症等级为洛杉矶 C 级或 D 级,Barrett 食管长度超过 1 cm,存在溃疡性食管狭窄等。但是,对于中国人群,食管 pH 值低于 4 的时间占比超过 6% 的情况较少,食管炎症 C 级或 D 级的发现率也较低,因此这一标准是否适用于中国人群仍需要进一步研究。尽管 PPI 仍是主要的 GERD 治疗手段,新型抑酸药物如 P-CAB 的开发为抑酸治疗提供了更广阔的选择。虽然现有的内镜治疗方法的长期疗效尚不确定,但新的内镜下治疗方式如 MUSE 的出现,为 GERD 的治疗提供了更多可能性。另一个在 GERD 诊疗中的挑战是食管外症状与 GERD 之间的关系。除了需要强调存在典型的食管症状,更需要结合多种客观检查手段来确切判断反流与食管外症状之间的联系。更复杂的是,许多难以治疗的 GERD 表现为非反流相关的原因,如功能性疾病,因此在临床上,对 GERD 和其他功能性食管疾病的鉴别需要特别关注。

第三节　胃　癌

一、胃癌的诊断方法

　　胃癌,一种具有高死亡率的恶性肿瘤,常常在早期阶段不表现出明显的症状,或者只具有轻微的上腹部不适、食欲减退和体重下降等症状。随着病情的进展,症状可能会增多,但并不典型,常常会出现类似胃炎或胃溃疡的症状。大多数患者的体征并不明显,大约 40.1% 的晚期胃癌患者可能会有贫血,24% 的患者可能会触及腹部包块。由于胃癌的症状和体征并不典型,所以早期诊断非常困难。据统计,中国的早期胃癌患者仅占所有胃癌患者的 10% 左右,这极大地影响了胃癌的治疗效果和生存率。目前,胃癌的诊断主要依靠临床表现、体格检查以及特殊检查,包括胃镜检查、影像学检查(如 X 射线钡餐、B 超、CT、MR 和 PET/CT)、腹腔镜探查和分子诊断等。

1.无症状人群筛查

　　对于无症状人群的筛查在早期胃癌的诊断中起着至关重要的作用。以日本为例,1975 年,早期胃癌占所有接受治疗的胃癌病例的 20.9%,到 1990 年,这个比例快速提升到 43.4%,

自 2004 年以来,日本早期胃癌检诊协会所属的医疗机构中,检出的胃癌中超过 70％为早期胃癌。这样高的早期胃癌检出率得益于对无症状的日本人群进行的胃癌筛查。日本针对 3000 例早期胃癌患者的研究中,有 47.6％的患者是在无任何症状的情况下被检出的。因此,中国只在有症状的患者中提高门诊筛选早期胃癌的水平显然是远远不够的,大量的无症状的早期胃癌患者因为未能及时就诊而错过了最佳治疗时机。全社会必须关注这项工作,大力开展对无症状人群的早期胃癌筛查。胃癌的癌前状态主要包括癌前疾病和癌前病变两类,研究证明,患有重度萎缩性胃炎、残胃和恶性贫血等癌前疾病以及上皮内瘤变等癌前病变的患者发生胃癌的概率明显高于普通人群,因此这部分人群必须进行定期随访复查,许多患者有可能在早期胃癌阶段就被检出。

2.定性诊断

电子胃镜检查是目前胃癌诊断最主要和最有效的方法。这项技术在全球范围内得到了广泛应用,因为它能够直接查看胃内的形态变化,确定病变的位置,同时还能取出病变组织进行活组织病理检查以确诊胃癌。据 Bustamante 等人的研究报告,通过内镜和活组织检查诊断胃癌的敏感性和特异性分别达到 82％和 95％,显示出了较高的准确率。然而,由于在内镜检查前需要使用制酸剂,患者就诊时间可能延迟,早期胃癌的内镜表现缺乏特征性,以及内镜医师对早期胃癌在普通内镜下的表现认识不足等因素,仍然存在一部分早期胃癌患者在初次内镜检查时被漏诊。

虽然传统的内镜检查仍然是最主要的诊断方法,但其漏诊率不能被忽视。超声内镜和超声内镜下细针抽吸活组织检查等技术正在迅速发展,且其技术全面性在早期胃癌诊断和术前分期中具有重要价值。色素内镜常与放大内镜技术结合使用,这种结合方式明显提高了早期胃癌诊断的敏感性和特异性,具有广泛的临床应用前景。未来,这种结合技术可能会在胃癌及其他胃黏膜病变的诊断中成为常规检查方法。荧光内镜在诊断早期胃癌方面具有一定的优势,但其技术尚未完善,特异性不高,因此在临床应用中存在一定的局限性。红外电子内镜能够观察胃黏膜下的血管,因此在早期胃癌的诊断以及确定肿瘤的浸润程度中起着独特的作用。窄谱成像技术结合放大内镜能够观察消化道黏膜上皮结构和黏膜表面的微血管形态,这使得我们有望在内镜下得到早期胃癌的病理诊断,但目前这种技术还不能取代传统的病理活组织检查。值得一提的是,共聚焦激光显微内镜能够显示消化道黏膜及黏膜下的组织结构,这对胃癌及癌前病变的即时诊断非常有用。然而,这项技术目前还处于研究阶段,要想在临床中广泛应用,还需要进行进一步的研究。

X 射线钡餐检查仍是诊断胃癌的主要方法之一,能区分胃的良恶性病变,确定病变部位和范围,对胃癌诊断和手术指导具有重要价值。气钡双重对比方法改进了传统的消化道造影法,显著提高了早期胃癌的诊断率。当 X 射线检查结果疑似早期胃癌时,可以结合胃镜细胞学检查,以提高早期胃癌的诊断率。

二、分期

胃癌 TNM 分期［美国癌症联合会（AJCC）/国际抗癌联盟（UICC）2018 年第八版］如下

所示。

1. 原发肿瘤(T)

T_x:原发肿瘤无法评价。

T_0:无原发肿瘤证据。

T_{is}:原位癌,上皮内肿瘤,未侵及固有层,高度不典型增生。

T_1:肿瘤侵犯固有层,黏膜肌层或黏膜下层。

T_{1a}:肿瘤侵犯固有层或黏膜肌层。

T_{1b}:肿瘤侵犯黏膜下层。

T_2:肿瘤侵犯固有肌层。

T_3:肿瘤穿透浆膜下结缔组织,而尚未侵犯脏腹膜或邻近结构。

T_4:肿瘤侵犯浆膜(脏腹膜)或邻近结构。

T_{4a}:肿瘤侵犯浆膜(脏腹膜)。

T_{4b}:肿瘤侵犯邻近结构。

2. 区域淋巴结(N)

N_x:区域淋巴结无法评价。

N_0:无区域淋巴结转移。

N_1:有 1～2 个区域淋巴结转移。

N_2:有 3～6 个区域淋巴结转移:

N_3:有 7 个及更多区域淋巴结转移。

N_{3a}:有 7～15 个区域淋巴结转移。

N_{3b}:有 16 个及更多区域淋巴结转移。

3. 远处转移(M)

M_0:无远处转移。

M_1:有远处转移。

4. 临床分期(cTNM)

见表 3-3-1。

表 3-3-1　胃癌临床分期

分期组	T	N	M
0 期	T_{is}	N_0	M_0
Ⅰ 期	T_1	N_0	M_0
	T_2	N_0	M_0
Ⅱ A 期	T_1	$N_{1\sim3}$	M_0
	T_2	$N_{1\sim3}$	M_0
Ⅱ B 期	T_3	N_0	M_0
	T_{4a}	N_0	M_0

分期组	T	N	M
Ⅲ期	T_3	$N_{1\sim3}$	M_0
	T_{4a}	$N_{1\sim3}$	M_0
ⅣA期	T_{4b}	任何 N	M_0
ⅣB期	任何 T	任何 N	M_1

5.病理分期(pTNM)

见表 3-3-2。

表 3-3-2　胃癌病理分期

分期组	T	N	M
0 期	T_{is}	N_0	M_0
ⅠA期	T_1	N_0	M_0
ⅠB期	T_1	N_1	M_0
	T_2	N_0	M_0
ⅡA期	T_1	N_2	M_0
	T_2	N_1	M_0
	T_3	N_0	M_0
ⅡB期	T_1	N_{3a}	M_0
	T_2	N_2	M_0
	T_3	N_1	M_0
	T_{4a}	N_0	M_0
ⅢA期	T_2	N_{3a}	M_0
	T_3	N_2	M_0
	T_{4a}	N_1	M_0
	T_{4a}	N_2	M_0
	T_{4b}	N_0	M_0
ⅢB期	T_1	N_{3b}	M_0
	T_2	N_{3b}	M_0
	T_3	N_{3a}	M_0
	T_{4a}	N_{3a}	M_0
	T_{4b}	N_1	M_0
ⅢB期	T_{4b}	N_2	M_0
ⅢC期	T_3	N_{3b}	M_0

分期组	T	N	M
	T_{4a}	N_{3b}	M_0
	T_{4b}	N_{3a}	M_0
	T_{4b}	N_{3b}	M_0
Ⅳ期	任何 T	任何 N	M_1

6.新辅助治疗后分期(ypTNM)

见表 3-3-3。

表 3-3-3　胃癌新辅助治疗后分期

分期组	T	N	M
Ⅰ期	T_1	N_0	M_0
	T_2	N_0	M_0
	T_1	N_1	M_0
Ⅱ期	T_3	N_0	M_0
	T_2	N_1	M_0
	T_1	N_2	M_0
	T_{4a}	N_0	M_0
	T_3	N_1	M_0
	T_2	N_2	M_0
	T_1	N_3	M_0
Ⅲ期	T_{4a}	N_1	M_0
	T_3	N_2	M_0
	T_2	N_3	M_0
	T_{4b}	N_0	M_0
	T_{4b}	N_1	M_0
	T_{4a}	N_2	M_0
	T_3	N_3	M_0
	T_{4b}	N_2	M_0
	T_{4b}	N_3	M_0
	T_{4a}	N_3	M_0
Ⅳ期	任何 T	任何 N	M_1

三、治　疗

胃癌的治疗应依据肿瘤的病理类型和临床阶段以及患者的整体健康状况和器官功能,遵循综合治疗的原则。这种方法包括手术、化疗、放疗和生物靶向疗法等多种治疗方式的有机组合，以达到彻底治愈或尽可能控制肿瘤的扩散，延长患者的生存期，并提高生活质量。对于早期胃癌且无淋巴结转移的患者，可以考虑内镜下治疗。对于有淋巴结转移的早期胃癌或者局部进展期胃癌，应当考虑进行根治性手术，或者首先进行新辅助化疗，然后再进行手术，如果需要，术后可以考虑辅助化疗。对于转移性胃癌或胃癌术后复发的情况，应进行综合治疗，包括积极的止痛和营养支持治疗等，必要时，可以采取姑息性手术、介入治疗、射频治疗和支架置入等措施。

（一）手术治疗

手术治疗现在仍然是治疗胃癌的主要方式，也是唯一可能实现治愈的方法。得益于诊断技术的进步，越来越多的早期胃癌被发现，同时手术技术的提升也使得胃癌的治疗效果有所改善。在日本，胃癌患者术后 5 年的存活率已经超过 60%，而早期胃癌的 5 年存活率甚至可以超过 90%。

胃癌的手术治疗可以分为根治性手术和姑息性手术，其中根治性手术是首选。早期胃癌的根治性手术包括内镜下黏膜切离术（EMR）、内镜黏膜剥脱术（ESD）、D0 切除术和 D1 切除术等，部分进展期胃癌的手术包括淋巴结清扫术（D2）和扩大清扫术（D2＋）。"D"表示的是淋巴结清扫的程度，例如，D1 表示清扫到第一站的淋巴结，D2 表示清扫到第二站的淋巴结，如果不能达到清扫到第一站淋巴结的要求，则被视为 D0 手术。姑息性手术包括胃癌姑息性切除术、胃空肠吻合术、空肠营养管置入术等。

在进行手术时，应当尽可能完全切除原发病灶，并彻底清扫区域淋巴结。对于局部生长的胃癌，切缘应当至少离病灶 3 cm；对于浸润性生长的胃癌，切缘应当离病灶超过 5 cm。对于邻近食管和十二指肠的胃癌，应尽可能完全切除病灶，必要时进行术中冰冻病理检查，以确保切缘无癌细胞残留。

腹腔镜手术是近年来迅速发展的微创技术，适合于早期（Ⅰ期）胃癌患者。

1.手术前评估

（1）计算机断层扫描（CT）：胃癌的初步诊断通常通过 X 射线或内镜检查来发现胃部的异常病变，随后通过活体组织检查来确认诊断。CT 扫描是胃癌评估的重要步骤，不仅可以确定是否存在肝转移，还能评估胃癌是否已经扩散到胃以外的部位或是否有淋巴转移。以往的观点认为，CT 扫描结果与外科手术发现的情况大致一致，尤其是在显示晚期胃癌是否有远程转移、胃外蔓延以及淋巴结受累方面具有重要的临床意义。然而，最新的研究表明，CT 扫描并不完全可靠，有时可能过高或过低地评估疾病的严重程度，特别是在显示是否有邻近器官受侵方面，如胰腺浸润等不够可靠。即便如此，CT 扫描仍能提供一定的信息，有助于术前确定治疗策略。

（2）内镜超声检查：如前所述，这种检查方法可以在术前确定胃癌的浸润深度和范围，特别是对早期、小的胃癌病变非常有帮助。Haraguchi 确定了胃癌的三种容积形态类型，包括漏斗型、柱型和山型，这些类型已被研究者与患者的预后联系起来。

（3）内镜检查：对于早期胃癌，由于病变的部位和范围在手术中较难确定，因此在术前必须进行细致的内镜检查，以确定病变的位置、大小、范围和数量。同时，需要特别注意检查残余的胃部,对于可疑的病变,应进行术中冰冻切片检查,以确保残胃内无癌组织残留。

2.手术方式的选择及适应证

(1)缩小手术是一种根治性手术,其切除范围小于标准根治术。这类手术主要包括内镜下黏膜切除术(EMR)和内镜下黏膜下剥离(ESD)。

①内镜下黏膜切除术和内镜下黏膜剥离术(EMR 和 ESD):EMR 自 20 世纪 80 年代开始用于早期胃癌的治疗。然而,对于较大或平坦的胃部病变,EMR 不能一次性完全切除,导致较高的局部复发率。报告显示,分四片切除后的局部复发率可达 24%。因此,ESD 技术开始逐渐用于早期胃癌的治疗。ESD 是一种能一次性大块、完整地切除病灶的技术。它适用于高分化或中分化、无溃疡、直径小于 2 cm、无淋巴结转移的黏膜内癌。术前,利用超声内镜或窄带成像技术准确判断病变的范围、深度和性质是关键。与外科手术相比,ESD 有许多优势,如创伤小,可多次进行,不需要手术就能获得完整的病理学资料。

②腹腔镜下手术:胃癌治疗的一个重要手段是通过手术。随着医疗技术的进步,腹腔镜手术已成为早期和进展期胃癌患者的一种有效治疗方法。

a.腹腔镜早期胃癌手术:腹腔镜手术是早期胃癌治疗的一种方法,主要包括腹腔镜胃腔内黏膜切除术和腹腔镜胃楔形切除术。这两种手术都专注于癌症局部的切除,不涉及胃周围淋巴结的清扫,因此存在一定的肿瘤残留和复发风险。适用于难以用内镜手术切除的黏膜内癌,以及特定大小和位置的黏膜内癌。具体地,对于直径小于 25 mm 的隆起型或小于 15 mm 的凹陷型、无溃疡的黏膜内癌,位于胃除前壁外的任何位置,应采用腹腔镜胃腔内黏膜切除术;而位于胃后壁以外的任何部位的黏膜内癌,则适用腹腔镜胃楔形切除术。

b.腹腔镜进展期胃癌手术:腹腔镜胃癌 D2 根治术是治疗早期进展期胃癌的一种有效手术方法。这种手术具有微创的优点,其在肿瘤完全切除、保留足够正常组织及淋巴结清扫等方面与传统开腹手术的效果相似,无明显统计学差异。这表明腹腔镜手术不仅能够实现胃癌的根治性切除,而且在近期和中远期的疗效上也与开腹手术持平。日本一项涉及 272 例腹腔镜进展期胃癌手术的研究表明了这种手术的有效性和安全性。在这项研究中,1% 的胃癌患者接受了 D0 淋巴结清扫,1% 接受了 D1 淋巴结清扫,10% 接受了 D1＋α 淋巴结清扫,20% 接受了 D1＋β 淋巴结清扫,而大多数患者(68%)接受了 D2 淋巴结清扫。在 20 个月的中位随访期间,有 14 例患者出现了肿瘤复发。该研究的数据还显示,这些患者的 5 年生存率与同期接受传统开腹手术的患者相当,进一步证实了腹腔镜手术在治疗进展期胃癌方面的有效性和可行性。

c.达芬奇机器人胃癌手术:达芬奇机器人系统在临床外科治疗中发挥着重要作用,特别是在辅助胃癌根治术方面展现了良好的近期疗效。这一系统通过消除手颤抖、设置动作比例和标准化动作等功能,显著提高了手术的精确性、稳定性和安全性。它还能提供三维立体图像,赋予外科医生类似于开放式手术的视野,从而大大增加手术的便利性。这些特点使得达芬奇机器人系统在未来的外科手术中具有广阔的应用空间。

d.保留胃功能的根治性手术:在提供根治性治疗的同时,保持胃功能的手术已经得到了广泛的应用。这些手术包括保留幽门的胃部分切除术(PPG)、保留胃幽门迷走神经分支的 PPG(PPG-VP)以及胃的节段切除术(SG)。PPG 手术适用于那些被诊断为黏膜癌且没有淋巴结转移,单个病灶位于胃体中 1/3 区域,以及局限于黏膜下层的早期胃癌,其直径小于 2 cm 的患者。PPG 的优点在于，它大大降低了传统胃切除术后的倾倒综合征的发生率，减少肠道功能紊乱，有助于预防胆汁反流和胆囊结石的产生。尽管它保留了更多的胃部分，但其治愈率和远期生存率与传统胃癌切除相比并无显著差异。PPG-VP 是一种改进的 PPG 手术，它不切断迷走神经干，并保留支配幽门区的迷走神经分支。这种操作可以有效防止术后的倾倒综合征和反流性胃炎，减少胃排空障碍等问题。SG 手术是另一种选择，特别是对于那些不适合 ESD 治疗，无淋巴结转移，肿瘤直径小于 2 cm 的患者。SG 手术能够减少早期倾倒综合征和反流性胃炎的发生，但可能导致餐后饱胀和胃溃疡等并发症。

e.改良型淋巴结清扫术：改良型淋巴结清扫手术是一种在胃癌根治术中应用的策略，通过缩小胃切除的范围和淋巴结清扫的范围，来实现更少的创伤和更高的生存质量。改良 D1 淋巴结清扫术是一种此类手术，它要求胃切除的范围小于胃的 2/3，淋巴结清扫范围则主要为 D1＋No.7，对于下部胃癌，还需清扫 No.8a 淋巴结。这种手术适用于 IA 期（黏膜内癌、黏膜下癌、N0）且不适宜行 EMR 和 ESD 的黏膜内癌、癌灶直径≤2.0 cm 的低分化黏膜内癌，以及癌灶直径≤1.5 cm 的中高分化黏膜下深层癌。另一种是改良 D2 淋巴结清扫术，其清扫范围更广，包括胃周、胃左动脉周围（No.7）、肝总动脉前（No.8）和腹腔动脉干（No.9）周围的淋巴结。适用于癌灶≤1.5 cm 的低分化黏膜下癌、IB 期（黏膜内癌、黏膜下癌、N1）、肿瘤直径＜2 cm，以及癌灶＞1.5 cm 的中高分化黏膜下深层癌且术前检查无淋巴结转移的患者。

（2）标准根治术：胃癌手术通常要求至少切除全胃的 2/3，同时结合 D2 淋巴结清扫。这种方案适用于肿瘤已经穿透黏膜下层（如肌层）或者存在淋巴结转移，但并未侵犯到相邻器官的情况。对于胃癌晚期，淋巴结清扫的范围一度备受争议，尤其在日本和东亚地区，医生倾向于采用 D2 手术，然而在欧美，医生普遍认为 D2 手术未能显著提高患者的生活质量。然而，荷兰的胃癌协作组发布了一项长达 15 年的研究报告，这使得东西方学者达成共识，一致选择 D2 手术作为标准化手术。但是，根治性手术并不适用于所有情况，例如：①全身状况无法承受手术；②肿瘤浸润面过广，无法完全切除；③明确存在远程转移证据，例如远程淋巴结转移、腹膜大面积转移、肝脏存在 3 个或更多转移病灶等；④存在重要器官功能明显缺损、严重低蛋白血症、贫血和营养不良等情况，无法承受手术。在胃癌根治性手术中，胃周淋巴引流区淋巴结的清扫是关键步骤，但需注意，不同部位的胃癌，淋巴结清扫范围会有所不同。

（3）扩大手术：在肿瘤侵犯邻近器官的情况下，除了进行标准的根治手术，还需要联合器官切除或进行淋巴结 D2 以上或 D3 清扫术。如果原发癌或转移癌直接侵犯胃周围的器官，只有联合切除受侵器官才能达到根治的效果。如果淋巴结 N2 以上转移阳性，必须进行 D2 以上或 D3 淋巴结清扫术才能达到 B 级根治术的效果。扩大手术的方式有很多种，包括联合胰、脾区切除术，联合胰头十二指肠切除术，腹主动脉旁淋巴结清除术，左上腹内脏全切除术等。对于可疑的肝转移、腹腔转移结节或远隔淋巴结转移者，应进行病理组织学的确诊。这些都是为了确保手术的效果，提高患者的生存率和生活质量。

（4）姑息性手术：对于远程转移或无法切除侵犯重要器官的肿瘤，特别是伴有出血、穿孔、梗阻等并发症的，可以考虑进行姑息性手术，以缓解症状，提高生活质量。姑息性手术分为两种：一种是不移除原发病灶的短路手术，如空肠造瘘术或胃空肠吻合术，目的是解除梗阻，改善患者的营养状况，并为接受其他药物治疗创造条件；另一种是移除原发病灶的姑息性切除术。

有学者认为,接受姑息性切除的胃癌患者可能有一定的 5 年存活率,甚至可能达到大约 10%。

3.手术步骤

远端胃癌根治手术的核心步骤包括:①解离大网膜和横结肠系膜前叶,断开胃网膜左动脉;②在根部结扎胃网膜右静脉和动脉,清除幽门下淋巴脂肪组织;③清理幽门上淋巴脂肪组织,进行胃右动脉的结扎;④切断十二指肠;⑤清扫肝十二指肠韧带、肝总动脉、胃左动脉、腹腔干和脾动脉,并结扎胃左动脉;⑥切除胃体,通常切除胃的 2/3 或 4/5。小弯侧在胃食管交界下 2 cm 处,大弯侧至少距离肿瘤 5 cm;⑦重建消化道,可选择毕Ⅰ、毕Ⅱ或 Roux-en-Y 吻合等手术方式。

(1)首先进行的是上腹部正中切口,从剑突开始,下至脐下 2~3 cm 的范围。进入腹腔后,医生会从远至近地进行检查,重点检查肝脏、腹膜、盆腔、肠系膜上的血管根部和腹主动脉周围的淋巴结。

(2)游离大网膜和横结肠系脉的前叶。在必要情况下,还可能涉及切除脾结肠韧带。在脾脏下方,医生会寻找并结扎切断从脾动脉分出的胃网膜左动脉,同时还需清扫 No.4sb 淋巴结。接下来,沿着胃结肠共同干寻找中结肠静脉和肠系膜上静脉,并清除其周围的淋巴脂肪组织(No.14v)。

此外,医生还会在胃结肠共同干处找到胃网膜右静脉的起始部分,然后在其根部进行结扎和切断。手术过程还涉及横结肠系膜前叶在胰腺下缘与胰腺包膜的延续,医生需要从胰腺下缘向上缘、从胰腺中部向十二指肠游离胰腺包膜,直至发现胃十二指肠动脉。沿着此动脉向下操作,可找到胃网膜右动脉,在其根部进行结扎和切断,并清扫 No.6 淋巴结。

(3)定位并仔细地结扎并切断十二指肠上动脉。然后,自球部开始清理肝十二指肠韧带的淋巴脂肪组织,主要清除肝动脉周围的组织。接着,找到胃右动脉,在其根部进行结扎并切断,同时清扫 No.5 淋巴结和 No.12a 淋巴结。

(4)游离结扎并切断胰头和十二指肠之间的小血管和脂肪组织,以充分地游离十二指肠。然后,使用关闭器或 Kocher 钳进行切断和关闭十二指肠。

(5)清扫肝总动脉淋巴结(No.8),腹腔干及胃左动脉周围的淋巴结(No.9,No.7),脾动脉周围淋巴结(No.11p)以及贲门右及小弯侧淋巴结(No.1,No.3)。

(6)进行断胃操作:通常会切除胃的 2/3 或 4/5。小弯侧一般在胃食管交界下 2cm 的地方,大弯侧通常在离肿瘤至少 5cm 的地方,更多时候在脾下极水平。

(7)消化道重建:可以选择毕Ⅰ、毕Ⅱ或 Roux-en-Y 吻合等手术方式进行重建。

4.手术前后注意事项

在胃癌手术前后,特别关注患者的营养和健康状态至关重要。胃癌患者常常面临营养不良、贫血和低蛋白血症等问题,尤其在幽门梗阻、胃壁水肿或胃腔感染严重的情况下更为明显。因此,术前和术后的治疗计划中应包括改善整体健康状况的措施。

术前,应用胃肠道外营养支持疗法来提升患者的整体状况。此外,进行彻底的胃清洗和胃肠减压,这有助于减轻胃壁水肿和减少胃内感染,从而有利于术后吻合口的愈合。如果病变可能涉及横结肠系膜根部,术前还应进行肠道准备,以便在手术中可能需要联合切除部分横结肠。

对于一些病例,在术前放置鼻胃管的同时,还应考虑放置营养导管,以便术后通过肠道进行营养补充。对于接受根治手术的患者,特别是胰包膜切除和广泛淋巴结清除的病例,必须放置引流管,因为有些患者术后可能会出现短期的胰液泄漏。

术后,给予胃肠道外营养是促进病情恢复的关键。这不仅对患者的快速恢复有利,而且为后续的综合治疗创造了良好条件。

(二)放射治疗

手术是目前主流的胃癌治疗方式,但对于进展期胃癌,即使进行了根治性手术,术后局部复发的比率仍然高达50%。大量的胃癌在被发现时已经进入了进展期,丧失了手术治疗的机会。在这种情况下,放射治疗成为一种可考虑的局部治疗手段。胃癌的放射治疗或放化疗的主要目标包括进行术前或术后的辅助治疗,进行姑息治疗,以及改善患者的生活质量。

1.适应证

术前放化疗主要适用于不能手术切除的局部晚期或进展期胃癌;术后放化疗主要适用于 $T_{3\sim4}$ 或 N+(淋巴结阳性)的胃癌;而姑息性放疗主要用于处理肿瘤局部复发和(或)远处转移的情况。

(1)对于胃癌根治术后(R0),且病理分期为 $T_{3\sim4}$ 或淋巴结阳性($T_{3\sim4}N+M_0$)的患者,如果未进行标准 D2 手术或术前放化疗,建议进行术后同步放化疗。

(2)若为局部晚期且无法手术切除的胃癌($T_4N_xM_0$),可以考虑术前同步放化疗。治疗后再次评估,尽可能进行根治性手术。

(3)对于胃癌非根治性切除,有肿瘤残留(R1 或 R2 切除)的患者,建议进行术后同步放化疗。

(4)对于局部区域复发的胃癌,推荐进行放疗或放化疗。

(5)对于病变范围较局限、骨转移引起的疼痛和脑转移等转移性胃癌,可以考虑针对肿瘤转移灶或原发病灶进行姑息性减症放疗。

2.术前放疗

术前放疗的主要目标是提升 R0 切除率和降低局部复发率。对于局部晚期无法手术切除的胃癌,术前放疗可以通过降低肿瘤负荷,提高患者转为可手术的可能性。然而,术前单纯放疗在胃癌治疗中的应用较少,其作用尚不明确。相反,术前同步放化疗已在临床上证实具有明确的疗效。

在 Rohatgi 等人进行的两项前瞻性术前放化疗临床研究中,74 名患者先行诱导化疗,随后进行同步放化疗。结果显示,手术切除率高达 93.0%,R0 切除率达 81%,病理学上的完全缓解率为 27.5%。

此外,Ajani 等人对 20 个机构 43 例局部进展期胃癌患者进行的研究中,患者先行两个周期的诱导化疗(使用氟尿嘧啶、亚叶酸钙和顺铂),然后进行氟尿嘧啶和紫杉醇化疗以及同步放疗(DT 45 Gy/25 次)。在 5~6 周后进行手术治疗,50.0%的患者接受了 D2 手术,R0 切除率达到了 77.0%;病理完全缓解率为 26.0%,其中病理完全缓解者的 1 年生存率为 82.0%。

这些研究结果提示,术前放化疗具有良好的耐受性,能有效提高手术切除率、降低局部复发率,并且不会增加手术并发症。然而,术前放化疗对患者生存率的影响仍不明确,需要进一步的研究来确定。

3.术中放疗

术中放疗主要适用于手术过程中无法完全切除肿瘤的姑息性切除,存在肿瘤残留、淋巴结转移或周围组织浸润的胃癌患者。术中放疗可以直视下对肿瘤进行照射,使肿瘤区域受到较高剂量的照射,而对周边的正常组织影响较小,从而降低放疗的毒性反应,并可能改善中晚期胃癌患者的生存期。

在 Weese 等人的一项研究中,他们对临床Ⅲa期和Ⅳ期的胃癌患者进行了新辅助化疗(使用氟尿嘧啶、甲酰四氢叶酸、多柔比星和顺铂),并在手术中对瘤床进行了 10 Gy 的照射,术后继续进行外照射放疗。结果显示,15 例患者中有 10 例获得了无瘤生存,中位生存期达到了 27个月。

这些研究结果表明,术中放疗能够提高胃癌患者的局部控制率,使肿瘤明显消退,甚至可能实现长期生存或治愈。然而,术中放疗可能会导致一过性的胰腺炎、放射性肠炎等并发症的发生,这需要在实施术中放疗时予以注意。

4.术后放疗

对于那些在就诊时已经处于晚期,存在邻近器官浸润或远处转移,并无法进行根治性切除的胃癌患者,术后同步放化疗是一个可行的治疗选择。这种治疗方法特别适用于那些病理分期为 $T_{3\sim4}$ 或淋巴结阳性($T_{3\sim4}N+M_0$)的胃癌患者,特别是那些没有接受过标准 D2 手术或术前放化疗的患者。术后同步放化疗能够消灭残留的肿瘤病灶,提高局部控制率,从而延长患者的生存期。

Macdonald 等人报道的美国 INTO116 研究是一个值得关注的实例。该研究中,他们挑选了 556 例根治术后的胃癌高危术后患者,将他们随机分为单纯手术组(275 例)和术后放化疗组(281 例)。同步放化疗在第 1 周期化疗的第 28 天开始,放疗的前 4 d 和后 3 d 使用化疗药物氟尿嘧啶和四氢叶酸,放疗剂量为 45 Gy/25 次,每次 1.8 Gy,每周 5 次。放疗后又进行了 2个周期的化疗,化疗方案与放疗前相同。结果显示,术后同步化疗组和单纯手术组的 3 年总生存率分别为 50% 和 41%,3 年无瘤生存率分别为 48% 和 31%。两组的中位生存期分别为 36个月和 27 个月,中位无复发生存期分别为 30 个月和 19 个月,这些差异都有明显的统计学意义。

根据这些研究结果,美国临床肿瘤学会(ASCO)在会议上建议,将中晚期胃癌术后同步放化疗作为标准的治疗方案。这一建议基于术后同步放疗能够有效地延长患者的生存期,提高局部控制率,以及其在实际治疗中的应用效果。

5.姑息性放疗

对于那些因胃癌晚期或转移而无法进行手术的患者,尤其是遭受骨转移引起的疼痛或脑转移等严重症状的患者,以及因身体条件或个人选择而不能接受手术的患者,姑息性放疗成为一种可行的治疗选择。这种治疗不仅能延长患者的生存期,还能显著提高他们的生活质量。

在一项由 Tey 等人进行的研究中,对 33 例无法手术的晚期或复发胃癌患者进行了姑息性放射治疗。治疗的放射剂量范围从每次 8 Gy 到共计 40 Gy/16 次。研究发现,这种治疗方法在控制出血、缓解吞咽困难/梗阻和减轻疼痛方面的效果显著,症状控制缓解率分别达到了

54.3％、25％和25％。此外,同步进行放化疗相较于单纯的放疗,能更有效地改善患者的症状和延长生存期。

6.放射治疗技术

(1)照射技术:放射治疗的常规技术包括基础的常规放疗、三维适形放疗、调强放疗以及图像引导放疗等。优越的设备条件下,推荐使用调强放疗或三维适形放疗这些高级技术。这些方法可以精确选择放疗范围并确定恰当的放疗剂量,从而能更有效地保护肝脏、脊髓、肾脏和肠道等周围的正常组织,降低正常组织受到的毒性影响,提升患者对放疗的耐受力。对于局部加量,则可以选用术中放疗或外部照射技术。

(2)靶区定义:对于胃癌根治术后的放疗,靶区通常包括原发肿瘤的高风险复发区域以及高风险淋巴结区。原发肿瘤的高风险复发区域一般包括吻合口以及附近被侵犯的器官或部位;而高风险淋巴结区的定义则取决于原发肿瘤的位置、肿瘤的侵犯深度以及淋巴结转移的情况。

①近端1/3:这主要涉及贲门和胃食管交接部位的原发癌。这种位置的胃癌更有可能导致食管周围的淋巴结转移。因此,应确保放疗范围包括食管的远端3～5 cm、左半横膈和胰腺的体部。高风险的淋巴结区域包括食管周围、胃周围、胰腺上部和腹腔干的淋巴结。

②中端1/3:这主要涉及胃体癌,这种癌症易于导致贲门周围、小弯和胃大弯淋巴结的转移,此外,脾门淋巴结、脾动脉淋巴结和胰腺后上淋巴结也容易转移。因此,术前和术后的治疗放射范围应包括胰腺的体部。高风险的淋巴结区域包括胃周围、胰腺上部、腹腔干淋巴结、脾门、肝门和胰十二指肠的淋巴结。

③远端1/3:这主要涉及胃窦和幽门原发癌。如果肿瘤扩展到胃十二指肠接合部,放射治疗范围应包括胰头、十二指肠的第一和第二段,以及十二指肠残端的3～5cm。高风险的淋巴结区域包括胃周围、胰腺上部、腹腔干、肝门和胰十二指肠的淋巴结。

(3)正常组织限制剂量:在进行放疗时,必须对正常组织的照射剂量设定限制。例如,肝脏60％的部分应被限制在30 Gy以下,单个肾脏的2/3部分应被限制在20 Gy以下,脊髓的剂量应被限制在45 Gy以下,而心脏的1/3部分应被限制在50 Gy以下。此外,应尽量降低对肠道和十二指肠的照射剂量。

(4)照射剂量:在使用三维适形照射和调强放疗时,应采用体积剂量定义方式,而在常规照射时,应采用等中心点剂量定义模式。对于根治术后原发肿瘤的高风险复发区域以及淋巴引流区的照射剂量,推荐的剂量为DT 45～50.4 Gy,每次1.8 Gy,共25～28次。对于存在肿瘤和(或)残留的部位,建议在大野照射后进行局部缩野加量照射,加量剂量为DT 5～10 Gy。

（三）化学治疗

尽管胃肠道肿瘤对化疗的反应性普遍不良,但胃癌对化疗的反应性相对较好。化疗可分为姑息化疗、辅助化疗和新辅助化疗,应严格遵循临床适应证,并在肿瘤内科医生的指导下进行。在进行化疗时,必须考虑患者的病期、体力状况、生活质量以及患者的意愿,并注意监测和预防不良反应,以避免过度治疗或治疗不足。化疗疗效应定期评估,并根据评估结果适当调整药物和剂量。对于手术后的患者,化疗主要作为辅助治疗;对于晚期患者以及因各种原因不能接受手术的患者,化疗则是主要的治疗手段。化疗的方法可以采用单一药物,但更常采用联合药物化疗,有时还会与激素和放疗联用。给药途径包括口服、静脉注射以及腹腔内注射等方式。

1.常见的化疗药物

以下列出的药物是治疗胃癌的常见化疗药物,它们可以单独使用,效果显著率约为20％～25％,但效果持续时间较短。

(1)顺铂:这是一种广泛用于治疗晚期胃癌的化疗药物。顺铂的工作原理包括阻断 G_2 期的细胞周期,与DNA分子形成内链或间链交叉连接,以及干扰肿瘤细胞内部蛋白质的翻译过程。单独使用顺铂,约有19％的患者能得到明显的症状缓解。然而,长期使用可能导致药物耐受性增加,并产生一定的副作用。

(2)氟尿嘧啶:这是另一种在临床上广泛使用的化疗药物,实际有效率为20％,有效期限一般为4～5个月。氟尿嘧啶的作用机理是抑制胸腺嘧啶核苷酸合成酶,从而阻止DNA的合成。该药可以通过静脉注射或口服给药,尽管静脉注射更常见。目前,给药剂量和时间尚未统一。最常见的给药方法是每天或每周大剂量注射,但连续几天或几周给药也是一个可选的治疗方案。

(3)紫杉烷:这类化疗药物包括紫杉醇和多西他赛等。它们主要通过在癌细胞分裂时与微管蛋白结合,稳定微管并使其聚合,阻断有丝分裂过程,从而抑制肿瘤生长。紫杉醇主要在 G_2/M 期起作用,而多西他赛主要在S期起作用。紫杉醇和多西他赛治疗晚期胃癌的临床有效率相当,均达到约24％。

(4)奥沙利铂:这是一种第三代络铂类化合物,其作用机制与顺铂相似,主要通过形成DNA复合体来发挥作用。体外实验已经证明,即使对顺铂和氟尿嘧啶产生耐药性的癌细胞,奥沙利铂也能有效抑制其生长。临床研究表明,奥沙利铂治疗晚期胃癌的效果与顺铂相当,但严重的副作用发生率更低,尤其在血液毒性和脱发等方面的不良反应明显减轻。

(5)伊立替康:这是一种拓扑异构酶Ⅰ抑制剂,能够使拓扑异构酶Ⅰ失活,导致DNA断裂,阻止DNA复制和合成,从而抑制细胞分裂,具有广泛的抗肿瘤活性。作为单一药物治疗晚期胃癌,其有效率为23％。与顺铂联合使用是一种有效的治疗方案。伊立替康主要的不良反应包括腹泻和中性粒细胞减少症。

(6)口服氟尿嘧啶:卡培他滨和替吉奥胶囊都是氟尿嘧啶的前体,在口服后,它们在胃肠道吸收,然后在肝脏或肿瘤组织内转化为氟尿嘧啶,从而杀死肿瘤细胞。卡培他滨在肿瘤组织中的选择性较高,而替吉奥胶囊可以增加氟尿嘧啶在体内的停留时间,提高治疗效果。卡培他滨和替吉奥胶囊是治疗晚期胃癌的有效药物,可以减少不良反应并缩短住院时间。

2.化疗分类

(1)姑息化疗:这种类型的化疗主要适用于全身状况良好,主要器官功能基本正常但肿瘤无法切除的患者,或者是术后复发或进行了姑息性切除的患者。姑息化疗的主要目标是缓解由肿瘤引起的临床症状,提高生活质量,并尽可能延长患者的生存期。常用的系统化疗药物包括氟尿嘧啶、顺铂、表柔比星、紫杉醇、多西他赛、奥沙利铂、伊立替康、替吉奥胶囊和卡培他滨等。化疗方案通常涉及两种或三种药物的联合使用。双药方案包括氟尿嘧啶/亚叶酸钙＋顺铂、卡培他滨＋顺铂、替吉奥胶囊＋顺铂、卡培他滨＋奥沙利铂、奥沙利铂＋氟尿嘧啶,以及卡培他滨＋紫杉醇等。对于体力状况良好的晚期胃癌患者,更可考虑使用三药方案。常用的三药方案包括表柔比星＋顺铂＋氟尿嘧啶及其衍生方案,如表阿霉素＋奥沙利铂＋希罗达、表阿霉素＋顺铂＋卡培他滨,以及表柔比星＋奥沙利铂＋氟尿嘧啶,还有多西他赛＋环磷酰胺＋氟尿嘧啶及其改良方案等。对于体力状况差、高龄患者,则可以考虑使用口服氟尿嘧啶类药物或紫杉类药物进行单药化疗。

(2)辅助化疗:胃癌患者在接受根治性手术后,仍然面临比较高的复发风险,这就使得辅助性化疗成了必要的治疗手段。尽管一些海外的研究人员认为,单纯的根治性手术与根治手术后的辅助化疗相比,并没有明显的优势。但是,在国内,绝大部分的医学专家都认同,术后的辅助化疗能够有效地延长患者的生存期,同时,他们也发现化疗对于预防肝脏转移有明显的效果。一家医院的报告显示,胃癌根治性手术后的辅助化疗能够显著提高 5 年存活率至 45.4%,而没有接受化疗的患者的 5 年存活率只有 29.8%。辅助化疗的适用人群包括术后病理分期为Ⅰb 期并且伴有淋巴结转移的患者,以及术后病理分期为Ⅱ期及以上的患者。辅助化疗通常需要在患者术后体力状况基本恢复后进行,一般在术后的 3~4 周开始,联合化疗需要在 6 个月内完成,单药化疗通常不适合超过 1 年。推荐的辅助化疗方案是使用氟尿嘧啶类药物与铂类药物的两药联合方案。对于临床病理分期为Ⅰb 期、体力状况差、年龄较大,或者不能耐受两药联合方案的患者,可以考虑采用口服氟尿嘧啶类药物的单药化疗方案。总的来说,辅助化疗的目的是利用药物进一步消除患者体内可能残留的癌细胞,从而降低复发的风险,提高患者的生存率。

(3)新辅助化疗:这是一种在进行恶性肿瘤的局部手术治疗或放疗之前实施的全身化疗。MAGIC 试验和 RTOG9904 试验都确立了新辅助化疗在胃癌治疗中的重要地位,结果显示对新辅助化疗敏感的患者预后明显优于不敏感的患者。新辅助化疗的目的是通过降低癌症的分期来提高胃癌的完全切除率(R0 切除率)。它能够促使胃癌病灶缩小或者消失,防止术后肿瘤血供和淋巴引流的改变对化疗效果产生影响。此外,新辅助化疗还可以消除微小的转移灶,从而降低术后转移复发的可能性。对于没有远处转移,但局部进展期的胃癌(如 $T_{3/4}$、N＋阶段),推荐采用新辅助化疗,并应使用两药或三药联合的化疗方案,不适合单药应用。关于胃癌的新辅助化疗,推荐使用 ECF 方案(表柔比星＋顺铂＋氟尿嘧啶)或其改良方案。2005 年的 MAGIC 试验是首个涉及胃癌新辅助化疗的Ⅲ期临床试验,将患者随机分为 ECF 组和仅用手术治疗组。结果表明,ECF 组的术后病理分期和淋巴结阳性率降低,而 R0 切除率和 5 年生存率提高。新辅助化疗的时限一般不超过 3 个月,应及时评估治疗效果,并注意判断不良反应,以避免增加手术并发症。然而,采用新辅助化疗存在一个风险,即由于手术延期可能导致肿瘤进展。总的来说,新辅助化疗是一种有效的治疗手段,能够提高治疗效果,但也需要谨慎考虑其可能带来的风险。

(四)免疫生物治疗

除了手术、化疗和放疗之外,免疫生物治疗被认为是治疗胃癌的一种极具潜力的方法。这种治疗主要通过激活或调节体内的免疫系统,提高肿瘤微环境中的抗肿瘤免疫力,从而控制和杀灭肿瘤细胞。

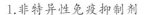

1.非特异性免疫抑制剂

诸如 OK-432、云芝多糖(PSK)、胸腺素及香菇多糖等非特异性免疫增强剂,能够刺激单核巨噬细胞的增殖,增强 T 淋巴细胞、NK 细胞的活性以及多种细胞因子的释放。OK-432 是一种经过 45℃ 加热处理的溶血性链球菌,再通过表霉素处理以实现无毒化,仅保留细胞壁的细菌制剂。PSK 则是从瓦蘑 CM-101 株的培养菌系中提取的蛋白多糖体。

使用 OK-432 和 PSK 作为免疫调节剂,通过瘤内注射或腹腔内注射,并联合化疗和手术治疗进展期胃癌,可以改善胃癌患者的生活质量,延长生存期。据 Giuliani 等人的报告,胸腺素能够增强肿瘤相关抗原的表达,提高 MHI-1 类分子的表达,并能激活特异性 CD^{8+} T 淋巴细胞,刺激其杀伤活性。香菇多糖是一种免疫调节剂,与化疗药物联合使用后,CD^{3+} T 淋巴细胞、CD^{4+} T 淋巴细胞、CD4/CD8 比例以及 NK 细胞活性相比单纯化疗者有显著提高。

2.细胞因子

细胞因子是一类广泛应用且效果显著的生物反应调节剂。在临床上,常用的包括 IL-2、TNF、集落刺激因子(CSF)和干扰素(IFN)等。细胞因子治疗肿瘤的特性包括:长期使用低剂量效果更佳;虽然起效速度较慢,但能持久维持;副作用较小并短暂;局部应用优于全身应用;与手术、化疗等联合应用优于单独治疗。IL-2 能刺激产生多种细胞因子,增强 NK 细胞的杀伤功能。其给药方式多样,如静脉、肌肉、皮下、腹腔、瘤体内等,其中腹腔内输注 IL-2 适用于腹腔广泛转移的晚期胃癌患者。通常认为,低剂量长疗程的方法能降低细胞毒性,同时保持抗肿瘤活性。IFN 具有抗细胞增殖的效果,能降低原癌基因的表达。而 TNF 能刺激淋巴因子分泌,增强 NK 细胞活力,引发肿瘤病灶的出血坏死。

3.分子靶向治疗

分子靶向治疗是以肿瘤细胞的原癌基因产物或其信号传导通路的关键分子为目标,通过使用针对靶分子的单克隆抗体或酶抑制剂来阻止其信号转导,从而抑制肿瘤的生长。这类药物对肿瘤细胞具有高度的选择性,毒副作用相对较小。

(1)针对表皮生长因子受体(EGFR)通道的靶向治疗药物:西妥昔单抗是一种由人鼠嵌合产生的抗 EGFR 单克隆抗体,对 EGFR 表现出强烈的亲和力和特异性。这种药物可以阻止受体相关酶的磷酸化和激活,从而抑制细胞周期的进程,诱导细胞凋亡,减少基质金属蛋白酶的生成,并降低肿瘤的侵袭和转移能力。临床试验结果显示,西妥昔单抗与化疗药物联合使用对胃癌有明显的抗肿瘤效果。曲妥珠单抗是针对 HER-2 过表达的恶性肿瘤的治疗药物,Bang 等人进行的一项国际级Ⅲ期临床随机对照试验表明,在进展期胃癌中,常规 HER-2 检测并使用曲妥珠单抗联合化疗可以显著改善患者的总生存期。

(2)血管内皮生长因子(VEGF)抑制剂:贝伐珠单抗是一种创新的抗 VEGF 人源化单克隆抗体。这种药物通过特异性地阻止配体 VEGF 与内皮细胞上的受体结合,从而破坏肿瘤血管的形成,间接杀死肿瘤。目前在临床上,贝伐珠单抗常常与传统的化疗药物一起使用。Shah 等人进行的一项研究中,他们联合使用贝伐珠单抗、伊立替康和顺铂治疗转移性胃癌,结果显示,添加贝伐珠单抗后,伊立替康和顺铂联合治疗胃癌的效果和生存期都有了显著的提高。

（五）基因治疗

1.抑癌基因或癌基因的反义基因治疗

通常,细胞的生长和增殖受癌基因和抑癌基因的调控,癌基因的过度激活和表达,或者抑癌基因的失活都可能引发细胞的生长、繁殖,以及凋亡的失控,从而导致肿瘤的形成。反义基因疗法的工作原理是利用反义核酸在转录和翻译阶段阻止肿瘤细胞基因的表达,阻断肿瘤细胞内异常信号的传导,从而引发肿瘤细胞的凋亡。目前,针对肿瘤相关基因的常用反义靶点包括:①癌基因类:包括 Survivin,p-catenin,EGRF,Ras,C-myc,C-fos 等;②宿主基因类:包括多药耐药性基因、周期素、前胸腺素、T 淋巴细胞受体、蛋白激酶 C 等;③细胞因子类:如 IL-2、IL-1α 和 IL-1β 等;④抑癌基因类:包括 p53、PTEN、p27、p21 和 p16 等。

2.RNA-i 技术在胃癌基因治疗中的作用

RNA-i 技术能够通过应用 siRNA 抑制病毒、癌基因、癌相关基因或突变基因的表达,从而广泛应用于癌症治疗。胃癌的发生和发展与原癌基因的激活、抑癌基因的失活,以及与凋亡相关基因的异常表达等因素密切相关。因此,利用 RNA-i 技术在不影响正常基因功能的情况下,能够抑制突变基因的表达,从而实现基因疗法的目的。RNA-i 可以同时针对信号通路的多个基因或者基因族的共同序列,来同时抑制多个基因的表达,从而能够更有效地阻止肿瘤的生长。同时,通过利用 RNA-i 抑制原癌基因、病毒癌基因在体内的表达,研究与癌症相关基因的功能,从而为胃癌的治疗提供理论支持。

3.药物敏感基因疗法与胃癌的基因治疗

药物敏感基因疗法是一种独特的治疗方法,其工作原理是将某些特定的前药转换酶基因,这些基因主要来源于特异性的细菌、病毒和真菌,导入肿瘤细胞中。这些基因编码的酶能够将原本对细胞无害的前药,在肿瘤细胞内部进行代谢转化,生成有毒性的产物,从而引发肿瘤细胞的死亡,同时,正常的组织细胞则能够避免受到化疗的伤害。这种前药转换酶基因也被称为"自杀基因"。目前,研究较多的是 TK 基因和 CD 基因。已有相关的实验研究,使用反转录病毒作为载体,将 HSV-TK 基因转染到人类胃癌细胞系 TMK-1,然后结合抗病毒药物 GCV,成功地杀灭了胃癌细胞。这种疗法为胃癌的基因治疗开启了新的可能性。

第四节　胰腺癌

胰腺癌是全球范围内最常见的恶性肿瘤之一,它在所有癌症中占据 1%～4% 的比例,并在消化道恶性肿瘤中占 8%～10%。近几年,胰腺癌的发病率正在逐渐增加。在美国,胰腺癌的发病率已经翻了 3 倍,成为所有恶性肿瘤中的第四大病种,仅次于肺癌、结直肠癌和乳腺癌。在英国,胰腺癌的发病率在过去 30 年内也增加了 3 倍。在日本,胰腺癌的发病率在近 20 年内男性增加了 3 倍,女性增加了 2.9 倍。中国上海市的数据显示,胰腺癌的发病率在过去 40 年内约增加 3 倍。胰腺癌的主要患者是老年或成年男性,男女患病比例为 1.7:1。胰腺癌可以发生在胰腺的任何部位,但以胰头部位最常见,大约占到 2/3。

胰腺癌的早期症状并不明显,缺乏特异性,因此早期诊断极其困难。当患者出现明显症状时,往往已经发展到晚期。统计数据显示,只有 10%～15% 的胰腺癌患者在确诊后能够进行根治手术,而手术后 5 年的生存率仅在 1% 左右,因此,有超过 90% 的患者在确诊后的 1 年内死亡。由此可见,胰腺癌是一种恶性程度高、进展迅速、预后极差的疾病。

一、病因与发病机制

胰腺癌的发病原因和机制至今尚未完全明确,就如同其他的恶性肿瘤一样。然而,近年来的研究提示,长期吸烟、高脂肪和高动物蛋白质的饮食、过度饮酒、食用含亚硝胺的食物、内分泌代谢紊乱、胰腺慢性疾病、遗传因素和细菌感染等可能与胰腺癌的发生有关。目前,专家认为遗传因素和环境因素的相互作用是导致胰腺癌的主要原因。

(一)吸 烟

许多研究数据已经揭示了吸烟与胰腺癌发病之间的紧密关联。吸烟者罹患胰腺癌的风险是非吸烟者的 2~2.5 倍,而且他们的平均发病年龄比非吸烟者年轻 10 岁。每天吸烟 10 支以上的人,发生胰腺癌的风险增加了 3 倍。这种联系可能与烟草中的某些致癌物质,如烃化物、亚硝胺等有关。纸烟中的微量亚硝胺在体内可以转化为二异丙醇亚硝胺这种活性的致癌物质。这些物质被吸入血液后,会通过肝脏排出,或其活性代谢物在被吸收后,通过胆道排出,由于胆汁反流进入胰管,长期刺激胰管上皮,可能导致胰管上皮细胞发生癌变。此外,可能也是烟草中的尼古丁刺激体内儿茶酚胺的释放,从而导致血液中胆固醇水平显著提高,进而诱发胰腺癌。然而,也有观点认为吸烟与胰腺癌的发病之间没有确定的关系。

(二)饮 食

关于饮食因素与胰腺癌的关系,存在各种各样的观点,目前并没有统一的看法。然而,普遍认为的是,长期摄入高脂肪、高蛋白质的食物以及用精制面粉烤制的食品可能与胰腺癌的发病有关。以日本为例,过去胰腺癌的发病率相对较低,然而近年来,随着饮食西化,脂肪和蛋白质的摄入过量,胰腺癌的发病率明显上升。事实上,数据显示,移居美国的日本人群的胰腺癌发病率也显著增加。

高脂肪、高蛋白质的饮食可能会刺激胆囊收缩素、促胰酶素和胃泌素等胃肠道激素大量释放。这些激素是刺激胰腺增生的物质,可能导致胰管上皮增生、发生间变,从而增加胰腺组织对致癌物质的敏感性。另外,当人体摄入高胆固醇食物后,部分胆固醇会在体内转化为环氧化物,这种物质可能会诱发胰腺癌。有些亚硝胺类化合物可能具有特定的胰腺器官致癌性。

值得注意的是,长期饮酒者的胰腺癌发病率比不饮酒者高。这可能与酒精刺激胰腺腺泡活性,引发胰腺慢性炎症,导致胰腺损伤有关。或者是因为酒精中含有其他致癌物质,如亚硝胺等。过去,有观点认为长期饮咖啡与胰腺癌的发病有关,但近年来的研究表明,这两者之间并没有因果关系。

另一方面,一些研究表明,摄入蔬菜和水果可能会减少胰腺癌的风险。膳食纤维和维生素 C 可能具有保护作用。据估计,通过摄入富含蔬菜和水果的饮食,可能可以预防 33%~50% 的胰腺癌病例。这提醒我们,适当的饮食习惯可能对防止胰腺癌的发生具有重要影响。

(三)环境与职业

环境和职业因素在胰腺癌的发病中起着重要的角色。长期接触某些金属、石棉、N-亚硝基甲腙,以及β-萘酚胺等物质的人群,胰腺癌的发病率明显高于普通人群。一项针对美国南部胰腺癌发病情况的大型研究发现,炼油和造纸行业的工人胰腺癌的发生率较高。

然而,有些研究也显示,即使是那些不直接接触潜在致癌物质的高级专业人员和管理人员,他们的胰腺癌发病率也偏高,这提示我们,环境因素可能也与胰腺癌的发病有关。近年来的研究发现,胰管上皮细胞能将一些化学物质代谢转化为具有致癌性的物质。胰腺上皮细胞不仅能分泌大量的碳酸氢钠,还能转运脂溶性有机酸以及某些致癌物质,这可能会增加胰腺腺泡或附近胰管内的致癌物质浓度,从而改变细胞内的pH值,诱发胰腺癌的发生。

此外,由于胰腺癌最常见的发生位置是胰头部,有研究人员提出,致癌物质可能是经过肝脏代谢后,通过胆汁反流进入胰管,从而引发胰腺癌。然而,也有观点认为,致癌物质在经过肝脏代谢后,排出到胆汁中时,已经失去了其致癌性质。这些研究都加深了我们对胰腺癌发病原因的理解,但也表明,我们还需要进一步的研究来阐明这些因素是如何影响胰腺癌发生的具体机制。

(四)内分泌代谢因素与慢性胰腺疾病

内分泌代谢因素和慢性胰腺疾病在胰腺癌的发病中起着重要作用。糖尿病患者的胰腺癌发病率是健康人群的2~4倍,这提示我们,胰腺癌的发生可能和碳水化合物的耐受性不正常有关。统计数据显示,糖尿病患者中的胰腺癌发病率占所有恶性肿瘤的12.4%,这比一般人群的1%~2%发病率要高得多。因此,可以把糖尿病看作胰腺癌的一个重要风险因素。

还有研究表明,5%的胰腺癌患者在出现症状之前就已经有糖尿病,而15%的患者是在胰腺癌症状出现后被诊断出糖尿病。然而,糖尿病和胰腺癌之间的因果关系还不清楚。胰腺癌患者并发糖尿病可能是因为癌肿或伴发的炎症破坏了胰岛。有研究提示,糖尿病患者使用二甲双胍可以降低患胰腺癌的风险,但是使用胰岛素或胰岛素促分泌素可能会增加胰腺癌的风险。

慢性胰腺炎和胰腺癌的关系也很密切。据国外的统计数据,大约10%的胰腺癌患者在临床上曾被诊断为慢性胰腺炎,而在尸检中,这个比例更高,达到了50%。特别是慢性胰腺炎伴有钙化的患者,其胰腺癌的发病率高达9.4%~25%。然而,慢性胰腺炎和胰腺癌之间是否存在因果关系,目前还存在争议。在慢性胰腺炎的过程中,胰腺实质经历破坏、再生和增殖的反复循环,一部分细胞可能超过正常的修复过程,转化为癌细胞。

性别和激素水平也可能影响胰腺癌的发病。男性的胰腺癌发病率比绝经前的女性高,但是在女性进入绝经期后,其胰腺癌的发病率上升,与男性相似。多次流产、卵巢切除术后或子宫内膜增生等都可能引起女性内分泌功能的紊乱,在这些情况下,胰腺癌的发病率也会增加。这提示我们,性激素的变化可能在胰腺癌的发病中起着一定的作用。

(五)遗传因素

众多研究和报告都显示,胰腺癌的发生可能与遗传因素有关。例如,有些病例中,同一家庭的父亲和儿子,或者兄弟姐妹都在成年后的不同时间段患上了胰腺癌。基因突变和基因表达改变也可能导致胰腺癌,这种变化可能由某些化学致癌物质引起,或者由药物代谢酶系统引发。近期的研究指出,胰腺癌的发病可能与多个抑癌基因(如p53、APC、MMC和DDC等)的失活或突变有关,也可能涉及多个原癌基因(如K-ras、C-myc、C-jun、C-fos等)的激活、过度表达或突变。此外,DNA 修复基因的异常以及微卫星不稳定性也可能与胰腺癌发病有关。有一些化学物质代谢酶的基因多态性也可能参与到胰腺癌的发病过程中,特别是与吸烟代谢相关的酶类,如细胞色素 P450、谷胱甘肽 S-转移酶 θ1(GSTT1)、N-乙酰转移酶等。

(六)细菌感染

有证据表明,某些细菌感染也可能参与到胰腺癌的发病过程中。例如,研究发现,血清幽门螺杆菌 CagA 菌株抗体阳性者患胰腺癌的危险性是抗体阴性者的两倍。另外,由于沙门菌可以将胆汁降解为潜在的致癌物,这些物质可能逆流进入胰腺导管系统,因此,胆汁中携带沙门菌的人可能面临更高的胰腺癌风险。有研究报告显示,伤寒杆菌携带者的胰腺癌风险也会增加。

最近美国的一项研究发现,胃溃疡可能会增加患胰腺癌的风险,但是十二指肠溃疡和胰腺癌之间的关联并不明确。过多的胃酸可能导致胰腺癌,这是因为胃酸过多可以增加对胰腺生长有营养作用的内分泌素,同时加速亚硝胺诱导胰腺导管腺癌的发展。

虽然以上各种因素都可能与胰腺癌的发病有关,但是胰腺癌的确切病因仍然需要进一步的深入研究。

二、临床表现

胰腺癌的临床表现可以因肿瘤的位置、发病阶段、胰腺破坏程度以及是否有转移等因素而有所不同。胰腺癌在早期往往表现得相当隐蔽,缺乏明显的特异性症状。只有当胆管或胰管发生梗阻时,才会出现明显的症状。然而,一旦出现明显的或典型的症状,通常意味着疾病已经进入晚期。通常,胰头癌的症状出现较早,而胰体、胰尾癌的症状出现较晚。当胰头癌压迫或侵蚀胆总管时,可出现逐渐加重的梗阻性黄疸。

由于肿瘤导致胰腺体积增大,压迫胰管或胆管引发梗阻,就可能出现内脏神经痛。当胰腺肿瘤压迫或浸润压迫腹腔神经丛时,可能出现剧烈的腹痛或腰背痛,这种疼痛在体前倾时可能会减轻,而在卧位时可能会加重,这是胰腺癌患者腹痛的一种特征。当肿瘤侵及全胰腺时,黄疸、腹痛、体重减轻、恶病质等症状可能会出现或者加重。此外,一部分胰腺癌患者还会出现一些特殊的临床表现,对这些特殊表现的了解有助于加深对胰腺癌的认识,以避免误诊和延误治疗。

(一)症状性糖尿病

少数胰腺癌患者初始表现为糖尿病的症状,可能在胰腺癌主要症状出现前的几个月到 1 年内出现消瘦、体重减轻等糖尿病的症状。大约 30% 的患者会出现空腹或餐后血糖升高,50% 的患者在葡萄糖耐量试验中表现异常,尿糖也可能呈阳性。这可能与癌肿浸润、破坏胰岛组织有关。胰体、胰尾部癌患者更容易出现糖尿病的症状。因此,如果糖尿病患者出现持续性腹痛,或者老年人突然出现糖尿病症状,或者原有糖尿病的病情突然无明显原因加重,都应该警惕可能有胰腺癌的风险。有研究认为,糖尿病可能是胰腺癌的早期临床症状之一,长期的糖尿病也可能是胰腺癌的危险因素,因此,临床上对于 50 岁以上新发糖尿病或病程 10 年以上的糖尿病患者,都应该警惕可能存在的胰腺癌风险。

（二）血管栓塞性疾患

胰腺癌是一种具有多样化症状的恶性肿瘤，其中包括血管栓塞、上消化道出血和发热。首先，让我们讨论血管栓塞性疾病。10％～20％的胰腺癌患者可能会出现游走性或多发性血栓性静脉炎，有时甚至可能这是首个出现的症状。胰体和胰尾癌比胰头癌更有可能发生这种情况，尤其是在下肢部位。更值得关注的是，分化良好的腺癌中更易发生血栓。研究表明，动脉或静脉栓塞在胰腺癌患者中的发生率可高达 25％，尤其是在髂静脉和股静脉，然而这往往无明显的临床症状。动脉栓塞常见于肺动脉，偶尔也会发生在脾动脉、肾动脉、冠状动脉和脑血管。胰腺癌患者易发血管栓塞性疾病的原因尚未明确，可能与胰腺癌分泌某种促血栓形成的物质有关。

（三）上消化道出血

大约 10％的胰腺癌患者会出现上消化道出血，这通常是由于胰腺癌对胃和十二指肠的压迫或浸润，导致这些器官变形、狭窄、糜烂或形成溃疡。有时，癌肿会浸润到胆总管或壶腹部，如果这些地方发生糜烂或溃疡，就可能导致急性或慢性出血。如果胰体或胰尾癌压迫到脾静脉或门静脉，可能会引发门静脉高压症，进而导致食管胃底静脉曲张破裂出血。因此，当胰腺癌患者出现消化道出血时，可能会被误诊为其他胃肠道出血性疾病。

（四）发热

大约 10％的胰腺癌患者在病程中可能会出现发热，这可能是低热、高热、间歇性或不规则热。有些患者甚至可能以发热作为首发症状。发热可能是由于癌组织坏死后产生的内源性致热原，或者是由于胆道或其他部位的二次感染引发的。

（五）急性胆囊炎或胆管炎

约有 4％的胰腺癌患者会以突如其来的右上腹部剧痛、发热和黄疸为首要症状，这些症状常常是急性胆囊或急性化脓性胆管炎的表现。这种情况可能由肿瘤压迫、胆总管下端的阻塞或并发的胆结石引起，实际上可以看作是胰腺癌的并发症。尸检发现，约 90％的胰头癌患者的胆囊明显肿大，这是由于胆总管下端阻塞导致胆囊排空受阻、内压增高的结果。当梗阻性黄疸伴有胆囊肿大时，这在临床上被称为 Courvoisier 征（胆总管渐进阻塞征），其对肝外胆道阻塞的诊断具有重要的参考价值。

（六）消化不良症状

胰腺癌，特别是主胰管或近主胰管癌肿阻塞胰管，会影响胰液的排出，导致胰管内压力升高，从而引发慢性胰腺炎。此时，患者可能出现食欲减退、恶心、呕吐、上腹部胀满等消化不良症状，这些通常是胰腺癌早期的表现。然而，当癌肿严重阻塞胰管或破坏大量胰腺组织时，可能会导致胰脂肪酶和胰蛋白酶的分泌显著减少，从而导致脂肪泻。这是胰腺癌晚期的表现，代表了胰腺外分泌功能不良的特殊症状，但它相对较少见。

（七）精神症状

少数的胰腺癌患者，特别是胰体和胰尾癌患者，可能会出现精神抑郁或精神错乱的症状。据研究，胰腺癌患者在发病前的 1 个月到 5 年内可能会出现精神病症状，平均时间为 6 个月。引发这些精神症状的原因尚不明确，可能是由于疼痛、焦虑和失眠等因素引起。也有观点认为，这可能与胰岛分泌功能紊乱有关。

(八)腹部血管杂音

在胰体和胰尾癌肿对腹主动脉或脾动脉产生压迫的情况下,可能会在脐部周围或左上腹部出现收缩期动脉血管杂音。这种情况在胰腺癌患者中的发生率约为1%。一般来说,血管杂音的出现意味着疾病已经进入晚期。

此外,2%~4%的胰腺癌患者由于并发胰腺假性囊肿,如果囊肿破裂,可能会引起胰源性腹水。少数患者可能会出现原因不明的睾丸疼痛。当癌肿转移到其他器官时,可能会出现相应的临床表现。如果此时原发病灶的症状不明显,极容易被误诊,因此需要引起医生的注意。

中国抗癌协会胰腺癌专业委员会和中华医学会外科学分会胰腺外科学组已经确定了胰腺癌高危人群的识别标准:首先,年龄超过40岁,且有上腹部非特异性不适的个体。其次,有胰腺癌家族病史的人。此外,新发糖尿病的人,尤其是非典型糖尿病,年龄在60岁以上,没有家族史,没有肥胖,且很快形成胰岛素抵抗的人,也在高危人群之列。实际上,40%的胰腺癌患者在确诊时伴有糖尿病。再者,慢性胰腺炎患者,特别是慢性家族性胰腺炎和慢性钙化性胰腺炎,被视为胰腺癌的癌前病变。导管内乳头状黏液瘤也属于癌前病变。此外,患有家族性腺瘤息肉病的人,以及进行过良性病变的远端胃大部切除手术的人,尤其是术后20年以上的人群,也属于高危人群。最后,吸烟、大量饮酒以及长期接触有害化学物质的人也有较高的风险。

三、临床诊断

(一)症状

(1)胰腺癌患者的症状大多无特异性,初期只呈现为上腹部的隐隐疼痛,这很容易与其他消化系统疾病混淆。常见的症状有以下几种:①无明显原因的消化不良和体重减轻;大便次数增多,特别是在食用油腻食物后。②腹部不适,大约一半的患者以腹痛作为首要症状,约20%的患者腹痛可向背部、左肩部等地方放射。如果患者出现背痛,这通常意味着肿瘤已经侵犯了腹膜后神经丛,是病情的晚期表现。③黄疸,表现为皮肤和巩膜黄染。当出现黄疸时,病情通常已经相当严重。胰头癌比较容易出现黄疸,而且出现得较早,如果肿瘤限制在胰腺体部和尾部,通常不会出现黄疸。黄疸通常是阻塞性的,会逐渐加深,伴有皮肤瘙痒等症状。

(2)对于40岁以上的患者,如果出现以下任何症状,都需要高度怀疑胰腺癌的可能性,对于吸烟者,这种疑虑应该更加严重:①无明显原因的阻塞性黄疸;②近期无法解释的体重减轻超过10%;③近期不明原因的上腹部或背部疼痛;④近期出现不明原因的消化不良症状,而内镜检查结果正常;⑤突然发生糖尿病,但没有诱发因素,如家族病史、肥胖;⑥出现无法解释的脂肪泻;⑦自发性胰腺炎的发作。

(二)体征

(1)胰腺癌的体征在病初阶段通常是非特异性的,只在疾病进展到中后期时才会出现明显的体征。

(2)黄疸是胰头癌的常见体征,表现为全身皮肤和黏膜发黄,大便呈现白色,尿液呈黄色等。

(3)在能够触摸到腹部肿块的情况下,通常已经到了晚期,极少能进行根治性手术。

（三）辅助检查

1.血生化检查

在早期，胰腺癌往往没有特异性的血液生化改变。然而，当肿瘤阻塞了胆管，可以导致血胆红素升高，并伴有转氨酶等酶学改变。在胰腺癌患者中，约有 40％的人会出现血糖升高或糖耐量异常。

2.肿瘤标志物检查

检查血中的 CA19-9、CEA 等肿瘤标志物的升高，对于诊断胰腺癌有重要帮助。特别是 CA19-9，这是一种黏蛋白型的糖类蛋白肿瘤标志物，它是细胞膜上的一种糖脂质，由鼠单克隆抗体 116NS19-9 识别并命名。CA19-9 是迄今为止对胰腺癌最敏感的肿瘤标志物。如果 CA19-9 水平＞100U/mL，其诊断胰腺癌的准确性大于 90％。CA19-9 的升高不仅对区分胰腺癌和胰腺炎等疾病有帮助，而且可以用来评估预后和监测治疗过程。CA19-9 水平的持续下降与手术或化疗后胰腺癌患者的生存期有关。

3.影像学检查

(1)超声检查：超声是胰腺癌诊断的首选手段。其优点包括操作简单、成本低、无侵害性、无放射性、可以多角度观察，且可以清晰地展示胰腺内部结构以及胆道是否存在阻塞及阻塞的位置和原因。然而，其局限性在于视野小，受到胃肠道内气体和体形等因素的影响，有时难以观察到胰腺，特别是胰尾部。此外，检查者的经验也会对检查结果产生较大影响。

(2)CT 扫描：目前，CT 扫描是检查胰腺最理想的无创性影像学方法，主要用于胰腺癌的诊断和分期。平扫能显示病变的大小和位置，但对于胰腺病变的性质诊断不够准确，对肿瘤与周围结构的关系显示不清。增强扫描则能较好地显示胰腺肿瘤的大小、位置、形态、内部结构以及与周围结构的关系，并能准确判断是否存在肝转移以及显示淋巴结肿大。

(3)MRI 和磁共振胰胆管成像（MRCP）：虽然不是诊断胰腺癌的首选方法，但当患者对 CT 增强造影剂过敏时，可以用 MRI 代替 CT 扫描进行诊断和临床分期。另外，MRCP 在分析胆道是否存在阻塞及阻塞的位置和原因方面具有明显优势，且比经内镜逆行胰胆管造影（ERCP）、经皮经肝胆管造影（PTC）更安全，对于胰头癌，MRI 可以作为 CT 扫描的有效补充。

(4)上消化道造影：只能显示部分晚期胰腺癌对胃肠道压迫侵犯所造成的间接征象，没有特异性。目前已被断面影像学检查所替代。

(5)腹腔镜检查：在胰腺癌的诊断和分期过程中，腹腔镜检查是一种有效的工具。它可以发现 CT 扫描可能遗漏的腹膜种植转移和肝转移情况。对于切除可能性较小或预后因素较差的患者（如 CA19-9 显著升高、原发病灶大，或胰体尾部癌等），建议在条件允许的医院进行腹腔镜检查和分期。

（四）现有诊断方法的选择

对临床上怀疑胰腺癌的患者和胰腺癌的高危人群，应首选无创性检查手段进行筛查，如 B 超、动态螺旋 CT 和血清学肿瘤标志物等。肿瘤标志物的联合检测并与影像学检查结果相结合，可提高阳性率，有助于胰腺癌诊断和鉴别诊断。

四、病理诊断

术前可以进行ERCP胰管细胞刷片或活检;超声内镜或CT引导下经皮细针穿刺活检;术中切割针穿刺活检。一般不强求手术切除前必须获得恶性(阳性)的活检证据,但新辅助化疗或一线化疗前应有组织学诊断。

五、鉴别诊断

(一)慢性胰腺炎

慢性胰腺炎是一种反复发作的渐进性的广泛胰腺纤维化病变,导致胰管狭窄阻塞,胰液排出受阻,胰管扩张。主要表现为腹部疼痛,恶心,呕吐以及发热。与胰腺癌均可有上腹不适、消化不良、腹泻、食欲减退、体重下降等临床表现,二者鉴别困难。

(1)慢性胰腺炎发病缓慢,病史长,常反复发作,急性发作可出现血尿淀粉酶升高且极少出现黄疸症状。

(2)CT检查可见胰腺轮廓不规整,结节样隆起,胰腺实质密度不均。

(3)慢性胰腺炎患者腹部平片和CT检查胰腺部位的钙化点有助于诊断。

(二)壶腹癌

壶腹癌位于胆总管与胰管的交汇点。黄疸是其最常见的症状,早期肿瘤发展就可能引发黄疸。

(1)肿瘤的坏死和脱落可能导致间歇性黄疸。

(2)通过十二指肠低张造影,可以观察到十二指肠乳头部的充盈缺损和黏膜破坏,也就是"双边征"。

(3)B超、CT、MRI、ERCP等检查可以显示胰管和胆管的扩张,胆道梗阻部位较低的"双管征",以及壶腹部的占位病变。

(三)胰腺囊腺瘤与囊腺癌

胰腺囊性肿瘤在临床上较为少见,大多发生在女性患者中。它们的临床症状、影像学检查、治疗方式以及预后等都与胰腺癌有所不同。影像学检查是鉴别胰腺囊腺瘤与胰腺癌的重要手段,B超、CT可以显示出胰腺内的囊性病变,囊腔规则;而胰腺癌只有在中心坏死时才会出现囊变,且囊腔不规则。

六、分期

(一)胰腺癌的术前临床分期

理想的肿瘤分期应能评估患者的预后,制定治疗策略,并可用于比较治疗效果,评估临床研究的长期趋势。胰腺癌术前分期的目标包括两个方面,一是确定是否存在转移,二是评估肿瘤的可切除性。结合B超、超声内镜(EUS)、CT、ERCP、MRCP、PTC、PET、经壶腹胰管镜以及腹腔镜等,有助于对胰腺癌的分期判断。

术前分期主要目标是评估肿瘤与周围主要血管的解剖关系,判断是否侵犯到重要的动脉

(如腹腔动脉干或肠系膜上动脉)或主要静脉(如门静脉或肠系膜上静脉),以此决定肿瘤的可切除性。多普勒超声在判断胰腺周围主要血管是否受累方面的准确性在 $84\%\sim87\%$ 之间。现有各种评分系统来描述血管受累程度,判断可切除性,其敏感性在 $46\%\sim88\%$ 之间,特异性在 $90\%\sim97\%$ 之间。在确定胰腺癌的可切除性方面,CT 具有很高的阳性预测值和较低的阴性预测值。

利用 CT 检测淋巴结转移的能力有限,其敏感性在 $14\%\sim58\%$ 之间,但由于淋巴结受累并不是进展期胰腺癌的唯一表现,且在外科手术中胰周淋巴结通常会被切除,因此这种限制并不显著影响 CT 在确定胰腺癌分期的总体准确性。有研究报告指出,PET 在检测淋巴结转移方面的特异性较高,但受限于淋巴结的大小。

由于 80% 的胰腺癌患者在诊断时已经不适合做手术切除,因此,一旦术前临床分期确定存在转移,就可以帮助患者选择更少创伤的对症或综合治疗方式,避免了仅为了诊断而进行的剖腹探查手术。据文献报道,使用 CT 在术前判断胰腺癌肝脏转移的敏感性为 $75\%\sim79\%$。有学者对 CT 和 MRI 在判断胰腺癌肝转移方面的准确性进行了比较,结果显示 MRI 的准确性达到 93%,而 CT 的准确性为 87%。在被诊断为胰腺癌时,已有 60% 的患者存在转移,最常见的转移部位包括区域性淋巴结、肝脏和肺。

(二)胰腺癌的病理分期

胰腺癌的 TNM 分期在实际临床应用中并不常见,其使用频率较低。大多数研究者更倾向于根据肿瘤侵犯血管和周围器官的情况以及是否存在远程转移,将其分为可切除、边缘可切除以及不可切除三种情形。这种分类方法在临床诊疗中具有更明显的指导价值。

1.可切除标准

(1)没有远程转移的情况。

(2)腹腔干、肝动脉和肠系膜上动脉(SMA)周围应存在清晰的脂肪间隙。

(3)无肠系膜上静脉(SMV)和门静脉被肿瘤细胞包围、变形、形成瘤栓或没有静脉被肿瘤细胞包裹的影像学证据。

2.临界可切除标准

(1)没有远程转移的情况。

(2)SMV/门静脉受到影响,表现为:肿瘤细胞包围血管,侵入血管壁并引起管腔狭窄;肿瘤细胞包裹 SMV/门静脉,但未包裹周围动脉;或者由于肿瘤细胞包裹或癌栓导致小段静脉闭塞,但在受累静脉的近侧和远侧有适当的血管可以安全地进行切除和重建。

(3)胃十二指肠动脉至肝动脉有小段动脉被肿瘤细胞包裹或肝动脉直接被包裹,但尚未侵入腹腔干。

(4)以血管的圆周为界,肿瘤细胞环绕 SMA 的范围未超过 $180°$。

3.无法切除标准

(1)胰头癌:

①存在远处转移。

②肿瘤环绕 SMA 大于 $180°$ 或侵入腹腔干(任何程度)。

③SMV/门静脉完全闭塞且无法进行重建。

④肿瘤侵袭或环绕腹主动脉。

（2）胰体癌：

①存在远处转移。

②肿瘤环绕 SMA 或腹腔干大于 180°。

③SMV/门静脉完全闭塞且无法进行重建。

④肿瘤侵袭腹主动脉。

（3）胰尾癌：

①存在远处转移。

②肿瘤环绕 SMA 或腹腔干大于 180°。

③SMV/门静脉完全闭塞且无法进行重建。

4.淋巴结状态

如果淋巴结转移超出了手术能够切除的范围，那么将其视为不可切除。

七、综合治疗原则

尽管近年来肿瘤治疗水平有所提升，但胰腺癌的治疗进展仍然相对缓慢，目前该疾病的治疗仍是肿瘤学领域的一个挑战，总体 5 年生存率不足 2%。胰腺癌的临床治疗主要包括手术切除、化疗、放疗以及最佳支持治疗。其中，手术切除是唯一有可能让胰腺癌患者获得治愈的方法，但由于胰腺癌早期诊断困难，大部分患者在就诊时已经晚期，无法进行完全手术切除，数据显示初诊时只有 15%～20% 的患者有机会进行根治性手术。临床上，常将胰腺癌根据能否进行根治性手术切除分为：早期可手术切除的胰腺癌、边缘可切除的胰腺癌、局部晚期不可切除的胰腺癌以及远程转移的胰腺癌。即便可以进行根治性手术的患者，术后复发转移的概率也很高，预后差，中位生存时间仅为 15～19 个月，5 年生存率仅为约 20%。因此，为了进一步提高胰腺癌的治疗效果，近年来提倡多种治疗方式的联合治疗模式，根据患者的不同分期选择不同的治疗方式。

（一）可根治性手术切除的胰腺癌治疗

胰腺癌的有效治疗仍然是外科手术，这是患者获得治愈的唯一可能。在早期，如果肿瘤与腹腔轴、肝动脉、肠系膜上动脉之间有明确的脂肪间隙，并且没有侵犯肠系膜上静脉和门静脉或形成血栓，那么肿瘤就可以进行手术切除。

自从 Whipple 在 1935 年首次实施胰十二指肠切除术，这个手术已经有八十多年的历史了。目前，主要的手术方法包括用于胰头癌的胰十二指肠切除术（PD）、保留幽门的胰十二指肠切除术（PPPD）、联合受侵血管和周围器官切除的区域性胰腺切除术（RP）；用于全胰受累和弥漫性病变的全胰切除术（TP）；针对胰体和胰尾部的肿瘤，可以进行胰体尾切除术。此外，还有以改善梗阻、缓解痛苦为目的的姑息性手术。根治性手术的目标是尽可能达到切缘阴性，并清除至少 12～15 个淋巴结。

尽管胰腺癌手术的技术、范围和围手术期的治疗水平都有显著提高，但令人遗憾的是，由于解剖学的限制，胰腺癌手术的预后并没有突破性的进步。几项随机对照研究的结果表明，扩大手术范围并不能改善患者的生存,反而会显著增加手术相关的死亡率。因此,我们在选择手术方法时,应根据肿瘤的具体位置、阶段、生物学特性,以及患者的生理情况和手术技术与经验,选择个体化的手术方案,以实现根治性、安全性和功能性的统一。

胰腺癌是一种对治疗极具挑战性的疾病。虽然外科手术是唯一可能实现根治的手段,但手术后的复发和转移率仍然很高。对于早期胰腺癌,即使经过手术切除,1年内的局部复发率仍高达85%,肝转移发生率也在50%~70%之间。这主要是由于肿瘤较大、差的组织分化、淋巴结转移、手术切缘阳性以及治疗前后CA19-9水平的增高等因素所导致的。

为了改善这个状况,治疗者尝试了在术后进行辅助化疗和(或)放疗,以减少复发和转移的风险。许多研究已经证明了术后辅助化疗的价值。例如,欧洲的ESPAC-1研究和德国的CONKO研究证实了氟尿嘧啶(5-FU)/醛氢叶酸(CF)推注(Mayo方案)和吉西他滨单药用于术后辅助化疗能够改善患者的无病生存和总生存时间。而ESPAC-3的研究进一步比较了Mayo方案和吉西他滨单药辅助化疗的疗效,结果显示两组患者的无进展生存和总生存时间以及生活质量的评分相似,但不良反应各有不同。

此外,一项最新的日本研究显示,S-1(替吉奥胶囊)用于胰腺癌辅助化疗不差于甚至优于吉西他滨。然而,关于在辅助化疗的基础上联合辅助放疗是否能进一步提高生存率的问题,目前仍存在较大的争议。早年的研究认为术后辅助放化疗优于单纯辅助化疗,但后来的研究并不能证实这一结果。因此,关于胰腺癌术后辅助放化疗的价值,需要进一步的大规模随机临床研究来验证。

最近的一项Ⅱ期EORTC-40013-22012/FFCD-9203/GERCOR研究比较了胰腺癌术后以吉西他滨为基础的放化疗与吉西他滨单纯化疗的疗效。结果显示,虽然两组的无复发生存和总生存时间相似,但放化疗组的局部复发率显著低于单纯化疗组。另一项Ⅲ期的RTOG9704研究结果随机比较了胰腺癌根治术5-Fu同期放化疗前后分别加用吉西他滨化疗,与目前标准的5-Fu同期放化疗前后分别加用5-Fu化疗的差异。结果显示,两组患者的中位生存时间相同,但亚组分析结果显示:胰头癌患者使用吉西他滨化疗生存期有延长。

总的来说,对于可手术切除的胰腺癌,术后的最佳辅助治疗方案还存在一定的争议。美国国立综合癌症网络(NCCN)的建议包括吉西他滨单药化疗(1级证据),5-Fu/CF(Mayo方案)(1级证据),希罗达单药(2B级证据)以及5-Fu同期放化疗,联合放化疗前后5-Fu/吉西他滨全身化疗的方案(RTOG9704研究方案)(2A级证据)。目前,我们鼓励患者积极参与临床试验,以寻求最佳的治疗方案。

(二)边缘可切除胰腺癌的治疗

边缘可切除胰腺癌是一种新的肿瘤类型,处于可切除和局部进展胰腺癌之间,由外科医生进行分类。这类肿瘤的特点是肿瘤部分累及肝动脉、门静脉、肠系膜上动静脉,而这些受累的血管是可以进行切除与重建的胰腺癌。需要注意的是,这类患者的术后切缘阳性发生率比较高,这对患者的预后有直接影响。近年来的研究发现,对于边缘可切除的胰腺癌的患者,通过新辅助化疗或放化疗的治疗,至少有1/3的患者可以获得根治性手术的机会。而且,这些患者的生存状况明显优于新辅助治疗后仍无法进行手术切除的患者。MD安德森癌症中心的一项研究展示了这种治疗方式的效果。他们对39例边缘可切除的胰腺癌患者进行了常规放疗

（50.4Gy/30Fr）或快速分割放疗（30Gy/10Fr），并在放疗中同期进行了持续静脉灌注 5-Fu [300mg/(m² · d)]化疗。结果显示，局部控制率达到 79%，中位生存时间为 19 个月，4 年总生存率为 19%。然而，治疗相关的胃肠道毒性反应较为严重，1/3 的患者因此需要住院。为了降低毒性反应，研究小组将放疗和化疗的时间调整为每周 5 天。这样做后，27 名患者中有 20 名达到了根治性切除，其中只有 2 名患者发生了局部复发。调整治疗时间后，患者的中位生存时间增加到 25 个月，3 年的总生存率提高到 23%。

在法国的一项研究中，61 例边缘可切除的胰腺癌患者接受了新辅助治疗，这种治疗采用了放疗同期 PF 方案顺铂＋5-Fu 化疗。由此，9 名患者实现了病理缓解，其中 3 名达到了完全缓解。在可以进行根治切除的 40 名患者中，中位生存时间达到了 11.7 个月。同时，一些研究指出，含吉西他滨的新辅助放化疗方案展示了更好的局部控制效果，但其不良反应适度比含 5-Fu 的同期放化疗方案更为明显。另一项研究中，86 例边缘可切除的胰腺癌患者接受了放疗（30Gy/10Fr）同期每周吉西他滨（400mg/m²）化疗。这种治疗方法导致近半数的患者因不良反应需要住院治疗。但是，全组患者的中位生存时间为 22.7 个月，新辅助治疗后能进行根治性切除的患者和无法切除的患者的中位生存时间分别为 34 个月和 7.1 个月。获得根治性切除的患者 5 年的总生存率为 36%。该研究组后续还探讨了在新辅助放化疗前增加 8 周吉西他滨联合顺铂的诱导化疗。在这项研究中，90 例患者被纳入，其中超过一半的患者因治疗相关不良反应需要住院治疗。最终有 52 名患者接受了根治性胰头十二指肠切除术。全组患者的中位生存时间为 17.4 个月，新辅助治疗后能进行根治性切除的患者和无法切除的患者的中位生存时间分别为 31 个月和 10.5 个月。

然而，上述研究都是 Ⅱ 期临床试验，目前还缺乏 Ⅲ 期前瞻性随机对照研究来比较对边缘可切除的胰腺癌患者，新辅助放化疗后再进行手术与先进行手术后再进行术后辅助治疗的生存期延长能力。新辅助治疗的优势在于，它可以避免一部分隐性转移的患者接受大创伤的胰十二指肠切除术。另一方面，研究显示约 1/4 的胰腺癌患者由于术后恢复延迟，无法进行辅助化疗，而新辅助治疗则可以避免这一问题。

（三）局部晚期不可手术切除的胰腺癌治疗

局部晚期胰腺癌在首次诊断时占患者的 30%～40%，这个阶段的治疗主要是姑息性的，预期中位生存期为 8～12 个月。目前，对于局部晚期胰腺癌的最优治疗方法尚存在争议。可选的治疗方案包括单纯化疗和同期放化疗。

过去 20 年的众多临床研究结果已经验证，对于局部晚期胰腺癌，同期放化疗优于单独的放疗或者最佳支持治疗。这种方法可以更有效地控制肿瘤相关的疼痛、梗阻和恶病质症状，并且可在一定程度上提高生存期。和其他胃肠道肿瘤一样，胰腺癌的同期放化疗方案往往基于 5-Fu。随着吉西他滨在晚期胰腺癌治疗中的地位逐渐确立，最近的一些研究开始尝试用吉西他滨替代 5-Fu 进行放疗联合治疗。然而，不同的研究之间在化疗方案和放疗剂量上的差异较大，大多数研究并未展示出更好的疗效，但 3～4 度的毒性反应有明显增加。一项小样本的随机对照 Ⅱ 期研究结果显示，吉西他滨的同期放化疗方案与 5-Fu 静脉推注的同期放化疗方案在对待局部晚期胰腺癌的毒性反应方面相似，但吉西他滨的同期放化疗方案能更好地控制肿瘤相关的疼痛症状（39% vs. 6%），并显著延长患者的生存期（14.5 个月 vs. 6.7 个月）。尽管如此,现有的证据还不足以支持以吉西他滨为基础的同期放化疗优于以 5-Fu 为基础的同期放化疗。因此,目前的指南仍然推荐 5-Fu 为基础的方案作为标准的同期放化疗方案。另一方面,随着放疗技术的不断进步,放疗专家们也正在尝试将新的放疗技术,如三维适形调强放疗等,应用于局部晚期胰腺癌的治疗中。但是,目前这方面的研究还很少,样本量也较小,尚未能证实三维适形放疗能够比传统放疗进一步提高局部晚期胰腺癌的生存期。这仍需要更大样本的随机对照研究来进一步证实。

关于化疗与同期放化疗对改善患者总生存期的效果,目前尚无明确的研究结果。许多头对头的随机对照研究已经对这两种治疗方式在治疗局部晚期胰腺癌的效果进行了比较。在早期的三项研究中,科学家们试图比较以 5-Fu 为基础的化疗和同期放化疗的效果,但并未得出一致的结果。最近的研究尝试比较以吉西他滨为基础的化疗和同期放化疗的效果,但结果依然不一致。

FFCD-SFRO 的研究结果显示,PF 方案的同期放化疗后接吉西他滨单药化疗的毒性明显且疗效比单纯的吉西他滨全身化疗更差。然而,美国东部肿瘤协作组(ECOG)4201 的研究结果表明,对于局部晚期胰腺癌,吉西他滨联合放疗相比单独使用吉西他滨可以延长总生存期和提高疾病控制率。然而,这项研究原计划纳入 316 例患者,最终只有 74 例参与,因此,对这项研究的结果需要谨慎分析。

对于局部晚期胰腺癌的治疗,还有一种重要的策略是法国多学科肿瘤协作组(GERCOR)提出的新辅助化疗策略,即先进行 3 个月的化疗,然后对疾病未进展且体力状况良好的患者进行放化疗。GERCOR 对 181 例局部晚期胰腺癌患者进行了回顾性分析,比较了在化疗控制疾病后再接受同期化放疗的患者的生存期。结果显示,在 128 名疾病在化疗后无进展的患者中,有 72 名(56%)接受了放化疗,而 56 名(44%)继续接受化疗。接受放化疗的患者生存期明显优于只接受化疗的患者;中位生存期分别为 15 个月和 11.7 个月($P = 0.000\ 9$)。这项研究表明,对于局部晚期胰腺癌,如果在初始化疗后疾病得到控制,那么接受同期放化疗可能会延长生存期。但这个结论仍需要通过前瞻性随机对照的Ⅲ期临床研究进行验证。

(四)胰腺癌的姑息性化疗和靶向治疗

胰腺癌在诊断时或病程中,大多数患者已出现远处转移,其中位生存时间通常为 3～6 个月。受严重体重下降、疼痛、体力状态差和黄疸的影响,许多晚期胰腺癌患者无法承受化疗的副作用。因此,对转移性胰腺癌的治疗主要目的是姑息性的,即减轻症状和提高生活质量。体力状态较好,且骨髓、肝肾和心脏功能正常的患者可以接受全身化疗,以期尽可能延长生存。然而,胰腺癌细胞通常对化疗药物反应较差。5-Fu 是 1995 年以前唯一被认为有效的化疗药物,而现在仍是胰腺癌治疗中最常用的药物之一。单药治疗的有效率约为 10%,中位生存时间为 4.2～5.5 个月。但对于 5-Fu 的最佳剂量和给药方法,医学界尚未达成共识。一种新型的 5-Fu 类似物,雷替曲塞(Tomudex),被认为对胸苷酸合成酶有更强的抑制作用,但其在胰腺癌的临床试验结果并未达到预期效果。近年来,新研制的药物中,除了吉西他滨和白蛋白紫杉醇外,大多数对胰腺癌治疗效果有限。1997 年公布的一项针对 126 例胰腺癌患者的Ⅲ期随机临床研究比较了吉西他滨与 5-Fu 的疗效,结果显示吉西他滨的疗效明显优于 5-Fu。此后,吉西他滨成为晚期胰腺癌治疗的一线标准化疗方案。尽管如此,晚期转移性胰腺癌的中位生存时间仍只有 6 个月左右,1 年生存率仅为 16%～19%。为了进一步提高患者的生存期,科研人员对吉西他滨联合其他不同作用机制的化疗药物进行了大规模随机对照临床研究。结果显示,联合化疗方案并不能明显延长晚期胰腺癌患者的生存时间。然而,值得注意的是,吉西他滨联合草酸铂和吉西他滨联合卡培他滨的 GEMOX 方案对于体能状态(PS)好的胰腺瘤患者可能有益。此外,2013 年的美国临床肿瘤学会胃肠肿瘤研讨(ASCO-GI)公布了一项关于白蛋白紫杉醇联合吉西他滨与吉西他滨单药治疗的 MPACT 临床研究结果。结果显示,联合治疗组的有效率、中位无进展生存和中位总生存时间都明显优于吉西他滨单药组。这项研究可能使得白蛋白紫杉醇得以批准用于转移性胰腺癌患者的治疗。

胰腺癌的诊断和治疗仍然面临很大的挑战,尤其是在晚期,许多患者在被诊断时已经发展到远处转移的阶段。这使得治疗更加困难,由于患者体重下降严重、疼痛剧烈、体力状况恶化以及黄疸等症状,他们往往无法承受化疗的副作用。因此,这类病情的治疗主要目标为减轻症状和提高生活质量。在化疗药物方面,5-Fu 曾是唯一被认为有效的药物,但其在单药治疗胰腺癌的有效率只有大约 10%,中位生存时间为 4.2～5.5 个月。吉西他滨则在比较研究中表现出优于 5-Fu 的疗效,从而成为晚期胰腺癌治疗的一线化疗方案。但是,即使使用吉西他滨,晚期胰腺癌患者的中位生存时间也仅有 6 个月,1 年生存率为 16%～19%。

同时,FOLFIRINOX 联合化疗方案[5-Fu＋亚叶酸钙(LV)＋伊立替康＋奥沙利铂]也被报道为优于吉西他滨单药治疗,但副作用较大,适合于体力状况良好的患者。最新的研究显示,剂量调整的 FOLFIRINOX 方案对晚期胰腺癌的治疗效果也较好。

在分子靶向药物治疗方面,Ras 基因突变在约 90% 的胰腺癌患者中存在,法尼基转移酶抑制剂可以抑制 Ras 蛋白的定位,从而抑制肿瘤生长。然而,该药物在临床试验中并未显示出显著的疗效。

胰腺癌细胞常常伴有表皮生长因子受体(EGFR)的表达。在一项比较吉西他滨＋厄洛替尼和吉西他滨单药治疗晚期胰腺癌的Ⅲ期随机对照临床研究中,前者的总生存期稍长,但仅延长了 2 周的中位生存时间。虽然美国 FDA 已批准用厄洛替尼作为转移性胰腺癌的一线治疗,但只有部分患者从中受益。

胰腺癌在晚期阶段的治疗仍然面临许多挑战,其中包括寻找有效的分子靶向药物。针对表皮生长因子受体(EGFR)的单克隆抗体的西妥昔单抗(Cetuximab)和针对血管内皮生长因子(VEGF)的单克隆抗体的贝伐珠单抗(Bevacizumab)在治疗晚期胰腺癌时都未能得到积极的结果。另一种抗 Raf-1、VEGFR-2 和血小板衍生生长因子受体(PDGFR)的多靶点酪氨酸激酶抑制剂索拉索拉非尼(Sorafenib),在 BAYPAN 多中心Ⅲ期临床研究中,结果也未能证实其在治疗晚期胰腺癌中的作用。

尽管如此,分子靶向治疗的前景仍然充满希望。随着分子生物学的不断进步和对胰腺癌驱动基因的深入理解,我们有可能开辟出更广泛的治疗策略。目前,对于一线吉西他滨治疗失败的患者,如果他们的体能状态(PS)良好,二线化疗可能会显著延长他们的生存期。

然而,针对晚期胰腺癌的标准二线化疗方案尚不明确。当前的研究主要关注草酸铂的联合化疗方案,例如草酸铂联合 5-Fu/CF(OFF 方案),以及草酸铂联合希罗达(XELOX 方案)。此外,一些新的化疗药物,如伊立替康、希罗达、S-1、雷替曲塞、以及白蛋白包裹的紫杉醇,在初步的Ⅰ和Ⅱ期临床研究中显示出了较好的疗效。然而，我们仍然需要更大规模的临床研究来进一步证实这些结果。

（五）胰腺癌的姑息治疗

许多胰腺癌患者可能会出现营养不良、代谢紊乱以及其他各种并发症。因此，对症支持治疗在胰腺癌治疗中，特别是在晚期胰腺癌治疗中，具有重要的作用。大约75％的胰腺癌患者可能会经历胆道梗阻，这样的情况需要通过经皮或内镜下进行胆道支架植入。有25％的胰腺癌患者可能会并发幽门梗阻，需要植入支架、胃管或进行胃空肠造瘘术。另外，由于肿瘤侵犯胰腺实质或手术切除胰腺组织，胰腺癌患者常常会出现胰腺外分泌不足，这种情况下，如果患者出现脂肪泻的症状，应当适时补充胰酶治疗。胰腺癌患者常常会伴有严重的疼痛，需要使用麻醉药和执行止痛术，如腹腔神经阻滞，以缓解病痛。

八、胰腺癌的辅助治疗

对于胰腺癌的治疗，辅助治疗也是必不可少的一部分。由于胰腺位于人体深处，胰腺癌的早期症状并不明显，特异性差，因此早期诊断十分困难。80％～85％的患者在就诊时已经发生了广泛的局部或全身转移，失去了手术切除的可能性，只有15％～20％的患者可以进行手术切除。即使进行了根治性切除术，胰腺癌的复发和转移风险也非常高。据报道，胰腺癌术后有50％～80％可能发生局部复发，30％～40％可能出现腹腔转移，40％～90％可能出现肝转移，术后5年的生存率仍低于20％。这些数据表明，即使能够进行手术切除的胰腺癌，在手术前就可能存在亚临床转移，因此胰腺癌的术后辅助治疗非常关键。主要的治疗策略包括同期放化疗和辅助化疗。然而，目前全球尚未有公认的标准方案。根据北美的一些研究结果，一些学者推荐采用同期联合放化疗；而根据欧洲的一些研究结果，一些学者则推荐采用单纯化疗。

（一）辅助放化疗

在美国，胰十二指肠切除术后的标准辅助治疗手段是联合放化疗，这一策略也得到了临床研究的支持。1985年，由美国胃肠道肿瘤研究协作组（GITSG）完成的一项前瞻性随机临床研究GI9173的结果确认了这一点。研究表明，经过R0切除后接受总剂量40Gy的常规放射治疗联合5-Fu化疗的患者的中位生存期显著长于只接受手术的患者（20个月 vs. 11个月，$P=0.035$）。此外，接受联合治疗的患者的5年生存率也高于只接受手术的患者（18％ vs. 8％）。

为了进一步验证这一结果，GITSG对30位R0切除术后的胰腺癌患者进行了评估，这些患者接受了相同的辅助治疗方案。结果也是相似的，联合放化疗不仅延长了中位生存期，还提高了2年生存率，达到了43％，而对照组的生存率仅为18％。虽然这项研究存在一些问题，如试验过早中止，患者入组速度慢（8年只入组43位患者），样本量小等，但大多数北美临床专家仍推荐同期放化疗作为胰腺癌根治术后的标准辅助治疗手段。

然而，欧洲癌症治疗研究组织（EORTC）开展的另一项随机对照研究的结果则稍有不同。在这项研究中，EORTC共收录了114位接受手术切除的胰腺癌和壶腹部肿瘤患者，并将这些患者随机分为两组，一组接受术后同步放化疗，另一组只进行了手术。结果显示，尽管接受联合治疗的患者的中位生存期略长于只接受手术的患者,但差异并不显著(17.1 个月 vs. 12.6 个月,$P=0.099$)。此外,辅助放化疗组的总生存期略长于单纯手术组,但差异也不显著(24.5 个月 vs. 19.0 个月,$P=0.208$)。术后同步放化疗组的 2 年和 5 年生存率虽然高于单纯手术组,但差异仍然不显著(37% vs. 23%,20% vs. 10%,$P=NS$)。

这项研究的结果使欧洲临床专家开始质疑可根治性切除胰腺癌术后同期放化疗的价值。然而,也有一些专家指出,EORTC 研究中放化疗组和手术组总生存差异的不显著可能是由于样本量过小。此外,与 GITSG 的研究不同,EORTC 的研究中的患者在同期放化疗后并未持续使用 5-Fu 化疗。

在胰腺癌治疗研究领域,ESPAC-1 研究是一个重要的里程碑。该研究是一个大型随机对照试验,共有 541 名胰腺癌患者参与。研究采用 2×2 区组设计,参与者被随机分配到四个治疗组中:术后辅助同步放化疗组(使用 5-Fu/分割放疗)、化疗组(使用 5-Fu/CF)、联合放化疗后化疗组,以及单纯观察组。这个设计意在探索不同治疗方法对胰腺癌患者生存时间的影响。研究结果显示,接受术后辅助同步放化疗的患者,其总生存期比观察组短(15.9 个月 vs. 17.9 个月,$P=0.053$),5 年生存率也比观察组低(10% vs. 20%,$P=0.05$)。这些数据表明,辅助放化疗并未显著提高治疗效果。因此,基于这项研究的结果,欧洲的临床专家认为术后同期放化疗并不能显著提高胰腺癌患者的生存期。然而,EORTC 和 ESPAC-1 的研究设计仍有缺陷。这些研究允许研究者和患者选择入组,没有达到真正的随机性。同时,放疗模式采用的是超分割放疗,而非目前常规的分割的三维适形放疗,且放疗剂量较低。此外,放化疗后没有进一步进行辅助化疗。这些因素可能都影响了研究结果的准确性。

在北美,胰腺癌的标准辅助治疗仍然是术后同期放化疗。最近,美国肿瘤放射治疗协作组(RTOG)发布了一项大型随机对照临床试验的结果。这个试验的目标并不是评估术后同期放化疗的效果,而是比较了胰腺癌根治术后标准辅助治疗(放疗联合同期 5-Fu 化疗)前后各加用 4 个疗程的吉西他滨化疗[每个疗程为 1000mg/(m² · w),3 周为 1 个疗程],与标准辅助治疗前后各加用 5-Fu 化疗的差异。放疗的总剂量均为 50.4 Gy。这项研究的结果显示,在放化疗前后使用吉西他滨或 5-Fu 作为术后辅助治疗,两者之间并没有显著差异(中位生存期 18.8 个月 vs. 16.9 个月,$P=0.15$)。然而,亚组分析发现,相比于 5-Fu 组,使用吉西他滨可以有效延长胰头癌患者的中位生存期(20.6 个月 vs. 16.9 个月,$HR=0.80$,$P=0.033$)和 3 年生存率(31% vs. 21%,$P=0.047$)。然而,对于胰体尾癌患者,使用吉西他滨并没有显著改善预后。另一项 II 期的 EORTC-40013-22012/FFCD-9203/GERCOR 研究则是比较了胰腺癌术后以吉西他滨为基础的放化疗与纯吉西他滨化疗的效果。放疗的总剂量为 50.4 Gy/1.8 Gy(常规分割)。结果表明,吉西他滨放化疗组和纯化疗组的无复发生存和总生存时间相似,但是放化疗组的局部复发率显著低于纯化疗组。这些研究结果为我们提供了更多关于胰腺癌治疗的信息,也为未来的临床实践提供了指导。

近期,一些研究人员开始探索将分子靶向药物与放疗同期联合用于胰腺癌的辅助治疗,但其疗效仍需通过更多临床研究来确认。

总的来说,关于胰腺癌术后辅助化放疗的价值,在欧洲和美国之间仍存在显著的争议。为了解决这一争议,我们需要进一步的大型随机临床研究来提供证据。NCCN 指南建议,如果对患者进行放疗,应按照推荐的方案执行,以便进行疗效比较:放疗剂量应为 45～54Gy(1.8～2.0Gy/d),照射范围应依据术前 CT 和术中银夹定位,包括瘤床和区域淋巴结。推荐使用 5-Fu 持续静脉滴注或卡培他滨口服作为放射增敏剂,并且在放疗前后应给予足够疗程的规范化疗。

(二)辅助化疗

在欧洲,根据 ESPAC-1 的研究结果,辅助化疗已经被认定为可根治性切除胰腺癌的标准辅助治疗方式。5-Fu 在胰腺癌辅助治疗中的应用已有超过 25 年的历史。由于吉西他滨在晚期胰腺癌治疗中的成功应用,医学界开始探索吉西他滨在胰腺癌术后辅助化疗中的可能性。2005 年的 ASCO 年会上报告了 CONKO-001 临床试验的结果。CONKO-001 是一项针对可切除胰腺癌术后辅助吉西他滨治疗的大型Ⅲ期临床试验。这是一项前瞻性、随机对照的Ⅲ期临床试验。该试验共收录了 354 名经 R0 或 R1 切除的胰腺癌患者。入组标准为:术后 CA19-9 不超过正常上限 2.5 倍,KPS 评分大于 50 分。被试者被随机分配至吉西他滨组(1000mg/m², 第 1、8、15 天给药,每 4 周重复一次,共治疗 6 个月)或观察组。两组患者的肿瘤预后因素大致相同。研究结果显示,接受 6 个月吉西他滨化疗的患者,其无病生存期明显优于观察组(13.9 个月 vs. 6.9 个月,$P<0.001$)。此外,吉西他滨组的总生存期也呈现出延长的趋势,尽管这个差异在统计上并未达到显著性(22.1 个月 vs. 20.2 个月,$P=0.06$)。这些结果为吉西他滨在胰腺癌术后辅助化疗中的应用提供了重要的临床依据。无论淋巴结测试为阴性(24.8 个月 vs. 10.4 个月)还是阳性(12.1 个月 vs. 6.4 个月),或者肿瘤切缘为阴性(13.1 个月 vs. 7.3 个月)还是阳性(15.8 个月 vs. 5.5 个月),吉西他滨辅助化疗都展现出明显的生存优势。2008 年的 ASCO 年会上,更新的研究结果显示,接受吉西他滨治疗的组别相较于仅接受观察的组别,其中位总生存期分别为 22.8 个月和 20.2 个月($P=0.005$),而 5 年生存率也分别达到 21% 和 9%。CONKO-001 研究验证了吉西他滨作为胰腺癌术后辅助化疗的有效性。然而,该研究主要比较了进行吉西他滨辅助化疗与仅进行手术的效果,而并未涉及吉西他滨和氟尿嘧啶两种辅助化疗方案的优劣比较。这个问题在后续的 ESPAC-3 研究中得到了回答。ESPAC-3 研究将 1088 名进行胰腺癌根治切除的患者随机分为 5-Fu/LV(5-Fu 425mg/m², 第 1～5 天;LV 425mg/m², 第 1～5 天,每 4 周重复一次)和吉西他滨(1000mg/m², 第 1、8、15 天,每 4 周重复一次)两个化疗组,每组均进行了 6 个疗程的化疗。研究结果显示,5-Fu/LV 组的中位生存期为 23 个月,而吉西他滨组为 23.6 个月($P=0.39$)。在生存率上,两种药物在胰腺癌辅助治疗中的效果并无显著差异。然而,研究还发现,吉西他滨组的Ⅲ～Ⅳ度白细胞和血小板下降的发生率明显高于 5-Fu/LV 组,而Ⅲ～Ⅳ度的腹泻和口腔炎则在使用氟尿嘧啶的患者中更为严重。这些结果表明,虽然两种药物在生存期方面的效果相似,但在副作用上却存在显著差异,这也为临床医生在选择胰腺癌的辅助化疗方案时提供了重要参考。

根据前述的大规模随机对照研究,目前,吉西他滨和 5-Fu/LV 都被认为是胰腺癌术后的标准辅助治疗方案,不过这两种方案在副作用上有所不同。

最近,一项来自日本的第三期临床研究的中期分析结果揭示,利用 S-1 作为辅助治疗可以显著提高胰腺癌患者的总生存率,有可能改变未来的临床实践。在这项研究中,385 名Ⅰ～Ⅲ期的胰腺癌患者被随机分为接受 S-1 或吉西他滨治疗的两组。两年生存率在 S-1 和吉西他滨两组中分别为 70% 和 53%（$P<0.0001$），意味着使用 S-1 的患者比使用吉西他滨的患者死亡风险降低了 44%。S-1 组的复发率也更低，两年无复发生存率分别为 49% 和 29%。研究人员计划继续对所有参与的患者进行至少 5 年的追踪。然而，由于这项研究仅涵盖日本患者，因此其影响可能主要局限于亚洲人群。S-1 的效果需要在其他人群中进行进一步的试验。

　　总的来说，对于体能状况良好的胰腺癌患者，在接受根治手术后应考虑进行辅助治疗。理想情况下，治疗应在术后的 4～8 周开始。因为胰腺癌患者可能在手术后早期就会出现局部复发和远处转移，因此在开始辅助治疗之前，应对患者进行肿瘤评估，包括 CT 扫描和 CA19-9 水平测定，以明确是否存在复发或转移。在选择辅助治疗方案时，可以选择吉西他滨辅助化疗或氟尿嘧啶为主的辅助化疗，持续 6 个月，或者在全身化疗的基础上，再加上氟尿嘧啶为基础的放化疗。鉴于目前胰腺癌术后的辅助治疗效果尚待改进，临床实践中还存在许多需要解答的问题，建议有能力的机构进行临床研究以深入探索这一领域。

第五节　原发性肝癌

　　肝癌，正式名称为原发性肝癌，是起源于肝细胞或肝内胆管上皮细胞的恶性肿瘤。这是我国常见的一种恶性肿瘤，肝癌的死亡率在所有恶性肿瘤中排名第二。全球每年约有 25 万人死于肝癌，而我国患者占到了接近一半的比例，约 45%。肝癌主要影响中年男性，男性与女性的患病比例大约为 5:1。

一、病因和发病机制

　　关于肝癌的病因和发病机制，尽管尚未完全明了，但根据高发区的流行病学调查，我们可以将其与以下几个因素相关联。

（一）病毒性肝炎

　　在我国，大约 90% 的肝癌患者都有乙型肝炎病毒（HBV）感染的病史。HBV 感染可以导致慢性肝炎，进而发展为肝硬化，最终可能演变为肝癌。这是最主要的发病路径。在西方国家，丙型肝炎病毒（HCV）感染更为常见，同样也可能按照这一路径发展为肝癌。部分患者在慢性肝炎阶段就可能发展为肝癌。

（二）食物及饮水

　　长期大量饮酒可能导致酒精性肝病，这可能会进一步导致肝纤维化和肝硬化，这两个过程都有可能引发肝癌。同时，对于 HBV 和 HCV 感染者，频繁饮酒可能加速肝硬化的发展，促进肝癌的发生。长期食用受黄曲霉毒素污染的霉变食物，或者摄入含有亚硝胺的食物，或者食物中缺乏微量元素，或者饮用含有藻类毒素的污染水，这些都可能与肝癌的发生有着密切的关系。

（三）毒物与寄生虫

　　亚硝胺类、偶氮芥类和有机氯农药等化学物质都可能是致肝癌的因素。血吸虫和华支睾吸虫的感染也可能导致肝癌。

（四）遗传因素

肝癌的发生也与遗传因素紧密相连。肝癌的家族性聚集既可能与遗传敏感性相关,也可能与家族的饮食习惯和生活环境有关。不同种族的肝癌发病率也存在显著差异。肝细胞经历损伤后的再生修复过程中,其生物学特征逐渐发生变化,可能会发生基因突变,增殖与凋亡失衡。各种致癌因素也可能导致癌基因的表达和抑癌基因的抑制。慢性炎症和纤维化过程中的血管增生活跃,为肝癌的发生和发展创造了重要条件。

二、病理

（一）大体病理形态分型

在病理学上,根据大体病理形态,肝癌可以分为以下几种类型:

1.块状型

这是最常见的类型,表现为单个、多个或融合成块的肿瘤,直径通常在 5～10cm 之间,超过 10cm 的称为巨块型。肿瘤通常呈圆形,质地硬,呈膨胀性生长,肿瘤中心易坏死、液化和出血。如果肿瘤位于肝包膜附近,可能会破裂,导致腹腔内出血和直接播散。

2.结节型

这种类型的肝癌表现为大小和数量不等的癌结节,直径小于 5cm,与周围肝组织的边界不如块状型清晰,常伴有肝硬化。单个癌结节直径小于 3cm 或相邻两个癌结节直径之和小于 3cm 的,被称为小肝癌。

3.弥漫型

这是一种罕见的类型,表现为大小如米粒至黄豆般的癌结节在整个肝脏中弥漫分布,与肝硬化不易区分,患者常因肝功能衰竭而死亡。

（二）组织病理

肝癌的组织学类型可以分为肝细胞肝癌(HCC)、胆管细胞癌和混合型肝癌。

1.肝细胞肝癌

肝细胞肝癌是最常见的类型,占所有原发性肝癌的 90%。这种类型的肝癌源于肝细胞,其癌细胞异型性显著,胞质丰富,呈多边形,排列成巢状或索状。肝细胞肝癌的肝动脉供血超过 90%,这与正常肝脏的肝动脉供血(约占 30%)有显著差异,这一点是肝癌影像诊断和介入治疗的重要组织学基础。

2.胆管细胞癌

胆管细胞癌较少见,癌细胞由胆管上皮细胞发展而来,呈立方或柱状,排列成腺样,纤维组织较多,血窦较少。

3.混合型肝癌

混合型肝癌最少见,它同时具有肝细胞肝癌和胆管细胞癌的结构,或者呈现出过渡形态,既不完全像肝细胞肝癌,也不完全像胆管细胞癌。

（三）转移途径

肝癌的转移途径也有多种。

1.肝内转移

肝内转移是通过侵犯门静脉及其分支并形成癌栓,脱落后在肝内形成多发性转移灶。

2.肝外转移

肝外转移可以分为几种类型:血行转移(最常见的转移部位是肺,其他可能的部位包括胸、肾上腺、肾和骨骼,甚至肝静脉中的癌栓可能延至下腔静脉和右心房);淋巴转移(常见的转移部位是肝门淋巴结,也可能转移至胰、脾、主动脉旁和锁骨上淋巴结);种植转移(这是一种较少见的转移方式,肝表面脱落的癌细胞可能种植在腹膜、横膈、盆腔等处,导致血性腹水、胸水的出现,女性患者可能出现卵巢转移)。

三、临床表现

原发性肝癌的起病过程通常隐蔽,早期症状不显著,因此这段时间也被称为亚临床期。一旦出现明显的临床症状和体征,通常已经进入疾病的中晚期。

(一)症状

1.肝区疼痛

肝区疼痛通常是肝癌的首个症状,主要表现为持续的钝痛或胀痛。这种疼痛主要是由于癌肿快速生长,导致肝包膜被拉扯所致。如果肿瘤生长较慢或者位于肝实质深部,可能不会有疼痛的表现。疼痛的部位通常与肿瘤的位置有关,如若肿瘤位于肝右叶,则疼痛多在右季肋部;若肿瘤位于左叶,则常表现为上腹痛,有时可能会被误诊为胃部疾病;如果肿瘤位于肝右叶膈顶部,疼痛可能会放射到右肩部。癌结节破裂出血可能会导致剧烈的腹痛和腹膜刺激征,如果出血量大,可能会导致休克。

2.消化道症状

消化道症状可以表现为食欲减退、腹胀、恶心、呕吐、腹泻等。这些症状可能是由于肿瘤的压迫、腹水、胃肠道充血以及肝功能的损害所引起。

3.恶性肿瘤的全身表现

恶性肿瘤的全身表现可能包括进行性的乏力、消瘦、发热、营养不良和恶病质等。

4.伴癌综合征

伴癌综合征是指肝癌组织自身产生的异位激素或其他活性物质影响下出现的一组特殊综合征。这些综合征可以与临床表现同时出现,也可以在肝癌症状出现之前就已经存在。最常见的伴癌综合征包括自发性的低血糖和红细胞增多症,有时也可能伴有高钙血症、高脂血症、类癌综合征、血小板增多、高纤维蛋白原血症等。

(二)体征

1.肝大

原发性肝癌在中晚期时,主要的体征是肝大,这也是最常见的症状。肝大通常在肋缘下可以触及,呈现局部隆起,质地坚实。如果是左叶肝癌,可能会在剑突下出现肿块。如果肿瘤位于肝脏实质内,肝脏表面可能光滑,可能伴有或没有明显的压痛。如果肿瘤在肝右叶膈面部分,可能导致右侧膈肌明显升高。

2.脾大

脾大通常是肝硬化的合并症。如果肿瘤压迫门静脉或脾静脉,或者在这些静脉内形成癌栓,也可能导致淤血性脾大。

3.腹水

腹水通常是草黄色或血性的,多数是因为在肝硬化的基础上,门静脉或肝静脉形成癌栓所引起的。此外,肝癌浸润腹膜也是导致腹水的常见原因。

4.黄疸

黄疸通常是肝癌晚期的征象,尤其是弥漫型肝癌或胆管细胞癌。广泛的癌肿浸润可能引发肝细胞性黄疸。当癌肿侵犯肝内胆管或肝门淋巴结肿大压迫胆管时,可能会出现梗阻性胆汁淤积。

5.其他

其他的体征包括,由于肿瘤本身血管丰富,加上癌肿对大血管的压迫,可能会在肝区出现血管杂音。肝区摩擦音可能表明肿瘤已经侵犯了肝包膜。当肝癌发生转移时,可能会出现与转移部位相应的体征。

(三)肝癌的转移途径及转移灶的临床表现

原发性肝癌的转移途径和转移灶的临床表现主要有以下几种:

1.肝内转移

肝内转移是一种常见的途径。由于肝组织的血窦丰富,癌细胞会有向血窦增长的倾向,并且极易侵犯门静脉分支,形成门静脉癌栓,从而导致肝内转移。一般情况下,癌细胞先在同侧肝叶内播散,然后扩散到对侧肝叶。如果癌症进一步发展,癌栓可能会波及门静脉的主要分支或主干,可能导致门静脉高压,并可能引发顽固性腹水,甚至可能引发腹膜炎。

2.肝外转移

肝外转移也是肝癌常见的转移途径。肝癌细胞通过肝静脉进入全身循环,转移到全身各部位。最常见的转移部位是肺,可能导致咳嗽和咯血。肝癌细胞还可能转移到肾上腺、骨骼和脑等器官。当癌细胞转移到骨和脊柱时,可能出现局部疼痛和神经受压的症状;当癌细胞转移到脑部时,可能出现相应的定位症状。淋巴道转移中,肝门淋巴结最常见,但也可能转移到主动脉旁、锁骨上、胰、脾等处的淋巴结。肝癌还可能通过直接蔓延方式,侵犯到邻近的腹膜和器官组织,如膈肌、结肠肝曲、横结肠、胆囊和胃小弯。种植转移的发生率相对较低,但如果发生在腹膜,可能会形成血性腹水。在女性患者中,癌细胞还可能种植在卵巢,形成较大的肿块。

(四)肝癌的并发症

原发性肝癌可能伴有一系列并发症。下面是一些常见的并发症:

1.肝性脑病

肝性脑病是肝癌晚期的典型并发症,它占肝癌死亡原因的1/3。

2.消化道出血

消化道出血约占肝癌死亡原因的15%,这通常是由于合并肝硬化或门静脉、肝静脉癌栓引起的食管胃底静脉曲张破裂出血。此外,胃肠道黏膜糜烂和凝血功能障碍也可能导致消化道出血。

3.肝癌结节破裂出血

肝癌结节破裂出血的发生率为 9%～14%。肝癌组织坏死液化可能自发破裂,也可能在受到外力作用下破裂。如果出血仅限于包膜下,可能会出现剧烈疼痛,并且肝脏迅速增大;如果破裂进入腹腔,可能会引起急性腹痛和腹膜刺激征,严重情况可能导致出血性休克或死亡。较小量的出血可能表现为血性腹水。

4.继发感染

肝癌患者也可能发生继发性感染。癌肿长期消耗体力,尤其在放疗、化疗后白细胞减少,抵抗力降低,再加上长期卧床等因素,容易并发各种感染,如肺炎、肠道感染、真菌感染等。

四、临床分期

肝癌的临床分期对评估预后和选择合理的治疗方案具有重要的指导意义。国际上主要采用的肝癌分期系统包括巴塞罗那分期(BCLC)、TNM 分期、日本肝脏学会(JSH)分期以及亚太肝病研究学会(APASL)分期等。我国主要根据肝脏肿瘤的数量、大小、血管侵犯程度、肝内转移情况、Child-Pugh 分级以及患者的体力状况等多个因素进行分期,分为Ⅰa 期、Ⅰb 期、Ⅱa期、Ⅱb 期、Ⅲa 期、Ⅲb 期、Ⅳ期。

五、肝癌的筛查

肝癌筛查主要针对的是高风险人群,这包括 HBV 和(或)HCV 感染者,酒精性肝病患者,非酒精性脂肪肝病患者,长期食用黄曲霉毒素污染食物的人群,由多种原因引发的肝硬化患者以及有肝癌家族史的人群。另外,糖尿病、肥胖和吸烟也是肝细胞癌(HCC)的风险因素。需要特别注意的是,年龄超过 40 岁的男性高风险人群的肝癌风险更高。

肝癌的筛查主要通过结合影像学检查、血清生化标记物测试和病理学检查进行。影像学检查是其中的重要部分。

(一)影像学检查

1.超声显像(US)

超声显像(US)是一种简单、实时、无创伤性且敏感的筛查方法,通常能显示直径 2cm 以上的肿瘤。除了能显示肿瘤的大小、形状、位置以及与血管的关系外,超声显像还有助于判断肝静脉和门静脉是否存在癌栓。结合甲胎蛋白(AFP)检测,超声显像有助于早期发现肝癌,因此被广泛应用于肝癌筛查。实时超声造影技术通过使用超声造影剂,显著提高了超声诊断的分辨率以及灵敏度和特异性,除了能显示占位性病变外,还可以分析病灶的血供情况,对于鉴别肝癌、肝囊肿和肝血管瘤具有参考价值,但需要注意,超声造影的结果受操作者的技术水平和仔细程度的影响。

2.电子计算机断层扫描(CT)

CT 的分辨率比超声显像高许多,图像清晰稳定,能全方位地显示肝癌的特征,已经成为肝癌诊断的标准方法。增强扫描是 CT 的一种重要技术,它有以下几个优点:

(1)能清楚显示肝癌的大小、数量、形态、位置、边缘以及肿瘤血供的丰富程度和与肝内管道的关系。

（2）对评估是否存在门静脉、肝静脉以及下腔静脉的癌栓、是否存在肝门和腹腔淋巴结转移，以及肝癌是否已侵犯周围组织器官，都具有重要的价值。

（3）能显著提高小肝癌的检出率，是诊断小肝癌和微小肝癌的最佳工具。

（4）有助于评估局部治疗效果，尤其是对经肝动脉化疗栓塞（TACE）后碘油沉积的观察具有明显的优势。

3.磁共振成像（MRI）

MRI 具有很高的组织分辨率，可以进行多参数和多方位成像，并且没有辐射。配合肝脏特异性 MRI 造影剂，可以显著提高小肝癌的检出率。对于鉴别肝癌与肝脏局灶性增生结节、肝腺瘤等病变，MRI 比 CT 更有帮助。对于追踪肝癌患者 TACE 治疗效果，MRI 也比 CT 具有更高的临床价值。此外，MRI 在评估肿瘤与血管的关系、肿瘤内部结构和坏死状况等方面，优于 CT，因此可以作为对 CT 检查的重要补充。使用肝细胞特异性对比剂〔如扎塞酚二钠（Gd-EOB-DTPA）〕，可以提高对直径小于或等于 1.0cm 的肝癌的检出率。大多数肝癌在 MRI 或 CT 增强扫描时的主要特征是，病灶在动脉晚期呈不均匀的明显强化，而在门静脉期和（或）实质平衡期，强化明显减弱或降低，即出现"快进快出"的现象。

4.数字减影血管造影（DSA）

DSA 通过选择性或超选择性的肝动脉进行，能够显示 0.5～1.0cm 的微小肿瘤。然而，由于该检查具有一定的创伤性，因此通常不作为首选，仅对那些经过其他检查后仍未能确诊的患者使用。DSA 还可以反映血管的解剖关系和门静脉的侵袭状况，因此，在评估手术是否可行方面具有重要的指导价值。

5.核医学影像检查

核医学影像检查包括正电子发射计算机断层扫描（PET-CT）和发射单光子计算机断层扫描（SPECT-CT）。

（1）PET-CT：PET-CT 是一个将 PET 与 CT 结合的功能性分子影像系统。它使用如 ^{11}C、^{15}O、^{13}N 和 ^{18}F 等放射性核素标记的配体与特定的受体结合，通过功能成像反映肝占位的生化代谢信息，同时通过 CT 形态成像进行精确的病灶解剖定位。^{18}F-脱氧葡萄糖（^{18}F-FDG）PET-CT 全身显像具有许多优点，如全面评估淋巴结转移和远处器官的转移情况，准确显示解剖结构改变或复杂状态下的转移或复发病灶，更敏感和准确地评估靶向治疗效果，指导放疗生物靶区的勾画和穿刺部位的选择，评估肿瘤的恶性程度和预后。^{11}C 标记的乙酸盐或胆碱 PET-CT 显像可以提高对高分化肝癌诊断的敏感性，并与 ^{18}F-FDG PET/CT 显像具有互补作用。

（2）SPECT-CT：SPECT-CT 则基于全身平面显像检测出的病灶进行局部 SPECT/CT 融合影像检查，可以同时获取病变部位的 SPECT 和诊断 CT 图像，进一步提高诊断的准确性。

（二）血清生化标志物检查

血清生化标志物，如甲胎蛋白（AFP）在肝癌诊断中具有重要价值。尽管单独使用 AFP 时其特异性和敏感性并不高，但与影像学检查结合，对肝癌的诊断具有重要意义。当排除了活动性肝病、生殖胚胎源性肿瘤或妊娠等情况后，如果 AFP>400ng/mL，并且在肝脏发现直径>

2cm 的病灶,且增强 CT 扫描显示"快进快出"的强化现象,那么这就强烈支持肝癌的诊断。此外,与 AFP 联合使用的其他血清生化学标志物,如异常凝血酶原(DCP)和 AFP 异质体 AFP-L3,也对肝癌的诊断具有意义。值得注意的是,大约 30% 的肝癌患者 AFP 水平正常。

(三)病理检查

在病理检查方面,对于具有典型肝癌影像学特征的占位性病变,不需要进行以诊断为目的的活体组织学检查。只有对于缺乏典型肝癌影像学特征的占位性病变,才可能需要在超声或 CT 引导下进行肝活检。肝穿刺活检通常应分别取肿瘤和肿瘤周围组织,以此提高诊断的标准。对于手术切除的标本,应尽可能进行全面取样检查,因为多结节性肝癌可能有单一或多个起源。

虽然病理学检查是诊断原发性肝癌的"金标准",但在实践中,需要综合考虑临床资料,以全面了解患者的 HBV/HCV 感染史、饮酒史、影像学和血清生化标志物检查的信息。

原发性肝癌的病理分级主要依据肝细胞的分化程度,总共可以分为四级。Ⅰ级分化较好,显示近似正常的核/质比例,细胞体积小,并且以细梁状排列。Ⅱ级的细胞体积和核/质比例相比Ⅰ级有所增大,核染色加深,表现出异型性改变,胞质呈现嗜酸性颗粒状,可能出现假腺样结构。Ⅲ级分化程度较差,细胞体积和核/质比例较Ⅱ级增大,细胞异型性明显,核染色深,核分裂现象常见。Ⅳ级为最差的分化程度,胞质稀少,核深染,细胞形状极其不规则,黏附性差,排列松散,且无梁状结构。

另一个重要的评价标准是肝癌的微血管侵犯(MVI)病理分级。MVI 是指在显微镜下于门静脉分支血管内皮细胞衬附的脉管腔内可见到癌细胞巢团。MVI 的存在是评估肝癌复发风险和确定治疗方案的关键,因此应被视为常规的病理评估指标。MVI 的病理分级方法如下:M0 级表示未发现 MVI;M1 级(低危组)表示在近癌旁肝组织中发现≤5 个 MVI;M2 级(高危组)表示发现>5 个 MVI,或者在远处癌旁肝组织中发现 MVI。

六、诊断与鉴别诊断

(一)诊断

原发性肝癌的临床诊断需要基于患者是否存在高风险因素,同时结合影像学和血清生化标志物特征。具有慢性肝病,特别是慢性乙型和丙型肝炎,或存在由于任何原因引起的肝硬化的高风险因素的患者,如果发现肝内直径大于 2cm 的结节,只要在动态增强 MRI、动态增强 CT、超声造影或钆塞酸二钠动态增强 MRI 四项检查中,有一项显示有动脉期病灶明显强化、门静脉或延迟期强化下降的"快进快出"的肝癌典型特征,就能够确定肝癌诊断;对于肝内直径小于 2 cm 的结节,应在上述四项影像学中至少有两项显示典型肝癌特征时才能做出诊断。

在存在肝癌高风险因素的情况下,肝内结节直径小于 2 cm,且在上述四项影像学检查中只有一项显示肝癌特征,应进行每 2~3 个月的影像学随访,或通过肝穿刺活检进行诊断。对于肝内直径大于 2 cm 的结节,即使在上述四项影像学检查中都未发现肝癌的典型特征,也应进行肝穿刺活检以确认诊断。

对于存在肝癌高风险因素,如果 AFP 持续升高,应通过上述四项影像学检查确认诊断。

如果没有发现肝内结节,应排除活动性肝炎、生殖胚胎源性肿瘤等,并进行每2~3个月的影像学随访。这种综合诊断策略可以确保对肝癌的准确诊断,同时避免对那些可能不是肝癌的病例进行过度诊断。对于所有的原发性肝癌患者,应定期进行随访,以便及时发现可能的复发或进展。

(二)鉴别诊断

1.肝硬化及慢性活动性肝炎

原发性肝癌通常会在肝硬化的背景下发生,因此在影像学上有时难以与肝硬化区别。局部病变的发展在肝硬化中较为缓慢,且肝功能损伤更为显著。有些活动性肝炎也可能导致AFP升高,但这通常是暂时的,且常伴有显著的转氨酶升高。与此相反,肝癌患者的血清AFP会持续上升,并可能与转氨酶曲线出现分离,AFP-L3的升高也是肝癌的特征。

2.继发性肝癌

继发性肝癌,也称为转移性肝癌,通常会有原发癌病史。最常见的是来自消化道的恶性肿瘤,其次是呼吸道、泌尿生殖系和乳腺等处的癌症。与原发性肝癌相比,继发性肝癌的发展较为缓慢,症状较轻。除了一些原发于消化道的肿瘤,AFP通常为阴性。鉴别诊断的关键在于发现非肝部位的原发癌。

3.肝脏良性肿瘤

AFP阴性的肝癌需要与肝血管瘤、多囊肝、棘球蚴病、脂肪瘤、肝腺瘤等肝脏良性肿瘤进行鉴别,这主要依赖于影像学检查。

4.肝脓肿

急性细菌性肝脓肿较容易与肝癌区别。然而,慢性肝脓肿在吸收和机化后有时难以与肝癌区别。这类患者往往有感染病史,必要时可以在超声引导下进行诊断性穿刺。经过抗感染治疗,慢性肝脓肿通常能逐渐吸收并缩小。

七、治疗

(一)外科切除

在治疗肝细胞癌(HCC)方面,外科手术切除是一种有效的方法,特别是对于没有肝硬化的HCC患者。在西方国家,这类患者仅占5%,而在亚洲则占40%。由于这些患者能够承受大范围切除,所以手术死亡率相对较低。然而,对于有肝硬化的患者,进行肝切除手术时应谨慎选择,以降低术后肝功能衰竭和增加死亡率的风险。值得注意的是,对于肝硬化患者,右肝切除比左肝切除更有可能导致肝功能失代偿。20年前,手术切除往往无法实现长期生存,但现在,切除手术后的5年生存率可以超过50%。

肝切除手术遵循两个基本原则:彻底性和安全性。彻底性指的是尽可能完全切除肿瘤,使切缘无残留肿瘤。安全性则意味着尽可能保留正常的肝组织,以降低手术死亡率和手术并发症的风险。术前的选择和评估、手术细节的改进及术后复发转移的防治等是中晚期肝癌手术治疗的关键点。

术前应全面评估肝功能储备。一般会采用Child-Pugh分级和ICG清除试验等方法来综合评估肝实质功能,并利用 CT 和(或)MRI 来计算剩余肝脏的体积。中晚期 HCC 通常表现为直径大于 10 厘米的单发肿瘤、多发肿瘤,或伴有门静脉或肝静脉癌栓,或伴有胆管癌栓。只有当患者的一般健康状况良好并且肝功能储备满意时,才会考虑进行肝切除手术。因此,无论使用何种分期,只有少数中晚期 HCC 患者适合手术。BCLC 学组也推荐使用肝静脉压力梯度(HVPG)来评估门静脉高压的程度。对于中晚期 HCC,Child-Pugh 评级为 A 级、HVPG 小于 12mmHg,且 ICG15 小于 20% 通常代表肝功能储备良好且门静脉高压在可接受范围内。在这个基础上,再利用影像学技术来估计预计切除后的剩余肝脏体积。只有当剩余肝脏体积占标准肝脏体积的 40% 以上时,才能保证手术的安全性。相比非手术或姑息治疗,可以手术切除的中晚期 HCC 患者的术后长期生存率显著提高。

手术期间使用超声可以更准确地定位和分期肿瘤,使得能够进行解剖性切除。该方法从肿瘤学角度看,由于包括了卫星灶,因此比无边界的局部切除更可靠。

在手术前对肿瘤进行化疗栓塞并无实质性帮助。常见的一种方法是对肿瘤所在肝叶进行门静脉栓塞,以增加无肿瘤肝叶的体积和功能,但这并无实际意义。有研究指出,异型肝细胞可能对增生刺激有反应,进而导致肿瘤的无法控制的增长。同时,门静脉阻塞可能导致门静脉压力快速升高,从而引发静脉曲张破裂出血。

手术后 5 年内,包括转移复发和原发肿瘤复发在内的总复发率超过 70%。复发主要是由于微血管浸润和(或)原发病灶之外的新肿瘤病灶,这表明复发大部分是由于原发肿瘤的转移。转移复发通常在随访的前 3 年内发生,目前尚无有效的辅助治疗可以降低复发率。术前的化疗栓塞或辅助性化疗无效,甚至可能增加治疗的复杂性。内辐射疗法和淋巴细胞免疫疗法可能具有抗肿瘤效果,而维生素 A 类药物和干扰素疗法的效果还需要进一步验证。

对于单发复发,再次手术可能有效,但大多数患者在初次手术后出现多发复发,这是由于原发肿瘤在肝内进行了转移。某些回顾性研究表明,部分复发患者可能从补救性肝移植中获益。

(二)肝移植

肝移植是一种重要的治疗肝癌的方法。在 1996 年,Mazzaferro 等人首次根据影像学检查提出了小肝癌肝移植的标准,被称为米兰(Milan)标准。该标准规定,单发肿瘤的直径应≤5cm,或者多发肿瘤不超过 3 个并且最大直径≤3cm,且不应有血管和淋巴结的侵犯。如今,米兰标准已经成为全球应用最广的肝癌肝移植筛选标准。然而,米兰标准的严格性使得许多可能通过肝移植获得良好治疗效果的肝癌患者被排除在外。这一标准对于亲属定向捐赠的活体肝移植适用性也有所限制。为了让更多的肝癌患者有机会接受治疗,同时尽可能地保证肝移植的治疗效果,学者们研究并提出了改良的 TNM 标准和 UCSF 标准。目前,大多数研究团队认为,标准可以放宽至患者接受移植后 5 年生存率能达到 50% 的水平,这可能是最低接受的生存率标准。值得注意的是,由于供肝不足,患者在开始排队和实际移植之间通常需要等待一段时间。如果等待时间过长,肿瘤可能发展到达到移植的主要禁忌证(如血管浸润、肝外转移)。若等待时间超过 12 个月,患者失去排队资格的概率可能高达 25%。如果将更严重的肿瘤患者纳入排队标准,中途退出的概率可能达到 50%,而生存率将更低。此外,一些病情严重的患者接受肝移植,可能会降低肝细胞癌移植的生存率数据,并增加整个治疗过程的风险。

对于肝移植术后肿瘤复发的问题,目前尚无有效的干预措施。唯一可能通过治疗避免的是移植肝病毒的再感染。对于乙肝,已有多种有效的治疗方案。然而,丙肝患者接受聚乙二醇干扰素和利巴韦林联合治疗的应答率比移植前要低。如果病毒持续复制,新的肝脏可能会被再次感染,这可能导致严重的肝脏损害和肝硬化,进而影响移植肝脏和患者的生存率。

总之,肝移植是一种对于符合米兰标准的肝细胞癌(HCC)患者的有效治疗方式。然而,如果等待时间过长,肿瘤的进展可能导致患者失去移植资格,此时可以考虑活体肝移植。然而,超出米兰标准的排队标准的放宽并不推荐。如果排队时间超过 6 个月,术前治疗是一个可考虑的选项。

关于肝切除和肝移植的选择,目前没有统一的标准。一般来说,对于局部肝癌,如果没有肝硬化,首选肝切除术。如果患者有肝硬化并且肝功能衰竭,但符合移植条件,首选肝移植术。但对于可切除的局部肝癌且肝功能良好的情况是否应进行肝移植,目前存在较大争议。欧洲专家推荐首选肝移植,理由是肝切除的复发率较高,而符合米兰标准的肝移植患者的长期生存率和无瘤生存率显著优于肝切除患者。然而,国内专家建议对于肝功能较好且能耐受肝切除手术的患者,不需要立即考虑肝移植。

(三)经皮消融

对于那些不适合进行切除或移植的早期肝细胞癌(HCC)患者,经皮消融可能是最理想的治疗选择。在日本的一些医疗中心,这种方法被作为首选治疗策略。通过注入化学物质(如乙醇、乙酸或热盐水)或改变温度(如射频、微波、激光、冷冻)可以消灭肿瘤细胞。目前,射频消融是最常用的局部消融方式,然而乙醇注射也是重要的治疗手段。经皮消融的效果通常在治疗 1 个月后通过动态 CT 进行评估。虽然这种评估方法并不完全可靠,但肿瘤内对比增强消失通常意味着肿瘤坏死,对比增强持续存在则表示治疗未能达到预期效果。消融后的肿瘤复发率与手术切除相当。一些复发可能发生在治疗结节附近,这可能是因为消融区域未能完全覆盖到周围的小肿瘤灶。

经皮消融通常在超声引导下进行。其中,乙醇注射是了解和研究最为广泛的方法。乙醇注射能够对 90%～100% 的小于 2 cm 的 HCC 造成坏死;但是对 2～3 cm 的肿瘤,坏死率降到了 70%;对于 3～5 cm 的 HCC,坏死率进一步降至 50%。长期研究表明,如果肿瘤成功坏死,Child-Pugh A 级的患者 5 年生存率可以达到 50%。这比对不符合理想手术指征的患者进行切除的预后要好。然而,乙醇注射需要每隔一天进行多次注射,很少能对大于 3 cm 的肿瘤造成完全坏死。

射频消融(RFA)是一种通过插入冷却顶部的单个或多个电极,或单个带有 J 型钩状针头的电极,来利用顶部热传导作用引发广泛肿瘤坏死的技术。对于小于 2 cm 的肿瘤,RFA 的效果与乙醇注射类似,5 年生存率可达 70%,但所需的治疗周期更短。对于大于 2 cm 的肿瘤,RFA 的效果优于乙醇注射。随机对照研究表明,RFA 在控制局部疾病方面更为有效,能够提高生存率,其效果与适合接受手术切除的患者进行手术切除相当。然而,对于大于 2～3 cm 的 HCC 病灶,RFA 的疗效并不如手术切除。RFA 的主要缺点是成本较高,且并发症(如胸腔积液、腹膜出血)的比例也较高(高达 10%)。操作相关的死亡率在 0～0.3% 之间。处于肝包膜下和分化差的肿瘤可能会增加腹膜种植的风险,因此不建议使用 RFA 进行治疗。由于 RFA

的作用基于热传导，肿瘤内的血液流动可能会阻碍正常的加热效果，因此有些研究者建议同时进行 RFA 和血管栓塞。这样可以增加坏死区域，但并无证据表明这种做法具有重大的意义，且操作更复杂，因此难以推广。

对于直径小于或等于 5 cm 的肝癌，研究表明，消融治疗与手术切除对生存率的影响并无显著差异。但在无瘤生存期（DFS）和复发率方面，手术切除具有优势。因此，对于无法接受手术切除的患者，局部消融是一种安全且有效的治疗方式，也可以作为等待移植的过渡治疗。对于直径小于 2 cm 的肿瘤，乙醇注射或 RFA 都是有效的治疗方法。然而，对于各种大小的肿瘤，RFA 在硬化效果的控制上更为优秀，对于大肿瘤，其效果明显优于乙醇注射。

（四）经动脉栓塞和化疗栓塞

HCC 在其进展阶段，展现出活跃的血管新生能力。在早期，肿瘤血供主要来自门静脉，因为它们还没有形成良好的血管网络。但随着肿瘤的增大，血供逐渐动脉化，即使是分化良好的 HCC，也主要依赖肝动脉的血供。这一特性为其放射学特征提供了理论支撑，也为动脉栓塞治疗提供了可行性。通过肝动脉栓塞（TAE）可以导致肿瘤的缺血性坏死，目标应答率较高。在进行 TAE 之前，还可以注入化疗药物（通常与碘化油混合），这个过程被称为经肝动脉化疗栓塞（TACE）。肝动脉栓塞可以通过注入或置入一些栓塞剂来实现。最常用的栓塞剂是 1mm 的明胶海绵块，但也可以使用聚乙烯醇、乙醇、淀粉微粒、弹簧圈，甚至自身的血凝块。由于使用明胶海绵粉可能导致胆道损伤，因此一般不推荐使用。在进行栓塞时，导管需要进入肝动脉、肝叶以及肝段分支，并尽可能选择性地进入，以最大限度地减小对非肿瘤肝组织的损伤。对于同时涉及左、右肝叶的多病灶 HCC，可能需要阻断整个肝动脉的血流。

化疗药物应在动脉栓塞前注入。通常，化疗药物会悬浮在碘化油中，这是一种常用于淋巴造影的油性对比剂。碘化油可以在肿瘤内有选择地滞留，从而增大癌细胞对化疗的暴露。化疗药物的剂量应在受影响的肝叶中均匀分布。如果肿瘤只涉及一个肝叶，通常的原则是向该肝叶的无肿瘤区注射 25% 的药物，以治疗可能存在的未被发现的肿瘤。虽然有许多化疗药物可用于 TACE，但最常用的还是注射阿霉素或顺铂。

对于那些无法接受手术或经皮消融治疗，且未发生肝外转移的 HCC 患者，可以考虑进行 TAE 或 TACE 治疗。然而，存在门静脉血供不足（由于门静脉血栓形成、门体循环吻合或远肝性血流）的情况是这两种治疗的主要禁忌证。在某个肝叶或肝段出现门静脉栓塞的患者，不适合进行 TACE 治疗。同样，对于有严重肝病或（和）终末期癌症症状的患者，也不应考虑进行这些治疗，因为他们面临的肝衰竭和死亡风险更高。

动脉内注射化疗药物的副作用与系统性给药相同，包括恶心、呕吐、骨髓抑制、脱发和基础肾功能不全。但是，通过使用聚氯乙烯微球释放化疗药物，可以减少化疗药物进入全身循环的副作用，同时，由于这种微球是标准化的，可以提高治疗的抗肿瘤效果和安全性。在经肝动脉栓塞和 HCC 急性缺血的过程中，可能会伴有所谓的栓塞后综合征，这种症状在 50% 以上的患者中可能会出现，包括发热、腹痛和轻度肠梗阻。为此，需要让患者禁食 24 小时并进行静脉补液。预防性抗生素不是常规使用的。发热通常是肿瘤坏死的体现，少数患者可能会并发严重的感染，如肝脓肿或胆囊炎。这种栓塞后综合征通常是自限性的，不会超过 48 小时，患者可以出院。

经肝动脉栓塞和化疗栓塞都能在超过半数的患者中引发广泛的肿瘤坏死,目标应答率在16%~60%,两种治疗方法之间没有明显差别。完全应答的患者比例少于2%。治疗后,残留的肿瘤病灶可能会恢复血供,肿瘤可能会继续生长,因此可能需要重复治疗。两年生存率的提高率在20%~60%,这种提高程度主要取决于患者的基线状态,包括肿瘤分期、肝功能和一般健康状况。目前,对于无法接受手术,且有大的或多个病灶,没有血管侵犯或肝外扩散的 HCC 患者,推荐 TACE 作为一线治疗方案。

(五)索拉非尼

索拉非尼是一种有效的白细胞介素抑制剂,被证实可以对 Raf-1、B-Raf、VEGFR2、PDGFR、c-kit 等受体产生疗效。当患者对 TACE 治疗失效或 HCC 情况恶化时,索拉非尼有助于延长患者生存时间。在一项大型的随机对照研究(SHARP)中,对于 HCC 进展期患者,使用索拉非尼的患者相比安慰剂组的患者,其死亡风险降低了31%,中位生存期从7.9个月提升到了10.7个月。因此,对于无法接受其他有效治疗的 HCC 患者,索拉非尼已被确认为一线治疗选择。索拉非尼的主要副作用包括腹泻、乏力、体重降低和手足皮肤反应,但其药物相关的不良反应被认为是可以控制的,且没有毒性相关的死亡发生。然而,对于肝功能差、需要进行肝移植的患者和短期预后差的患者,索拉非尼治疗无法显著提高其预期寿命。

(六)其他非治愈性治疗

系统化疗,如多柔比星,虽然在临床实践中仍被使用,但目前的临床研究并未发现任何药物在系统化疗中能对抗肿瘤产生明显效果,也没有对生存期产生影响。动脉内给药的选择性化疗药物(如碘化油悬浮液)的抗肿瘤作用微乎其微,没有足够的证据证明它能改善生存。选择性动脉内注射^{131}I-碘化油或$^{90}\gamma$钇标记的微粒放疗对肿瘤有一定的影响,但其对生存率的影响仍需进一步研究。当前,以上的治疗方式并未被推荐作为 HCC 的标准治疗。另外,奥曲肽、干扰素、外部放疗、他莫昔芬、抗雄激素治疗等方法也未能显示出对生存的改善效果。

(七)监控治疗效果

通过增强 CT 或 MRI 的影像学检查,我们可以监测治疗的效果。有效的治疗表现为治疗后的病灶不再出现血管增强。若血管增强再次出现,这可能意味着肿瘤在治疗区域或其他地方复发。治疗前血清 AFP 水平升高,而治疗后 AFP 恢复正常的患者,如果 AFP 再次升高,则可能意味着 HCC 的复发。然而,这并不是一个非常可靠的指标,AFP 的监测并不能替代影像学检查。通常情况下,每3~4个月进行一次复查,如在约两年内没有复发,复查的间隔可以适当延长。

(八)治疗原则

对于早期的 HCC 患者,可以考虑切除、肝移植或经皮消融的治疗方法。若患者只有单个肿瘤,且临床上没有门静脉高压,胆红素正常,应首先考虑肿瘤切除。肿瘤的大小并非决定是否进行切除的唯一因素,但对于肿瘤直径超过5cm 的患者,很少进行切除手术。对于3个结节小于3cm 或单个肿瘤小于5cm,且肝功能损害严重不能接受切除手术的患者,应考虑进行肝移植。如果预计等待肝移植的时间较长(超过6个月),推荐在移植前进行切除或经皮治疗,也可以考虑活体供体移植。对于有小型 HCC 且不适于手术的患者,经皮消融是一种可行的治疗方法。如果以上方案都不可行,患者应考虑接受姑息治疗。

　　经动脉化疗栓塞是适用于有多个肿瘤结节，且没有血管浸润或肝外转移的无症状患者的治疗方式，特别是对于 Child-Pugh A 级的患者。能对治疗产生反应的患者，其生存情况可以得到改善。对于病情加重或 TACE 治疗失败的患者，可以使用索拉非尼，以保持他们在较好的状态下维持 Child-Pugh A 级。然而，对于肝功能不全或体力状态严重下降（体力状态积分＞2 分）的患者，目前没有任何有效的治疗方案。对于体力状态严重下降（体力状态积分＞2 分）和（或）肿瘤负荷大、肝功能严重受损的终末期患者，应接受对症治疗，以减少不必要的痛苦。

第四章 神经系统

第一节 脑缺血性疾病

一、短暂性脑缺血发作

短暂性脑缺血发作(transient ischemic attack,TIA)是一种短暂的脑功能衰退现象,可持续几分钟至24小时,但一般不会留下永久性损害。1964年第四届普林斯顿会议将其定义为由于大脑局部缺血引起的神经功能障碍,但在24小时内症状完全消退。然而,随着医学影像技术的进步,这一定义引发了许多争议。一项基于磁共振弥散加权成像(diffusion weighted imaging,DWI)的多中心TIA研究,对来自10个中心的808例TIA患者进行了综合分析。研究发现,60%的TIA患者的发作时间不超过1小时,而超过6小时的仅占14%。此外,33%的患者的DWI结果显示有新的梗死灶,如果发作持续超过6小时,近一半的患者的DWI将出现高信号。因此,2009年,美国心脏协会/美国卒中协会提出了新的TIA定义:TIA是由于大脑、脊髓或视网膜的局部缺血引起的短暂神经功能障碍,且没有急性梗死的证据。更有人提出用"急性神经血管综合征"或"脑发作"来代替TIA,以描述这种尚未确定性质的急性脑血管事件。

(一)病因

TIA的发病原因多样,任何可能导致缺血性脑梗死的疾病都可能诱发TIA。以下三个方面是导致供血障碍的主要原因。

1.血管病变

血管病变是最常见的原因,其中尤以动脉粥样硬化和其导致的血栓形成最为常见。此外,高血压引发的脑小动脉硬化、各种血管炎、血管发育异常、动脉夹层、手术或穿刺造成的血管壁损伤等也可能导致血管病变。血管病变导致内膜受损,血小板和其他物质在此处聚集形成血栓,或者动脉粥样硬化的斑块破裂形成栓子,阻塞血管。

2.血液成分的异常

血液成分异常也可能导致供血障碍。血液中的红细胞、血小板、胆固醇、纤维蛋白原等成分含量的增加,可能导致血液黏稠度增加,血流速度减慢,易在血管狭窄处形成血栓。此外,血液中出现的异常栓子,如来自心脏的栓子、气体栓子、脂肪栓子等,也可能导致脑栓塞。

3.血流改变

脑部血流的调整受众多因素影响,尤其是血压波动。在平均动脉压超过180mmHg或低于 70mmHg 时,由于脑血管可能存在的病变如狭窄,其自我调节能力会受损,导致局部血液供应出现问题。

(二)发病机制

TIA 的发病机制主要有两种:血流动力学型和微栓塞型。

血流动力学型 TIA 主要是由于动脉严重狭窄和血压的波动,导致远端瞬时脑缺血。当血压低于脑血流的代偿阈值,TIA 就会发生。随着血压的恢复,脑血流也会恢复,症状会缓解。当颈内动脉管径缩小到 1.5mm(正常范围是 5~10mm,平均为 7mm,女性通常较小)时,可能会出现视网膜或脑循环的血流动力学改变。这是 95% 的分水岭区缺血的主要原因。有一小部分人在由卧位或坐位改为立位时,由于颈动脉或基底动脉的狭窄,血流下降,会发生 TIA。睡醒后的 TIA 可能预示着潜在的卒中风险。有时,运动或体位性 TIA 可能提示主动脉弓的狭窄(如 Takayasu 动脉炎)或主动脉弓夹层,也可能是颈动脉的狭窄。过度换气导致的 TIA 可能是烟雾病(Moyamoya 病)的一个提示。

微栓塞型 TIA 又可以分为动脉源性和心源性。它主要是由于动脉或心脏产生的栓子进入脑动脉系统,引起血管阻塞。如果栓子自溶,就会形成微栓塞型 TIA。如果栓子移动到远端血管并发生阻塞,那么由于侧支循环的代偿或者处在亚功能区,可能会出现 DWI 高信号但没有临床神经功能缺损现象的 TIA。纤维蛋白-血小板栓子可能是部分 TIA 的原因,但很难解释为什么每次都进入同一血管。此外,栓塞通常会留下组织损伤导致的症状或体征,很难完全恢复。持续时间较长的单次 TIA 发作应考虑栓塞的可能。有报道称,栓塞导致的 TIA 症状从异常到正常的波动可以持续 36 小时。

在短暂性黑蒙发作时,眼底显微镜可以观察到视网膜动脉血流的减少和静脉血流的中断,这种情况下,血流呈现出火车厢式的变化。有时,我们也可以观察到视网膜动脉的白色血栓,尽管很难判断这是原位血栓形成还是由于血小板或纤维蛋白栓子的栓塞。

如果 TIA 的发作单次且持续时长超过 1 小时,或者多次发作但表现形式不同,都可能提示栓塞存在。而短暂(2~10 分钟)、重复且刻板的 TIA 发作则可能是大动脉的动脉粥样硬化和血栓形成的表现。

还有一些其他情况也可能导致 TIA,如贫血、红细胞增多症、血小板增多症、高脂血症、高球蛋白血症导致的血黏度增加、镰状细胞贫血、高或低血糖症等。在这些情况下,患者可能表现出血管狭窄的症状,但实际上血管壁本身可能是正常的。抗磷脂抗体综合征患者也可能发生 TIA。在极少数情况下,TIA 可能与运动、愤怒、兴奋或剧烈咳嗽等情况相关。

(三)临床表现

TIA 的临床特征表现为突然发病,症状持续时间短,可能反复发作,但总能完全恢复。一般而言,TIA 的症状持续数分钟至 1 小时,大多数症状在 2~15 分钟内消失,如果症状持续时间较长,则可能暗示栓塞的存在。根据不同的发病机制,TIA 的临床表现也各有特点。血流动力学型 TIA 的表现相对固定,因为缺血发生区域都是同一血管供应的,因此每次 TIA 的症状形式基本一致。而微栓塞型 TIA 的表现则较为多样,与每次发作时栓子的大小、栓塞的部位以及侧支循环代偿状态等因素相关。

1.颈内动脉系统 TIA

颈内动脉系统 TIA 的症状包括视觉损害和半球病变。视觉损害是同侧的,而感觉运动障碍则是对侧的。只有少数情况下,视觉损害和半球病变会同时或相继发生,而大多数情况下,它们都是单独出现的。半球病变主要是由于大脑中动脉远端或附近区域的缺血,导致对侧上肢和手的麻痹无力。然而,临床上会呈现出各种不同的症状组合,如面部和嘴唇、嘴唇和手指、手指、手和脚等。除了无力,有时上肢还会出现不规则的抖动,类似于癫痫发作,有时还会出现短暂的运动协调障碍。其他较少见的症状包括意识障碍、失语和失算(优势半球受损)。非优势半球受损可能出现体象障碍和其他颞顶叶症状。头痛并不是 TIA 的特征。

在所有的视觉症状中,短暂性单眼失明(TMR)或一过性黑蒙最为常见。大多数的黑蒙持续时间非常短暂,只有 5～30 秒,表现为视野内的明暗度逐渐下降(或增加),最终转变为单眼完全无痛的失明。症状消退的过程也相对较慢。有时,症状可能表现为楔形的视野缺失、突发的全面视物模糊,或者看到的物体呈灰色或明亮的模糊。TMR 的发作更倾向于固定的重复发作。同向偏盲 TIA 可能提示后动脉狭窄,有时与 TMR 不易区分。

一过性黑蒙的卒中风险并不如半球 TIA 那么高,这在年轻患者中尤其明显。根据 Poole 和 Ross Russell 对 110 例一过性黑蒙患者(排除胆固醇栓塞)的观察,经过 6～19 年的跟踪,6 年后的死亡率为 21%,主要死因为心脏疾病,而卒中发生率为 13%(与年龄匹配的人群预计的卒中发生率为 3%～15%)。在观察期结束时,43% 的存活患者没有复发一过性黑蒙。在颈动脉正常的患者中,只有 2.9% 的人发生卒中,而在颈内动脉闭塞或狭窄的患者中,卒中发生率为 38.1%。Benavente 等人认为,对于在 3 年内没有类似糖尿病风险的患者,卒中发生率不到 2%,但对于有动脉粥样硬化危险因素的老年患者,卒中发生率可能高达 24%。

2.椎基底动脉系统 TIA

相较于前循环 TIA,椎基底动脉 TIA 的发作形式非常不固定,且持续时间更长,最终可能导致梗死。后循环 TIA 的表现多变,这是因为这一循环系统包含多个感觉运动传导束。眩晕、复视、语言构音障碍、双侧面部麻木、共济失调、单侧或双侧的无力和麻木是后循环受损的特征。孤立的、短暂的眩晕、复视或头痛与 TIA 的关系需要进行严格的鉴别。

孤立的眩晕与 TIA 的关系需要细致地分析。如果眩晕反复出现,持续时间仅为 1 分钟或更短,并且眩晕的程度有波动,那么这可能是脑干缺血的表现。深入的病史询问有助于做出精确的判断。一些主诉眩晕的患者最终被诊断为前循环 TIA,因此,仅凭眩晕这一症状来判断是否为后循环受累是不准确的。椎基底动脉 TIA 的其他表现包括走路不稳、身体向一侧倾斜、视物模糊、视野狭窄、部分或全盲、瞳孔异常、眼睑下垂、凝视困难、语音构音障碍和失声。较少见的症状还包括偏瘫、头或耳部嗡鸣、头部或面部疼痛、呕吐、呃逆、倾斜感、记忆丧失、行为异常、疲倦、短暂性意识丧失(罕见)、听力下降、单侧抽搐、幻觉和双眼移动不协调。跌倒发作通常是由晕厥或癫痫发作引起的。

椎基底动脉 TIA 的特点是每次发作的形式可能不同或在相同的背景下有所变化,例如,这次可能是手指和面部麻木无力,下次仅可能是手指异常;或者这次有眩晕和共济失调,下次发作时可能出现复视。在动脉硬化血栓形成的基底动脉病变中,任何一侧的肢体都可能受累。在 10 秒至 1 分钟或几分钟内,后循环区域可以同时受到双侧影响,或者病变可以逐渐扩展,从一侧区域渐渐扩展到另一侧,这种扩展的速度要慢于癫痫的蔓延速度,一次发作可能会突然停止,也可能逐渐消退。由于症状复杂且多变,鉴别诊断范围较广,但是在一次发作中出现多种症状,这强烈提示可能是后循环 TIA 的诊断。

3.腔隙性 TIA

腔隙性 TIA,即由小的穿支血管阻塞引起的 TIA,其典型特征是发作具有间歇性,如表现为言语不清的症状,而在发作的间隙期,患者可能完全正常。对于医生来说,辨识难点在于区分病变是由小血管还是大血管的短暂阻塞引起。Donnan 等人在 1993 年提出了"内囊警示综合征"的概念,它指的是面部、上肢和腿无力逐渐加重,最终导致内囊区域梗死的过程。腔隙性 TIA 的症状可能在数小时或数天内波动或恢复,而且发展成卒中的可能性很大。部分发作症状可能类似皮层 TIA,但这种情况很少见。

(四)鉴别诊断

类似 TIA 的病变可能包括痫性发作、偏头痛、短暂性全面性遗忘、多发性硬化等。脑膜瘤、胶质瘤、位于皮层或接近皮层的转移瘤、硬膜下出血等均可能出现短暂、可逆的局灶性脑部症状发作。虽然这些情况并不常见,但由于在某些情况下对患者进行抗凝治疗并不适宜,如脑膜炎和硬膜下血肿,因此必须进行区分。有些脑膜瘤也可能出现 TIA 的症状。然而,类似后循环 TIA 的其他疾病则较为罕见。

(五)TIA 的评估

TIA 应当被急诊和专科医生视为重要的问题。2010 年《Stroke》杂志公布的一项关于 TIA 近期和远期缺血性卒中事件发生风险的综合分析结果显示,TIA 患者在短期内再次发生缺血性卒中事件的风险非常高,TIA 发生后 1 个月内再发风险是无 TIA 病史者的 30.4 倍;1~3 个月内再发风险是 18.9 倍。因此,TIA 应被视为一个需要及时处理的紧急缺血性事件。对 TIA 进行适当的评估和预测显得尤为重要。

(六)影像学检查和实验室检查

处理 TIA 的原则应与处理脑梗死相同,包括进行全面的影像学和实验室评估。如果 TIA 患者能及时解决可能导致卒中的潜在危险因素,将有可能避免或减轻未来发生严重卒中的风险。这一点必须得到充分的重视和及时的诊疗。

影像学评估不仅能帮助医生准确诊断,也对预后评估和治疗方法选择具有重要意义。因此,美国心脏协会(AHA)和英国皇家医师协会都推荐对 TIA,特别是 ABCD2 评分 4 分以上的患者进行全面的影像学评估。

检查内容应包括:确定病灶性质,如行头颅 CT 扫描、MRI 特别是 DWI 的检查;评估血管以及血流状态,如进行颈动脉超声、经颅多普勒超声(TCD)、计算机断层血管造影(CTA)、磁共振血管造影(MRA)和 DSA;以及心脏超声及必要时的经食管心脏超声等。

2009 年 AHA 的推荐意见是:①TIA 患者应尽快进行影像学评估;②在发病 24 小时内必须进行 MRI 包括 DWI 的检查,如条件不允许,应进行 CT 检查;③对疑似 TIA 患者进行颅内外血管的无创检查,以确定是否存在血管狭窄,如果发现血管狭窄,应进行 DSA 检查。

实验室检查应包括血常规、尿常规、生化指标特别是血糖和血脂的检查、凝血功能等。如果卒中由特殊原因引起,还应检查免疫、炎症指标,如 ANA、ANCA、HIV、梅毒血清学指标等,以及特殊的凝血因子。此外,还应进行心脏超声、必要时的经食管心脏超声、24小时心电图、颈动脉超声、常规的胸片、腹部B超等检查。这些检查都有助于寻找疾病的原因和危险因素。

(七)病后的管理和治疗

1.评估和入院治疗

TIA的早期管理和治疗对其预后影响巨大。根据英国当前的卒中预防策略(EXPRESS)的研究,延误诊治会显著增加缺血事件再次发生的风险,并增加不良预后事件的发生。美国心脏协会(AHA)在2009年建议,如果ABCD2评分≥3分的TIA患者,或者ABCD2评分在0~2分,但预计2日内无法确立诊断的患者,都应在发病72小时内接受住院治疗。

2.单元的作用

虽然TIA患者的病情相对较轻,但他们仍需要接受神经科医生、影像学医生和血管介入医生的专业评估和治疗。

3.一般治疗

包括TIA危险因素的控制和并发症的治疗。主要包括血压、血糖、血脂的管理,以及心律失常的治疗等,其原则与缺血性卒中一致。以下主要介绍一些特殊情况。

(1)血压的管理:由于TIA的持续时间短,患者会很快恢复正常,那么恢复正常后是否应立即恢复原有的降压治疗或给予充分的降压治疗,以达到二级预防的目标值呢?对此,目前并无准确的答案。根据缺血性卒中的诊治经验,首先应该分析TIA的原因,如果是由于血流动力学引起的TIA,即可能存在血管狭窄,那么就不应立即进行降压治疗。应在充分的血管评估和解决血管狭窄问题或者使用了针对性的抗栓治疗后,逐渐将血压降至目标值。只有在患者血压高于220/120mmHg,且存在急性降压的适应证时,才应立即降压,但这在TIA患者中非常罕见。

(2)血糖和血脂等其他危险因素的处理:应尽快达到二级预防的目标值。

(3)抗栓治疗:对于有明确栓子来源的栓塞性TIA,应首选抗凝治疗;对于血流动力学性TIA,应首选抗血小板治疗;对于频繁发作的TIA,可选择静脉抗凝治疗,待病情稳定,明确原因后再选择口服抗凝或抗血小板治疗。药物选择和治疗方案与缺血性卒中相同。

(4)介入和手术治疗:原则和方法与缺血性卒中相同。

二、脑血栓

脑血栓形成,也被称为动脉粥样硬化性脑梗死,是由于脑动脉发生粥样硬化或受各类动脉炎等疾病的影响,导致血管内壁狭窄或完全阻塞。这种情况会导致血栓形成并阻断了局部脑供血区的血流,从而使相应的脑组织出现缺血、缺氧,进一步导致软化坏死,最后出现神经功能缺失症状和体征。这是脑梗死中最常见的类型。

(一)病因和发病机制

我国在2011年提出并发布了最新的CISS分型系统,其将病因分为以下几类:

1.大动脉粥样硬化(LAA)

主动脉弓和颅内/外大动脉的粥样硬化。

2.心源性卒中(CS)

包括心脏瓣膜置换,二尖瓣狭窄,既往 4 周内的心肌梗死,左心室室壁瘤,左心室附壁血栓,有记录的阵发性或永久性房颤或房扑、伴有或不伴有超声自发显影或左房栓子,病态窦房结综合征,扩张型心肌病,心内肿物,心内膜炎,卵圆孔未闭(PFO)等。

3.穿支动脉疾病(PAD)

由于穿支动脉近端粥样硬化或小动脉纤维玻璃样变导致的急性穿支动脉区孤立梗死灶。

4.其他病因(OE)

与本次卒中相关的其他特殊疾病,如感染性疾病(细菌、病毒、钩端螺旋体等),遗传性疾病[肌纤维发育不良、皮层下动脉硬氏性脑病(Binswanger 病)等],血液病(血小板增多症、红细胞增多症、弥散性血管内凝血、白血病、血小板减少性紫癜等),动脉炎(结缔组织病等各种原因所致的,可卡因等药源性动脉炎),Moyamoya 病、脑淀粉样血管病等。

5.病因不确定(UE)

无法确定能解释本次缺血性卒中的病因。可能是由于缺乏确定的病因,有多种可能的病因,但无法确定与本次卒中的关联,或者由于缺乏必要的检查无法确定病因。例如,一些病例虽有明确的脑梗死临床表现和影像学证据,但却难以找到病因,其发生可能与蛋白 C、蛋白 S、抗心磷脂抗体以及抗血栓Ⅲ缺乏引起的高凝状态等有关。

在 CISS 分型系统中,还将颅内外大动脉粥样硬化导致的缺血性卒中的可能发病机制进一步细分为:载体动脉(斑块或血栓)阻塞穿支动脉、动脉－动脉栓塞、低灌注/栓子清除下降以及混合机制。

(二)诊断与鉴别诊断

1.临床分类

脑血栓形成通常根据患者的临床表现进行分类。以下是常见的几类:

(1)大面积脑梗死:此类病例通常因主干(如颈内动脉、大脑中动脉)或皮质支的全面性卒中引发。患者特征表现为病灶对侧的全面性偏瘫、偏身感觉障碍以及向病灶对侧的凝视性麻痹。病情可能伴随头痛和意识障碍,且呈逐渐恶化的趋势。

(2)腔隙性脑梗死:腔隙性脑梗死是指在大脑半球深部白质和脑干发生的缺血性微梗死,形成的囊性病灶直径在 0.2～15mm 之间,大约占所有脑梗死的 20%。它源于脑组织的缺血、坏死及液化后,被吞噬细胞清除而形成腔隙。

(3)分水岭区脑梗死(CWSI):CWSI 是指发生在邻近血管供应区之间的分水岭区或边缘带的局部缺血。这通常是由血流动力学障碍引起的。结合 CT 或 MR,我们可以进一步将其细分为:

①皮质前型:发生在大脑前动脉与大脑中动脉供血区的分水岭。主要表现为以上肢为主的中枢性偏瘫和偏身感觉障碍,一般不伴有面舌瘫。可能有情感障碍、强握反射和局灶性癫痫。如果优势半球受影响,可能出现经皮质性运动性失语。

②皮质后型:发生在大脑中、后动脉,或大脑前、中、后动脉皮质支之间的分水岭区,病灶位于顶、枕、颞交界区。常见症状为偏盲,尤以下象限盲为主,可能伴有皮质感觉障碍,偏瘫轻微或无。约一半患者有情感淡漠,可能出现记忆力下降和格斯特曼综合征(角回受损)。如果主

侧受影响,可能出现识字困难和经皮质感觉性失语,非主侧则偶尔出现体象障碍。

③皮质下型:发生在大脑前、中、后动脉皮质支与深穿支之间,或大脑前动脉回返支(Heubner 动脉)与大脑中动脉的豆纹动脉之间的分水岭区梗死,病灶位于大脑深部白质、壳核、尾状核等处。可能出现纯运动性轻偏瘫和(或)感觉障碍、不自主运动等。

(4)出血性脑梗死:这是由于脑梗死供血区内动脉再灌注损伤或坏死后血液泄漏导致的二次出血,通常在大面积脑梗死后发生。

(5)多发性脑梗死:这是指由于两个或更多不同供血系统的脑血管闭塞引起的梗死,通常是反复发生的脑梗死。

2.临床表现

(1)一般特点:通常,脑血栓形成在中老年人中较为常见,这主要是由动脉粥样硬化引发。而在青年人中,动脉炎可能是主要原因。大多数病例在静止或休息状态下发病,部分病前可能出现短暂性缺血性发作(TIA)前驱症状,如肢体麻木无力、眩晕、言语不清等。局部神经功能缺失症状通常在病发后 10 小时或 1～2 天达到高峰。除脑干梗死和大面积脑梗死外,其他类型的脑梗死很少伴有意识障碍。

(2)不同血管闭塞所致脑梗死的临床表现:

①颈内动脉闭塞:主要表现为病灶侧霍纳症状(由于颈上交感神经节后纤维受损)、同侧单眼瞬间视黑、眼或颈部血管杂音、颈动脉搏动减弱。可能伴有对侧偏瘫、偏身感觉障碍和偏盲等三偏症状。如果优势半球受影响,可能出现失语症。如果非优势半球受影响,可能出现体象障碍,甚至痴呆或晕厥发作。

②大脑前动脉闭塞:主要表现为病灶对侧中枢性面舌瘫和偏瘫,可能伴有轻度感觉障碍。如果旁中央小叶受损,可能出现尿潴留或尿急。如果额极和胼胝体受损,可能出现精神症状,如淡漠、反应迟钝、欣快和缄默等。额叶受累常有强握与吸吮反射,优势半球受累可出现上肢失用及布罗卡失语。

③大脑中动脉闭塞:主要表现为病灶对侧中枢性面舌瘫和偏瘫、偏身感觉障碍和偏盲等三偏症状。如果主干闭塞,上下肢瘫痪程度基本相等。如果皮质支上分支受累,面部和上肢瘫痪较下肢严重,可能伴有布罗卡失语(优势半球)或体象障碍(非优势半球)。如果下分支受累,肢体可能无偏瘫,但可能出现感觉性失语、命名性失语和行为障碍等。

④大脑后动脉闭塞:病灶对侧的偏瘫、偏盲和偏身感觉障碍(轻度)、丘脑综合征。如果主干闭塞发生在优势半球,可能出现失读症。皮质支受累可能导致对侧同向性偏盲或象限盲,而黄斑视力保持(黄斑回避现象)。双侧病变可能会出现皮质盲。优势半球可能出现命名性失语。深穿支闭塞可能导致红核丘脑综合征:病灶侧可能出现小脑性共济失语、意向性震颤、舞蹈样不自主运动,对侧可能出现感觉障碍。丘脑膝状体动脉闭塞可能导致丘脑综合征:对侧可能出现感觉障碍,主要是深感觉,以及自发性疼痛、感觉过度、轻偏瘫,共济失调和不自主运动,可能出现舞蹈、手足徐动症和震颤等锥体外系症状。中脑支闭塞可能导致韦伯综合征:同侧可能出现动眼神经瘫痪,对侧可能出现中枢性偏瘫;或本尼迪特(Benedikt)综合征:同侧可能出现动眼神经瘫痪,对侧可能出现不自主运动。后脉络膜动脉闭塞主要表现为对侧象限盲。

⑤椎基底动脉闭塞：

a.主干闭塞：主干闭塞通常会引发脑干广泛梗死，可能出现眩晕、呕吐、瞳孔缩小、共济失调、四肢瘫痪、昏迷等脑神经、锥体束及小脑症状，可能伴有消化道出血、肺水肿、高热等，甚至可能因病情严重而死亡。

b.基底动脉尖综合征：基底动脉尖综合征是由 Caplan 首次报道的。基底动脉尖端分出小脑上动脉和大脑后动脉两对动脉，其分支供应中脑、丘脑、小脑上部、颞叶内侧及枕叶，因此闭塞后可能出现以中脑病损为主的一组临床综合征，通常由动脉粥样硬化性脑血栓形成、心源性或动脉源性栓塞引起。临床表现包括眼球运动和瞳孔异常、单侧或双侧动眼神经部分或完全麻痹、一个半综合征和眼球上视不能（上丘受累），瞳孔光反应迟钝而调节反应存在，类似阿罗瞳孔（顶盖前区病损）。可能出现意识障碍，一过性或持续数天，或反复发作［中脑和（或）丘脑网状激活系统受累］；对侧偏盲或皮质盲；严重记忆障碍（颞叶内侧损伤）。中脑支闭塞可能导致韦伯综合征、Benedikt 综合征，而脑桥支闭塞可能导致米亚尔－居布勒综合征（外展、面神经麻痹，对侧肢体瘫痪）、福维尔综合征（同侧凝视麻痹、周围性面瘫，对侧偏瘫）。

⑥小脑后下动脉或椎动脉闭塞综合征：

a.延髓背外侧综合征：延髓背外侧综合征是脑干梗死的常见类型。其主要症状包括头晕、呕吐、眼震（这是由于前庭神经核的问题），同侧的霍纳综合死（这是因为交感神经下行纤维受损），交叉性感觉障碍（这是因为三叉神经脊束核和对侧交叉的脊髓丘脑束受损），以及吞咽困难和嗓音嘶哑（这是由于舌咽、迷走神经受损），同侧的小脑性失调症（这是由于绳状体或小脑受损）。

b.双侧脑桥基底部梗死导致闭锁综合征，患者四肢瘫痪，但意识清晰，不能吞咽或说话，只能用眼睛来表示意思。

⑦小脑梗死：由小脑上动脉、小脑后下动脉、小脑前下动脉等阻塞引起，症状主要包括眩晕、恶心、呕吐、协调失调、眼震、站立不稳和肌张力降低等，可能伴有脑干压迫和颅内压增高的症状。

3.辅助检查

(1)颅脑 CT 检查：CT 可以准确地显示脑梗死病灶的大小和位置，准确率在 66.5%～89.2%之间。病灶呈低密度，可以明确病变的位置、形状和大小。大的梗死病灶可能导致脑室受压、变形和中线结构移位。然而，脑梗死在起病的 4～6 小时内，只有部分病例可以看到边界模糊的稍低密度病灶，大多数脑梗死病例在发病后 24～48 小时内才能看到与闭塞血管供血区一致边界较清晰的低密度病灶，而 24 小时内或梗死灶小于 8mm、小脑和脑干等颅后窝梗死通常不易被 CT 发现，皮质表面的梗死也常被 CT 忽视，因此，脑 CT 检查往往不能提供确切的诊断。在必要的情况下，应短期内复查，以避免延误治疗。在病后的亚急性期(2～3 周)，梗死区处于吸收期，由于水肿消失和巨噬细胞吞噬梗死区的死细胞，使得病灶与脑组织的密度相等，CT 上看不到病灶，出现"模糊效应"，需要增强显示。增强扫描可以提高病变的检出率和定性诊断率。出血性梗死 CT 表现为大片低密度区内有不规则的斑片状高密度区，与脑血肿的区别在于低密度区更广，出血灶呈分散的小片状。CT 对早期脑出血的显示准确率达到 100%。因此，早期进行 CT 检查有助于排除脑出血的可能。

（2）颅脑 MRI 检查：MRI 对于检测脑梗死极其敏感，其能力在检测脑部缺血性损伤方面超过 CT。MRI 能在缺血发生 1 小时内即可检测到此类损伤。在病发 6 小时后，大部分重大梗死能被 MRI 明确显示，体现为 T1 加权图像中的低信号，以及 T2 加权图像中的高信号。研究指出，MRI 弥散加权成像（DWI）能在 15～20 分钟内即可发现脑梗死的超早期缺血病变。在 DWI 图像中，梗死区显示为高信号，而在 ADC 图像中则为低信号。在各个阶段，DWI 信号都为高信号，ADC 值在超早期（≤6 小时）、急性期（6～24 小时）、坏死期（24～48 小时）、软化期（48 小时至 3 周）呈现"U"型变化：超早期下降、急性期和坏死期降到最低，然后在软化期逐渐升高。DWI 对于诊断超早期和急性期缺血性脑梗死极其敏感。表观弥散系数（ADC 值）的变化反映了脑梗死在不同阶段由细胞毒性水肿向血管源性水肿演变的病理过程。通过 ADC 图像，我们可以判断缺血梗死病灶的发展过程。

（3）血管成像：DSA、MRA 和 CTA 都能够发现血管狭窄和堵塞的位置，能显示动脉炎、烟雾病、动脉瘤和血管畸形等，但 DSA 被认为是血管检查的金标准。

（4）特殊检查：TCD 和颈动脉彩色多普勒超声能发现颈动脉和颈内动脉的狭窄、动脉粥样硬化或血栓形成。脑脊液检查通常情况下 CSF 压力、常规和生化检查都是正常的，大面积脑梗死可能导致压力增高，出血性脑梗死的 CSF 可能会出现红细胞。如果通过临床和影像学检查已经确认为脑梗死，那么通常无须进行 CSF 检查。

（5）常规检查：血液、尿液、大便常规检查以及肝功能、肾功能、凝血功能、血糖、血脂、心电图等都应作为常规检查，如果条件允许，可以进行动态血压监测。胸部 X 线片应作为常规检查以排除肺栓塞，也是判断是否发生吸入性肺炎的重要依据。

4.诊断要点

常见于中老年人群，多数患者会有高血压、糖尿病、心脏病、高脂血症、吸烟等脑血管疾病的相关风险因素。疾病常在休息或睡眠中突然发作，迅速出现局部神经功能缺失症状，持续 24 小时以上。症状可能在数小时或数天内逐步恶化。神经症状和体征可以归因于特定血管的问题。通过脑部 CT/MRI 检查，排除脑出血、炎症性疾病和肿瘤等，并发现梗死灶，即可确诊。

5.鉴别诊断

（1）脑栓塞：疾病起病急剧，症状在数秒或数分钟内达到高峰，常伴有心脏病史，尤其是心房颤动、心肌梗死、急性细菌性心内膜炎或其他栓子来源，应考虑脑栓塞的可能。

（2）脑出血：病情发展更为紧急，常在活动中发病，数分钟或数小时内出现神经系统局部症状和体征，常有头痛、呕吐等颅内压增高症状以及较重的意识障碍，血压明显升高。但轻度脑出血与脑血栓形成相似，大面积脑梗死和脑出血症状也相似，可以通过头颅 CT 进行鉴别。

（3）颅内占位病变：某些颅内肿瘤、硬膜下血肿、脑脓肿等病症发病也较快，出现偏瘫等局部神经功能缺失症状和体征，需要与本病进行鉴别。可以通过 CT/MRI 检查进行鉴别。

（三）治疗

1.一般治疗

患者应保持安静状态，进行卧床休息。避免情绪波动和血压过高，并需要严密监测体温、脉搏、呼吸和血压等生命体征。注意观察瞳孔变化和意识状态，保持呼吸道畅通，及时处理呼吸道的分泌物或吸入物。对于有意识障碍或消化道出血的患者,应该暂停饮食 24~48 小时。如果有明确的病因,应尽可能地进行针对性治疗。

根据《中国缺血性脑卒中和短暂性脑缺血发作二级预防指南 2014》的推荐,如果患者在发病后几天内收缩压≥140mmHg 或舒张压≥90mmHg,应开始降压治疗(Ⅰ级推荐,A 级证据)。在发病 48 小时内的急性期,过度降压并无显著效益,而且过早或过度降压可能加重脑部缺氧。对于高血压患者,应将血压控制在<140/90mmHg,糖尿病患者伴随高血压的,血压宜控制在更低水平(<130/85mmHg)。糖尿病患者的糖化血红蛋白(HbA1c)治疗目标应为<7%。对于高脂血症患者,证据显示,当低密度脂蛋白胆固醇(LDL-C)下降≥50% 或 LDL-C≤1.8mmol/L(70mg/dL)时,二级预防更为有效。有效地控制血液系统疾病、心律失常等也很重要。

2.超早期治疗

超早期治疗的目的是解除血栓梗阻,使血管通畅,迅速恢复血流,减少神经元损伤。

(1)静脉溶栓治疗:根据《中国急性缺血性脑卒中诊治指南 2014》的建议,对于缺血性脑卒中发病 3 小时内(Ⅰ类推荐,A 级证据)和 3~4.5 小时(Ⅰ类推荐,B 级证据)的患者进行溶栓治疗可能有助于挽救缺血半暗带。常用的药物包括重组组织型纤溶酶原激活药(rt-PA)和尿激酶。

①rt-PA 是一种选择性纤维蛋白溶解药,能与血栓中的纤维蛋白形成复合物,增加了与纤溶酶原的亲和力,使纤溶作用局限在血栓形成的部位。通常剂量为 0.9mg/kg(总量<90mg)静脉滴注,其中 10% 在最初 1 分钟内静脉推注,其余 90% 的药物溶在 100mL 的生理盐水中,持续静脉滴注 1 小时。在使用药物期间及 24 小时内,患者应受到严密监护。此药的安全性和有效性较高,第三次国际卒中试验(IST-3 试验)和欧洲急性卒中协作试验-Ⅲ(ECASS-Ⅲ)试验均表明,发病 6 小时内静脉溶栓治疗急性缺血性脑卒中可能是安全有效的。

②尿激酶的常用量为 100 万~150 万 U,添加到 5% 的葡萄糖或生理盐水中静脉滴注,30 分钟至 2 小时滴完,剂量因人而异。我国"九五"攻关课题"急性缺血性脑卒中 6 小时内的尿激酶静脉溶栓治疗"试验显示,6 小时内采用尿激酶溶栓相对安全、有效。

③缺血性脑卒中的溶栓治疗适用于 18 岁及以上患者,且具有由缺血性卒中引起的神经功能缺损症状。治疗应在症状出现后 3 小时内开始,但特殊情况下,如尿激酶可延至 6 小时。患者的 NIHSS 评分(美国国立卫生院卒中量表)应在 5~25 分之间,且治疗前血压应低于 200/120mmHg。在开始治疗前,应通过 CT 排除颅内出血,确认梗死灶未出现。患者无出血性疾病及出血素质,并需得到患者或家属的知情同意。

④溶栓治疗也有禁忌。80 岁以上,血压超过 185/100mmHg,血糖低于 2.7mmol/L,NIHSS 评分超过 26 分或低于 4 分,瘫痪肢体的肌力在 3 级以上,体温超过 39℃,有意识障碍,头颅 CT 检查发现大片低密度影,出血倾向或出血素质,血小板计数低于 $100×10^9$/L,国际标准比值(INR)超过 1.7,活化部分凝血活酶时间(APTT)超过 15 秒的患者不适合溶栓治疗。对于缺血性脑卒中的治疗,选择最佳治疗方案需要综合考虑患者的具体情况。

(2)血管内治疗:血管内治疗是急性缺血性卒中的重要疗法,当 rt-PA 静脉溶栓治疗效果不佳时,可作为一种有效的补救措施。AHA/ASA 的 2013 年指南中明确推荐了 rt-PA 静脉溶栓与血管内支架取栓桥接治疗,这对急性缺血性卒中患者具有显著的临床效果。即使在考虑进行血管内治疗的情况下,符合静脉 rt-PA 溶栓条件的患者也应先进行静脉 rt-PA 治疗。

血管内治疗的适应证并无统一标准,但以下条件可供参考:年龄 18 岁及以上;卒中前 mRS 评分(大脑座中改良 Rankin 量表)为 0 或 1 分;NIHSS 评分≥6 分;存在大血管闭塞(血管直径≥2mm)或由颈内动脉或大脑中动脉 M1 段闭塞引起的梗死;DWI 显示梗死体积小于 70mL,ASPECT 评分(阿尔伯塔脑卒中计划早期 CT 诊断评分)≥6 分;能在 6 小时内开始治疗(腹股沟穿刺),后循环可延长至发病 24 小时内。

虽然其效果尚未确定,但对于特定的急性缺血性卒中患者,发病 6 小时内进行血管内治疗可能是合理的,包括使用支架取栓器治疗大脑中动脉 m^2 或 M3 段、大脑前动脉、椎动脉、基底动脉或大脑后动脉闭塞的患者。

3.抗血小板聚集治疗

抗血小板聚集治疗也是一种有效的治疗手段,如阿司匹林(每日口服 100～300mg),可以降低死亡率和复发率。氯吡格雷(每日口服 75mg)和噻氯匹定(每日口服 125～250mg,1～2 次)也是有效的抗血小板药物。对于有大血管病变的患者,可以考虑使用氯吡格雷和阿司匹林的联合治疗,以降低脑梗死的复发率。

4.抗凝治疗

抗凝药物可以减少缺血性脑卒中的再次发生,减少肺栓塞和深静脉血栓的发生,但可能增加颅内出血的风险。心源性栓塞和动脉夹层患者可考虑使用。常用的抗凝药物有华法林(每日口服 2～4mg,目标是使 INR 保持在 2.0～3.0),低分子肝素(每日皮下注射 4000U,两次)等。新型口服抗凝药,如达比加群、利伐沙班、阿哌沙班和依度沙班,可以替代华法林,选择哪种药物需要考虑个体差异。

5.降纤治疗

降纤治疗通过降低血中的纤维蛋白原,增强纤溶系统的活性,抑制血栓的形成。常用的药物有巴曲酶、降纤酶、安克洛酶和蚓激酶。

6.脑保护治疗

在缺血瀑布启动之前,针对自由基损伤、细胞内钙离子超载、代谢性细胞酸中毒、兴奋性氨基酸毒性作用和磷脂代谢障碍等进行联合治疗,使用自由基清除剂(如依达拉奉、丁基苯酞等)、钙离子通道阻滞药、抗兴奋性氨基酸递质和亚低温治疗。

7.脱水治疗

在发病后 48 小时至 5 天的脑水肿高峰期,可以根据临床观察或颅内压监测,给予 20% 的甘露醇 125～250mL,每 6～8 小时一次,静脉滴注;也可以用呋塞米 20～40mg 或白蛋白 50mL,静脉注射。

8.康复治疗

对于生命体征平稳的急性缺血性脑血管病患者,应尽早进行体能和针灸、按摩等康复理疗,以降低残疾率,加快神经功能恢复,提高生活质量。

三、脑栓塞

脑血栓形成是由于血液中的异常物质(包括固体、液体和气体)沿着血流进入脑动脉或颈动脉,导致血流受阻,从而引发脑梗死。这种情况属于缺血性卒中的一种,占卒中总发病率的10%~15%。然而,根据近期对脑血栓形成的研究,实际发病率可能远高于这个数字。如果产生血栓的原因未被消除,脑血栓形成可能会反复发生。在2/3的复发病例中,复发发生在首次发病后的1年内。

(一)病因和病理

脑血栓的来源主要可以分为心源性、非心源性和来源不明三大类。

1.心源性脑栓塞

最常见的原因包括以下几点。

(1)风湿性心脏病:在所有发生脑血栓的患者中,超过一半是慢性风湿性心脏病伴有二尖瓣狭窄的患者。在风湿性心脏病患者中,发生脑血栓的比例为14%~48%。不论是否有临床症状,脑部病理检查发现脑血栓的情况达50%。当二尖瓣狭窄时,左心房扩大导致血流淤滞,容易诱发血液凝固和血栓形成,血流不规则有利于栓子的形成,从而引发脑血栓。如果伴有心房颤动,发生脑血栓的可能性更大。

(2)心肌梗死:心肌梗死会导致心内膜变性,血小板容易附着在心内膜上,引发血栓形成。心肌梗死的范围越大,形成血栓的可能性越大。如果心肌梗死后出现充血性心力衰竭,血液循环淤滞,就更容易在左心室内形成附壁血栓。在心肌梗死后发生脑血栓或其他周围血管(脑、肾、脾、肢体等)栓塞的病例中,大多数情况发生在心肌梗死后的第4~20天内,多发性栓塞时,诊断比较明确。然而,对于晚期发生的脑血栓,在老年患者中很难与硬化性脑梗死区分开来。

(3)亚急性细菌性心内膜炎:亚急性细菌性心内膜炎通常发生在风湿性心脏瓣膜病或先天性心脏病的基础上。细菌在病变的心内膜上繁殖,并与血小板、纤维蛋白、红细胞等形成细菌性赘生物,一旦脱落,就可能导致脑血栓。在亚急性细菌性心内膜炎患者中,发生脑血栓的比例为10%~50%,其中约1/5的患者在发生脑血栓之前无临床症状或病史。非细菌性心内膜炎中存在血栓形成的,约占脑血栓病因的10%。这些病变包括风湿性心肌炎、红斑狼疮、癌症等慢性消耗性疾病,可能与凝血功能异常有关。

(4)其他:近年来,心脏手术的发展也增加了一部分心源性脑血栓的发病。此外,罕见的心脏原发性肿瘤如黏液瘤、肉瘤引起的脑血栓也有报道。

2.非心源性脑栓塞

非心源性脑栓塞是由心脏以外的源头产生的栓子引起的脑栓塞,其发病率相对较低。然而,随着对短暂脑缺血发作原因的研究推动,关于微栓塞的相关研究可能会改变这一认识,让我们重新审视非心源性脑栓塞的发病率。非心源性脑栓塞中的一种类型称为反常脑栓塞,它发生在体循环静脉内的栓子通过心脏中的卵圆孔或室间孔,直接跳过肺循环,进入体循环动脉,从而引发脑栓塞。当心脏中隔存在缺陷时,正常情况下,心脏内的血液流向是从左至右。但若因为左心衰竭、肺动脉压力增高或其他原因导致右心压力超过左心,血液流向就会改变,从右向左流动,这时如果血流中存在栓子,就会发生反常栓塞。气栓塞是另一种非心源性脑栓塞,可能发生在胸外科手术、潜水员或高空飞行员、气胸、气腹、颈静脉或硬脊膜外静脉损伤、肾周围充气、右心导管、剧烈咳嗽等情况下。特别是潜水员或高空飞行员可能会发生所谓的减压病,也称为潜水员病或潜水员麻痹。减压病主要是大气压突然大幅降低,导致体内氮气释放,从而引发气栓塞。脂肪栓塞通常发生在长骨骨折、长骨手术或油剂注射等情况下。

3.来源不明的脑栓塞

来源不明的脑栓塞是尽管经过精细的检查,仍无法确定栓子的来源。脑栓塞的病理变化大致与动脉粥样硬化性脑梗死相似。脑动脉栓塞后,该血管供应的脑组织可能会发生梗死,呈现为红色充血性梗死或白色缺血性或混合性梗死。红色充血性梗死通常表明脑栓塞,这是因为栓子一度阻塞了较大的动脉,破坏了血管壁,随后栓子又分解并流向远端的较小动脉。在原来的栓塞位置,由于血管壁受损,当血流恢复时会发生出血。病变范围通常比动脉粥样硬化性缺血性脑梗死要大,因此这种脑栓塞的发生比动脉粥样硬化引起的脑梗死更为突然,使得侧支循环的建立变得困难。

(二)临床表现

脑栓塞的患者年龄可大可小,但由于其与心脏疾病尤其是风湿性心脏病的密切关联,中青年群体的发病率更高。脑栓塞的起病通常是突然的,大部分患者在疾病发作前并无显著的预兆。在疾病开始之后,患者的症状通常在几秒钟或较短的时间内快速升级。极少数的患者可能会在几天内表现出阶梯式的病情恶化,这是由反复发生的栓塞事件引起的。脑栓塞可能只在一个动脉中发生,也可能在多个动脉中广泛发生,因此其临床表现各异。除颈内动脉栓塞的患者可能会昏迷外,其他脑栓塞患者通常不会昏迷。有些患者在疾病发作时可能会有短暂的意识模糊、头痛或抽搐。神经系统的局部症状突然出现,并且通常限于一个动脉的血液供应区域。大约1/4的脑栓塞发生在脑底动脉环的前半部,因此临床症状可能包括面部麻痹、上肢麻痹、偏瘫、失语和局部性抽搐等。偏瘫的症状通常以面部和上肢为主,下肢的症状相对较轻。可能会有轻微的感觉和视觉影响,但通常不是很明显。抽搐大多为局限性,如果出现全身性大发作,则可能意味着栓塞范围广泛,病情较重。大约1/5的脑栓塞发生在脑底动脉环的后半部,可能会导致眩晕、复视、共济失调和交叉性瘫痪等症状。这些症状是椎基动脉系统疾病的典型表现。脑栓塞的临床表现取决于栓塞发生的位置和范围,因此不同的患者可能会出现不同的症状。

(三)诊断

脑栓塞的诊断通常依赖于对患者的详细询诊和各种诊断测试。患者的病史可能包括心脏疾病、骨折或气胸等可能导致栓子形成的情况,这些情况可能引发脑部症状。突然出现偏瘫的患者,如有静脉血栓性脉管炎或肺栓塞的历史,应考虑可能发生了脑栓塞。值得注意的是,心肌梗死患者在急性期常常出现脑栓塞,然而,大约1/4的病例会在心肌梗死痊愈后发生脑栓塞。此外,大约1/5的亚急性细菌性心内膜炎患者,脑栓塞可能是首个病症表现。老年人由于常常伴有动脉粥样硬化,可能增加脑栓塞的诊断难度。其他脏器如肾、脾、肠、视网膜等或肢体的栓塞情况,有助于诊断脑栓塞。心电图的异常也能为诊断提供参考。脑脊液检查通常显示无色透明并无异常,但在脑栓塞的情况下,脑脊液中的红细胞数量可能会增加,这比在动脉硬化性脑梗死中更为常见。在亚急性细菌性心内膜炎伴随脑栓塞,或者有感染性动脉瘤破裂的情况下,可能会出现蛛网膜下腔出血或脑内出血。脑成像检查对于确定脑栓塞性梗死的位置、范围、数量以及是否伴有出血具有决定性的意义。总的来说,脑栓塞的诊断需要全面的病史询问和多种测试,以确保准确诊断并提供适当的治疗方案。

(四)治疗

脑栓塞的治疗关键在于防止和治疗心脏病,因为心脏疾病是脑栓塞的常见来源。如果已经发生了脑栓塞,治疗原则与动脉硬化性脑梗死的治疗相同。在此情况下,患者应采取左侧卧位,以利于血液流动。使用右旋糖酐40、扩血管药物和激素都可以起到一定的治疗效果。然而,对于某些心源性脑栓塞的患者,如风湿性二尖瓣病变,他们的脑梗死区容易充血和出血,因此必须谨慎使用抗凝治疗。即使在使用抗凝治疗,也应在急性期过后,比如5~7天后开始。近年来,有人提倡立即使用抗凝治疗,以防止脑栓塞的反复发生。然而,如果脑成像检查显示出血或蛛网膜下腔出血,或者脑脊液中含有红细胞,或者患者伴有高血压,或者由于亚急性细菌性心内膜炎并发脑栓塞,这些情况都禁止使用抗凝治疗。针对脂肪栓塞的治疗,有些医生主张使用小剂量的肝素注射,比如每次10~50mg,每隔6~8小时一次。此外,右旋糖酐40和二氧化碳混合气体吸入也可以扩张血管,对治疗脂肪栓塞有一定效果。此外,使用5%的碳酸氢钠注射液,每日250mL,每日两次,可以帮助溶解脂肪颗粒。气栓塞的治疗与心源性脑栓塞的治疗大致相同。

星状神经节封闭是一种可能有助于解除栓子引起的反射性脑血管痉挛的治疗方法,对脑栓塞有一定的疗效。这种治疗应该尽早在病发后开始,每天一至两次,连续10天为一个疗程。具体的操作方法包括让患者取卧位,颈部过伸,常规消毒,然后在指定的部位进针。注射后的反应包括注射侧的眼裂缩小、瞳孔缩小、眼球稍有内陷,同侧上肢及结合膜稍有充血,这是霍纳(Horner)征的表现,说明治疗效果良好。

第二节　出血性脑血管病

一、脑出血

脑出血,也称为内源性脑出血,指非外伤性的脑实质的血管破裂引起的脑出血,占全球脑卒中的20%~30%。高血压是引发脑出血的主要原因,因其会导致脑内微小动脉的病变。当血压突然上升,动脉破裂会引起出血,这就是所谓的高血压性脑出血。

(一)病因和发病机制

1.病因

脑出血的病因多种多样。最常见的是由高血压引发,尤其是高血压与小动脉硬化的并发症。其他可能的原因包括脑动脉粥样硬化、动脉瘤、动静脉畸形、脑淀粉样血管病变、血液病(如白血病、血小板减少性紫癜、再生障碍性贫血、红细胞增多症、血友病和镰状细胞病等)、脑动脉炎、烟雾病、夹层动脉瘤、颅内静脉窦血栓形成、抗凝或溶栓治疗、梗死性脑出血、原发或转移性肿瘤等。

2.发病机制

高血压性脑出血的发病机制尚未完全明了,但目前主要的理论如下。

(1)长期高血压可能导致脑内小动脉或深穿支动脉壁发生脂质透明变性或纤维素样坏死,形成微型夹层动脉瘤或小动脉瘤。当血压突然上升时,血液会从血管壁渗出或动脉瘤破裂,进入脑组织形成血肿。

(2)高血压可能引发远端血管痉挛,导致小血管缺氧坏死及血栓形成,出血点和脑水肿的融合可能形成血肿,这可能是子痫等高血压性脑出血的机制。

(3)脑内动脉中层肌细胞稀少,外弹力层缺乏,随着年龄增长,脑内小动脉变得弯曲,形成螺旋状。深穿支动脉因此成为出血的高发部位。豆纹动脉从大脑中动脉直角分出,易受高压血流冲击,形成粟粒状动脉瘤,它是脑出血的最常见部位,其外侧支被称为出血动脉。

(二)诊断

脑出血初期,通常通过非增强计算机断层扫描(CT)来进行判断。由于 CT 对血肿的敏感度较 MRI 更高,常被视为首选的诊断工具。此外,血肿的位置对于确定出血类型也有一定的参考价值。

(三)急性期处理

脑出血患者常在病发初期出现意识水平下降,甚至逐渐恶化,这时应特别注意气道的管理。在完成 CT 检查之前,需要保持患者最初的血压水平。虽然脑出血血肿扩大与血压升高有关,但目前还不清楚降低血压是否可以减少脑血肿的扩大。

最近的一项研究指出,对自发性脑实质内出血的急性期患者使用尼卡地平进行降压治疗是安全的。这项研究为探寻脑出血患者降压治疗的效果提供了新的观察基础。"急性脑出血强化降压研究(INTERACT)"将自发性高血压性脑出血的患者随机分为两组,一组使用静脉降压药物使收缩压(SBP)维持在<180mmHg,另一组使收缩压(SBP)维持在<140mmHg,然后比较两组患者的预后情况。结果显示,目标血压较低的组别血肿扩大的风险和水肿范围都减小。但是否减少血肿扩大会带来更好的临床预后,目前尚无定论。

在更多的研究结果出来之前,如果没有怀疑患者颅内压明显升高,一般建议控制患者的平均动脉压(MAP)在<130mmHg。如果已经进行了颅内压(ICP)的监测,那么推荐将脑灌注压(MAP-ICP)控制在 60mmHg 以上。降压药物的选择应为静脉注射的非血管扩张药物,如尼卡地平、拉贝洛尔或艾司洛尔。

对于小脑出血的患者,或者伴有明显意识下降、影像检查提示有脑积水改变的患者,应迅速进行神经外科评估。根据临床表现和 CT 检查结果,可能需要进一步进行 MRI 或血管造影检查。如果已经完成了外科会诊,那么对于昏睡或昏迷的患者,应注意控制颅内压的升高、气管插管、过度通气,使用甘露醇并抬高患者的床头。

(四)脑实质内出血

脑实质出血是最常见的一种颅内出血形式,约占所有卒中类型的 10%,并与卒中死亡率的一半有关。在亚洲和黑人人群中,脑实质出血的发生率较高。主要的出血原因包括高血压、外伤和脑淀粉样变性。老年、酗酒、可卡因和麻黄碱的滥用等因素也会增加脑出血的风险。

1.高血压性脑实质出血

(1)病理生理机制:高血压性脑实质出血,也称为高血压性脑出血或高血压性颅内出血,常常由于脑内深部小动脉的自发破裂引发。出血最常发生在基底节区(尤其是壳核)、丘脑、小脑和脑桥。如果出血位置不在这些常见部位,或者患者以前没有高血压病史,那么可能要警惕其他出血原因,如肿瘤、血管畸形等。高血压病患者更容易损伤这些部位的小血管。颅内出血形成的血肿可能非常小,也可能很大,大的血肿可以压迫周围的脑组织,可能导致脑疝,甚至死亡。出血可能扩展到脑室系统,这可能会增加死亡风险或引发脑积水。

大多数高血压性脑出血患者,病情会在发病后的 30～90 分钟内加重,而与抗凝药物相关的脑出血可能在 24～48 小时内继续恶化。在出血后的 48 小时内,巨噬细胞会在血肿表面吞噬血肿。出血后 1～6 个月,血肿会被吸收,形成一个裂缝状的橙色洞腔,洞腔的壁是由神经胶质细胞形成的瘢痕和含铁血红素吞噬细胞组成。

(2)临床表现:脑出血的发生通常与用力无关,但更容易在患者清醒或应激时出现。脑出血患者常常会突然出现局部神经功能失常的症状和体征,而癫痫的发生并不常见。局部神经功能的变化通常在发病后 30～90 分钟内恶化,可能会出现意识降低以及由于颅内压力升高引发的头痛、恶心和呕吐。

壳核出血是高血压性脑出血最常见的部位,常常影响到周围的内囊部位,因此对侧偏瘫是其典型的体征。当症状较轻时,患者在 5～30 分钟内可能会出现单侧面瘫和言语不清,随后逐渐出现肢体无力和双眼向偏瘫侧凝视。偏瘫侧的肢体可能会持续恶化,直到肌张力降低或升高。如果出血量较大,患者的意识状态可能从昏睡逐渐恶化至昏迷,这可能提示上位脑干受压。如果患者出现昏迷、深而不规则的呼吸,伴有同侧瞳孔扩大和固定或去脑强直,那么患者的病情可能会迅速恶化。在轻度患者中,由于压迫邻近脑组织产生的脑水肿可能会使患者的神经功能在 12～72 小时内继续恶化。

丘脑出血的患者可能会出现对侧的偏瘫和感觉障碍,主要是由于压迫或侵犯到邻近的内囊所引起。显著的感觉障碍通常会发生。如果优势侧丘脑受损,可能会出现失语,但通常复述能力仍然保留。非优势半球受损可能导致结构性运用障碍或缄默。另外,还可能出现同向性视野缺失。根据中脑上部受损的程度,丘脑出血可能会引发严重且典型的眼动障碍,包括双眼内下视时出现分离、双侧瞳孔不等大、瞳孔对光反射消失、病灶对侧斜视、同侧 Horner 征、集合反射消失、凝视障碍、病理性眼球震颤等。患者可能逐渐出现慢性对侧疼痛综合征,也称为丘脑综合征(Dejerine-Roussy 综合征)。

当脑干出血发生时,患者可能在数分钟内进入深度昏迷状态,四肢瘫痪。常见的症状包括去脑强直和针尖样瞳孔(1mm),尽管对光反射仍然存在。头部位置改变时,水平眼球的活动可能会受到影响,如玩偶眼或头腹反射消失,或冰水灌耳眼球反射消失。呼吸急促、高血压和出汗过多也是常见的症状。在极端情况下,患者可能在数小时内死亡,但如果出血量小,患者通常可以得到抢救。

相比之下,小脑出血的病人通常会在数小时内出现症状,如后枕部头痛、持续性呕吐和步态不稳。如果出血量小,患者可能只会出现肢体协调障碍,而不会出现其他神经功能缺损的症状和体征。头晕或眩晕可能是主要的表现。眼部症状可能包括向病灶对侧的强迫性眼位,或同侧第Ⅵ对脑神经麻痹。其他少见的眼部症状可能包括眼睑痉挛、单眼不自主闭合、眼球浮动和反向斜视。患者可能出现说话困难和吞咽困难。在数小时后,由于脑干受压或梗阻性脑积水,患者可能会出现昏睡到昏迷的症状。若在脑干受压之前进行外科干预,可能避免患者死亡。最终的血肿清除对患者的存活是必要的。如果患者的小脑深部核团未受损,患者可能会完全恢复。

2.脑叶出血

脑叶出血的症状和体征通常在数分钟内出现。大部分脑叶出血较小,引起的神经功能缺损的症状和体征较为局限。例如,枕叶出血可能导致偏盲,左侧颞叶出血可能表现为失语和谵妄,顶叶出血可能导致感觉障碍,而额叶出血可能导致上肢无力。如果出血量大,可能会压迫丘脑或中脑,导致患者昏睡或昏迷。大部分脑叶出血的患者可能会有局部头痛,超过一半的患者可能会出现呕吐或昏睡。颈部强直和癫痫的情况较少见。

3.其他原因所致的脑出血

脑淀粉样变性是一种常见的老年退行性疾病,特点是淀粉样蛋白在小动脉壁上形成沉积。这种淀粉样血管病可能会引发患者初次或反复的脑叶出血,是老年人群中脑叶出血的主要原因。例如,某些急性心肌梗死患者在进行静脉溶栓治疗后可能会出现脑出血,这可能与脑淀粉样变性有关。此外,如果患者在几个月或几年内出现多次出血(或梗死)症状,或在MRI含铁血黄素磁敏感序列中出现微出血信号,也可能提示脑淀粉样变性的存在。然而,最确切的诊断需要依赖病理检查,结果显示血管壁上存在可被刚果红染色的淀粉样蛋白沉积。载脂蛋白E基因ε2和ε4等位基因突变可能会增加复发性脑叶出血的风险,这可能是淀粉样血管病的标志。目前,尽管没有特定的治疗方案,但应避免使用抗血小板和抗凝药物。

此外,可卡因和麻黄碱是青年患者(45岁以下)脑卒中的常见原因,这些兴奋剂的使用与脑出血、脑梗死和蛛网膜下腔出血(SAH)有关。血管检查可能没有特异性,可能显示正常血管、大血管闭塞或狭窄、痉挛,或与血管病变一致的表现。虽然这种与兴奋剂相关的卒中发生机制尚不清楚,但可卡因可能通过增强交感神经活性引发急性且严重的血压升高,这可能导致出血。大部分兴奋剂引起的脑出血为脑内出血,其余为SAH。对于SAH患者,通常可以发现囊状动脉瘤,推测可能是由于急性血压升高导致动脉瘤破裂。

脑外伤经常会引发颅内出血,最常见的出血位置是脑内,尤其是颞叶和前额叶,以及蛛网膜下腔、硬膜下和硬膜外区域。如果患者突然出现无明确原因的局部神经功能缺失(如偏瘫、嗜睡或昏迷),应当考虑外伤可能性,尤其是当这些症状在跌倒后出现时。

抗凝血药物相关的脑出血可以发生在脑内的任何地方,大多数情况下它们会出现在脑叶或硬膜下。与抗凝血药物关联的脑出血可能进展缓慢,可能需要超过24~48小时。应及时纠正凝血功能障碍和血小板减少症。血液系统疾病,如白血病、再生障碍性贫血、血小板减少性紫癜等也可能引发脑出血,这些出血可发生在任何地方,并可能表现为多处同时出血。皮肤和黏膜出血通常作为一个重要线索,有助于进行诊断。

脑肿瘤出血可能是颅内占位性病变的最初表现。例如,绒毛膜癌、恶性黑色素瘤、肾细胞癌和支气管肺癌是最常导致脑出血的转移性肿瘤。成人的多形性胶质母细胞瘤和儿童的髓母细胞瘤也可能引发出血。

高血压所引发的脑病是恶性高血压的一个常见并发症。在此类急性病症中,严重的高血压常常伴随着一系列症状,包括头痛、恶心、呕吐、抽搐发作、意识模糊、嗜睡和昏迷。如果出现短暂的或持续的局部神经功能缺失症状,通常暗示着其他血管性疾病的存在,如脑出血、血栓或动脉粥样硬化性血栓形成。这些疾病包括视网膜出血和渗出、视盘水肿(也就是高血压性视网膜病)以及肾脏和心脏疾病的迹象。在多数病例中,患者的颅内压和脑脊液蛋白会增加。MRI 结果表明,典型的后部脑水肿(以枕叶比额叶更为明显)是可逆的,这就是所谓的“可逆性后部白质脑病”。这类患者的高血压可能是原发性的,也可能由慢性肾病、急性肾小球性肾炎、妊娠期的急性细胞毒血症、嗜铬细胞瘤或其他原因引发。降低血压可以逆转这种疾病的过程,但是也可能引发卒中,特别是血压下降过快的情况下。神经病理学检查可能会发现点状或弥漫的脑水肿改变,或者可能出现点状或大面积的脑出血改变。显微镜下检查可能会发现小动脉坏死、点状脑梗死和出血灶。这些改变可能暗示高血压性脑病的可能性。此外,慢性复发性头痛、头晕、复发性 TIA、小卒中等症状通常与高血压有关。

　　原发性脑室出血是一种相对罕见的状况。这种出血可能是由脑实质出血破裂进入脑室系统引起的,并且不会表现出脑实质受损的神经功能症状。另一种可能的原因是出血起源于室管膜周围的静脉。血管炎,特别是结节性多动脉炎或系统性红斑狼疮,可能导致颅内静脉系统的任何部位出血,尽管动脉系统的血管壁破裂也可能导致脑出血。在接近一半的原发脑室出血患者中,全脑血管造影检查可以找到病因。脓毒血症可能导致全脑白质区出现小出血灶。Moyamoya 病是一种由动脉闭塞引发的缺血性卒中的改变,特别在年轻患者中,也可能出现脑实质内出血。脊髓内出血主要可能是由动静脉畸形、海绵窦血管畸形或转移瘤引起的。脊髓硬膜外出血通常可能导致脊髓或神经根受压的综合症状迅速进展,而脊髓出血通常表现为突然出现的背痛和脊髓病的症状。

　　4.实验室及影像检查

　　为了进行诊断和了解病情,患者需要定期进行血生化和血常规检查。特别需要注意的是患者的血小板数量以及凝血酶原时间(PT)/部分凝血酶原时间(PTT)结果,这可以帮助识别可能存在的凝血异常。对于急性幕上脑实质出血,CT 检查是一种非常可靠的诊断手段。然而,由于患者的动作和颅后窝骨影的干扰,小的脑干出血可能无法及时被诊断出来。在出血发生后的两周内,血肿会逐渐被清除,影像上可以看到密度逐渐降低,最终与周围脑组织呈现相同的密度。然而,脑组织的容积效应和脑水肿可能仍然存在。在一些患者中,血肿周边可能在2~4 周后出现增强环,这种情况可能持续数月。尽管 MRI 对于诊断颅后窝出血更为敏感,但对大多数患者来说并非必要。MRI 上的血流图像可以用于鉴别动静脉畸形(AVM),帮助确定脑出血的原因。当颅内出血的原因还不明确时,可能需要进行 MRI、CTA 和血管造影检查,特别是对于年轻患者,没有高血压病史,且出血位置不在高血压性脑出血常见的四个部位。在增强 CT 上,如果出现了急性血肿周边的点状强化,也就是所谓的“点征”,通常表明死亡风险增加。一些医疗中心会对脑出血的患者进行常规的 CT 和 CTA(包括增强后的图像)检查,以确定是否存在大血管病变,同时也能提供预后相关信息。当患者出现局部神经功能症状和意识障碍,常常伴随着颅内压升高的表现,此时进行腰穿可能会增加脑疝的风险,因此应避免进行腰穿。

（五）治疗

在处理急性期病情时,应注意大约 50% 的高血压性脑出血患者在急性期将丧生,而剩余的患者在急性期过后通常可以得到较好的恢复。颅内出血预后评分(ICH 评分)是一种用于评估患者死亡风险和临床预后的有效工具。同时,任何确诊的凝血性疾病都需要立即进行纠正。对于正在服用维生素 K 抑制药物的患者,通过静脉输注凝血酶原复合物,然后给予新鲜冻干血浆和维生素 K 制剂,可以迅速逆转凝血异常。如果脑出血与血小板减少症有关(血小板计数少于 50 000/μL),则需要通过静脉输注新鲜血小板。但是,紧急血小板抑制功能测定在指导输注血小板的临床意义上仍不清晰。

目前,对于出血本身的处理手段相对有限。在出血发生的前几小时,血肿可能会扩大,因此在脑出血的急性期,控制血压可能有助于防止血肿扩大。但是,一个使用Ⅶa 因子复合物降低脑血肿扩大的Ⅲ期临床研究并没有改善患者的功能预后,因此临床上并不推荐使用这种药物。

对于幕上脑室出血,清除血肿并不能改善患者的预后。国际脑出血神经外科联盟(STICH)对 1033 位幕上脑出血患者进行了随机分组:一组早期进行外科手术清除血肿,另一组接受常规的内科治疗。研究发现,早期进行外科手术的患者并没有获得更好的功能预后。这个结果引起了争议,因为 26% 的常规内科治疗组的患者最终还是因为神经功能恶化,选择了外科手术治疗。

在评估小脑出血患者的情况时,需要进行神经外科会诊;对于直径大于 3cm 的小脑出血患者,大多数需要接受外科治疗。然而,如果患者神志清楚且脑干没有受累,同时血肿直径小于 1cm,通常无须进行外科手术。对于血肿直径在 1～3cm 的患者,需要进行严密的监测,以便及时发现意识障碍和呼吸循环功能衰竭的迹象。

虽然血肿周围的脑组织可能受到压迫和移位,但并不一定会出现缺血性脑梗死。因此,大多数脑出血患者在血肿被吸收后,周围的脑组织可以恢复功能。对脑出血急性期进行精细的管理,可以帮助患者得到良好的恢复。

值得注意的是,大面积脑出血患者的颅内压可能正常。但是,如果血肿导致中线结构显著受压,患者可能会出现昏迷、脑水肿、脑积水,以及渗透性物质引起的颅内压下降。这为脑室穿刺引流或颅内压监测提供了足够的时间。进行颅内压监测后,可以根据监测结果调整患者的通气和渗透性药物的使用,以保持脑灌注压(MAP-ICP)在 60mmHg 以上。如果颅内压监测显示患者的颅内压升高,可能需要进行脑室引流和继续使用渗透性药物。如果颅内压持续升高,可能需要进行外科手术清除血肿和呼吸支持治疗。反之,如果颅内压监测显示颅内压在正常范围内或轻微升高,那么可以暂时缓解患者的通气治疗和渗透性药物的使用。因为过度通气可能导致脑血管痉挛和缺血症状。当颅内压升高已被缓解,或者渗透性药物已经足够治疗患者时,不需要紧急进行过度通气。另外,糖皮质激素对于血肿周围的水肿并无效果。

（六）预防

脑出血是一种危急的脑血管疾病,而其中最常见的原因是高血压。为了预防脑出血,我们需要进行多方面的管理:控制血压,避免过度饮酒,禁止使用兴奋性药物如可卡因和安非他命。对于可能存在淀粉样变性的患者,应避免使用抗血小板药物。

二、蛛网膜下腔出血

蛛网膜下腔出血(SAH)是另一种急性出血性脑血管疾病,血液直接流入脑或脊髓表面的蛛网膜下腔,被称为原发性或自发性 SAH。SAH 是神经科常见的急症,约占急性脑卒中的10%,出血性脑卒中的20%。

(一)病因和发病机制

1.病因

(1)SAH 的病因和发病机制多样。其中最常见的病因是动脉瘤破裂,约占 85%,包括先天性动脉瘤和动脉硬化性动脉瘤。颈内动脉系占 90%,椎基底动脉系占 10%。另外,颅内多发性动脉瘤约占 20%,通常有两个,但也有三个以上的情况。

(2)非动脉瘤性中脑周围出血也是 SAH 的一个常见病因,多发生于 20 岁以上,尤其是60～70 岁的人群。其中 1/3 的患者在症状出现前有大强度的活动。

(3)SAH 的其他不常见病因包括动脉夹层分离(透壁性)、脑动静脉畸形、脑底异常血管网、硬脑膜动静脉瘘、脊髓周围血管性病变、脓毒性动脉瘤、颅内肿瘤、垂体卒中、滥用可卡因和苯丙胺、结缔组织病脑血管炎、血液病及凝血障碍性疾病、妊娠并发症、颅内静脉系统血栓、抗凝治疗。

(4)大约 10% 的 SAH 原因不明。

2.发病机制

(1)SAH 的发病机制复杂。其中,先天性动脉瘤的形成可能与遗传和发育缺陷有关。尸解结果显示,大约 80% 的人的 Willis 环动脉壁存在弹力层和中膜的发育异常或损伤。随着年龄的增长,动脉壁受到粥样硬化、血压升高和血流涡流冲击的影响,其弹性和强度逐渐减弱,导致管壁薄弱部分逐渐突出,形成囊状动脉瘤。动脉瘤的发病率随年龄增加,对于有颅内动脉瘤家族史、常染色体显性遗传多囊肾的人,其发病率更高。动脉瘤的体积是决定其是否会破裂出血的一个重要因素。当动脉瘤的直径小于 3mm 时,出血的可能性较小;当直径为 5～7mm时,出血风险显著增加。如果动脉瘤已经有临床症状,出血风险会更高。

(2)脑血管畸形是胚胎期发育异常导致的血管团,其血管壁极薄,处于破裂的边缘状态,轻微的刺激或无明显诱因就可能导致出血。

(3)动脉炎或颅内炎症也可能导致血管壁发生病变,从而导致血管破裂出血。颅内肿瘤或转移癌可能直接侵蚀血管,引发出血。

(二)诊断与鉴别诊断

1.临床表现

(1)性别、年龄:SAH 的诊断和鉴别诊断依赖于临床表现的详细分析。SAH 可以在任何年龄段发病,但在青壮年人群中更常见。由动脉瘤破裂引起的 SAH 通常在 30～60 岁之间发病,女性比男性更为常见,而血管畸形的出现则多见于青少年。

(2)起病情况:SAH 的起病通常很突然,最常见的症状是头痛,这种头痛在数秒或数分钟内迅速发生。患者往往能清楚地描述出病发的时间和情景。出病前常有明显的诱因,如剧烈运动、情绪激动、用力、排便、咳嗽或饮酒等；而少数人则在静态情况下发病。大约 1/3 的患者在动脉瘤破裂前数日或数周都有头痛、恶心和呕吐等症状。

（3）临床表现：SAH 的典型临床表现包括突然发生的剧烈头痛、恶心、呕吐和脑膜刺激征，有或无局灶体征。在剧烈活动中或活动后，患者可能会出现爆裂性的局部或全头剧痛，疼痛难以承受，持续或持续加重，有时颈部上段也会疼痛。疼痛的开始部位通常与动脉瘤破裂的部位有关。常见的伴随症状包括呕吐、短暂的意识障碍、项背部疼痛或下肢疼痛、光敏等。大多数患者在发病后几小时内会出现脑膜刺激征，其中以颈部僵直最为明显，克尼格征和布鲁津斯基征可能为阳性。眼底检查可能会见到视网膜出血和视盘水肿，约 1/4 的患者可能会出现精神症状，如欣快、谵妄、幻觉等。此外，患者还可能发生癫痫发作，出现局部神经功能缺损，如动眼神经麻痹、失语、单侧偏瘫或轻度偏瘫、感觉障碍等。在一部分患者中，尤其是老年患者，头痛和脑膜刺激征等临床表现可能并不典型，而精神症状可能更为显著。原发性中脑出血的患者症状较轻，CT 显示中脑或脑桥周围有脑池积血，血管造影未发现动脉瘤或其他异常，通常不会发生再出血或迟发型血管痉挛等情况，临床预后良好。

（4）常见并发症：

①再次出血：再次出血是 SAH 的一个严重的并发症，其死亡率约为 50%。在出血后的 24 小时，再次出血的可能性最高，而在出血后的 1 个月内，再次出血的风险仍然相对较高。在出血后的两周内，再次出血的发生率为 20%～30%，在 1 个月内则为 30%。再次出血的主要原因通常是动脉瘤破裂。那些在入院时处于昏迷状态、年龄较大、为女性、收缩压超过 170mmHg 的患者，再次出血的风险较大。再次出血的主要症状包括突然的剧烈头痛、恶心、呕吐、意识障碍加深、抽搐，以及原有症状和体征的加重或重新出现。根据这些表现以及 CT 扫描显示原有出血增加或腰椎穿刺后脑脊液含血量增加等情况，可以确认再次出血的诊断。

②脑血管痉挛：脑血管痉挛是 SAH 患者死亡和致残的一个重要原因。20%～30% 的 SAH 患者会出现脑血管痉挛，这可能导致迟发性缺血性损伤，进而可能引发脑梗死。早发性脑血管痉挛发生在出血后，持续几分钟或几小时后缓解；而迟发性脑血管痉挛则在出血后的 3～5 天开始出现，5～14 天达到高峰，2～4 周后逐渐减少。脑血管痉挛的症状包括意识改变和局部神经功能损伤（如偏瘫、失语等），若动脉瘤在脑组织附近破裂，损伤通常最为严重。

③脑积水：15%～20% 的 SAH 患者会出现急性梗阻性脑积水。这种情况通常发生在出血后的 1 周内，由于血液进入脑室系统和蛛网膜下腔，形成血凝块阻碍脑脊液的循环，属于阻塞性脑积水。轻度的症状包括嗜睡、精神运动迟缓和记忆损伤，严重者则可能出现头痛、呕吐和意识障碍。大部分急性梗阻性脑积水会随着出血的吸收而好转。迟发性脑积水通常在 SAH 后的 2～3 周出现，属于交通性脑积水，症状包括进行性精神智力障碍、步态异常和尿便障碍。此时脑脊液压力正常，因此也被称为正常颅压脑积水，头部的 CT 或 MRI 可以显示脑室扩大。

④其他：5%～10% 的 SAH 患者可能会出现抽搐，其中大约 2/3 的情况会在 1 个月内发生，其余的则可能在 1 年内发生。此外，5%～30% 的患者可能会出现低钠血症和脑性耗盐综合征，这是由于血容量减少或抗利尿激素分泌增多导致的稀释性低钠血症和水潴留，这两种低钠血症在临床上需要进行鉴别。还有可能出现的并发症包括脑心综合征和急性肺功能障碍，

这些可能与儿茶酚胺水平的波动和交感神经功能的紊乱有关。

2.辅助检查

(1)影像学检查：

①头颅 CT：CT 是首选的检查 SAH 的手段。当 CT 结果呈现高密度影，即表示在蛛网膜下腔内有出血，从而证实了 SAH 的存在。CT 的结果还能初步推测或指出颅内动脉瘤的位置。执行动态 CT 检查，能观察出血的吸收程度，以及是否出现再出血、继发性脑梗死、脑积水及其严重程度等问题。在出血后 24 小时，CT 对于 SAH 的诊断敏感度为 90%～95%，在出血后 3 天为 80%，在出血后 1 周为 50%。②头颅 MRI：当在病发后数日，CT 的敏感性开始降低时，MRI 的作用就显得十分重要。在出血后的 4 天，T1 像可以清晰地显示出血部位，血液的高信号至少可以维持 2 周，而在 FLAIR 像中则可以持续更长的时间。因此，当在病发后 1～2 周，CT 无法提供 SAH 的证据时，MRI 能提供诊断 SAH 和查明破裂动脉瘤位置的重要信息。

(2)脑脊液(CSF)检查：均匀血性的 CSF 是 SAH 的典型表现，并且看起来像新鲜出血。如果 CSF 呈现黄变，或者发现有吞噬红细胞、含铁血黄素或胆红素结晶的吞噬细胞，则表明已经存在不同时间的 SAH。

(3)脑血管影像学检查：

①DSA：DSA 是诊断颅内动脉瘤最有价值的方法，其阳性率达 95%。DSA 可以清楚地显示动脉瘤的位置、大小，以及与其关联的血管关系，也能清晰地显示是否存在血管痉挛。除此之外，血管畸形和烟雾病也能通过 DSA 清晰地显示出来。

②CTA 和 MRA：CTA 和 MRA 是无创性的脑血管显影方法，但其敏感性和准确性不如 DSA。CTA 和 MRA 主要被用于动脉瘤患者的随访，以及在急性期无法耐受 DSA 检查的患者。

③其他：TCD 动态检测颅内主要动脉的流速，是及时发现脑血管痉挛(CVS)倾向和痉挛程度最灵敏的方法。

(4)实验室检查：在实验室检查中，血常规、凝血功能与 D-二聚体、肝功能以及免疫学检查有助于查找出血的其他可能原因。

3.诊断要点

突然发生的剧烈头痛，伴随恶心、呕吐、意识障碍、癫痫发作以及脑膜刺激征阳性，头颅 CT 检查显示蛛网膜下腔高密度影，可以确认为 SAH。如果头痛程度不高，脑膜刺激征不明显，头颅 CT 检查没有异常，但仍然怀疑为 SAH，应尽快进行腰椎穿刺检查。如果腰椎穿刺结果显示出均匀血性脑脊液，也可以确认为 SAH。

4.鉴别诊断

(1)脑出血：当患者深度昏迷时，与 SAH 不易区分。脑出血多发生在高血压患者，常伴有偏瘫、失语等局部神经功能缺失的症状和体征。原发性脑室出血与严重 SAH 在临床上难以区分。小脑出血、尾状核头出血等由于无明显的肢体瘫痪，容易与 SAH 混淆。通过详细的神经功能检查、头颅 CT 和 DSA 检查，可以帮助鉴别。

(2)颅内感染：各种类型的脑膜炎，如结核性、真菌性、细菌性和病毒性脑膜炎等，虽然也有头痛、呕吐和脑膜刺激征，但通常会先有发热，发病不如 SAH 急骤。CSF 的性状提示感染而非出血,头型 CT 没有蛛网膜下腔出血的表现,这些特点都可以帮助鉴别。

(3)瘤卒中或颅内转移瘤:大约 1.5% 的脑肿瘤可能发生瘤卒中,形成瘤内或瘤旁血肿并伴有 SAH。癌癌颅内转移、脑膜癌病或中枢神经系统白血病有时可以产生血性 CSF,但根据详细的病史、CSF 中检出瘤/癌细胞和头部 CT,可以进行鉴别。

(4)其他:一些老年人的 SAH 起病可能以精神症状为主,病程较缓慢,头痛、颈强直等脑膜刺激征不明显,或者表现出意识障碍和脑实质损伤的症状较重,容易被忽视或误诊。应注意询问病史和体格检查,并进行头颅 CT 或 CSF 检查以确定诊断。

(三)治疗

1.一般治疗

(1)呼吸管理:确保患者的呼吸道通畅并提供足够的氧气是首要的任务。如果患者呼吸功能受限,可能需要进行气管插管来保持气道的通畅性,并维持血氧饱和度在正常范围内。

(2)血压管理:在 SAH 的急性期,如果患者同时存在未处理的破裂动脉瘤,应把收缩压控制在 160mmHg 以下。对于已处理的破裂动脉瘤,其血压管理应参照急性缺血性卒中的标准,除非血压极度升高,否则一般不需要降压。如果已经发生了症状性血管痉挛或灌注下降,应进行诱导性升压治疗,这可以改善约 2/3 患者的症状。诱导收缩压至 140~240mmHg,提升 20%~30% 的平均动脉压是相对安全的,但具体升压幅度需要根据患者的状况进行个体化处理。在已处理破裂动脉瘤和未破裂动脉瘤并存的情况下,如果出现症状性血管痉挛或灌注下降,可以进行诱导性升压治疗,但应根据未破裂动脉瘤的位置、大小和形态进行个体化治疗。对于无症状的血管痉挛或灌注下降,其治疗原则可以参考症状性的血管痉挛或灌注下降。无论是由动脉瘤破裂引起的 SAH,还是非动脉瘤性 SAH,以及动脉瘤是否得到处理,SAH 的急性期后都应积极将血压控制在正常范围内。

(3)心电监护:对于急性 SAH 患者,需要重视心电监护,并采取积极的预防措施,以保护心脏功能,从而改善患者的预后。

(4)水电解质平衡:SAH 后发生低钠血症的概率为 10%~30%,因此,治疗过程中需要注意保持水电解质平衡,特别是要警惕低钠血症的发生。

(5)其他并发症:

①发热:通常是因为中枢神经系统的问题。物理降温方法是主要的处理方式,而亚低温治疗并未证明能改善患者的预后情况。

②高血糖:建议将空腹血糖水平控制在 10mmol/L 以下。

③贫血:输注单采红细胞有助于提高 SAH 患者的脑氧传输和利用率。

④肝素诱发的血小板减少症:患病率约为 5%,若患者出现此种病症,应减少肝素的使用,转用替代药物。

⑤深静脉血栓形成和肺栓塞:这是 SAH 患者,尤其是有意识障碍的重症患者的常见并发症。弹力袜和间断的充气压力装置可用于预防。如确需使用低分子肝素,需评估再出血风险,严格掌握适应证,并控制在动脉瘤手术或栓塞 12 小时以后启用。

⑥头痛:严重的头痛会影响患者的情绪和睡眠,可能加剧血压升高,因此必要时应使用镇痛药。

2.预防再出血的药物和其他治疗

(1)首要的措施在于针对病因进行治疗,这是阻止再出血的基本步骤。

(2)保持绝对卧床休息、情绪平稳以及大小便通畅也是必要的。

(3)在药物治疗方面,应用早期和短期疗程的抗纤溶药物,如每日 1 次的氨基己酸 1 支静脉滴注,以及每日 1 次的氨甲环酸 0.25g 静脉滴注。

3.血管痉挛的监测和治疗

(1)血管痉挛的判断和监测:

①血管痉挛是一种常见的病理状况,它通常在出血后的 3~5 天开始发生,然后在 5~14 天达到高峰,最后在 2~4 周后逐渐缓解。这种病症的确诊和监测有多种方法。

②如果出现新的局部神经功能障碍,且不能被脑积水或再次出血所解释,我们就应首先考虑症状性血管痉挛的可能性。此外,平均动脉压的增加可能间接提示血管痉挛的发生。

③DSA 和 TCD 是血管痉挛的两种主要诊断工具。DSA 的诊断标准是大脑中动脉主干或大脑前动脉 A1 段的直径小于 1mm,或者大脑中动脉和大脑前动脉的远端支直径小于 0.5mm。而 TCD 的诊断标准则是平均流速超过每秒 120cm 或两次检查间增加每秒 20cm。这些标准与血管痉挛密切相关。

④我们还推荐使用 CT 或 MRI 灌注成像来明确脑缺血的范围。

(2)血管痉挛的治疗:

①我们可以通过使用微量泵 24 小时连续泵入尼莫地平来有效防止动脑痉挛。泵入的速度起始于每小时 4mL,然后根据血压情况进行个体化调整。

②维持有效的循环血容量可以预防迟发性缺血。但是我们并不推荐预防性应用高容量治疗和球囊扩张。

③如果患者在动脉瘤治疗后发生动脉痉挛性脑缺血,我们可以诱导血压升高。但是,如果血压已经很高或者心脏状况不允许,那么我们就不能进行此项治疗。

④如果动脉痉挛对高血压治疗没有反应,我们可以考虑选择脑血管成形术和(或)动脉内注射血管扩张药进行治疗。

4.脑积水的治疗

脑积水是一种病理状况,其中急性脑积水(脑室在 72 小时内扩张)发生率在 15%～87% 之间。更严重的临床评分或 Fisher 量表评分可能导致急性脑积水的发生率更高。约 1/3 的急性脑积水患者无明显症状,而约一半的患者脑积水在 24 小时内会自然缓解。然而,如果脑积水导致病情恶化或存在脑疝的风险,就需要尽快进行脑室外引流或腰椎穿刺放液治疗,以保持颅内压在 10～20mmHg。在接受脑室引流治疗后,有 40%～80% 的患者意识水平下降有所改善,而脑室引流与再次出血的关联性仍未明确。在特定情况下,如伴有第三、四脑室积血的急性脑积水患者或有症状的慢性脑积水患者,需要考虑进行脑室引流或脑脊液分流术治疗。

5.癫痫样发作的治疗

癫痫样发作是另一种需要特别关注的病症。如果患者有明确的癫痫发作,必须进行药物治疗,但并不主张预防性应用。常用的药物包括静脉滴注或口服丙戊酸,以及钠离子通道阻滞剂,如卡马西平、奥卡西平等。尽管一般不推荐长期使用抗癫痫药物,但对于具有高风险的人群,如有癫痫病史、脑出血、脑梗死、大脑中动脉动脉瘤破裂的癫痫样发作患者,可以考虑长期使用抗癫痫药物。综上所述,脑积水和癫痫样发作的治疗需要综合考虑患者的具体病情和症状,以实现最佳治疗效果。

第三节　帕金森病

一、病因和发病机制

1.基底节皮质环路学说

基底节与运动功能的神经联系主要表现为两条与大脑皮质相关的神经回路。纹状体,包括壳核和尾状核,是基底节环路的主要输入部分,它接受来自运动皮质及其辅助区大部分皮质的神经冲动传入。纹状体神经元的活动明显受到黑质-纹状体多巴胺能通路的影响。纹状体的抑制性冲动传导到苍白球内侧区和黑质网状部,这两者构成了基底节的输出通路。

基底节与皮质之间的运动调节环路形成,是通过从苍白球内侧区到丘脑运动核(丘脑腹外侧核)的抑制性 GABA 能神经投射,以及丘脑到额叶皮质之间的兴奋性连接达成的。

基底节的输入和输出部分涉及两条主要通路。一条是直接从壳核至苍白球内侧区的抑制性通路(GABA 能通路)。另一条则是涉及苍白球外侧段(GPe)与丘脑底核(STN)的间接通路。这条间接通路可能对苍白球内侧区活动起兴奋作用,因为它包括两个抑制性通路:一个是GABA 能通路,从壳核到苍白球外侧区和从苍白球外侧区到丘脑底核;另一个则是从丘脑底核到苍白球内侧区的兴奋性通路,即谷氨酸能通路。

通常认为,源于基底神经节的运动障碍是由"运动"回路功能异常引起的,这导致了苍白球内侧区和黑质网状部(SNr)的输出改变,进而影响运动功能。因此,理解基底节皮质神经回路的运作机制,对于研究神经系统疾病的发展与治疗具有极其重要的意义。

在正常情况下,直接投射到苍白球内侧区的壳核神经元受多巴胺激动,而投射到苍白球外侧区的神经元则受多巴胺抑制。在帕金森病的环路学说中,由于纹状体中多巴胺的缺乏,直接投射到苍白球内侧区的抑制性纹状体神经元活动降低。纹状体多巴胺的耗竭导致投射到苍白球外侧区神经元的过度活动,从而释放了丘脑底核的过度抑制。结果,丘脑底核神经元的兴奋性活动增强,这种增强的活动能刺激苍白球内侧区的神经元,使得大量神经冲动从基底节传到丘脑。

在帕金森病病理过程中,多巴胺的减少既导致直接抑制通路的活动减弱,也导致间接兴奋通路的活动增强,这两者共同引发苍白球内侧区活动增强。由于苍白球内侧区到丘脑的投射为抑制性,苍白球内侧区冲动释放增强后,导致丘脑皮质神经元受到抑制,从而使皮质的兴奋性降低,引发帕金森病的临床症状,如少动和强直。

2.生化病理学说

在生化病理学说中,纹状体的多巴胺和乙酰胆碱是一对相互拮抗的神经递质。多巴胺作为抑制性递质,可以抑制纹状体的活动,而乙酰胆碱作为兴奋性递质,可以增强纹状体的活动。

在健康人体中,两者处于平衡状态。然而,在帕金森病患者中,纹状体中的多巴胺含量显著减少,导致乙酰胆碱的兴奋性作用相对增强,从而导致疾病的发生。因此,帕金森病的治疗方法主要是补充多巴胺的前体——左旋多巴,以补偿脑中多巴胺的缺乏。此外,使用抗胆碱能药物抑制乙酰胆碱的作用,也是常见的治疗策略。通过调整和恢复纹状体中多巴胺和乙酰胆碱的平衡,我们可以有效地缓解帕金森病的症状,改善患者的生活质量。

3.环境毒物因素学说

环境因素对帕金森病的发病率有着显著的影响。在 20 世纪 70 年代,一位美国化学师在私自合成一种违禁的抗精神病药物时,发现其副产品含有神经毒物 1-甲基-4-苯基-1,2,3,6-四氢吡啶(MPTP)。这种物质后来被证实可以用于制造帕金森病的猿猴模型。1979 年,Davis 等人报道了一个 23 岁的男性在使用他自己合成的类似哌替啶的药物(1-甲基-4-苯基-丙氧哌啶,MPPP)后,出现了帕金森病的症状。这种药物中含有污染物 MPTP。严重过量的情况下,这种药物可以导致黑质多巴胺能神经元的大量死亡。1982 年,一位 42 岁的药物成瘾者因为瘫痪住院,不久后,他的姐姐也因为同样的症状而就医。这两个病例都有自行注射合成海洛因的历史。研究发现,他们制作的海洛因中都含有 MPTP,这种物质的代谢产物是 MPP^+,它可以选择性地破坏黑质的多巴胺能神经元。从那时起,MPTP 成为人们制作小鼠和猴帕金森病动物模型的有效工具。

除了 MPTP,还有其他一些环境毒物也被证实可以导致帕金森病的动物模型,包括除草剂百草枯、有机氯农药氧桥氯甲桥萘、杀真菌剂代森锰、鱼藤酮等。百草枯与 MPP^+ 的化学结构类似,它在稻田等农业中广泛使用,被认为是一种可能导致帕金森病的危险物质。流行病学研究证实,种植水稻的人比种植果树的人更容易患上帕金森病,饮用井水的人比饮用河水的人帕金森病的发病率更高,使用除草剂的人比人工除草的人帕金森病的发病率更高。此外,制造含有 MPTP 或与 MPTP 类似结构的药物的药厂(如生产除草剂、杀虫剂的药厂)也出现了帕金森病的小流行。在帕金森病患者的尸检中,脑内发现了杀虫剂氧桥氯甲桥萘的残留。此外,食物中含有的异喹啉类化合物(如去甲猪毛菜碱)也可能诱发帕金森病。因此,环境因素对帕金森病的发病有着重要的影响,我们应该尽可能地避免接触这些可能的致病因素。

4.神经细胞的老化加速

神经细胞的加速老化是一个重要的生物学现象,特别是在帕金森病的情况下。通常,一个正常人的黑质神经元在每 10 年内会减少 4.7%,然而,这并不直接导致帕金森病的发生。但是,一些外部因素如环境毒物的暴露、氧化应激损伤、谷氨酸等兴奋性氨基酸损伤线粒体呼吸链 Complex Ⅰ 等,可能会加速黑质致密部、额叶、颞叶和顶叶等神经元的老化。特别是黑质—纹状体的多巴胺能神经元,当其数量减少到正常的 50% 时,纹状体内多巴胺递质减少 80%,就可能引发帕金森病的症状。

5.氧化应激和线粒体损害导致黑质细胞的损害

动物实验揭示了 MPP^+ 通过多巴胺能神经元末梢的多巴胺转运体,转运到胞体,从而导致多巴胺能神经元的损伤。这些过程中,细胞代谢产生的大量氧自由基和多巴胺产生的羟自由基等会在线粒体内积聚,导致黑质细胞内富含的 Fe^{2+} 代谢转变为 Fe^{3+}。Fe^{3+} 对线粒体呼吸链 Complex Ⅰ 具有破坏性。同时,谷氨酸或其他代谢毒物与呼吸链中 Complex Ⅰ 结合,阻断呼吸链,也会导致线粒体的损伤。这种氧化应激和线粒体损伤的循环互为因果,构成了一种恶性循环。

6.遗传易感性

在帕金森病的遗传易感性方面,研究发现 5%~20% 的帕金森病患者有家族史。相关研究已经在第 1、2、4、6 和 12 号染色体上发现了关联的致病基因。大约 50% 的家族性和 15%~20% 年轻起病的散发性帕金森病患者存在 Parkin 基因的突变,其他致病基因包括 α-synuclein 基因、UCH-L1 基因、DJ-1、PINK1 基因等。比如,常染色体显性遗传的有 PARK1、PARK4,常染色体隐性遗传的有 PARK2、PARK7。近年,发现 LRRK2 基因突变在家族性和散发帕金森病中均有意义。

虽然上述多种发病学说为原发性帕金森病的研究提供了新的视角,但其确切的原因仍然不清楚。另一方面,一些帕金森病的病症可能是由于脑部感染、药物和毒物、外伤、肿瘤以及其他遗传变性病等继发原因引发的,这些情况被称为帕金森综合征。此外,帕金森病也可以与其他神经系统疾病共同发生,此时被称为帕金森叠加综合征。

二、病 理

帕金森病的主要病理表现为黑质和蓝斑的含色素神经细胞减少和变性,以及空泡的形成。这些神经细胞内部可以观察到嗜酸性的包涵体,被称为 Lewy 小体,其主要由异常积聚的 α-synuclein 构成。此外,神经胶质的增生也是一大病理特征,网状结构和迷走神经背核等也会出现相似的变化。相对来说,苍白球和壳核的病理变化较为轻微。此外,中枢神经系统的其他区域可能出现散在的老年性或炎症后的变化。

三、临床表现

帕金森病多在 60 岁以后发病,约占 80% 的病例。然而,也有大约 20% 的患者在 40 岁以前就已发病。男性和女性都可能患病。

帕金森病的主要临床症状包括震颤、肌张力增高(强直)、运动障碍以及姿势和平衡障碍。一般情况下,病程进展缓慢,病情逐渐加重,初发症状因人而异。这些症状通常从一侧的一肢开始,然后逐渐蔓延至其他肢体或全身。然而,也有一些患者的症状始终局限于单一肢体或偏身或某一局部。因此,对于早期或不典型的患者,临床医生需要保持高度的警惕。70% 的患者的首发症状是震颤。

1.震 颤

震颤是由于肢体的促动肌肉和拮抗肌肉间歇性的节律性收缩和松弛引起的,其频率通常为 4~6Hz,可以通过肌电图等方法进行记录。震颤通常首先出现在肢体的远端,如一侧上肢的手指,然后逐渐扩展到同侧下肢及对侧上下肢。下颌、口唇、舌头及头部通常是最后受累的。上肢的震颤幅度通常大于下肢,只有个别患者下肢出现轻微震颤。在帕金森病的早期,震颤通常只在肢体静止时出现,被称为静止性震颤,进行有意识的动作时,震颤可以减轻或暂时停止。到了病程的晚期,震颤可能会变成持续性的,包括静止性和动作性震颤,不仅在进行有意识的动作时不会减轻或停止,情绪激动时还可能加重。在睡眠或麻醉状态下,震颤完全停止。强烈的意志力可以暂时抑制震颤,但持续时间短暂,过后可能会反而加剧。有些患者的静止性震颤可能会与姿势性震颤同时发生。

2.强 直

帕金森病患者的肌肉强直是另一种主要症状,这是由于肌肉张力的增高,主要发生在锥体外系。这种情况下,促动肌和拮抗肌的肌张力都会增高。当关节被动活动时,增高的肌张力会始终保持一致,给人一种平滑、连续的阻力感,这种现象被称为"铅管样强直"。如果患者同时存在震颤,那么在做肢体伸屈运动时,会感觉到在平滑的阻力上出现间歇性的停顿,就像齿轮在转动一样,这种现象被称为"齿轮样强直"。这种强直可能影响到四肢、躯干、颈部及面部。由于这些肌肉的强直,患者可能会表现出特殊的姿势:头部前倾,躯干弯曲,肘关节弯曲,腕关节伸直,前臂内收,双手放在前方,髋和膝关节都稍微弯曲。手和脚的姿势也很特别,手指间的关节伸直,手指内收,拇指对掌,形成了特征性的屈曲的"猿猴姿势"。

随着疾病的进展,这种姿势障碍可能会逐渐加重。在严重的病例中,特别是那些脑炎后的病例,腰部可能会前弯到几乎成直角。头部前倾严重时,下颌可能会触到胸部。某些脑炎后的病例,颈部可能会过度伸展。这些异常并不是由真正的肌肉挛缩引起的,而是由姿势异常或肌肉张力不全引起的。因为这些弯曲的关节可以被患者自我调整或通过被动方式伸直。肌肉强直严重的患者可能会感到肢体疼痛,这种疼痛有时会被误诊为风湿性痛症、冻肩或腰痛。存在一种被称为"路标现象"的体征,它是由腕关节伸肌的强直引起的,对于早期的帕金森病患者具有诊断价值。在进行这种检查时,患者需要将双肘搁在桌子上,使前臂与桌面成垂直角,并让肌肉尽量放松。在正常情况下,这时的腕关节与前臂应该形成 90° 的角度,而在帕金森病患者中,腕关节可能会保持在伸直的位置,就像铁路上的路标一样直立。

3.运动障碍

帕金森病患者的运动功能受到严重影响,主要归因于肌肉僵硬、姿势改变、平衡失调和翻身反射障碍。在疾病的早期,肌肉僵硬导致患者的动作变得迟缓,手指和手臂的僵硬使他们无法完成精细的手部动作。例如,书写字迹变得扭曲,字体逐渐变小,这种情况被称为微字症。在日常生活中,他们可能会遇到许多困难,如坐立、翻身、系鞋带、解开纽扣、穿脱鞋、剃须、洗脸和刷牙等困难。特别是在进行快速复复的动作时,如腕部的旋转,患者的困扰尤为显著。视觉辅助可以稍微改善这种情况,例如,扣袖口的纽扣会比扣领口的纽扣稍微容易一些。走路的困难也很突出。早期,患者可能会拖着脚走路,随着状况的恶化,步子会越来越小,移动的速度越来越慢,一旦开始走路,他们就会以小步快速前冲,但不能立即停下或转弯,这被称为冲动步态。因此,他们发现跑步比走路更容易。在轻度的情况下,冲动步态只在下坡时出现。

由于平衡和翻身反射受损,患者在行走时可能出现犹豫、前冲、后冲或侧冲的步态,这使他们非常容易跌倒。即使是非常小的障碍物,也可能使他们停下步伐。有些患者在夜间看不到障碍物时,行走速度可能会比在白天快得多。试图转弯时,由于躯干僵硬,他们必须采用小步转向,同时转动头部和躯干。

由于失去了协调运动,患者在行走时上肢的摆动减少或完全消失,这通常是疾病早期的典型症状。脸部肌肉的运动减少,形成所谓的面具脸,表现为面部无表情、不眨眼和凝视等。他们的面部表情,包括笑或其他表情,反应非常迟钝,持续时间过长,且肌肉运动幅度减少。如果只有一侧肢体受累,那么面部表情障碍也可能仅限于同侧的一半,或者同侧的症状特别严重。

患者可能会有大量的唾液流出,这是由于口部、舌头、腭部和咽喉等肌肉的运动障碍。唾液分泌并没有增加,只是因为患者不能自然地咽下唾液。严重的患者可能会明显的吞咽困难。

4.非运动症状

(1)消化道症状:许多患者在自主神经功能上会出现问题,这主要是由于迷走神经背核的损害。常见的症状包括顽固性便秘,有时候甚至形成巨结肠。食管、胃和小肠的运动障碍也可能导致吞咽困难、食管痉挛、胃痉挛以及胃食管反流等问题。这些问题可能是由于肠系膜神经丛的神经元退变,导致胆碱能功能不足所引起的。

(2)皮肤症状:有些患者可能会有大量出汗的问题,有时候这种情况可能只发生在身体震颤的一侧。有些患者可能会出现出汗减少的问题,这可能会影响到体温调节,因此在夏天有可能出现中暑的情况。此外,皮脂溢出在帕金森病患者中也是一个常见的症状,尤其是在脑炎后的患者中。有些患者可能还会出现头皮屑增多的问题。

(3)泌尿生殖系统症状:男性患者可能会出现阳痿的问题。有些患者可能会有尿频、尿急、排尿不畅,甚至尿潴留的问题。此外,性欲减退也是一个常见的症状。

(4)动眼危象:这是一种发作性的两眼向上或一侧窜动的不自主眼肌痉挛动作,这在脑炎后的帕金森病患者中比较常见。少数患者可能会出现调节辐辏障碍、垂直性(向上、向下)凝视麻痹等问题。

(5)言语障碍:晚期的帕金森病患者可能会出现言语障碍,包括语音低沉、发音单调无音调变化,称为失语的能力,发音呈暴发性,言语速度过快,咬音不准,使旁人难以听懂。

(6)认知功能与精神症状:抑郁和焦虑是帕金森病最常见的症状,尤其是在药物疗效减退的情况下,病情波动和加重时,抑郁和焦虑的症状会变得更加明显。在病程中晚期,可能会出现认知障碍,大约30%的晚期患者都会有不同程度的认知障碍。

(7)其他:一些患者在早期就可能会出现嗅觉减退或消失的情况,有时候可能会出现肢体肌肉酸胀和疼痛的问题,尤其是在左旋多巴剂量不足和无效的情况下。患者可能会出现思睡的情况,少数患者可能会出现睡眠-窒息综合征和睡眠中喊叫的情况。一些患者可能会出现视敏度减弱的问题。在少数的晚期患者中,尤其是在使用多巴胺受体激动剂的患者中,可能会出现视幻觉的情况。

四、诊断与鉴别诊断

1.辅助检查

(1)一般的血液和脑脊液检验对于诊断帕金森病并没有特别的帮助。然而,腰穿压力释放试验对于鉴别由脑积水引发的帕金森综合征具有重要价值。血清和脑脊液中的自身免疫抗体可以用于鉴别由炎症引起的帕金森综合征。

(2)早期的帕金森病患者可以通过嗅棒检查来发现早期的嗅觉减退。脑内超声可以在帕金森病患者的中脑部位发现黑质的高回声区域。睡眠脑电图可以检测到帕金森病患者存在的睡眠障碍。肛周肌电图和视频眼震电图也可以用于鉴别帕金森病和帕金森综合征。

（3）常规的磁共振成像主要用于鉴别帕金森病,但有很多研究也提示了DTI、MRS等功能磁共振成像在帕金森病诊断中可能有更大的作用。

（4）使用^{18}F-DOPA PET或DAT PET显像可以发现纹状体的不对称损害。也有使用SPECT进行多巴胺转运体显像或纹状体多巴胺再摄取和突触前囊泡显像的方法来鉴别帕金森病和其他帕金森综合征。

2.诊断要点

（1）帕金森病通常在中老年时发病,病程进展缓慢。

（2）运动迟缓,并且至少伴有静止性震颤或肌强直中的一项症状。

（3）帕金森病通常是偏侧起病。

（4）对左旋多巴的治疗反应良好。

3.诊断标准

帕金森病的诊断依据是2015年由国际运动障碍协会(MDS)发布的国际帕金森病临床诊断标准,以及2016年由中华医学会神经病学分会帕金森病及运动障碍学组发布的中国第二版帕金森病临床诊断标准。依据这些标准,临床确诊帕金森病的特异性超过90％,而临床诊断为可能的帕金森病的特异性和敏感性都超过80％。

（1）临床确诊帕金森病:必须有以运动迟缓为主的核心症状,以及肌强直或静止性震颤。同时,需要满足两项或更多的支持标准,且无任何绝对排除标准和警示征象。

（2）可能的帕金森病:必须有以运动迟缓为主的核心症状,以及肌强直或静止性震颤。无任何绝对排除标准,警示征象不超过两项,同时需要有足够数量的支持标准来抵消警示征象。

（3）核心症状:运动迟缓,肌强直或静止性震颤。

（4）支持标准:①对多巴胺能药物有明显且显著的治疗效果。在初始治疗期间,患者的功能可以恢复或接近正常水平。在没有明确记录的情况下,可以通过以下两种情况定义初始治疗的显著反应:药物剂量增加时,症状显著改善;药物剂量减少时,症状显著加重。这些变化可以通过客观评分(如治疗后UPDRS-Ⅲ评分改善超过30％)或者主观描述(如患者或照顾者提供的可靠且显著的症状改变)来确定;存在明显的开/关期症状波动,包括在一定程度上可预测的剂末现象。②出现左旋多巴诱导的异动症。③临床检查发现单个肢体的静止性震颤(无论是在过去还是现在的检查)。④下列辅助检查阳性有助于鉴别帕金森病与非典型性帕金森综合征:存在嗅觉减退或丧失,或头颅超声显示黑质异常高回声(＞20 mm²),或心脏间碘苄胍闪烁显像法显示心脏去交感神经支配。

（5）绝对排除标准:以下情况可以被视为帕金森病的绝对排除标准:①如果患者存在明显的小脑性共济失调或小脑性眼动异常(如持续的凝视引发的眼震、巨大的方波跳动、超节律扫视);②如果患者表现出向下的垂直性核上性凝视麻痹或向下的垂直性扫视选择性减慢;③如果患者在疾病发作后的5年内被诊断为高度可能的行为变异型额颞叶痴呆或原发性进行性失语;④如果患者在发病后的3年内的帕金森样症状仍然限制在下肢;⑤如果患者的帕金森综合征是由多巴胺受体阻滞剂或多巴胺消耗剂诱导的,其剂量和时间与药物性帕金森综合征一致;⑥如果患者的病情处于中等至重度(即根据MDS-UPDRS,评定肌强直或运动迟缓的得分大于 2 分),但对每日至少 600mg 的左旋多巴治疗没有显著的反应;⑦如果患者存在明显的皮质复合感觉丧失(如在主要感觉器官完整的情况下出现皮肤书写感和实体识别感损伤)以及存在明确的肢体观念运动性失用或进行性失语;⑧如果分子神经影像学检查显示患者的突触前多巴胺能系统功能正常;⑨如果患者存在明确可导致帕金森综合征或疑似与患者症状相关的其他疾病,或者基于全面诊断评估,由专业医师判断其可能为其他综合征,而非帕金森病。

(6)警示征象:以下情况可以被视为帕金森病的警示征象:①如果患者在疾病发作后的 5 年内出现步态障碍快速恶化,以至于需要频繁使用轮椅;②如果患者的运动症状或体征在疾病发作后的 5 年内或 5 年以上没有任何进展,除非这种病情的稳定与治疗有关;③如果患者在疾病发作后的 5 年内出现球麻痹症状,这可能表现为严重的发音困难、构音障碍或吞咽困难(需要食用更软的食物,或通过鼻胃管、胃造瘘进食);④如果患者在疾病发作后的 5 年内出现吸气性呼吸障碍,即在日间或夜间出现吸气性喘鸣或频繁的吸气性叹息;⑤如果患者在疾病发作后的 5 年内出现严重的自主神经功能障碍,包括体位性低血压(在站立后 3 分钟内,收缩压下降至少 30 mmHg 或舒张压下降至少 20 mmHg,除非这可能是由脱水、药物或其他可能的自主神经功能障碍的疾病引起的);或者在疾病发作后 5 年内出现严重的尿潴留或尿失禁(但不包括女性长期存在的低容量压力性尿失禁,且不能仅仅是功能性尿失禁,如不能及时如厕所)。对男性患者来说,尿潴留不应是由前列腺疾病引起的,并且应伴随勃起功能障碍;⑥如果患者在疾病发作后的 3 年内由于平衡障碍导致反复(每年超过 1 次)的跌倒;⑦如果患者在疾病发作后的 10 年内出现颈部前倾或手足挛缩不成比例;⑧如果患者在疾病发作后的 5 年内没有出现任何常见的非运动症状,包括嗅觉减退、睡眠障碍(如维持睡眠困难、白天过度疲倦和快速眼动睡眠行为障碍)、自主神经功能障碍(如便秘、日间尿急和症状性体位性低血压)及精神障碍(如抑郁、焦虑和幻觉);⑨如果患者出现其他原因不能解释的锥体束症状;⑩如果患者在疾病起始或病程中表现为双侧对称性的帕金森综合征症状,没有任何一侧明显优势,且客观体检也未发现明显的侧别性。

4.鉴别诊断

(1)帕金森叠加综合征:这类疾病涵盖了多系统萎缩(MSA)、进行性核上性麻痹(PSP)、皮质基底节变性(CBD)等。这些疾病患者通常在早期就出现语言和步态障碍、姿势不稳定的症状,中轴肌肉张力显著高于四肢,没有静止性震颤,自主神经功能障碍明显,并且对左旋多巴无反应或反应不持久。可以通过各自的特征进行鉴别,例如,多系统萎缩常常伴有体位性低血压或小脑体征;进行性核上性麻痹早期常有易跌倒和垂直注视麻痹(特别是看下方困难)、颈部过伸的现象;皮质基底节变性常常表现为不对称的局部肌肉张力增高、肌阵挛、失用、异己肢现象。

(2)继发性帕金森综合征:患者有明确的病因,如药物、感染、中毒、脑卒中、外伤等。通过详细询问病史,并结合相应的实验室检查结果,通常可以容易地与原发性帕金森病进行鉴别。临床上,药物引起的帕金森综合征最为常见,尤其是用于治疗精神疾病的药物。

(3)特发性震颤:患者的疾病起病隐匿,进展缓慢,震颤是唯一的临床症状,表现为姿势性震颤和动作性震颤,双侧肢体同时受累,情绪紧张时震颤加重,静止时可减轻,且不伴有运动迟缓、肌张力正常。根据上述特点,通常可以很容易地进行鉴别。

五、治　疗

1.常用药物及用法

(1)复方左旋多巴制剂:这种药物包含左旋多巴和脱羧酶抑制剂,是最有效的治疗帕金森病的震颤、僵硬和运动迟缓等症状的药物。但是,长期使用可能会导致症状波动和肌张力障碍等运动并发症。

①美多芭:每片含有 200 mg 的左旋多巴和 50 mg 的苄丝肼,总量为 250 mg。通常初始剂量 62.5 mg,每日三次,逐渐调整剂量直到运动症状得到满意的改善。每次服药后,有效改善时间通常在 3～4 h,因此需要每天服用 3～4 次。年轻患者在早期通常不应超过每天 500 mg。

②息宁:每片含有 200 mg 的左旋多巴和 50 mg 的卡比多巴,总量为 250 mg。目前国内仅有控释片。由于其释放方式与美多芭不同,生物利用度一般是美多芭的 2/3,因此在替换时需要注意调整剂量。通常初始剂量为 125 mg,每日两次,由于是控释片,药效通常可以维持 5～6 h,每天只需要服用两次,但需要注意药物起效比较缓慢。

(2)多巴胺受体激动剂:由于麦角类多巴胺激动剂的心脏瓣膜和肺纤维化的不良反应,目前已不再用于帕金森病的治疗。目前临床使用的都是非麦角类多巴胺激动剂,主要作用于纹状体神经元的突触后的 D2、D3 受体,其效果较左旋多巴弱。由于它们不依赖多巴胺的作用,且主要为长效制剂,有利于提供持续的多巴胺刺激,可以预防和减少运动并发症的发生。多巴胺受体激动剂的常见不良反应主要是日间嗜睡、精神症状、冲动控制障碍以及心脏的不良事件,因此高龄患者需要谨慎使用。

①吡贝地尔:每片含有 50 mg 吡贝地尔,其效力等同于 100 mg 的左旋多巴。该药物对突触后的多巴胺 D2、D3 受体有激动作用,同时也对突触前的去甲肾上腺素 α₂ 受体有拮抗作用。因此,除了能改善震颤、僵硬和运动迟缓外,对步态障碍也有一定效果。有研究表明,它可以改善患者的抑郁症和认知功能障碍。通常初始剂量为 50 mg,每日 1 次,逐渐增加到每日 3 次。当单独使用时,最大剂量为每日 250 mg;与左旋多巴联合治疗时,最大剂量为每日 150 mg。此药物的胃肠道反应相对较明显,因此在开始服用前,可以用多潘立酮等胃肠动力药进行对症处理。

②普拉克索:常规剂量为每片 0.25 mg 和 1 mg,控释片为每片 0.75 mg。1 mg 的普拉克索等同于 100 mg 的左旋多巴。它对突触后的多巴胺 D2、D3 和 D4 受体有激动作用,所以除了改善震颤、僵硬、运动迟缓外,这是目前最推荐用于治疗帕金森病并发抑郁症的药物。通常初始剂量 0.125 mg,每日 3 次,按周逐渐增加剂量。有效剂量为 0.25 mg,每日 3 次,一般的推荐治疗剂量为每日 1.5～2.25 mg,最大剂量为每日 4.5 mg。

③罗匹尼罗:常规规格为 0.25 mg,0.5 mg 和 1 mg;缓释片为每片 4 mg 和 5 mg。罗匹尼罗的效力等同于 100 mg 的左旋多巴。它对突触后的多巴胺 D2、D3 受体有激动作用。常规剂量从 0.25mg 开始,每日 3 次,每周逐步增加剂量,最大剂量为每日 24 mg。缓释片每日可以服用一次。

(3)单胺氧化酶 B 抑制剂:这类药物主要抑制突触前和突触旁的单胺氧化酶 B 受体,降低突触间多巴胺的代谢,并同时提高突触间含有去甲肾上腺素和 5-羟色胺的浓度。它们可以改善帕金森病患者轻度的肌肉僵硬和运动迟缓,对冻结步态有一定的疗效。有研究认为这类药物具有一定的神经修饰作用。但需要注意的是,这类药物不能和 5-羟色胺再摄取抑制剂(SS-RIs)等药物一起使用,并且要注意其对血压、睡眠以及认知的影响。超剂量时可能会抑制单胺氧化酶 A 受体,从而导致更严重的副作用。

①司来吉兰:每片含有 5 mg 或 10 mg 的司来吉兰,其效力相当于 100 mg 的左旋多巴。通常从每日早午各 2.5 mg 或早上 5 mg 开始服用,最大剂量为每日早午各 5 mg 或早上 10 mg。

②雷沙吉兰:片剂含有 0.5 mg、1.0 mg 或 2 mg 的雷沙吉兰,其效力相当于 100 mg 的左旋多巴。通常每日服用 1 mg。

(4)儿茶酚胺-O-甲基转移酶抑制剂:由于托卡朋具有肝损害的风险,已经从市场上撤回,目前仅有恩他卡朋可用。

恩他卡朋:每片含有 200 mg 的恩他卡朋。由于该药不能穿透血脑屏障,所以必须和左旋多巴一起使用,以减少左旋多巴在肠道的代谢。使用恩他卡朋可以增加 30% 的左旋多巴效力。同时,它还可以提高多巴胺的浓度,改善晚期帕金森病患者的症状波动。但研究表明,恩他卡朋可能会增加异动症,尤其是剂峰异动的风险。

(5)促多巴胺释放剂金刚烷胺:其作用机制来源于 NMDA 受体的拮抗以及对 GABA 能神经元的影响。它具有弱的促进多巴胺分泌的作用。每片 0.1g(等同于 100 mg 左旋多巴的效力)。金刚烷胺对运动症状有全面而微弱的改善效果,同时对异动症有良好的改善功效。但需注意其可能加重睡眠、认知和精神症状。通常服用量为每次 0.1 g,每日两次,最大剂量不超过每日 0.4 g,建议最后一次服用在 16:00 前,以减少对睡眠的影响。

(6)抗胆碱药:苯海索(商标名:安坦),每片 2 mg。主要用于改善震颤,但对肌强直和运动迟缓无明显改善效果。由于其可能导致诸如嗜睡、抑郁、幻觉、意识混乱和记忆力下降以及青光眼、排尿障碍等不良反应,特别是在老年人群中,目前已较少用作一线治疗。

2.早期帕金森病的治疗

(1)神经修复疗法:一旦帕金森病被诊断,应立即开始神经修复治疗。主要药物包括:单胺氧化酶(MAO-B)抑制剂,其中 1 mg 的雷沙吉兰得到了大量阳性实验的支持。可能具有神经修复作用的药物还包括多巴胺受体激动剂、抗炎药、抗氧化药和清除自由基药物。

(2)早期且未伴有智力衰退的患者治疗:①非麦角类多巴胺受体激动剂;②MAO-B 抑制剂司来吉兰,或加用维生素 E;③金刚烷胺,若震颤明显且其他抗帕金森病药物效果不佳时,可选用抗胆碱能药;④复方左旋多巴+儿茶酚-O-甲基转移酶(COMT)抑制剂;⑤复方左旋多巴:一般在①、②和③方案治疗效果不佳时加用。

(3)晚期和伴有智力衰退的患者治疗:首选复方左旋多巴,必要时可加用多巴胺受体激动剂、MAO-B 抑制剂或 COMT 抑制剂。

3.中晚期帕金森病的治疗

(1)症状波动的治疗:症状波动包括剂末恶化和开一关现象。

①剂末现象和突然关期的处理:可选择左旋多巴与多巴胺受体激动剂合用;加用 COMT

抑制剂或 MAO-B 抑制剂;增加左旋多巴的服用次数,减少每次服药剂量;改用控释片(注意服药剂量需增加 20%～30%);减少全天蛋白摄入量或重新分配蛋白饮食;在严重关期时,皮下注射阿扑吗啡;也可以考虑手术治疗。

②延迟"开"或无"开"反应的处理:加用 COMT 抑制剂;增加左旋多巴剂量(易诱导运动障碍);空腹服用、减少蛋白摄入;提前半小时服用多潘立酮(吗丁啉)或西沙必利。

③冻结:冻结步态是帕金森病患者运动受限的一个重要表现。部分患者对 MAO-B 抑制剂或去甲肾上腺素能药物屈昔多巴有一定改善作用,吡贝地尔由于也有去甲肾上腺素 α₂ 受体的拮抗作用,部分患者也有改善。同时,非药物(包括视觉引导、步态训练等方法)和抗焦虑药物可以有一定改善效果。

(2)异动症的医疗策略:异动症的类型包括剂峰异动、双向异动、关期肌张力障碍和关期痛性痉挛。

①处理剂峰异动:首要步骤是减少左旋多巴的剂量,同时增加多巴胺的服用次数;可考虑与多巴胺受体激动剂合用。有研究显示,同时使用 COMT 抑制剂并减少左旋多巴的剂量可以减少异动症的出现,但在早期帕金森病患者中,使用 COMT 抑制剂可能会增加异动症的风险。应停用控释片,以防止累积效应。由于氯氮平能拮抗多巴胺受体 D1,也可以用于治疗异动症,但需要注意其对粒细胞的影响。

②处理双向异动症:部分患者可以增加左旋多巴的服用次数或剂量(在病程初期可能有效);最好停用控释片;使用左旋多巴水溶性制剂(对剂初异动症可能有效);手术治疗,包括深脑刺激(DBS)治疗,可以改善患者的双向异动症状。

③处理关期肌张力障碍:对于早晨肌张力障碍,可以在睡前加用控释片或长效多巴胺受体激动剂;也可以在起床前服用左旋多巴标准片或水溶制剂。

4.非运动症状的治疗

帕金森病的非运动症状主要包括感觉障碍、精神障碍、自主神经功能障碍以及睡眠障碍等。

(1)治疗抑郁与焦虑:针对并发抑郁的帕金森病患者,首选药物通常是多巴胺受体激动剂,如普拉克索。在常用的抗抑郁药中,三环类药物作用迅猛,对于改善睡眠有显著效果,但可能导致认知功能下降、体位性低血压和心律失常等不良反应。SSRIs,如西酞普兰、舍曲林和帕罗西汀,都有一定证据表明可改善帕金森伴发的抑郁,但证据尚不充分。去甲肾上腺素再摄取抑制剂(SNRIs),如文拉法辛,可改善帕金森病的抑郁症状,且不会加重运动症状。司来吉兰也可改善抑郁症状,但需注意其可能引发的精神病性症状,且不可与 SNRIs 并用。焦虑症状的治疗尚缺乏充足的循证医学证据,但通常伴随抑郁症状出现,因此抗抑郁药物治疗可改善焦虑症状。对中度焦虑症状,可使用苯二氮䓬类药物,但需注意其对认知功能的影响以及可能增加跌倒风险。

(2)治疗精神障碍:首先需要判断精神障碍是由抗帕金森药物引起还是疾病本身造成。因此,出现精神障碍后,应首先调整药物,调整顺序按照诱发精神障碍的可能性:抗胆碱能药物＞金刚烷胺＞MAO-B(如司来吉兰、雷沙吉兰)＞多巴胺受体激动剂(如普拉克索、罗匹尼罗)＞左旋多巴。如果上述方法效果不佳,则需要考虑疾病本身的影响。对于幻觉和妄想,建议使用氯氮平和喹硫平,前者作用较强,且锥体外系反应较少,但需注意可能导致粒细胞减少,因此需监测血常规。不建议使用奥氮平或其他经典的抗精神病药物来治疗帕金森病伴发的精神障碍。同时,精神障碍常常提示认知功能下降,因此可用改善认知的药物治疗,具体治疗可参考痴呆和认知功能减退的治疗方法。

(3)痴呆与认知减退的治疗:患有帕金森病痴呆(PDD)的患者需停止使用抗胆碱能药物和金刚烷胺。药物调整方案可以参考精神障碍的药物调整策略。在药物治疗层面,抗胆碱酯酶抑制药相较于治疗阿尔茨海默病(AD)的药物更具有疗效,目前,卡巴拉汀在多项临床研究中表现出显著的疗效,多奈哌齐也被认为可以用于 PDD 的治疗。虽然胆碱酯酶抑制剂可能会轻至中等程度地增加震颤症状,但对其他锥体外系症状影响不大。美金刚作为另一种改善认知的药物,也被认为可以用于 PDD 的治疗。

(4)便秘的治疗:足够的液体摄入、纤维素摄入以及适当的运动对缓解便秘有积极的效果。同时,乳果糖和大便软化剂的使用也有一定的效果。此外,也可以尝试使用番泻叶等中药制剂,或者多潘立酮、莫沙必利等促进胃肠蠕动的药物。

(5)排尿障碍的治疗:在开始治疗之前,需要进行完整的尿动力学检查,老年男性患者要注意,常常会被误诊为前列腺增生而进行手术治疗。对于排尿障碍,首先应让患者养成定期排尿的习惯,同时,对于尿频、尿急和急迫性尿失禁,可以选择使用外周抗胆碱能药,如奥昔布宁、托特罗定、溴丙胺太林和莨菪碱等,其中前两种药物中枢抗胆碱作用较少;对于逼尿肌无反射者,可以选择使用胆碱能制剂,但需注意会加重帕金森病的运动症状。米拉贝隆-β_3 肾上腺素能受体激动剂也有报道可使用。尿潴留可以选择间歇性清洁导尿。夜尿增多主要与体位性低血压相关,因此改善帕金森病患者的睡眠质量及睡前给予去氨加压素可以有效缓解夜尿,但需要对血钠进行监测。

(6)体位性低血压:首先,需要确定和排除可能引起低血压的药物。同时,增加盐和水的摄入,睡觉时头部抬高,穿弹力袜等。注意,应缓慢增加左旋多巴以及多巴胺受体激动剂的剂量。不会增加卧位血压的药物有多潘立酮、嗅吡斯的明。能够增加卧位高血压的药物有盐酸米多君、氟氢可的松、屈昔多巴。

(7)睡眠障碍:帕金森病患者经常遭受各种类型的睡眠障碍,其发病率异常高。治疗方法需要根据具体类型而定。

① 对于可逆的原因,首先需要进行选择:如果与夜间帕金森病的运动症状有关,考虑使用左旋多巴控释片、长效多巴胺受体激动剂和 COMT 抑制剂。如果是由于异动症引起的,可以在睡前减少抗帕金森病药物的剂量。对于影响睡眠的药物,如司来吉兰或金刚烷胺、胆碱能药物,可以调整用药时间、减量或停用。

② 对于患有不宁腿综合征的患者,首选普拉克索、罗匹尼罗或普瑞巴林、加巴喷丁。另外,复方左旋多巴、文拉法辛等抗抑郁药物也有一定疗效,但长期使用复方左旋多巴可能会恶化不宁腿症状。

③ 对于有客观性失眠的帕金森病患者,夜间使用复方左旋多巴可以改善症状。同时,认知行为疗法是目前针对失眠的标准疗法。褪黑素和艾司佐匹克隆也可以有一定的改善效果。小剂量的多塞平可以利用其抗组胺作用,在小型研究中已证明有效,且由于无抗胆碱能作用,

对认知影响较小。

④ 对于日间嗜睡与发作性睡病,需要排除由多巴胺能尤其是多巴胺受体激动剂引起的情况。但相对部分是疾病本身所致,且与夜间睡眠质量无关。光线疗法、哌甲酯等药物并无明显作用。组胺 H_3 受体拮抗剂替罗利特可以降低 Epworth 嗜睡量表评分 4 分。莫达非尼可以显著改善患者日间嗜睡,但其药物成本限制了进一步的使用。目前,日间服用咖啡因是最安全且有效的方法。

⑤ 对于梦魇,常需要减少或停用睡前的抗帕金森病药物,也可以采用小剂量的氯氮平。

⑥ 快速动眼睡眠行为障碍(RBD)的有效治疗手段是应用小剂量氯硝西泮,改善率可以达到 90%,但需要注意可能会引发嗜睡、摔倒和认知功能影响等不良反应。褪黑素在一些小规模研究中也被证明可以改善帕金森病患者的 RBD 症状。

5.手术治疗

当前,深部脑刺激(DBS)手术被广泛选择为帕金森病的手术治疗方式,而神经核毁损手术通常只能进行单侧手术。

6.康复治疗

康复治疗是帕金森病治疗中的重要补充,涵盖了特定的训练和指导(如语言、饮食、行走等)和辅助工具的使用。根据患者的功能障碍,可以进行健身操、太极拳和慢跑等体育活动,以及步态和平衡训练。这些长期坚持的康复活动有助于改善运动功能,增强患者的生活能力,同时也能延长药物的有效期。

第四节　癫痫发作及癫痫

癫痫发作,源自拉丁文,意为“掌控”或“抓住”,是由于大脑神经元异常过度活动或同步化活动导致的发作性事件。这种病症的表现形式因其异常放电发生的位置不同而不同,可能表现为突然的惊厥,也可能只是外人无法察觉的体验性事件。各种因素影响了癫痫发作的发病率和患病率,而不同来源的报告也有所不同。在普通人群中,有 5%～10% 的人在一生中至少经历过一次癫痫发作,儿童早期和成年晚期的发病率较高。

癫痫发作和癫痫是两个不同的概念,需要区分。癫痫是由于慢性或潜在病变导致患者反复出现癫痫发作的状况。这个定义意味着,只有一次癫痫发作或者由可避免或可修复的环境因素引发的多次癫痫发作并不被诊断为癫痫。癫痫是一种临床表现,而不是单一的疾病实体。在各种癫痫病因中,包含多种癫痫综合征。不同的癫痫综合征有不同的临床和病理特征,通常提示着不同的特异性病因。

根据癫痫定义为两次以上的非诱发性癫痫发作,癫痫在全球不同人群中的发病率为 0.3%～0.5%,患病率为(5～10)/1000。

一、癫痫发作的分类

判断癫痫发作的类型非常重要,这会决定病因诊断方法的选择,恰当治疗的选择,并可以为预后提供重要信息。国际抗癫痫联盟（ILAE）提出将癫痫发作分为四个大类：局灶性、全面性、全面性合并局灶性以及不明分类的癫痫发作。这个系统是基于癫痫发作的临床特征及相关脑电图发现而形成，不包括发作的其他可能存在的不同之处如病因、细胞底物。随着我们对发作病理生理机制的理解，这个分类系统肯定会进行修订。癫痫发作的分类基本原则是，要么为全面性发作，要么为局灶性发作。局灶性发作起源于一侧半球内的网络（"部分性"一词不再使用）。全面性发作起源于双侧半球的神经网络并迅速扩散。局灶性发作通常与脑结构异常有关，全面性发作可能与细胞、生化异常或广泛的结构异常有关。然而，两种分类中都有例外。

（一）局灶性癫痫发作

局灶性癫痫发作起源于大脑的一侧半球，无论其影响范围如何。新的分类系统取消了简单局灶性癫痫发作和复杂局灶性癫痫发作的定义。现在，局灶性癫痫发作根据是否伴有认知障碍分为两类。此外，局灶性癫痫发作有可能转化为全面性癫痫发作。

在局灶性癫痫发作的情况下，发病间期的常规脑电图可能正常或显示短暂的癫痫性尖波或棘波放电。如果癫痫发作源自颞叶内部或额叶底部，发作期的脑电图可能无法定位，但是可以通过蝶骨电极或手术植入的颅内电极检测到癫痫的起源。

1.不伴有意识障碍的局灶性癫痫发作的特征

局灶性癫痫发作不伴有意识障碍的特征包括引发运动、感觉、自主神经或心理症状，但不出现认知异常。例如，起源于右侧初级运动皮质手部运动控制区域的局灶性癫痫发作可以引起左手的不自主运动。这种不自主运动通常表现为典型的阵挛（反复的伸屈运动），频率通常为2～3 Hz，也可能仅表现为姿势性强直。由于手的运动皮质区域靠近面部运动功能区，这种癫痫发作可能伴有面部的同步运动。

如果癫痫灶影响到大脑凸面，发作期的头皮脑电图可能显示相应区域非常局限的异常放电。如果癫痫活动发生在脑组织的深部结构，标准脑电图通常无法记录到异常，这时需要颅内电极进行检测。

三种局灶性运动性癫痫的特征值得注意：首先，某些患者的癫痫发作可能从非常局限的区域开始，如手指，然后逐渐扩展到肢体的大部分，这种现象被称为杰克逊扩展；其次，患者可能出现癫痫发作影响部位的局灶性瘫痪，持续数分钟到数小时；最后，少数癫痫发作可能持续数小时或数天，这被称为部分性癫痫持续状态，通常是药物难以治疗的癫痫。

局灶性癫痫发作也可以表现为感觉异常（如针刺感，温热感消失）、视觉异常（如闪光或视觉幻觉）、平衡感觉异常（如眩晕或摔倒的感觉）或自主神经症状（如脸红、出汗和毛发直立）。起源于颞叶或额叶的局灶性癫痫发作可能出现听觉、嗅觉或更高级皮质功能（如心理）症状，如强烈而少见的气味（如橡胶燃烧的味道或煤油味）、声音（吵闹的或非常复杂的声音）或感觉从腹部或胸部向上升至头部。一些患者描述的是奇怪的、内在的感觉，如恐惧、压力、分离感、人格分裂感、似曾相识感，或者对物体大小的幻觉。这些主观的、内在的体验并不能被旁观者直接观察到，通常被称为先兆。

2.伴有意识障碍的局灶性癫痫发作的特征

局灶性癫痫发作患者可能会短暂地出现意识障碍，这表现为无法与周围环境正常交互。在癫痫发作期间，患者可能无法正确执行视觉或语言指示，发作后也无法记住或完全不知情。

此类癫痫常常开始于形式刻板的先兆,也即不伴随认知障碍的局灶性癫痫发作。发作的起始标志通常是突然的动作停止或无表情的呆视,这表现了意识清醒程度的受损。动作停止时常伴随着自动症,表现为无意识的、自发的多种形式的动作。这种自动症可以是很微小的动作(如吸吮、舔嘴唇、吞咽或手的抓取动作),也可以是很复杂的动作(如发脾气、奔跑)。癫痫发作后,患者可能会出现意识模糊,恢复清醒可能需要几秒钟或几小时。发作后立即进行检查可能会发现患者的顺行性遗忘,如果癫痫发源于优势半球,可能会出现发作后的失语。局灶性癫痫的临床表现非常广泛,因此对于形式刻板的怪异发作形式或者不典型的行为要特别警惕,不能轻易排除癫痫的诊断,对于这类患者,详细的脑电图检查非常重要。

(二)局灶性进展为双侧强直—阵挛

局灶性癫痫发作可能会扩散至双侧半球,从而产生全面性癫痫发作,通常为强直—阵挛样发作。起源于额叶的局灶性癫痫发作更易于发展为全面性癫痫发作,但其他脑叶起源的也可能泛化为全面性癫痫发作。这种由局灶性癫痫发作转变为全面性癫痫发作的情况与原发性强直—阵挛发作常常难以区别,因为在癫痫发作时,观察者通常只注意到明显的惊厥阶段,而忽视了发作初期的局灶性症状。有些患者只有通过详细的询问才能发现其发作的先兆。局灶性癫痫发作在临床上也常常不明显,只能通过仔细分析脑电图来确认。但鉴别是非常重要的,因为它们的发展过程和治疗方法都是不同的。

(三)全面性癫痫发作

全面性癫痫发作起源于一个特定点但迅速扩散到双侧半球的神经网络。有多种不同的全面性癫痫发作类型,每种都有其不同的特性,清楚地了解它们的特性和分类对临床诊断非常有帮助。

1.典型失神发作

典型失神发作表现为突然和短暂的意识障碍,不伴随体位控制的丧失。典型失神发作通常只持续几秒钟,意识恢复得也很快,就像发作一样突然开始,突然结束,没有发作后意识模糊的情况。尽管失神发作持续时间短暂,临床上可能没有明显表现,或只有临床下的癫痫放电,但也可能伴有轻微的、双侧的运动表现,如快速眨眼、吸吮、双手的小幅度阵挛。

典型失神是遗传性癫痫的一种,通常在儿童期(4～8 岁)或青少年早期开始,是儿童癫痫的主要类型,占所有儿童癫痫的 15%～20%。每天可能发生上百次发作,但因症状轻微,患儿或家长常常无法确认这些发作。因此,失神发作通常是由于无法解释的"白日梦"或学习成绩下降而被教师首先发现。

在脑电图上,失神发作表现为特征性的突然开始、突然结束的广泛性、对称性的 3 Hz 棘慢波,背景活动正常。脑电图持续数秒后通常伴有临床发作,但短暂的脑电图癫痫波暴发比临床发作更常见。过度换气可以诱发脑电图异常或临床发作,因此常常在脑电图检查中使用。

2.不典型失神发作

不典型失神发作在临床表现和脑电图上都与典型失神发作有所不同。例如,意识障碍的持续时间更长,发作和结束的过程较慢,发作时伴随更明显的运动症状,并有更多的局部或偏侧症状。在脑电图上,表现为广泛的、≤2.5 Hz 的慢速棘慢波模式和其他异常。不典型失神发作通常与脑部的局部或弥散性结构损伤有关,因此可能伴有其他神经功能异常症状,如智力发育延迟。相比于典型失神发作,不典型失神发作的药物治疗效果更差。

3.全面性强直－阵挛发作

全面性强直－阵挛发作是10％的癫痫患者的主要发作类型,也是代谢性疾病最常见的癫痫发作形式,因此可以在各种临床疾病中见到。全面性强直－阵挛发作通常突然发作,部分患者在发病前几小时有模糊的预感,这种预感与局灶性癫痫发作前的先兆不同。强直－阵挛发作的第一阶段通常为全身肌肉的强直性收缩,导致其典型的临床表现。呼吸肌和咽喉肌的强直收缩可以导致发作期间的大喊,呼吸停止,口咽部积聚分泌物和发绀。下颌肌收缩导致舌咬伤。交感神经活动增强,表现为心率增加、血压升高和瞳孔扩大。10～20 s后,强直性肌肉收缩时出现间歇性肌肉松弛,从而进入阵挛期。松弛时间逐渐延长直到发作停止,通常不超过1分钟。发作后期,患者对刺激无反应,肌肉松弛,分泌物增多,可能出现呼吸阻塞和大小便失禁。患者通常需要几分钟到几小时逐渐恢复意识,在此期间处于意识模糊状态。随后,患者可能会出现几小时的头痛、疲劳和肌肉疼痛。发作后意识障碍期持续很长时间(数小时)的患者,其癫痫发作持续时间较长,或可能合并有中枢神经系统疾病,如酒精性脑萎缩。

在脑电图上,强直期表现为广泛的低幅快速活动逐渐增加,然后出现全导高幅多棘波。阵挛期,高幅棘波中断,出现典型慢波,形成棘慢波模式。发作后,脑电图显示弥散性慢波,随着患者清醒,逐渐恢复。

全面性强直－阵挛发作有多种变异形式,包括单纯强直、单纯阵挛等。简短的强直发作虽仅持续数秒钟,但具有重要的临床意义,因为它通常与特殊的具有多种发作形式的癫痫综合征有关,如 Lennox-Gastaut 综合征。

4.失张力发作

失张力性癫痫发作的主要特征是突然丧失身体的肌肉张力,这种情况通常持续1～2 s。在发作期间,患者可能会经历轻微的意识障碍,但不会在发作后出现意识模糊。如果发作轻微,可能只会引起短暂的低头或点头动作,而如果发作时间较长,则可能导致患者倒地,这种情况下,头部可能直接触到地面,故具有显著的危险性。电脑图(EEG)可能会显示短暂的、广泛的棘慢波,其后可能会出现与肌肉张力丧失相关的弥散性慢波,这与单纯强直性发作的表现相似。失张力性癫痫发作常见于某些相关的癫痫综合征中。

5.肌阵挛发作

肌阵挛性癫痫发作是指突然发生的短暂的肌肉收缩,可能影响身体的部分或所有部位。生理性肌阵挛,在入睡时,是一种常见现象。病理性肌阵挛通常出现在代谢性疾病、中枢神经系统退化疾病或者缺氧性脑损伤的患者中。尽管我们很难精确区分不同类型的肌阵挛,但如果肌阵挛是由皮层功能障碍(而不是皮质下或脊髓)引起的,那么我们就可以认为这是一种真正的癫痫发作。EEG 可能会显示与肌阵挛同步的双侧同步的棘慢波,但有时这种波动可能会因为动作伪差而被干扰。肌阵挛性癫痫发作经常与其他类型的全面性癫痫发作一起出现,并且是青少年肌阵挛性癫痫发作的主要特征。

(四)目前不能分类的癫痫发作

有些癫痫发作的类型无法被准确地归类为局灶性或全面性,这些被归为"未分类的"癫痫发作,直到有足够的证据可以正确地将其分类。癫痫性痉挛就是这种情况的一个例子,其表现为短暂持续的主要是近端肌肉的伸展或屈曲收缩,包括躯干肌肉。其脑电图(EEG)通常显示高度的不规则性:背景混乱,伴有弥漫性、高振幅的慢波,以及不规则的多灶性棘波或尖波。在临床痉挛发作期间,EEG 背景会明显受到抑制(电压降低反应)。肌电图(EMG)的表现为菱形模式,这可以与强直和肌阵挛区分开来。癫痫性痉挛主要出现在婴儿中,通常是中枢神经系统发育迟缓的结果。

二、癫痫综合征

癫痫综合征是一组以癫痫为主要特征的疾病,通过临床表现、EEG、影像学和遗传学等方面都提示了某种共同的病因机制。

(一)青少年肌阵挛性癫痫

青少年肌阵挛性癫痫(JME)是一种全面性癫痫,其病因尚不明确,发病时间通常在青少年早期。其特点是肌阵挛性的震颤,可能是单次震颤,也可能是连续数次的震颤。肌阵挛性癫痫发作通常在清晨醒来后多发,睡眠剥夺可以诱发发作。患者的意识通常保持清晰,除非肌阵挛性癫痫发作特别严重。许多患者还可能出现全面性强直-阵挛发作,大约 1/3 的患者会有失神发作。该病少有完全缓解的情况,但对适当的药物治疗反应良好。通常有阳性家族病史,但遗传连锁分析提示可能是多基因的致病机制。

(二)Lennox-Gastaut 综合征

Lennox-Gastaut 综合征是一种以儿童发作为主的癫痫疾病,其三大标志性特征包括:①多种类型的癫痫发作,通常包括全面性强直-阵挛发作、失张力发作和不典型的失神发作;②EEG 显示慢速的棘慢波综合(小于 3 Hz)和其他异常波形;③常伴有(但不是必须的)认知功能障碍。Lennox-Gastaut 综合征通常与中枢神经系统疾病或由于各种原因导致的功能障碍有关,如发育异常、新生儿期低氧或缺血、肿瘤、感染或其他后天性损伤。这种综合征的多种可能病因表明,它并非是特定神经损伤的特异性反应。由于潜在的中枢神经系统疾病以及难以控制的癫痫导致的生理和心理异常,这种疾病的预后通常较差。

(三)内侧颞叶癫痫综合征

内侧颞叶癫痫综合征(MTLE)是一种最常见的具有认知障碍特征的局灶性癫痫,同时也是具有特定临床、电生理和病理特征的典型癫痫综合征之一。高分辨率的 MRI 可以发现海马硬化,这对于理解许多 MTLE 患者的病理生理过程具有重要价值。对于这种综合征的识别和诊断非常关键,因为它通常是药物难以治疗的癫痫,但手术治疗的效果通常较好。

三、癫痫及癫痫发作的病因

癫痫发作,简而言之,是由于在中枢神经系统内部,神经元的兴奋和抑制之间的平衡失调所引发的。由于有多种结构影响神经元的兴奋性,因此存在多种路径可以打破这种平衡,从而导致癫痫及其发作。以下是三位临床观察者强调的,在特定条件下不同的致病因素可以导致癫痫或癫痫发作。

第一,每个人的大脑在适当的条件下都有产生癫痫发作的潜力,但这种潜力和阈值在不同的人之间有所不同。例如,发热可以在健康的儿童中诱发癫痫发作,但只有少数儿童会发生热性发作。这表明,有多种内在因素影响癫痫发作的阈值。其中,一些因素是明确的遗传性因素,研究表明,癫痫家族史可以影响家族中健康个体的癫痫风险。大脑的发育情况也起着重要的作用,因为在不同的发育阶段,大脑对癫痫发作的阈值不同。

第二,有多种情况可以导致慢性癫痫。最明显的例子是严重的脑外伤,其中有 45% 的患者会发生癫痫。这表明,脑损伤可以导致中枢神经系统长期的病理变化,将正常的神经网络转变为高兴奋性的网络(这个过程被称为"致痫性"),并降低了癫痫发作的阈值。其他与癫痫相关的情况包括:卒中、感染和中枢神经系统的发育异常。与癫痫相关的基因变异也可以触发一系列的癫痫致病因素。

第三,癫痫发作是一个发作性的事件。癫痫患者的发作是间歇性的,一些患者在发作间隔期的数月或数年中可能完全正常。这表明,存在重要的触发因素或加剧因素触发了癫痫患者的发作。这些加重因素包括内因,如心理或生理压力、睡眠剥夺或与月经周期相关的激素变化,也包括外因,如接触到毒物或某种药物。

这些观察结果强调了一个观点:癫痫发作和癫痫的许多病因源于内部因素、致痫因素和触发因素之间的相互作用。在管理癫痫患者时,需要仔细考虑这些因素的影响。对于具有易感因素(如有癫痫家族史)的热性惊厥患者,需要进行密切的随访和详细的检查。明确癫痫的病因有助于判断癫痫发作再次发生的可能性和治疗时间的长短。最后,避免或减少触发因素,比使用抗癫痫药物更为有效且安全。

事实上,年龄是影响癫痫或癫痫发作的发病率和可能病因的重要因素之一,因此,根据年龄来判断病因是一种有效的方法。例如,儿童时期的癫痫发作可能由于遗传因素或发热等内部因素引发,而成年人的癫痫发作可能与脑损伤、卒中、感染等外部因素有关,老年人的癫痫发作可能与衰老相关的脑部病变有关。

1.新生儿及婴儿早期

在这一阶段,新生儿和婴儿可能会遭受多种病因,其中包括缺血-缺氧性脑病、创伤、中枢神经系统感染、先天性中枢神经系统异常和代谢疾病等。如果母亲在孕期服用神经毒性药物,如可卡因、海洛因、乙醇等,婴儿在出生后的几周内容易出现撤药性癫痫发作。此外,低血糖和低血钙也可能在新生儿期引发癫痫发作。先天性代谢异常引起的癫痫发作通常在规律喂养后出现,一般在出生后的 $2\sim3$ d 内。吡哆醛(维生素 B_6)缺乏是新生儿癫痫的重要病因之一,可以通过替代治疗来有效治疗。此外,这一时期也可能出现特发性或遗传性良性新生儿惊厥。

2.婴儿晚期和儿童早期

在这个阶段,最常见的癫痫发作病因是热性发作,这是一种与发热相关的癫痫发作,但没有中枢神经系统感染的证据或其他明确的病因。热性发作的患病率为 $3\%\sim5\%$,在亚洲可能略高。通常在 3 个月至 5 岁之间发病,高峰期为 $18\sim24$ 个月。患儿通常有发热性疾病,如中耳炎、呼吸道感染、胃肠炎等,出现全面性、强直-阵挛发作。痫性发作多在发热上升期出现,而非高峰期。约 1/3 的热惊厥患者会复发,但 <10% 的患者会出现 3 次或以上的发作。重复出现的热惊厥多在 1 岁以内。简单热惊厥并不增加患癫痫的风险,而复杂热惊厥则有 $2\%\sim$ 5% 的风险。

3.儿童期

在儿童期,可能会出现许多明确定义的癫痫综合征。有些儿童可能会出现特发性全面性强直－阵挛发作,但不具有其他特异性综合征的特征。颞叶癫痫通常在儿童期出现,常与颞叶硬化或皮质发育异常等局灶性异常有关。其他局灶性癫痫发作,包括发展为全面性发作的,可能是发育性疾病、获得性损伤的相对晚期表现,如头外伤、中枢神经系统感染(特别是病毒性脑炎)或少见的中枢神经系统肿瘤。

4.青春期及成年早期

青春期到成年早期是一个关键的转变阶段,特殊的或遗传性的癫痫综合征,如青少年肌阵挛性癫痫(JME)和青少年失神症等,会逐渐减少。而由于获得性神经系统损伤引发的癫痫则会逐渐增多。在这一阶段,癫痫的可能原因包括头部外伤、中枢神经系统感染(如寄生虫感染,包括囊虫病)、脑肿瘤、先天性中枢神经系统异常、药物过度使用或酒精戒断等。

头部外伤是青少年和成年早期癫痫的常见原因。头部外伤可以通过多种方式导致癫痫,与外伤的严重程度相关。开放性头部外伤、颅骨内陷性骨折、颅内出血、创伤后长期昏迷或遗忘等病情严重的情况下,癫痫的概率为 $40\% \sim 50\%$;而对于闭合性脑损伤和脑挫裂伤,癫痫的可能性在 $5\% \sim 25\%$ 之间。尽管癫痫的复发可以在受伤后 10 年甚至更久的时间内出现,但通常在伤后的第 1 年内就会出现。

5.老年人

对于老年人,癫痫的可能原因包括脑血管疾病、外伤(包括硬膜下血肿)、中枢神经系统肿瘤和变性疾病。对于 65 岁以上的人群,新发的癫痫患者中,大约有 50% 的原因是脑血管疾病。急性癫痫发作(即与卒中同时出现的癫痫发作)在栓塞性卒中中比出血性或血栓形成性卒中更常见。典型的慢性癫痫发作通常在卒中后数月至数年内出现,可以发生在所有类型的卒中患者中。

代谢异常,如电解质紊乱、低血糖或高血糖、肾衰竭和肝衰竭,可以在任何年龄引发癫痫发作。同样,内分泌疾病、血液疾病、血管病变、其他系统性疾病等也可以导致癫痫发作,这些病因可以覆盖所有年龄段。许多药物或毒品也可能加重癫痫发作。

四、基础机制

(一)癫痫发作的起始与扩散机制

局灶性癫痫的起源通常在局部皮质的不连续区域,然后扩散到邻近区域。这种过程包括癫痫发作的起始阶段和传导阶段。起始阶段的特征是一组神经元同时发生两个事件:动作电位的高频爆发;高度的同步化。

动作电位的爆发是由细胞外钙离子流入神经元细胞引发的。这个过程导致相对较长时间的细胞膜去极化。随着钙离子的流入,电压依赖性的通道打开,钠离子流入,不断产生动作电位。然后,根据神经元的类型,可能会出现 GABA 受体或钾通道介导的超极化后电位。当大量的神经元同步爆发时,脑电图会显示出所谓的"棘波"放电。

在正常情况下,爆发活动的扩散可以通过正常的超极化和周围抑制性神经元的抑制活动来终止。然而,如果电活动足够强,就可以通过突触或非突触机制来招募周围的神经元。当足够多的神经元被招募时,痫性电活动可以通过局部皮质连接扩散到邻近的皮质,或者通过长连合纤维,如胼胝体,扩散到远离的区域。神经元招募机制包括:①细胞外钾离子浓度增加,减弱细胞超极化并使邻近神经元除极;②突触前终端钙离子积聚,神经递质的释放增加;③N-甲基-D-天门冬氨酸(NMDA)受体亚单位的激活导致钙离子流入和神经元的活化;④与神经元水肿变化相关的组织渗透压和癫痫性相互作用。

神经元的兴奋性受多种因素控制,因此神经元爆发电活动的易感性与多种机制有关。神经元内在的机制包括离子通道的透过性改变、膜受体的反应性、细胞质的缓冲系统和第二信使系统,以及决定蛋白表达的基因转录、翻译和翻译后修饰等。外源性机制包括突触神经递质的变化、细胞外离子和其他分子对受体的调节、突触或非突触输入的时间或空间变化等。星形胶质细胞或少突胶质细胞等非神经细胞在上述机制中也起着重要的作用。

特定的已知癫痫病因可以通过上述机制进行解释。例如,偶然摄入的软骨藻酸,一种脑兴奋神经递质谷氨酸类似物,可以通过直接激活中枢神经系统的兴奋性氨基酸受体来引发癫痫发作。青霉素能降低人类癫痫发作的阈值,因此可用于实验模型,其机制是在受体层面阻止GABA的抑制作用。其他可能引发癫痫的因素,如睡眠剥夺、发热、酒精戒断、低血氧和感染等,其致病机制尚不明确,但可能与神经兴奋性失调有关。同样,决定个体癫痫易感性阈值的内源性因素也可能与这些机制有关。

对于大部分全面性癫痫(包括强直-阵挛、肌阵挛和失张力)的起始和扩散机制,我们的理解仍然非常有限,这反映了我们对脑区之间联系的系统级认识的局限性。然而,对失神发作的机制的理解较为清晰。全面性棘慢波综合放电与正常情况下睡眠中丘脑-皮质环路产生的振荡节律有关。这种振荡节律的产生与丘脑内的GABAB受体、T型钙通道、钾通道等的相互作用有关。药物研究提示,调节这些受体和通道可以诱发失神发作,遗传研究也发现失神癫痫可能与这些系统的突变有关。

(二)癫痫发生的机制

癫痫的发病机制涉及正常神经网络转变为慢性高兴奋性异常网络的过程。在中枢神经系统初始损伤(如创伤、卒中或感染)后,第一次癫痫发作的出现通常会经历数月甚至数年的滞后期。这些损伤似乎能启动一种程序,逐渐降低受损区域的癫痫发作阈值,直到出现自发性癫痫发作。在许多遗传性或特异性癫痫中,癫痫的发生可能由发育调控相关的系统决定。

颞叶癫痫患者的海马病理研究证实,某些癫痫的发生与神经网络的结构变化有关。例如,许多颞叶内侧癫痫患者会出现选择性神经元丧失,这些细胞在齿状回内具有抑制兴奋性神经元的功能。另有研究表明,作为对神经元丧失的反应,存活的神经元会出现结构重塑或"出芽",进而影响神经网络的兴奋性。这种变化可以在长期电刺激诱发癫痫模型或脑外伤模型中观察到。因此,初始的脑神经损伤(如创伤)可能会导致非常局限的脑区的结构变化,从而导致局部性高兴奋性。随着时间的推移,局部性高兴奋性会进一步导致结构变化,直到形成临床上的癫痫发作。这种模型已经提供了有力的证据,证明神经网络中神经元的长期内在的生化改变,如谷氨酸、GABA受体功能等。最近的研究也显示,炎症级联反应可能是这些变化过程中的重要因素。

（三）癫痫的遗传病因

近期的癫痫研究重要进展之一是证实了遗传突变与多种癫痫综合征的关联。尽管这些经过证实的突变只是少数癫痫类型的病因，但这些发现带来了重要概念的进步。例如，许多遗传性和特发性癫痫（也就是"纯粹"的癫痫，脑的结构和功能正常）是由于突变影响离子通道功能而引发的。因此，这类综合征属于一大类能引发发作性疾病的离子通道病的一部分，如心律失常、阵发性共济失调、周期性无力和家族性偏瘫性偏头痛等。而在症状性癫痫（即与其他神经系统异常如认知障碍共存的癫痫疾病）中发现的基因突变，证实了它们与影响中枢神经系统发育或神经元稳态相关的通路有关。目前的挑战是明确更多的常见的特发性癫痫的致病基因。最近的研究提示，离子通道突变和染色体微缺失可能是这类疾病的部分病因。

（四）抗癫痫药的作用机制

抗癫痫药物的作用主要是阻止癫痫发作的起始和扩散，它们通过调节离子通道和神经递质的活性实现，或在大多数情况下，它们通过多种机制共同作用。这包括：抑制 Na^+ 通道依赖的动作电位（如苯妥英钠、卡马西平、拉莫三嗪、托吡酯、唑尼沙胺、拉科酰胺和卢非酰胺等）、抑制电压门 Ca^{2+} 通道（如苯妥英钠、加巴喷丁和普瑞巴林等）、降低谷氨酸活性（如拉莫三嗪、托吡酯和非氨酯等）、改变 GABA 受体功能（如苯二氮䓬类和苯巴比妥等）、增加 GABA 浓度（如丙戊酸、加巴喷丁和噻加宾等）以及调节突触囊泡释放（如左乙拉西坦等）。对于失神发作特别有效的两种药物，乙琥胺和丙戊酸，可能是通过抑制丘脑神经元的 T 型-Ca^{2+} 通道而发挥作用。

虽然有众多的抗癫痫药物可以减弱癫痫发作活性，但目前还没有药物可以抑制脑损伤后癫痫灶的形成。这类"抗癫痫形成"药物的最终发展可能为预防中枢神经损伤（如脑外伤、卒中、中枢神经系统感染等）后癫痫的出现提供重要手段。

五、癫痫发作及癫痫的诊断

（一）病史与查体

确诊癫痫的第一步是判定患者的发作性症状是否源于癫痫。深入的病史采集至关重要，因为有时候癫痫的诊断完全依赖于临床病史，而体检和实验室检查结果可能完全正常。病史采集应重点关注发作前、发作中和发作后的症状，以便与其他发作性疾病进行鉴别（详见癫痫发作的鉴别诊断）。通常，癫痫发作在医院外发生，此时患者可能对发作期和发作后的情况了解不多，因此应详细询问目击者。

此外，应在病史中关注引发发作的风险因素和触发因素。触发因素包括热性惊厥病史、早期的先兆或轻微发作未被识别为癫痫发作、癫痫家族史等。癫痫的形成因素包括过去的头部创伤、中风、中枢神经系统肿瘤和感染等。评估儿童的生长发育标志有助于发现潜在的中枢神经系统疾病。需要特别注意的加重因素包括睡眠剥夺、全身性疾病、电解质或代谢失调、急性感染、降低癫痫发作阈值的药物使用及酒精或诱发药物的使用等。

常规体检应注意寻找感染或全身性疾病的迹象。仔细检查皮肤可以帮助发现神经皮肤综合征，如结节性硬化症、神经纤维瘤或肝肾病。脏器扩大可能提示代谢沉积疾病。肢体不对称可能暗示早年发育期的脑损伤。应仔细寻找脑损伤以及饮酒或使用致幻药物的证据。心脏和颈动脉的听诊异常可能提示存在脑血管疾病的风险。

所有患者都应进行详细的神经系统检查,特别是寻找脑性偏瘫的证据。精神状态的详细评估(包括记忆力、语言能力和思维总结能力)可以帮助发现前额叶和颞叶的病变,视野检查可以帮助发现视觉传导通路或枕叶的病变。轻瘫试验、腱反射和共济检查可以提示运动皮质异常,感觉检查可以提示顶叶皮质异常。

(二)实验室检查

实验室检查是诊断癫痫的重要步骤,可以通过常规血液检查发现诸如电解质代谢、血糖、钙、镁以及肝脏和肾脏疾病等可能导致癫痫的异常。对于特定的风险群体,应进行血尿毒素筛查,特别是在没有明显诱因的情况下。如果怀疑颅内感染,应进行腰椎穿刺检查。对于 HIV 患者,即使没有明显的感染证据和体征,也应常规进行腰穿刺检查。

(三)电生理检查

当疑似癫痫的患者在临床发作时同时监测到癫痫电发作(如反复出现的异常节律性活动,具有明确的开始和结束时间),可以明确诊断为癫痫。但是,由于局灶性癫痫可能起源于 EEG 无法检测的皮质,因此无癫痫性电活动并不能排除癫痫诊断。对于全面性强直-阵挛发作,EEG 总能检测到异常。

由于癫痫发作是发作性的,不可预测的,因此不可能每次都能检测到发作期 EEG。住院患者进行长程视频 EEG 监测,或者急救患者进行 24 h 以上的便携式 EEG 监测,更易于监测到临床发作时 EEG 的变化。对于诊断不确定或治疗困难的癫痫患者,视频 EEG 已经成为常规检查方法。

发作间期脑电图的某些异常,如尖波和棘波的癫痫样放电活动,对支持癫痫的诊断有帮助。虽然癫痫样电活动的存在并非癫痫患者所特有,但在癫痫患者中出现的概率明显高于正常人群。然而,已确诊的癫痫患者中,有 60% 的常规发作间期脑电图正常,所以在很多病例中不能完全依赖脑电图确立癫痫的诊断。

脑电图也用于癫痫发作的分类和抗癫痫药物的选择。例如,全面性棘慢波出现在典型失神癫痫和其他全面性癫痫综合征中。发作间期局灶性癫痫样放电支持局灶性癫痫发作的诊断,如颞叶癫痫、额叶癫痫,这取决于放电的部位。

常规头皮脑电图也被用于评估癫痫的预后。一般来说,正常的脑电图预示较好的预后,而异常的脑电图背景或大量的癫痫样放电活动预示较差的预后。但是,脑电图在预测有癫痫发作倾向的患者,如头外伤和脑肿瘤最终发展为癫痫的可能性上,被证明是无效的。这是因为在这种条件下,无论是否出现癫痫发作,脑电图出现癫痫样电活动都非常普遍。

脑磁图(MEG)为我们提供了一个无创的观察皮质电活动的新方法。它可以测量大脑电活动产生的微小磁场活动。对 MEG 上观察到的癫痫样电活动进行分析,其在大脑中的起源区域可以通过大脑结构影像学检查如 MRI 进行绘制,生成磁源影像(MSI)。这种 MSI 可以用于定位可能的发作起源。

(四)脑影像学检查

凡是新近出现癫痫发作的患者,我们几乎都应当为他们进行神经影像学检查,以便确认是否存在可能引发癫痫的结构性异常。唯一可能的例外情况可能是在儿童中,通过明确的病史和体检,我们可以推断发作是良性全面性发作,如失神发作。在诊断与癫痫相关的脑损伤方面,MRI 比 CT 更具优势。在一些情况下,MRI 能够识别像肿瘤、血管畸形以及其他需要立即治疗的病理状况。

现代 MRI 技术的广泛应用,如 3T 扫描、多通道头部线圈、亚毫米级的三维结构成像以及新型脉冲序列,如流体衰减反转恢复(FLAIR),增强了我们诊断皮质结构异常的灵敏度。例如,可以识别与海马萎缩有关的内侧海马硬化以及皮质神经元迁移异常。这些患者的结构异常可能并不需要立刻进行治疗,但它们为提供了解释患者癫痫发作原因的线索,并提示可能需要进行抗癫痫治疗或可能需要进行手术切除。

对于那些怀疑可能存在颅内感染或者占位性病变的患者,如果不能立刻进行 MRI 检查,那么应尽快进行 CT 扫描。另外,通常建议在最初评估的几天内进行 MRI 检查。功能性影像学检查,如 PET 和 SPECT,也常被应用于药物难治性癫痫患者的诊断中。

六、癫痫发作的鉴别诊断

通常,可以通过详细的病历记录和相关的实验室检查来区别癫痫发作和其他疾病。在某些情况下,可能需要使用视频脑电图、睡眠监测、倾斜试验和心脏电生理学等检查来明确诊断。以下介绍几种最常见的非癫痫发作综合征。

(一)晕厥

癫痫发作的特征包括有先兆、发绀、意识丧失和运动症状持续时间超过 15 s、发作后方向感障碍、肌肉疼痛和困意。而晕厥发作通常由急性疼痛、焦虑或者由于突然从坐位或卧位起立引发。晕厥患者通常能描述从清醒状态到意识丧失的过程,如感到疲劳、出汗、恶心和视野变窄,且意识丧失的时间相对较短。头痛和遗尿通常暗示癫痫发作,但偶尔也可能在晕厥中出现。短暂的(1~10 s)抽搐行为常见于晕厥发作的初期,特别是当患者晕厥后仍保持直立姿势,因为这会导致大脑灌注的持续减少。极少数情况下,晕厥可能引发强直-阵挛发作。此类病例的评估需要重点关注晕厥的原因和患者再次发作的可能性。

(二)心因性发作

心因性发作是一种与癫痫发作类似的非癫痫性发作,常常作为心理压力下的转换反应出现。一些表现如头部摇晃、肢体大幅度挥舞、在清醒状态下四肢震颤以及骨盆扭动等,都可能与心因性相关而非癫痫发作。心因性发作的持续时间通常比癫痫发作长,可能持续数分钟到数小时。然而,有时仅通过临床症状来鉴别诊断可能会很困难,甚至有许多经验丰富的癫痫专家也可能误诊。特别是对于与伴有认知障碍的部分性发作类似的心因性发作,因为局灶性发作的行为表现(尤其是来自前叶的)可能非常特别,而且两者的常规头皮脑电图都可能正常。在病历特征不足以诊断的情况下,视频脑电图监测非常有价值。全面强直-阵挛发作在发作期及发作后的脑电图有明显的异常。对于可能源于颞叶的局灶性癫痫,可能需要额外的电极(如蝶骨电极)来确定发作起源。测定血清催乳素水平有助于鉴别器质性及心因性发作,因为大部分全面性发作和部分局灶性发作会伴有血清催乳素水平的升高(在发作后 30 分钟内),而心因性发作则不会。心因性发作并不排除同时存在癫痫的诊断,因为这两种情况经常共存。

七、治　疗

癫痫性疾病的治疗手段多样,包括对潜在病因的处理、避免诱发因素、采用抗癫痫药物或手术等措施控制病发,以及解决心理和社会问题。制定治疗方案时,应根据个体的发作类型、病因、抗癫痫药物的疗效和毒性等因素进行个体化设计。经验丰富的神经病学专科医生应参与治疗方案的设计和执行督查,对于难治性癫痫或需要多种抗癫痫治疗的患者,应定期进行神经病学专科随访。

1.治疗潜在状况

如果发作的基础病因是代谢障碍,如血清电解质或葡萄糖异常,治疗目标应在于逆转代谢问题并预防再发。大多数情况下不需要抗癫痫药物治疗,除非代谢问题无法立即纠正并且患者有再次发作的风险。如果癫痫发作的原因是药物,如茶碱或违禁药物(可卡因),应避免使用这类药物;这类情况通常不需要使用抗癫痫药物,除非在无诱因的情况下再次出现癫痫发作。由中枢神经系统结构异常(如脑肿瘤、血管畸形或脑脓肿)引起的癫痫发作,处理原始病因后可能不再发作。然而,即使去除了结构损害,仍有发作风险,因此许多患者会接受至少 1 年的抗癫痫治疗,如果病情完全控制,可以尝试撤药。

2.避免诱发因素

尽管对导致癫痫患者发作的具体因素知之甚少,但一些患者可以确定某些特定情况会降低发作的阈值,这些情况应予以避免。例如,应明确建议因缺乏睡眠而发病的患者维持正常的睡眠计划。许多患者的癫痫发作与饮酒有关,应鼓励他们改掉饮酒不良习惯。此外,一些特殊的刺激,如电子游戏、音乐或特殊声音("反射性癫痫")也可能引发癫痫。如果压力与癫痫发作相关,可以采用运动、冥想或咨询等减压手段。

3.抗癫痫药物治疗

癫痫的综合治疗策略涵盖了对病因的识别和处理、药物疗法、生酮饮食方案、手术干预以及物理治疗。然而,在当前的医学实践中,药物治疗仍然是癫痫管理的主要手段。这些治疗的目标包括:全面控制或显著减少癫痫发作,提升患者的生活质量,并且避免或最大限度减少药物的副作用。

抗癫痫药物(AEDs)的工作机制至今尚未完全明了,但主要理论是它们能够抑制神经元的异常放电,或防止这种异常放电向健康的神经组织扩散,从而控制癫痫发作。这些机制通常涉及增强中枢性抑制递质 GABA 的作用,或干扰钠(Na^+)、钾(K^+)、钙(Ca^{2+})等离子通道,以实现膜稳定作用。有些 AEDs 具有单一作用机制,而有些 AEDs 可能具有多重作用机制。以下是一些常用的抗癫痫药物:

(1)传统的抗癫痫药物

①苯妥英钠(PHT):成人每日剂量为 0.3～0.6 g,儿童剂量为每日每千克体重 4～8 mg。由于该药物的半衰期较长,达到稳态后可以每日服用 1 次。

②卡马西平(CBZ):成人每日剂量为 0.3～1.2 g,儿童剂量为每日每千克体重 10～30 mg。

应以每日每千克体重 2～3 mg 的起始剂量开始,然后逐渐增加至有效剂量。卡马西平是部分性癫痫发作的首选药物。

③苯巴比妥(PB):也称为鲁米那,成人每日剂量为 30～250 mg,儿童剂量为每日每千克体重 2～5 mg。

④扑米酮(PMD):成人常用剂量为睡前口服 50 mg;3 d 后渐加量,总量不超过每日 1500 mg。与苯妥英钠和卡马西平合用可产生协同作用,与苯巴比妥合用效果不明显。

⑤乙琥胺(ESX):成人每日剂量为 1～2 g,儿童剂量为每日每千克体重 15～40 mg。

⑥丙戊酸钠(VPA):成人每日剂量为 0.6～2.5 g,儿童剂量为每日每千克体重 16～60 mg。丙戊酸钠是一种广谱抗癫痫药物,是全面性癫痫发作(如原发性全身强直－阵挛性发作、失神发作、肌阵挛发作、失张力发作)的首选药物。

⑦氯硝西泮(CNZ):从每日 0.5 mg 起始用药后渐加量,用量应个体化,成人最大量每日不超过 20 mg。氯硝西泮起效快,联合用药时小剂量即可取得良好疗效,但易出现耐药性,使作用下降。

(2)新型抗癫痫药物:

①拉莫三嗪(LTG):成人起始剂量为每日 25 mg,1～2 周后逐渐增加,通常每日 100～200 mg 为有效维持剂量。儿童起始剂量为每日每千克体重 2 mg,维持剂量为每日每千克体重 5～15 mg。如果与丙戊酸钠合用,则剂量应减半或更低。

②托吡酯(TPM):成人初始剂量为每日 50 mg,1 周后逐渐增加,目标剂量为每日 100～200 mg。儿童维持剂量为每日每千克体重 4～8 mg。

③奥卡西平(OXC):成人初始剂量为每日 150 mg,逐渐增加至单药治疗剂量每日 600～1200 mg。奥卡西平是卡马西平的 10-酮基结构类衍生物,不能在体内转化为卡马西平或卡马西平环氧化物,对卡马西平出现变态反应的患者多数能耐受奥卡西平。奥卡西平与卡马西平一样,是部分性发作的首选药物。

④加巴喷丁(GBP):起始剂量为每日 300 mg,逐渐增加至每日 900～1800 mg,最大剂量不应超过 4800 mg。加巴喷丁用于 12 岁以上及成人的部分性发作和全面性强直－阵挛性发作(GTCS)辅助治疗,主要通过肾脏以原型排泄,不经过肝代谢。

⑤左乙拉西坦(LEV):成人起始剂量为每次 500 mg,每日 2 次;最大每日剂量为 3000 mg。儿童起始剂量为每日每千克体重 10 mg,每日 2 次,最大剂量为每日每千克体重 30 mg,每日 2 次;左乙拉西坦是吡拉西坦的类似物,其作用机制尚未明确。对部分性发作伴或不伴继发全面性强直-阵挛发作、肌阵挛发作等均有效。

⑥非尔氨酯(FBM):起始剂量每日 400 mg,维持剂量每日 1800～3600 mg。非尔氨酯90%以原型经肾排泄。对部分性发作和 Lennox-Gastaut 综合征有效,可作为单药治疗。

⑦氨基烯酸(VGB):起始剂量每日 500 mg,每周增加 500 mg,维持剂量每日 2～3g,某些情况下可增加至每日 4 g 以控制发作。氨基烯酸是 GABA 转氨酶的抑制药,通过增强 GABA 能神经元作用,主要通过肾脏排泄。对部分性发作的疗效强于全部性发作,对婴儿痉挛症、Lennox-Gastaut 综合征也有效。

⑧唑尼沙胺(ZNS):初始剂量每日 100 mg,每 2 周增加 100 mg,可达到每日 400 mg。每

种剂量都应维持至少 2 周以达到稳态。唑尼沙胺可用于全身强直－阵挛性发作和部分性发作,也可用于失张力发作、婴儿痉挛症、Lennox-Gastaut 综合征、不典型失神及肌阵挛发作。

⑨替加宾(TGB):初始剂量为每日 4 mg,一般剂量为每日 10～15 mg。替加宾主要用作难治性复杂部分性发作的辅助治疗。

⑩普瑞巴林(PGB):推荐剂量为每次 75 mg 或 150 mg,每日 2 次;或者每次 50 mg 或 100 mg,每日 3 次。根据疗效和耐受性,剂量可在 1 周内增加至每次 150 mg,每日 2 次。普瑞巴林主要用于癫痫部分性发作的辅助治疗。

4.何时开始抗癫痫药物治疗

当患者反复出现癫痫发作,且发作的原因未知或已知但无法消除时,应开始药物治疗。然而,对于首次癫痫发作后是否应立即开始治疗的问题,医学界仍存在争议。如果患者首次癫痫发作后存在脑损害,比如中枢神经系统的肿瘤、感染或外伤,并且有明确的证据表明这些损害是引发癫痫发作的原因,那么应该立即开始治疗。对于那些没有明确病因或特发性癫痫发作的患者,癫痫再发的风险很难确定,研究估计在首次发作后的前 12 个月内,再发风险在 31%～71%之间。这种风险差异主要是由发作类型和病因所导致的。通常,医学界认为与癫痫复发相关的危险因素包括:①神经系统检查异常;②出现癫痫持续状态;③发作后托德(Todd)麻痹;④存在癫痫家族史;⑤脑电图异常。如果患者具有一个或多个以上的危险因素,大多数医生会建议开始药物治疗。此外,患者的职业或驾驶问题也可能影响治疗决策。例如,如果首次特发性癫痫发作的患者从事驾驶工作,医生可能会建议他们在首次发作后就开始接受抗癫痫药物治疗,以降低癫痫再发的风险,避免失去驾驶执照。

5.抗癫痫药物选择

全球范围内,传统的抗癫痫药物,如丙戊酸、卡马西平、苯巴比妥和乙琥胺,被广泛应用为癫痫的一线治疗药物。这些药物的疗效与新型抗癫痫药物相当,但成本更低。在过去 10 年中,大多数新型抗癫痫药物被用作辅助治疗或备选治疗,尽管有些已被用作一线单一治疗。

选择抗癫痫药物时,疗效是主要考虑因素,但剂型的便利性(例如,每日服用 1 次与每日三四次相比)和可能的副作用也会影响初始药物选择。出于这些原因,许多新型抗癫痫药物具有明显优势,如无显著药物间相互作用和剂型服用方便。几乎所有常用的抗癫痫药物都可能引起相似的剂量相关副作用,如镇静、共济失调和复视。成人特别是老年人长期使用某些药物可能引发骨质疏松,这需要密切监测以确保及时识别并逆转这些副作用。大部分传统抗癫痫药物和一些新型抗癫痫药物可能引发特异性的毒性反应,如皮疹、骨髓抑制和肝毒性。虽然这些情况罕见,但在选择药物时应考虑到,患者也应被告知应警惕何种症状或体征,并在出现这些症状时及时就诊。对于某些药物,建议在开始治疗前(确立基线值)、初始剂量治疗后,以及剂量调整过程中进行实验室检查(如全血计数和肝功能检查)。值得注意的是,最近的研究显示,携带 HLA－B1502 等位基因的亚洲人服用卡马西平和苯妥英时,出现严重皮肤反应的风险较高。因此,在选择药物时,种族背景和基因型也是需要考虑的因素。

6.局灶性癫痫发作的抗癫痫药物的选择

卡马西平(及其相关药物如奥卡西平)、拉莫三嗪和苯妥英被认为是局灶性癫痫,包括出现全面性发作者的初始治疗药物。尽管它们的疗效非常接近,但选择哪一种药物主要取决于药动学和毒性反应的差异。卡马西平的优势在于其遵循一级药动学模型,药物剂量、血清药物水平和毒性反应呈线性关系。但它可能引发白细胞减少、再生障碍性贫血和肝毒性,因此对于容易受到这些问题影响的患者,应避免使用。奥卡西平的优点是它在代谢过程中避免了产生卡马西平某些不良反应的中间代谢物,而且与卡马西平相比,其药物相互作用较小。拉莫三嗪的耐受性好,但需要警惕在初期治疗阶段可能出现的皮疹。如果没有及时识别和停药,可能引发严重的史-约综合征(Stevens-Johnson综合征)。通过缓慢增加剂量,可以降低这种风险。当拉莫三嗪作为丙戊酸的添加治疗时,必须逐渐增加剂量,因为丙戊酸会抑制拉莫三嗪的代谢,从而延长其半衰期。苯妥英的半衰期较长,因此与需要每日用药2~3次的其他药物相比,其每日用药1次或两次的优势更明显。然而,苯妥英具有饱和药动学的特性,这意味着在标准维持剂量的基础上稍微增加剂量就可能突然出现明显的不良反应,这是苯妥英急性毒性反应的主要原因之一。长期使用苯妥英可能导致容貌(如多毛、面部特征粗糙和牙龈增生)和骨代谢的不良反应,因此对于需要长期用药的年轻人,应尽量避免使用。托吡酯可用于治疗局灶性或全面性癫痫,但与某些其他抗癫痫药物一样,它可能引起心理运动能力下降和其他认知问题,故对于有潜在青光眼或肾结石风险的患者,不应使用。

丙戊酸是一种对部分性发作特别有效的备选药物,尤其是在发作泛化时。使用丙戊酸的缓释配方(如德巴金)时,胃肠道的不良反应较少。然而,丙戊酸也有引发罕见的可逆性骨髓抑制和肝毒性的风险,因此在使用期间需要进行实验室检测以监控可能的毒性。对于已经存在骨髓抑制或者肝病的患者,应避免使用丙戊酸。此外,丙戊酸也可能引发罕见但不可逆的致死性肝损伤,并发症,这种反应并非与剂量有关,而是特异性的反应。在2岁以下的儿童中,特别是那些同时服用其他抗癫痫药物或者有先天性代谢障碍的患者,这种风险更高。

局灶性发作,无论是否伴有全面性发作,都可以使用其他药物,如左乙拉西坦、唑尼沙胺、噻加宾、加巴喷丁和拉科酰胺。过去,苯巴比妥和其他巴比妥盐通常作为各种癫痫的一线治疗药物。然而,巴比妥在成人中常常导致镇静,而在儿童中则可能引发多动症和其他精细认知改变。因此,除非没有其他合适的替代药物,否则应限制使用巴比妥。

7.全面性癫痫发作的抗癫痫药物选择

目前,丙戊酸和拉莫三嗪被视为原发性全面性强直-阵挛发作的首选初始治疗药物。此外,托吡酯、唑尼沙胺、苯妥英和卡马西平也是可选的治疗药物。丙戊酸对于治疗失神、肌阵挛、失张力发作具有良好的疗效,因此也常用于治疗具有多种发作类型的全面性癫痫综合征。需要注意的是,卡马西平、奥卡西平和苯妥英可能会加重一些全面性发作,如失神、肌阵挛、强直和失张力发作。乙琥胺是一种对简单失神发作特别有效的药物,但对强直-阵挛和局灶性发作无效。使用乙琥胺时,偶有骨髓抑制现象,因此需要定期监测血细胞计数。拉莫三嗪对于某些出现全面性发作的癫痫综合征,如JME和Lennox-Gastaut综合征,具有良好的疗效。托吡酯、唑尼沙胺和非氨酯都具有类似的广谱疗效,可用于治疗各种类型的癫痫发作。

8.治疗注意事项和监测

因为抗癫痫药物的治疗效果无法预测,因此对患者进行详细的治疗教育十分重要。治疗的目标是防止发作并尽量减少副作用;确定最佳治疗剂量常需要进行反复试验。如果患者的基线发作频率较低,确定最佳剂量可能需要几个月甚至更长时间。大多数抗癫痫药物需要逐渐增加剂量以减少不良反应,患者应预期可能会出现轻微的不良反应,如轻度镇静、轻微的认知功能变化或平衡失调,这些不良反应通常会在几天内缓解。只有在最初剂量达到稳定状态后(如在 5 个或更多的半衰期后),才进行下一次剂量增加。监测血清抗癫痫药物浓度对于建立起始剂量计划非常有用。但已发布的血清抗癫痫药物浓度只能作为确定患者个体合理剂量的参考指南。关键的决定因素是发作频率和其他临床特征以及不良反应,而不是实验室测量的指标。传统的血清药物浓度测试测量的是所有药物(包括自由型药物和与蛋白质结合的药物)。然而,自由型药物浓度影响大脑细胞外浓度,与疗效相关。因此,血清蛋白水平低的患者(如由于肝或肾功能受损导致血清清蛋白减少)可能存在自由型药物相对于结合型药物的比例增加,但自由型药物浓度足以控制癫痫发作。这些患者的药物浓度可能低于"治疗水平",但只有在癫痫发作仍未得到控制时,才需要调整剂量,而不是一定要达到"治疗水平"。在这类患者中,监测自由型药物水平是有意义的。在临床实践中,除了在初始治疗和调整剂量的时候需要监测药物浓度,药物浓度对于检查患者的服药依从性也非常有用。

如果在逐步增加到最大可耐受剂量且依从性很好的情况下,癫痫发作仍然不能得到控制,那么可能需要转换至另一种抗癫痫药物。通常会在保持第一种药物不变的同时开始使用第二种药物。调整第二种药物的剂量是为了减少癫痫发作和避免产生毒性反应。一旦达到这个目标,可以逐渐停用第一种药物(通常需要几周的时间,除非有明显的毒性反应)。然后根据治疗反应和副作用,逐渐调整第二种药物的剂量。如果可能,单一药物治疗是首选目标。

9.何时停止治疗

一般来说,70%的儿童和 60%的成人在抗癫痫药物成功控制病情后可以最终停止用药。以下几类患者停药后保持无发作的可能性最高:①药物已成功控制发作 1～5 年;②仅存在一种发作类型,无论是局灶性还是全面性发作;③神经系统检查(包括智力)正常;④脑电图检查正常。癫痫无发作的间隔时间尚未确定,但无疑与癫痫发作类型有关。然而,对于完全符合上述标准的患者,治疗两年后撤药是合理的,清楚了解撤药的利弊后积极撤药也是理智的做法。在大多数情况下,逐渐减少药量超过 2～3 个月是更好的选择。大多数患者癫痫复发出现在撤药的前 3 个月,在此期间应建议患者尽量避免进行存在潜在危险的活动,如驾驶和游泳。

10.难治性癫痫的治疗

约有 1/3 的癫痫患者对单一药物治疗无效,需要多药联合治疗以控制发作。潜在结构损害的局灶性癫痫、存在多种发作类型以及发育迟缓的患者可能特别需要多药治疗。目前尚无明确的联合用药指南,尽管理论上认为应该联用作用机制不同的药物。在大多数情况下,最初的联合治疗采用的是一线药物(如卡马西平、奥卡西平、拉莫三嗪、丙戊酸和苯妥英)。如果这些药物效果不佳,可以添加新型药物如左乙拉西坦、托吡酯和唑尼沙胺。肌阵挛发作对丙戊酸耐药的患者可能从氯硝西泮中获益,失神发作的患者可能对丙戊酸和乙琥胺的联合治疗有反应。对于多药治疗时的治疗反应、毒性反应及血清药物浓度的监测原则与单一药物治疗相同,需要注意药物之间可能存在的相互作用。如果治疗无效,可以在保留前两种药物的基础上添加第三种药物。如果有效,可以逐渐减少效果较差或耐受性较差的药物的剂量。

11.药物难治性癫痫的手术治疗

尽管我们努力寻找有效的抗癫痫药物联合治疗方案,但依然有 20%～30%的患者无法控制癫痫发作。对于这部分患者,手术治疗有可能帮助他们基本控制甚至完全控制发作。理解手术治疗的意义对于初次治疗无效的患者的病情更为重要,因为这类患者通常难以通过后续药物治疗获得改善。相比让患者经历数年无效的药物治疗,以及由此带来的心理创伤和与发作相关的死亡率增加,如果药物治疗尝试后效果不佳,患者应考虑接受手术评估。

对于颞叶癫痫患者,常见的手术治疗方式包括前内侧颞叶切除(即颞叶切除术)或者更局限的海马和杏仁核切除(即杏仁核海马切除术)。对于颞叶外侧区域的局灶性癫痫,可以通过确定病灶区域并进行局灶性皮层切除(即病灶切除术)进行治疗。当皮质区域无法切除时,有时会选择通过中断皮层间的联系来阻止癫痫放电的扩散(如多软膜下横切术)。对于因半球异常(如半球巨大症或其他发育不良)导致频繁癫痫发作的患者,半球切除术或多脑叶切除术是有效的治疗手段。已证实胼胝体切除术对于治疗致残性强直或失张力发作有效,特别是在这种发作是复杂癫痫综合征(如 Lennox Gastaut 综合征)的一部分时。

术前评估是为了明确癫痫患者发作的功能和结构基础。住院患者的视频脑电图监测可以帮助我们确定癫痫起源的结构位置,并明确异常脑电图活动与癫痫发作行为之间的关联。通常,常规的头皮或头皮—蝶骨记录就足以定位,而神经影像学的进步更是减少了对有创性脑电生理监测(如置入性深部电极或硬膜下电极)的依赖。高分辨率的 MRI 扫描常被用来识别结构异常,有时我们还会同时使用 MEG。功能成像研究如 SPECT 和 PET 是辅助性检查,能帮助我们进一步确认癫痫发源区域的位置。一旦推测的癫痫起源区域被确定,我们还会进行其他研究,包括神经心理学测试和颈内动脉异巴比妥试验,以评定语言和记忆区域的定位,从而判断可能的功能性结果和癫痫病灶手术切除的区域。对于某些患者,准确的切除范围取决于手术过程中的皮质映射,进行裁剪式切除。这包括在大脑表面的电极记录,以识别癫痫异常放电的区域。如果切除区域内或附近有感觉、运动或语言功能,需要在患者清醒状态下进行电皮质刺激,以确定皮质功能区域,避免切除所谓的"决定性皮质",从而减少手术后的功能缺损。

术前评估和显微外科技术的进步使得外科手术的成功率稳步提高。术后明显的临床并发症小于 5%,利用功能影像技术可以显著减少由于切除脑组织引发的神经后遗症。如颞叶切除术的患者,约 70% 达到无发作,其他 15%~25% 的患者至少能减少 90% 的发作频率。此外,对于因巨大半球异常引发的灾难性癫痫患者,行半球切除术后,其病情也能得到明显改善。虽然术后患者通常需要继续接受抗癫痫药物治疗,但术后发作显著减少可以使他们的生活质量得到提高。

并非所有的难治性癫痫患者都适合进行切除手术。例如,一些患者的发作起源于多个部位,这可能导致手术后仍有发作出现,或者潜在的损害风险过高。对于这类患者,迷走神经刺激术(VNS)可能在某些情况下有效,尽管大部分患者获益有限(比如,VNS 的效果并不比尝试新的药物更显著,如果患者对 1~3 种抗癫痫药物已经产生了耐药性,那么 VNS 的疗效通常也有限)。VNS 的确切作用机制尚未明确,尽管有实验研究显示,刺激迷走神经核可以导致皮质和皮质下途径的广泛活化,这与癫痫发作阈值的提高有关。手术的不良反应较少,刺激导致的不良反应可能包括短暂的声音嘶哑、咳嗽和呼吸困难,但通常症状较轻。

尽管还处于发展阶段,但有一些其他的治疗方式可能对药物难治性癫痫患者有所帮助。初步研究表明,立体定向神经外科手术可能对某些局灶性癫痫发作有效。此外,可以确定癫痫起源的内置设备也引发了巨大的关注,这种设备能够实现电刺激或者直接向癫痫起源区域施用药物(如在某些情况下,在癫痫发作出现明显临床症状之前),以终止发作事件。

八、癫痫持续状态

癫痫持续状态是指癫痫发作持续不断或反复出现,且在发作间隙患者无法恢复正常意识。这种状态可以分为不同类型的发作,包括全面性惊厥持续状态(GCSE)(如持续的广泛性癫痫脑电活动,伴有昏迷和强直－阵挛动作)和非惊厥持续状态(如持续的失神发作或部分性发作,伴有意识混乱、部分意识受损和运动障碍)。传统上,癫痫持续状态被定义为发作持续 15～30 min。但更实际的定义是,当发作持续的时间超过需要紧急进行抗惊厥治疗的时间。对于GCSE,发作持续超过 5 min 时,就应立即考虑治疗。

GCSE 是需要立即治疗的紧急病况,因为长时间的发作会导致心肺功能障碍、高热和代谢紊乱,可能导致不可逆的神经元损伤。此外,即使使用神经肌肉阻滞药造成肌肉麻痹,持续的癫痫放电也可能对中枢神经系统造成伤害。GCSE 最常见的原因包括停止使用抗癫痫药物,患者服药不规律,代谢失调,药物中毒,中枢神经系统感染,中枢神经系统肿瘤,耐药性癫痫和头部外伤。

当患者出现明显的抽搐时,GCSE 的诊断通常非常明确。但在持续 30～45 min 的非中断性癫痫发作后,临床表现可能变得越来越难以察觉,可能只有手指微小的阵挛动作和眼睛的快速移动。可能伴有发作性心动过速、高血压和瞳孔扩大。在这些病例中,脑电图可能是唯一的诊断工具。因此,如果患者的明显癫痫发作停止,但仍然处于昏迷状态,应该进行脑电图检查以排除癫痫持续状态。这对于在保护气道过程中已经使用神经肌肉阻断药导致肌肉麻痹的GCSE 患者尤其重要。

处理 GCSE 患者的首要任务是解决急性的循环呼吸问题或高热,进行简要的内科和神经系统检查,建立静脉通路,以及进行实验室检查以发现任何代谢异常。

非惊厥性癫痫持续状态的治疗并不像 GCSE 那样紧急,因为持续的发作不会伴随严重的代谢障碍。但是,有证据表明非惊厥性癫痫持续状态与癫痫发作起始区域的细胞损伤有关,因此应按照 GCSE 的常规处理原则尽早进行治疗。

第五节　痴　呆

痴呆是一种由多种因素引发的综合疾病,影响了超过 400 万的美国人口,并导致每年超过1000 亿美元的医疗看护费用。痴呆表现为认知能力的下降,严重影响了患者的日常生活能力。记忆损失是最主要的痴呆症状:有 10% 的 70 岁以上人口和 20%～40% 的 85 岁以上人口被临床诊断为记忆力丧失。除记忆外,痴呆还可能影响其他精神功能,如语言、视空间能力、计算力、判断力和解决问题的能力。许多痴呆综合征患者同时伴有神经精神和社会功能障碍,如忧郁、淡漠、幻觉、妄想、亢奋、失眠和脱抑制。痴呆多数是逐渐进展的,但有些类型的痴呆病程可以是静止不变或时刻波动。阿尔茨海默病(AD)是最常见的痴呆形式,通常首先表现为记忆损失,然而,其他类型的痴呆如额颞叶痴呆,记忆损失可能并不是首个症状。

一、痴呆的功能解剖

痴呆综合征是由特定的大规模神经网络破坏引发的。痴呆的临床特征与神经元和突触损失的程度和位置有关。行为和情绪受到去甲肾上腺素能、血清素能和中脑多巴胺能通路的调控,而胆碱能信号对于注意力和记忆功能至关重要。不同类型的痴呆在相关的神经递质缺乏方面存在差异,因此,准确的诊断有助于指导药物治疗。

AD 从内嗅皮质开始,然后扩散到海马,之后影响颞叶的侧面和后部及顶叶的新皮质,最终引发更广泛的脑部退行性改变。血管性痴呆与随机分布在皮质和皮质下区域或白质束的网络节点分离有关。根据解剖学,AD 通常首先表现为记忆损失,随后伴随失语或定向力问题。与此相反,起源于额叶或皮质下区域的痴呆,如额颞叶痴呆(FTD)或亨廷顿病(HD),不大可能首先出现记忆问题,更可能首先出现判断力、情绪和行为问题。皮质-纹状体路径的损害对行为有着特殊影响。背外侧前额叶皮质和尾状核的中央带连接,这两个节点或连接白质途径的病变会导致组织和规划的困难,减少认知适应性和工作记忆的障碍。前额叶眶部外侧面连接腹内侧尾部,这个系统的损害会引起冲动行为,注意力分散和脱抑制。前扣带回皮质投射至伏隔核,这些连接的中断产生淡漠、言语贫乏、无动性缄默。所有皮质纹状体系统还包括地形结构突出物穿过苍白球、丘脑,这些节点的损害同样产生皮质纹状体功能损害的临床综合征。痴呆是一个复杂的医学问题,涉及了大脑的多个功能区域和神经递质系统。对痴呆的深入理解和准确诊断,不仅对理解大脑的工作机制有着重要意义,也对制定有效的治疗策略和改善患者的生活质量具有重要的影响。

二、痴呆的病因

痴呆症的发生与年龄增长有着重要关联。一般而言,超过 50 岁的人每增加 10 岁,患有严重记忆损失的可能性就会增加,这常常与尸检所见的微观变化有关。然而,有些百岁老人的记忆功能并未受损,也没有表现出痴呆的明显症状,这使得人们对痴呆是否是正常衰老的必然结果产生了争议。

具体到各种痴呆症的发病率,它们在很大程度上受到年龄分组研究的影响,而这些研究又会受医疗护理、国家、种族或种族背景等因素的影响。在西方国家,阿尔茨海默病(AD)是最常见的痴呆症,其患者占所有痴呆症患者的一半以上。血管性疾病被认为是第二大痴呆症的病因,特别是在老年人中或医疗资源有限的地区更为常见。这些地方的血管疾病风险因素常常得不到有效的治疗,因此血管性疾病往往会与其他神经退行性疾病混合,使得评估血管性疾病对认知功能损害的影响变得困难。此外,与帕金森病(PD)相关的痴呆症也非常常见,它们可能随着帕金森病的发展而出现,如帕金森病相关痴呆(PDD)和 Lewy 小体痴呆(DLB)。在 65 岁以下的住院患者中,额颞叶痴呆(FTD)和 AD 是最常见的痴呆症。慢性中毒,包括酒精和处方药引起的中毒,也是一个重要但常常可以得到治疗的痴呆症病因。

痴呆症的类型可以分为可逆和不可逆两种,这对于鉴别诊断非常有帮助。然而,随着治疗神经退行性疾病的有效方法的出现,这种二分类的方法可能会被弃用。在一项有 1000 例患者参与的记忆障碍临床研究中,19% 的患者存在可能可逆的认知损伤病因,23% 的患者存在可能可逆的共病因素。最常见的三种可能可逆的诊断包括抑郁症、脑积水和酒精依赖。

记忆力逐渐下降是衰老的自然过程,这种现象通常会被用作笑话或幽默的素材,被称为老年痴呆的开始。这种痴呆被认为是良性的,因为它不会进一步发展或严重影响日常生活。然而,良性痴呆和更严重的记忆损失之间的界限很难划清。85 岁的人通常能学习和回忆起他/她在 18 岁时能做的事情的一半。如果一个人的认知问题对日常生活没有造成太大影响,那么他/她通常被认为是轻度认知功能障碍(MCI)。有一些因素可以预测 MCI 是否会进展为 AD,包括显著的记忆损失、痴呆症的家族史、载脂蛋白 E ε4(ApoE ε4)等位基因的存在、海马体积小以及皮质萎缩等 AD 的特征,以及脑脊液 Aβ 的低水平和 Tau 蛋白的高水平,或匹兹堡复合物-B(PiB)淀粉样蛋白影像阳性。不过,最后一个因素尚未被广泛应用于临床,还需要进一步的研究。

主要的退行性痴呆包括 AD、DLB、FTD 以及与 HD 相关的障碍,以及克雅病(CJD)。这些疾病都与特定蛋白质的异常聚集有关,例如,AD 与 Tau 蛋白和 Aβ42 的聚集有关,DLB 与 α-突触蛋白的聚集有关,FTD 与 Tau 蛋白、TAR DNA 结合蛋白 43kDa(TDP-43)或融合肉瘤(FUS)的聚集有关,HD 与亨廷顿蛋白的聚集有关,CJD 与缺折叠的朊蛋白(PrPSc)的聚集有关。这些蛋白质的异常聚集是导致这些疾病的重要原因。

三、阿尔茨海默病

阿尔茨海默病(AD)是一种主要影响老年人的神经退行性疾病,特征为逐渐恶化的认知能力,表现为记忆问题、语言障碍、功能失调、认知障碍、视空间技能损伤、执行功能障碍以及性格和行为的改变等全面性痴呆症状。随着年龄的增加,发病率也逐渐提高,65 岁的老年人中约有 5% 的人患有此病,而在 85 岁或以上的老年人中,发病率则高达 25%。AD 主要为散发性疾病,大约 5% 的患者有明确的家族病史,女性患病的可能性大于男性。

(一)病因和发病机制

1.病　因

关于 AD 的病因和发病机制,目前的理解和研究仍然在进行中。AD 的确切病因尚不明确,可能由多种因素(包括生物和社会心理因素)共同导致。已知的危险因素包括高龄、有家族病史(ApoE-4 基因型)、性别(女性)、头部外伤、教育水平低、病毒感染、高胆固醇血症、高同型半胱氨酸血症、糖尿病、心理压力、高血压和吸烟等。

2.发病机制

AD 的发病机制并非十分明确,但科学家已经提出了几种核心理论。

(1)β-淀粉样蛋白异常沉积学说:β-淀粉样蛋白(Aβ)是 β-淀粉样前体蛋白(APP)的一个不溶性片段,由 42 个氨基酸构成。研究表明,Aβ 在神经元和突触周围形成沉积物,这些沉积物对周围环境有毒,能够破坏突触膜,最终导致神经细胞死亡。

(2)神经递质功能障碍学说:随着神经元的丧失,神经递质也会减少。其中,乙酰胆碱的减少最为明显,且对认知功能的影响最大。随着疾病的发展,患者的乙酰胆碱水平迅速下降,认知功能逐渐受损。这个理论为阿尔茨海默病的治疗提供了重要的理论基础。

(3)遗传因素学说:家族性 AD 可能与 APP、PS1、PS2 等基因的突变有关。晚发型 AD 则与位于 19 号染色体上的 ApoE 基因有关。ApoE 4 是 ApoE 的一种类型,它可以增加 Aβ 的聚集,促进 Aβ 在脑内的沉积。ApoE 4 可能还会使神经纤维蛋白从微管系统中脱离,导致神经原纤维的缠结。

(4)Tau 蛋白学说:在 AD 患者中,Tau 蛋白会发生高度磷酸化。异常磷酸化的 Tau 蛋白会与正常 Tau 蛋白竞争,阻止微管的聚集,从而破坏细胞骨架。这种情况会导致微管网络瓦解,影响正常的轴突转运系统,进一步导致突触丢失和神经元的逆行性退行性改变。

(二)诊断与鉴别诊断

1.临床表现

AD 的诊断主要依赖于患者的临床表现,其特征是缓慢而稳定的记忆、语言、视空间能力下降以及人格的改变。根据病情的发展,可以将 AD 进展分为三个阶段。

(1)轻度痴呆期(1~3 年):在这一阶段,患者主要表现为记忆力减退,尤其是近期记忆。他们的判断能力下降,难以分析、思考和判断事件,处理复杂问题变得困难。此外,他们可能无法独立进行购物或处理经济事务,社交能力受到影响。在这一阶段,患者的情绪可能变得淡漠,偶尔会出现激怒和多疑的情况。患者的定向能力也受到影响,可能无法确定时间、地点和人物。在这一阶段,头颅 CT 检查可能正常,但 MRI 可能显示海马萎缩,PET/SPECT 可能显示两侧后顶叶代谢减少。

(2)中度痴呆期(2~10 年):在这一阶段,患者的记忆力严重受损,包括远期和近期记忆。他们可能无法处理问题,辨别事物的相似点和差异点,无法独立进行室外活动,需要帮助进行穿衣、个人卫生以及保持个人仪表。此外,患者可能出现流畅性失语、观念运动性失用和失认等症状。情绪可能变得急躁不安,常有无目的的走动,可能出现尿失禁。EEG 可能显示背景节律缓慢,头颅 CT/MRI 可能显示脑室扩大,脑沟增宽,PET/SPECT 可能显示双顶和额叶代谢低下。

(3)重度痴呆期(8~12 年):在这一阶段,患者达到全面痴呆状态,记忆力严重丧失,仅剩下的是片段的记忆。患者的智力严重衰退,无法自理,可能出现大小便失禁。此外,患者可能出现运动系统障碍,包括肢体强直和屈曲体位。EEG 可能显示弥散性慢波,头颅 CT/MRI 可能显示脑室扩大,脑沟增宽,PET/SPECT 可能显示双顶和额叶代谢低下。

2.辅助检查

(1)神经心理学测验:简易精神量表(MMSE)是评估痴呆病程的常用量表。其得分与患者的教育程度相关,如果得分低于特定门槛(对于文盲是 17 分,小学程度是 20 分,中学程度是 22 分,大学程度是 23 分),则可能存在认知功能损害。可以进一步进行详细的神经心理学测试,包括记忆力、执行功能、语言、动作和视空间能力等各项认知功能的评估。阿尔茨海默病评定量表认知部分(ADAS-cog)用于监测 AD 的严重程度变化,日常生活能力评估(ADL)量表可以评估患者日常生活功能损害程度。痴呆伴发精神行为障碍(BPSD)的评估包括阿尔茨海默病行为病理评定量表(BEHAVE-AD)、神经精神症状问卷(NPI)和 Cohen-Mansfield 激越问卷(CMAI)等,Cornell 痴呆抑郁量表(CSDD)主要评估痴呆的激越和抑郁表现。

(2)血液、脑脊液检查:这些检查包括血常规、血糖、血电解质、血钙、肾功能和肝功能、维生素 B_{12}、叶酸水平、甲状腺素等指标。对于高风险人群或有临床症状提示的人群,应进行梅毒、人体免疫缺陷病毒、伯氏疏螺旋体血清学检查,以排除其他疾病引起的痴呆。脑脊液中 Aβ42 水平下降、总 Tau/磷酸化 Tau 水平升高可能是 AD 的标志。

(3)神经影像学检查:

①结构影像学:头颅 CT(薄层扫描)和 MRI(冠状位)检查,可以显示脑皮质明显萎缩,特别是海马和内侧颞叶,这支持 AD 的临床诊断。MRI 比 CT 更敏感,可以确认内侧颞叶和(或)海马的萎缩,以及检测皮质下血管改变(如关键部位梗死)和提示有特殊疾病(如多发性硬化、进行性核上性麻痹、多系统萎缩、皮质基底节变性、朊蛋白病、额颞叶痴呆等)的改变。

②功能性神经影像:如 PET 和 SPECT 可以提高痴呆的诊断准确性。[18]FDG-PET 可以显示颞顶区、上颞/后颞区、后扣带回皮质和楔前叶的葡萄糖代谢降低,这揭示了 AD 的特异性异常改变。

3.诊断要点

根据国际工作组织(IWG)-2 标准,阿尔茨海默病的诊断需要满足以下条件:

(1)特异临床表型:明显的早期和显著的情景记忆障碍,包括:

①患者或知情者报告的持续超过 6 个月的逐步进展的记忆能力下降。

②客观证据显示存在海马型遗忘综合征,这种证据基于 AD 特殊的检测方法,如线索回忆测试,可以发现情景记忆能力显著下降。

(2)体内 AD 病理改变的证据,包括:

①脑脊液中 Aβ 水平的下降以及 T-Tau 或 P-Tau 蛋白水平的上升。

②淀粉样 PET 成像显示示踪剂滞留增加。

③存在 AD 常染色体显性突变(如 PSEN1、PSEN2、APP 的突变)。

4.鉴别诊断

(1)血管性痴呆:这种病症的患者通常有中风的病史,且认知功能的损害一般在脑血管事件发生后的 3 个月内出现。痴呆有可能是突然出现的,也可能是逐步发生的,表现为阶梯式的缓慢进展。在进行神经系统检查时,可能会发现局部体征。如果在特定的部位,如角回、丘脑前部或旁内侧部出现梗死,可能会导致痴呆。CT 或 MRI 检查可以显示多发的梗死灶,并排除其他可能的病因。

(2)额颞叶痴呆(FTD):在这种病症的早期,患者可能会出现人格改变、语言障碍以及行为障碍。空间定向力和记忆力在早期通常保持相对完好,而在晚期才会出现智力衰退和遗忘等症状。Kluver-Bucy 综合征是 FTD 早期行为改变的一种表现,而在 AD 中,这种综合征通常只出现在晚期。CT 和 MRI 可以帮助鉴别 AD 和 FTD,其中 AD 可以看到广泛的脑萎缩,而 FTD 则表现为前额和(或)颞叶的萎缩。对于临床确诊,需要进行组织病理学检查。

(3)正常颅压脑积水(NPH):NPH 通常在蛛网膜下腔出血、缺血性脑卒中、颅外伤和脑感染等脑部疾病后发生,或者是特发性的。主要症状包括典型的三联症:痴呆、步态障碍和排尿障碍。痴呆主要表现为皮质下型,早期表现为轻度的认知功能减退和自发性活动减少,晚期出现情感反应迟钝、记忆障碍、虚构和定向力障碍等。可能出现焦虑、攻击行为和妄想。早期可能出现尿失禁和尿频,后期可能出现排尿不完全和尿后滴尿现象。CT 检查可以看到脑室扩大,腰穿脑脊液压力正常。

(三)治疗

1.抗 AD 一线治疗药物

(1)乙酰胆碱酯酶抑制剂(AChEI):这类药物包括多奈哌齐、卡巴拉汀和加兰他敏。用法如下:多奈哌齐,每日两次,每次口服 5mg;卡巴拉汀,每日两次,每次口服 1.5～6mg;加兰他敏,每日两次,每次口服 8～12mg。不建议同时使用这类药物。

(2)NMDA 受体拮抗剂:如美金刚,每日 1 次,每次口服 20mg。

使用上述药物时,需要逐步增加剂量。结合使用 AChEI 和美金刚治疗效果优于单独使用 AChEI,两种药物有增效作用。

2.精神行为异常症状的处理

(1)寻找阿尔茨海默病患者行为精神症状(BPSD)的诱因,如生活环境变化或身体不适,并纠正潜在的病因,优先考虑非药物治疗[欧洲神经病学联盟(EFNS)/美国精神病学会(APA)指南,C 级]。

(2)使用 SSRIs 治疗阿尔茨海默病伴发的抑郁、焦虑等 BPSD 症状(EFNS/APA 指南,B级)。这类药物包括舍曲林和艾司西酞普兰。用法如下:舍曲林,每日 1 次,每次口服 50～150 mg;艾司西酞普兰,每日 1 次,每次口服 10～20 mg。

(3)抗精神病药物可以控制阿尔茨海默病患者的 BPSD 症状。常用的非典型抗精神病药包括喹硫平、奥氮平和利培酮。用法如下:喹硫平,每日分 2～3 次服用,总量为 25～200mg;奥氮平,每晚一次,每次口服 5～10mg;利培酮,每日分 2～3 次服用,总量为 2～6mg。

3.改善脑血液循环药物

这类药物包括银杏叶制剂和尼麦角林等。

四、血管性痴呆

血管性痴呆是由脑血管疾病引发的一种认知功能障碍,主要分为两类:多梗死性痴呆和弥漫性白质脑病。在亚洲,由于颅内动脉硬化的高发病率,血管性痴呆的发生率比欧洲和北美要高。多梗死性痴呆主要是由于多次脑卒中引发的慢性认知功能下降。脑卒中的大小不一,可能影响大脑的多个区域。痴呆的发生与受损的大脑皮质总量有关,左半球病变的个体更常见,而与语言障碍无关。患者通常在神经功能突然恶化之前会有一些不连贯的事件。多梗死性痴呆的患者往往有高血压、糖尿病、冠状动脉疾病等疾病史。体检可能会发现神经缺陷,如轻偏瘫、单侧巴宾斯基征、视野缺陷或假性延髓麻痹等。复发性的脑卒中将使病情逐步恶化,神经影像学可以显示梗死的区域。

弥漫性白质脑病在 MRI 上会显示皮质下白质的双侧异常,常伴有腔隙性脑梗死。此类痴呆的发作和进展较慢,表现为患者日常生活受影响程度加重,情绪反应越来越正常,可能出现步态障碍、尿失禁、发音困难等症状,少数患者会有癫痫和肌阵挛性痉挛。此病症主要由慢性缺血引起,原因是脑动脉和微动脉的闭塞性疾病。老年人在正常衰老过程中,脑血管中会有淀粉体的积累,这可能导致一种称为脑淀粉样血管病的状况,容易引发脑叶大出血或脑部微出血。阿尔茨海默病(AD)患者的淀粉样血管病风险增加,这也能解释 AD 与卒中之间的关联。然而,需要注意的是,虽然 AD 和多重梗死性痴呆都很常见,但两者有时会同时发生。此外,Binswanger 病这个词应谨慎使用,因为它不能准确地描述一个个体的病情。

血管性痴呆是由于脑血管疾病所导致的认知功能障碍,主要可以分为多梗死性痴呆和弥漫性白质脑病。然而,还有一些罕见的原因也会导致类似的症状。例如,成人异染性脑白质营养不良(由芳基硫酸酯酶 A 缺乏引发)和进行性多灶性白质脑病(由 JC 病毒感染引发)也会表现为痴呆症。另外,弥散性脑白质病的显性遗传形式,如伴有皮质下梗死和白质脑病的常染色体显性遗传性脑动脉病(CADASIL)也是罕见的痴呆病因。该病在 50～70 岁间表现为渐进式痴呆,且由 Notch3 基因突变引起。然而,此病的发病率未知,且尚无有效治疗方法。

此外,线粒体失调也可能导致类似卒中的状态,并选择性地损害基底神经中枢或大脑皮质。这类患者通常还会表现出其他神经或全身性疾病,如眼肌麻痹、视网膜变性、耳聋、肌病变或糖尿病。虽然诊断困难,但通过血清乳酸、脑脊液水平及丙酮酸的异常,以及对受影响组织(最好是肌肉)的活检,可以帮助诊断。

治疗血管性痴呆的重点应该是预防新的局部缺血伤害,这需要通过稳定或消除深层的原因,如高血压、糖尿病、吸烟或缺乏锻炼。虽然病情可能会有周期性的改善,但恢复丧失的认知功能通常是困难的。

五、额颞痴呆、进行性核上性麻痹、皮质基底节变性

1.额颞痴呆(FTD)

额颞痴呆(FTD)是一种常见的神经退行性疾病,通常发作于 50～70 岁的人群,其发病率几乎与阿尔茨海默病(AD)相当。尽管早期的研究结果显示男性 FTD 的发病率可能高于女性,但最新的研究对此观点持怀疑态度。与 AD 不同,FTD 的早期阶段主要表现为行为症状。FTD 患者中,约 10% 的病例为常染色体显性遗传,且痴呆症家族史较为常见。家族性和偶发性 FTD 在临床表现上差异显著,患者可能出现各种行为、语言和运动神经元症状。

FTD 最常见的常染色体显性遗传突变涉及 MAPT 或 GRN 基因,这两个基因都位于第 17 对染色体上。MAPT 基因突变会导致 Tau 蛋白的交替拼接,或造成 Tau 蛋白分子的功能丧失。GRN 基因编码的颗粒蛋白序列变异会导致 mRNA 的恶化,这是由于无意义介质衰败。颗粒蛋白是一种生长因子,能与肿瘤坏死因子(TNF)受体结合。颗粒蛋白变异如何导致 FTD 的原因尚不明确。MAPT 和 GRN 的变异都与帕金森病有关,而与肌萎缩侧索硬化(ALS)的关系则较少。相比之下,伴有 ALS 的家族性 FTD 与第 9 号染色体有关。此外,缬酪肽蛋白变异(位于 9 号染色体)和带电多泡体蛋白 2b(CHMP2b)基因变异(位于 3 号染色体)也会导致罕见的家族性 FTD。TDP-43 和 FUS 基因的突变会引发家族性 ALS,有时与 FTD 综合征相关,尽管只有少数患者会伴有 FTD。

FTD 的早期症状主要包括行为、语言或运动异常,这反映了前岛叶、额、基底神经中枢和

运动神经的退化。尽管认知测试通常显示记忆力无明显损害,但规划、判断或语言能力却存在明显障碍。商业决策能力极差和任务组织困难的现象非常普遍,同时也会出现演讲和语言缺失。FTD患者常常无法准确识别自己的病情。常见的行为特征包括冷漠、抑制、体重增加、嗜食、强迫性行为、情感疏远和缺乏同情心。

床边病例的结果受患者解剖学定位影响。左额部不对称病例常导致失语症,而左前颞叶退化则表现为词义损失,也称为语义性痴呆。失语症患者常迅速转化为不言症,语义痴呆患者则可能发展为多种形式的失认症,包括失去识别面孔、目标、词汇、情绪等能力。在病程的大部分时间里,他们的视觉构建能力、计算和导航能力往往能保持正常。最新的研究发现,许多失语症患者会发展为临床综合征,具有进行性核上性麻痹(PSP)和皮质基底节变性(CBD)的特征,且尸检中可以看到这些病理表现。左半球的额颞叶退行性病变(FTD)通常被称为非流利和原发性渐进性失语的语义变化。相反,右半球的额颞叶病例则会显示出深刻的社交行为变化,包括丧失同理心、失去抑制力和表现出反社会行为。

FTD、PSP、CBD之间有明显的重叠,当FTD病情发作时,以下情况很常见:运动神经元疾病、眼肌麻痹、肌张力障碍、吞咽困难和肌束性震颤。在解剖学上,FTD的显著标志是前额脑萎缩和颞叶皮质变窄,且这些通过神经影像学研究得以证实,往往作为尸检的基础。尽管FTD的病变范围广泛,但在扩展到解剖相关区域(包括底层神经中枢)之前,萎缩常常集中在一个半球。所有FTD患者的微观表现包括胶质细胞增生、微小空泡化和神经元损失,但根据神经元蛋白质的组成和胶质细胞包涵体的类型,可以将疾病进行更细致的分类,至少90%的患者有Tau蛋白或TDP-43蛋白,其余10%含有FUS。

与Tau蛋白相关的有毒产品是许多遗传性疾病的发病机制,也是偶发Tau蛋白病的一个因素,尽管微管稳定功能的丧失可能也起了作用。与TDP-43和FUS相比,这些都是RNA/DNA结合蛋白,其在神经功能中的作用正在积极研究中。许多患者会出现皮质素在血清中的分布损失。与阿尔茨海默病(AD)相比,FTD对胆碱能系统的影响相对较小。

在历史上,Pick病被定义为前额叶和颞叶新皮质选择性参与,以及神经元细胞质内存在逐步退化的结构(Pick包涵体)的疾病。Pick包涵体的典型特征是嗜银性,可以用银染色法和Tau蛋白免疫染色法进行检测。然而,后续的病理学研究发现,许多患者存在无法用银染色法或Tau蛋白染色法检测出的包涵体,这些包涵体主要含有TDP-43蛋白,少数含有FUS蛋白。虽然"Pick病"这个术语仍用于描述这些患者的病情,但是"额颞痴呆(FTD)"现在更多地用于描绘临床症状,而"额颞叶变性"(FTLD)用于描述潜在的病理病变,其下包括三个主要的亚型:FTLD-Tau、FTLD-TDP、和FTLD-FUS。尽管在这方面我们有了显著的进展,但现有的数据还不足以根据临床表现进行可靠的基础病理预测。因此,科学家们正在寻求血清学、脑脊液学或影像学的标志物,以便根据神经病理学的一致性定义提高诊断的准确性。

FTD患者对于护理人员来说是一种巨大的压力,因为这种疾病会打乱他们照顾的患者的核心情绪和人格特征。目前还没有治疗方法能够减缓疾病的进展或改善病情。FTD患者通常会出现许多行为问题,如沮丧、过度的口头动作、强迫症状以及易怒,这些症状可以通过使用抗抑郁药,尤其是SSRIs来改善。但是,如果患者有运动协调障碍,如帕金森病,需要谨慎使用抗精神病药物,因为这些药物可能会加重症状。

2.进行性核上性麻痹(PSP)

进行性核上性麻痹(PSP)是一种神经退行性疾病,影响到脑干、基底神经核心、边缘结构以及选定的皮质区域。在临床上,这种疾病的早期表现可能为频繁跌倒或微妙的性格改变(例如,变得死板、冲动或冷漠)。在疾病进展为渐进性假性延髓麻痹之前,患者通常会出现渐进性动眼神经综合征,首先出现方波抽搐,然后是眼球慢速跳动(垂直方向的症状通常比水平方向更严重)。在疾病的任何阶段,发言困难、吞咽困难和对称轴向僵硬都可能成为显著的特征。其他可能的症状包括僵硬、颈部过度伸展导致的不稳定姿态,以及慢速、抽搐的步态。在出现轴向刚性、下视困难和判断力下降后,频繁的、无明显原因的、有时动作巨大的跌倒可能会变得常见。有时,患者的眼睛运动可能非常有限,保持头眼反射(通过垂直娃娃头部运动的演习);如此,动眼神经障碍被诊断为核上眼肌麻痹。这种类型的痴呆症与额颞痴呆(FTD)有重叠,特征包括冷漠、前额功能障碍、判断力差、思维缓慢、语言速度下降、动作不连贯和任务转换困难。这些特征通常伴随着运动综合症状。有些患者可能首先表现出非流利性失语或运动性语言障碍,然后逐渐发展为典型的PSP。多巴胺反应有限或无反应;没有其他有效的治疗方法。患病后5~10年内死亡。尸检时,在神经元和神经胶质中,可以发现磷酸化Tau蛋白的积累。在控制眼球运动的脑干神经元中,神经元内部经常形成大的、粗糙的神经纤维缠结(NFTs)。这些特征的Tau包涵体被称为球状纠结,可能会在多个皮质下结构中发现(包括丘脑底核、苍白球、黑质、蓝斑、灰质、上丘、动眼神经核和齿状核)。新皮质NFTs,如同阿尔茨海默病(AD)中的一样,往往采取更活跃的形态,但在电子显微镜下看,PSP的纠结表现为直管状,而非AD中发现的双螺旋形状。此外,PSP与Tau蛋白染色阳性的胶质细胞的病理学有关,如团状和棘形的星形胶质细胞。

进行性核上性麻痹(PSP)除了与额颞痴呆(FTD)和皮质基底节变性(CBD)有重叠外,也常与帕金森病(PD)相混淆。虽然老年PD患者在向上看时可能会有困难,但他们在向下看时通常不会遇到问题,也不会出现PSP的典型眼部运动异常。约有20%的PD患者可能会出现痴呆,这通常是由于弥漫性路易体病引起的。然而,DLB的行为综合症状与PSP的症状有所不同。随着年龄的增长,PD患者更可能出现痴呆,锥体外系症状也可能加重,疾病病程可能延长,伴有抑郁情绪。在进行大脑成像时,发展为痴呆的PD患者也可能出现皮质萎缩。在神经病理学上,老年痴呆症可能导致皮层发生变化,与DLB相关的α-突触核蛋白包涵体可能在边缘系统和皮质上出现,除了可能的神经胶质瘤和神经元损失外,可能没有其他具体的微观变化。

3.皮质基底节变性(CBD)

皮质基底节变性(CBD)是一种慢性进展性痴呆疾病,此病在大脑皮质和基底神经中枢(包括黑质和基底核)中造成了显著的胶质和神经元损失。一部分患者在疾病初期可能出现单侧症状,这些症状可能包括僵硬、肌张力障碍,以及一只胳膊和手的失用。当这些症状开始表现出不受控制的活动时,这种情况也被称为"异位肢体"。在其他情况下,疾病可能以渐进性痴呆、执行功能或语言障碍作为主要表现;或者呈现为类似渐进性对称性帕金森病的症状。另外,一些患者在疾病初期可能会出现逐渐失语或定向、运动、语言障碍。随着CBD的进展,疾病通常会变为双侧病变,并导致发音困难、步态缓慢、动作性震颤和痴呆。在微观层面上,CBD

的特征包括扩张、无色、Tau 阳性阳性神经元,伴有星形胶质细胞斑块和其他营养不良神经胶质 Tau 病理形态,这与 PSP 的病理特征有所重叠。最特别的是,CBD 患者在皮质下白质中常常负担着严重的 Tau 蛋白病变,这些病变包括线状物和小突神经瘤缠绕体。这种疾病很少在家庭中发生,其原因至今仍不清楚,也没有特定的治疗手段。

六、帕金森病痴呆和路易体痴呆

关于帕金森病痴呆的研究正在不断增加。这种病症与路易体以及路易突起的病理特性相一致,一些病例的病变也从脑干基部向上扩散,经过黑质、大脑边缘系统,最终影响到大脑皮质。路易体痴呆的典型症状包括视觉幻觉、帕金森病、认知能力的波动、跌倒,以及快速眼动睡眠行为障碍。痴呆的症状可能在帕金森病的前后任一阶段出现。因此,患有帕金森病的患者,尤其是那些长期患帕金森病且认知能力没有明显受损的患者,可能会逐渐出现痴呆症状,如视觉幻觉和认知能力的波动。当这些症状在帕金森病确诊后出现时,人们通常会用帕金森病痴呆(Parkinson's disease dementia,PDD)这个术语来命名。在另一些情况下,痴呆和神经精神症状可能在帕金森病之前就已出现,这种情况通常被称为路易体痴呆(DLB)。

PDD 和 DLB 都可能伴有或在发病前就已有相关的脑干黑质病变。很多研究人员把这些失调现象看作是 α-突触核蛋白病理谱系的一部分。PDD 和 DLB 的患者对代谢变化非常敏感,一些患者的疾病可能最初表现为谵妄,而感染、新药物或其他系统性失调可能会导致这种症状的出现。左旋多巴,一种常用于治疗帕金森病的药物,可能导致幻觉和谵妄,因此它的出现有时会被视为 PDD 诊断的初步线索。另一方面,接受典型或非典型抗精神病药物治疗的轻度认知障碍和幻觉症患者可能会出现典型的帕金森病症状,这可能是由于隐性 DLB 相关的黑质多巴胺神经元缺失所引起的。

即使没有明显的激发因素,DLB 也可能表现为典型的病情波动,如间歇性的混乱或恍惚,这些症状间歇性地出现在清醒时期。尽管病情有波动性,但 DLB 的临床症状通常会持续很长时间,然而与谵妄不同,DLB 的症状可以在去除诱因后逆转,病情也有可能得到纠正。从认知学的角度看,与早期阿尔茨海默病患者相比,DLB 患者的记忆存储能力可能相近,但他们更可能出现严重的视觉空间和执行功能障碍。

研究表明,DLB 的核心病理特征包括路易体和路易突起。这些特征贯穿于脑干核团、黑质、杏仁核、扣带回,最后在大脑皮质形成。路易体是神经细胞胞质内的包涵体,可以通过 PAS 染色法(periodic acid schiff stain)和泛素染色进行检测。然而,最新的研究已经证明,路易体实际上是突触前蛋白和 α-突触核蛋白的抗体。

路易体主要由 7~20nm 长的直神经丝和周围的非特异性物质组成。这些组分可以被抗体识别,包括磷酸化和非磷酸化的神经直丝蛋白、泛素和 α-突触核蛋白。路易体通常在原发性帕金森病(PD)患者的黑质中发现,并能被苏木精和伊红染色所检测。许多 DLB 患者由于基底前脑和脑桥核的损伤,可能存在严重的胆碱能缺失,这也可能导致病情波动、注意力不集中和视幻觉等症状。

如果患者的病理特征仅限于路易体和路易突起,这种病症有时被称为弥漫性路易体病。

如果大脑中含有大量的淀粉样斑块和神经纤维缠结,这种情况有时被称为阿尔茨海默病的路易体变。

由于阿尔茨海默病和 DLB 都伴有胆碱能缺失,因此胆碱酯酶抑制剂通常能有效地减少幻觉,稳定妄想症状,甚至能帮助某些快速眼动睡眠行为障碍(RBD)患者改善症状。锻炼能够最大限度地提高运动功能,防止跌倒造成的伤害。抗抑郁药也经常被使用,因为它们可以帮助控制病情。虽然非典型抗精神病药物可能需要用于治疗精神病症状,但它们可能会加重锥体外系症状,即使是低剂量,也会增加死亡风险。此外,DLB 患者对多巴胺能药物极其敏感,因此必须仔细滴定药物剂量。同时使用胆碱酯酶抑制剂可以提高药物的耐受性。

第六节　多发性硬化

一、定义

多发性硬化(multiple sclerosis,MS)是一种影响中枢神经系统的炎症性脱髓鞘疾病。其临床表现多样,主要取决于中枢神经系统内硬化斑块的位置。特征性的是,病情反复发作(时间上的多发性)和影响身体多个部位(空间上的多发性)。疾病晚期常导致患者残疾,进而对生活质量产生严重影响。

二、流行病学

MS 的发病率和患病率与地理位置的纬度有关,一般来说,纬度越高,MS 的发病率越高。MS 的高发区包括欧洲美国北部、加拿大南部、新西兰和澳大利亚的西南部。相反,低发病区主要位于亚洲、非洲大部分地区、美国的阿拉斯加、墨西哥、南美洲北部的加勒比海地区。苏格兰北部、雪特兰岛及奥克尼群岛的 MS 患病率最高,每 10 万人中有 100～300 人患有 MS。我国 MS 的发病率较低,但遗憾的是,尚无详细的流行病学资料。

人种差异也影响 MS 的发病率。在北美和欧洲,高加索人的 MS 患病率高于非洲黑人和亚洲人。尽管在有色人种中 MS 的患病率较低,但在全球各地的分布仍然不均匀。患病率在高纬度地区较高,低纬度地区较低。人种不仅影响到 MS 的易感性,还影响到 MS 的临床表现,包括病变部位、病程和预后。例如,在日本和中国,MS 患者常常出现视神经和脊髓的严重损伤,而小脑受损的情况较少见。

MS 通常在 15～50 岁之间发病,其中 2/3 的患者在 20～40 岁之间发病。女性的发病率普遍高于男性,比例约为 2∶1。

移民也可以改变人们患 MS 的风险,移民者的 MS 患病率常与其移居地相同。对于易感个体,如果在早期(通常小于 15 岁)由 MS 高发地区移居到低发地区,其患 MS 的风险将随之降低。然而,如果在这个时间之后从高发地区移居到低发地区,其患 MS 的风险不会受到影响。

MS 的发病与遗传因素也有关。MS 在患者的亲属中的患病率比普通人群高。单卵双胞胎患 MS 的可能性是双卵双胞胎的 6～10 倍。此外,MS 与某些 HLA 基因型有关联。

三、病理

多发性硬化的基础病理改变包括髓鞘的丧失和炎性细胞的浸润。通过淀粉样前体蛋白（amyloid precursor protein，APP）的免疫组化技术分析，研究人员发现，在多发性硬化的病变早期，轴索就会出现明显的损害。这种轴索损害可能与神经功能缺损的关系密切，因此，这个发现正在受到越来越多的关注。

四、病因及发病机制

多发性硬化的发病可能涉及遗传和环境等多种因素。在这些因素的共同作用下，可能触发了异常的免疫反应过程，导致免疫调控机制的失调，从而引发中枢神经系统的多发性局灶性髓鞘脱失。

在多发性硬化首次发病前，有 10%～40% 的患者存在感染的诱因。近 30% 的患者病情加重与上呼吸道感染或肠道病毒感染有关。然而，至今仍未找到病毒直接致病的证据。

其他可能引发多发性硬化的因素包括外伤、怀孕和分娩、感染、疫苗接种等，干扰素-γ（IFN-γ）也可能使多发性硬化的病情恶化。美国神经病学学会（American Academy of Neurology，AAN）的指南指出，前驱感染（如普通感冒等上呼吸道感染）可能增加多发性硬化恶化的风险（A 级推荐）。

关于疫苗接种，AAN 的建议如下：①多发性硬化患者应遵循美国疾病控制与预防中心（CDC）的免疫接种适应证（流感：A 级推荐；乙型肝炎、水痘、破伤风：C 级推荐；其他疫苗：U 级推荐，专家意见）。②在多发性硬化临床复发明显时，应推迟接种，一般为复发后的 4～6 周，但没有具体证据（U 级推荐，专家意见）。③对于受伤后需要接种破伤风疫苗的患者，即使在多发性硬化复发期，也建议按时接种，但没有具体的证据（U 级推荐，专家意见）。④对于多发性硬化患者是否接种流感疫苗，专家意见不一，应根据个体情况，权衡利弊（U 级推荐，专家意见）。⑤对于依赖轮椅和卧床，且肺功能受限的患者，建议接种肺炎球菌疫苗，但没有证据（U 级推荐，专家意见）。

五、临床表现

多发性硬化可能会突然或隐秘地发生，其症状程度不一，从而导致部分轻度患者可能数月甚至数年都未寻求医疗帮助。尸检结果显示，约 0.1% 的无症状患者实际上存在多发性硬化的病理证据。现代 MRI 技术也能在无症状的情况下发现多发性硬化的证据。由于中枢神经系统的病变位置和严重程度各异，多发性硬化的临床症状也呈现出多样性。检查过程中，可以发现神经功能障碍的体征，也可能发现一些无症状病灶。例如，患者可能只表现出单侧下肢症状，但颅内可能存在双侧病灶。肢体无力、灵活度下降、疲劳、步态失调等症状都可能反映髓鞘脱失的严重程度和速度。运动后无力是多发性硬化的特征症状，上运动神经元损伤通常伴随其他锥体束症状，如痉挛、反射亢进、巴宾斯基征等。如果多发性硬化病变影响到脊髓传入纤维（模拟下运动神经元病变），可能会出现腱反射消失的症状。

1.主要症状

(1)痉挛状态:常伴随自发或运动诱发的肌肉痉挛。有超过30%的多发性硬化患者有中度至重度的痉挛状态,尤其是下肢。这通常会伴随疼痛性痉挛,影响患者的活动、工作和生活质量。在少数情况下,痉挛状态可能提供身体支撑,使患者能够离床活动,对于这部分病例,治疗痉挛状态可能会带来更多的副作用。

(2)视神经炎:表现为视物模糊或视力减弱、色觉能力下降,症状轻微,也可能发展为严重的视力损失,但很少伴随完全的光感丧失。视力症状通常仅影响一只眼,有时也可能影响双眼。眶周疼痛通常在视力损伤前或同时出现,眼球运动可能会加剧疼痛,瞳孔传入障碍也是常见的情况。眼底检查可能正常,也可能出现视盘肿胀(视盘炎)。视神经炎患者可能会出现视盘苍白(视神经萎缩)。葡萄膜炎不常见,但在肉瘤或淋巴瘤患者中可能出现。

(3)核间性眼肌麻痹(INO)或展神经麻痹(动眼或滑车神经麻痹少见):可能导致复视(遮住一只眼,视物模糊可以消失)。前者是由于同侧内侧纵束的损伤导致单眼眼球内收障碍,因此双侧核间性眼肌麻痹通常是多发性硬化的提示。明显的眼球震颤是常见的症状,其他常见的眼球症状还包括:水平凝视障碍、一个半综合征、旋转性眼球震颤。

(4)感觉症状:包括感觉异常(如麻刺、刺痛、蚁走、针刺感)和感觉减退(麻木、感觉下降、濒死感),还有一些难以描述的不适感(如肢体的肿胀、发冷或紧绷感)。如果躯干或下肢出现平面感觉障碍,这可能提示脊髓有病变,常常伴随躯干束带感。超过50%的多发性硬化患者都经历过疼痛,疼痛可能出现在身体的任何部位,并且呈现游走性。

(5)共济失调:这种症状可能表现为小脑的意向性震颤,影响头部、躯干和发音。这可能导致特征性的小脑性构音障碍,也被称为"吟诗样语言"。

(6)膀胱功能失调:多达90%的MS患者会出现膀胱功能障碍,大约1/3的患者在1周内出现膀胱功能障碍或频繁尿失禁。正常情况下,α-肾上腺素能神经支配的膀胱括约肌的松弛和膀胱逼尿肌的收缩共同调节排尿。然而,在多发性硬化症中,上节段受抑制,导致逼尿肌反射亢进,引发尿频、尿急、夜尿和无法控制的膀胱排空感。膀胱逼尿肌和括约肌功能障碍或两者协调功能不可能引发排尿障碍、断续尿、尿潴留、充盈性尿失禁和反复感染。

(7)便秘:大约30%的MS患者可能会出现便秘。虽然紧急的便意和大便失禁在患者中较少见(约15%),但由于被社会忽视,这些症状可能被低估。

(8)认知功能障碍:包括记忆力减退、注意力受损和执行功能下降。患者可能在记忆、解决问题、处理信息以及在各种认知任务之间转换时遇到困难。虽然在欧洲快感被认为是MS的特征,但实际上在患者中并不常见,不足20%的患者曾经出现过。影响患者日常生活的认知功能障碍在MS患者中较少见。

(9)抑郁:近一半的MS患者都有抑郁症状,这可能是反应性的,也可能是原发性的,部分患者可能是由于MS本身或疲劳引起的。高达90%的患者会出现疲劳,这常常是影响他们日常工作能力的重要因素,而且可能会因为发热、抑郁、过度的日常活动或睡眠失调(如夜尿)而加重。

(10)性功能障碍:这可能表现为性欲减退、性冷淡、男性阳痿、女性阴道干涩和痉挛。

(11)面肌瘫痪:由脑桥病损引起的面肌瘫痪类似非特异性贝尔麻痹,与贝尔麻痹不同的是,这类患者不会伴随同侧味觉缺失和乳突压痛。

(12)眩晕:由于脑干损伤,患者可能会突然感到眩晕,这与急性迷路炎相似。突然耳聋也可能发生,但并不常见。

2.伴随症状

(1)神经系统症状相关的热敏度改变:这种变化通常是由于体温调节中枢的上调引起的,如在洗热水澡或运动后可能会出现单侧视物模糊,这被称为乌托夫(Uthhoffs)现象。多发性硬化的症状在短期内加重是常见的,有时候可能会有发热性疾病明显加重的情况(见于急性发作或脱髓鞘发作)。传导阻滞可能会引起相关的心脏症状。

(2)莱尔米特(Lhermitte)征:当人们弯腰或做颈部动作时,可能会诱发闪电样感觉,这种感觉从颈部放射到背部和下肢,被称为 Lhermitte 征。这种感觉较少放射到手臂,通常是自限性的,但也可能持续数年。此征也可能出现在其他原因导致的颈髓损伤中,如颈椎关节强硬。

(3)发作性症状:这些症状的持续时间短(10 秒到 2 分钟),频发(每日 5～40 次),并且不会改变意识,脑电图也看不出异常。这些症状通常是自限性的(通常持续数周或数月),可能会由于换气过度或运动而被诱发。常见的发作性症状包括 Lhermitte 征,肢体、面部或躯干的强直(癫痫大发作),构音障碍和共济失调,发作性感觉紊乱以及其他一些不典型症状。这些可能是由于体内的兴奋信号自我调节出现混乱,传递到脱髓鞘带并扩散到附近的白质束。如果脱髓鞘病灶影响到三叉神经、面神经、舌咽神经,可能会出现三叉神经痛、面肌痉挛、舌咽部疼痛。大多数三叉神经痛与多发性硬化无关,但如果在 50 岁以下的患者中出现非典型的双侧三叉神经痛、客观感觉消失或非发作性疼痛现象,需要警惕可能是多发性硬化。

(4)面肌震颤:这包括持续的快速面部特别是轮匝肌下部的闪光样收缩或缓慢向面部蔓延的收缩,通常是由于皮质延髓束或脑干部的面神经损伤引起的。

六、辅助检查

辅助检查的主要手段包括进行脑部或脊髓的磁共振成像(MRI)、诱发电位(包括视觉诱发电位、脑干听觉诱发电位、体感诱发电位)以及脑脊液的免疫学检查等。这些检查可以帮助医生确定病灶的位置,发现亚临床病灶以及进行鉴别诊断。

1.MRI

磁共振成像(MRI)在多发性硬化的诊断中具有至关重要的作用。MRI 不仅有助于多发性硬化的诊断,还可以帮助了解病灶的活跃程度,是新药临床试验的重要评价指标。多发性硬化在 MRI 上的典型表现是病变大小>3 mm(T2 像),呈圆形或椭圆形,分布在近皮质、幕下、脑室周围,呈多发性 T2 像高信号病灶,部分病灶伴有钆强化,强化呈环状或半环。但也有一些表现出像肿瘤那样的不典型表现。

美国神经病学会(AAN)的指南详述了 MRI 在疑似多发性硬化患者中的使用价值。强有力的证据支持:基于一致的第一级、第二级和第三级证据,在临床孤立症状(CIS)患者中,MRI T2 像发现 3 个以上的白质病灶是预测未来 7～10 年内发展为临床确定的多发性硬化(CDMS)的非常敏感的指标(超过 80% 的准确率)(A 级推荐)。1～3 个的白质病灶也可能具有预测未来发展为多发性硬化的价值,但这种关系需要进一步研究。CIS后(及基线 MRI 评估后)3 个月以上出现新的 T2 病灶或钆增强病灶对以后发展为 CDMS 具有高度预测价值(A级推荐)。在具有以上 MRI 异常表现的 CIS 患者,被诊断为其他疾病而非多发性硬化的可能性很低(A 级推荐)。良好的证据支持:基线 MRI 发现 2 个以上的钆增强病灶对未来发展为CDMS 具有很高的预测价值(B 级推荐)。现有的证据不足以支持:从已有的证据中,我们难以确定 MRI 特征对诊断原发进展型多发性硬化(PPMS)有何帮助(U 级推荐)。

2.诱发电位

美国神经病学会(AAN)的指南详述了诱发电位在多发性硬化诊断中的应用价值。视觉诱发电位(VEP)检查很可能有助于确定患者发展为临床确定的多发性硬化(CDMS)的风险增加(Ⅱ级推荐)。体感诱发电位(SEP)检查可能有助于确定患者发展为 CDMS 的风险增加(Ⅱ级推荐)。然而,目前的证据尚不足以推荐使用脑干听觉诱发电位(BAEP)作为判断患者发展为 CDMS 风险增加的有效检查(Ⅱ级推荐)。

3.CSF 免疫学检查

脑脊液(CSF)检查对于多发性硬化的诊断和鉴别诊断都是有益的。通常,多发性硬化患者的 CSF 白细胞数量少于每立方毫米 50 个,蛋白质含量少于每升 100 mg,寡克隆区带(OB)可能呈阳性,24 小时内脑脊液中 IgG 的合成率增加。需要注意的是,OB 并不是多发性硬化的特异性指标,其他慢性感染也可能呈阳性。在临床高度怀疑多发性硬化的患者中,OB 阳性有助于支持诊断。然而,遗憾的是,多发在亚洲的视神经脊髓炎(NMO)的 OB 阳性率较低。

七、临床分型

多发性硬化通常分为四种类型。复发－缓解型(RR):该类型的患者急性发病历程从几天到几周,几周到几月后多数能完全恢复,两次复发之间的病情稳定,对治疗反应最佳,这是最常见的类型,50%的患者在一段时间后可能转变为继发进展型。继发进展型(SP):复发－缓解型患者开始出现逐渐进展的神经症状恶化,可能伴有或不伴有急性复发。原发进展型(PP):从发病开始,病情就呈连续渐进性恶化,没有急性发作。进展型对治疗的反应较差。进展－复发型(PR):从发病开始,病情逐渐进展,并有间歇性的复发。

八、诊断

多发性硬化的临床表现多种多样且缺乏特异性,这使得诊断过程具有相当大的挑战性。主要依赖临床表现进行诊断,并且缺乏特异性的生物学检测指标。诊断的关键在于排除其他可能的疾病。尽管 MRI 技术的广泛应用已经大大提高了诊断的准确性,但仍有很多患者在早期阶段难以得到确诊。

在 20 世纪 60 ～ 70 年代,基于临床表现,研究人员建立了几个诊断标准,包括Schumacher、McAlpine、Rose 等。然而,这些标准的主要缺点是没有考虑到影像和实验室诊断的证据,这可能导致其他疾病被误诊为 MS。从 80 年代开始,诊断标准逐渐得到了完善。

1.Poser 诊断标准

Poser 诊断标准将诊断分为四种情况:临床确定、实验室确定、临床可能和实验室可能。

该标准引入了诱发电位和脑脊液免疫学指标作为关键的诊断根据,得到了广泛的应用。然而,在亚洲,由于寡克隆区带(OB)阳性率低,对实验室确定和实验室可能的诊断帮助不大。

在 Poser 诊断标准中,临床证据可以是神经系统症状和体征的出现,这些可以有客观证据,也可以没有。这些证据可以完全是患者的主观感觉,或者是在病史中提供的,也可以是医生通过检查发现的阳性体征。神经系统检查提供的客观证据可以指示中枢神经系统存在一个或多个受损部位(大脑、脑干、小脑、视神经、脊髓)。在两个临床证据中,其中一个可以用病史来替代,只要这个病史足以提示多发性硬化的一个典型病损部位,并且无其他疾病可以解释。

病变的亚临床证据是通过各种检查发现的中枢神经系统病变。这些检查包括诱发电位、影像学检查等。

对于发作次数的判定,两次发作间隔必须超过 1 个月,每次发作历时必须超过 24 小时。对于病灶多发性的判定,症状和体征不能用单一的病灶来解释。只有当中枢神经系统明确存在不同部位(大脑、脑干、小脑、视神经、脊髓)的损害时,才能认定为存在两个或更多的病灶。

标准中的实验室证据主要指脑脊液中寡克隆区带阳性或鞘内 IgG 合成率增加。其他检查都视为临床检查的辅助部分。

2.McDonald 诊断标准(2001)

McDonald 诊断标准将 MS 的诊断划分为三个类别:确诊 MS(完全满足标准,无其他疾病能更好地解释症状)、可能 MS(部分满足标准,症状可能指向 MS)和非 MS(随访期间发现其他疾病能更好地解释症状)。此标准强调了 MRI 在 MS 诊断中的关键作用,尤其是 MRI 病灶在时空上的多发性,这对 MS 的早期诊断具有重要价值。这为及早采用疾病修正治疗(DMT)提供了充分的依据,同时也特别提出了原发性进展型 MS 的诊断。然而,该标准对脑部病灶的数量以及定义的脊髓病灶长度不超过 3 个脊柱节段的规定在亚洲使用时可能存在争议。

与 Poser 标准类似,McDonald 标准将发作定义为 MS 典型的神经功能障碍,临床表现包括患者的主观描述和客观体征,且最少持续 24 小时。同时,应排除伪发作或单次发作性表现,而且两次发作之间的间隔需大于 30 天。

McDonald 标准对 MRI 病灶在空间上的多发性提出了严格的证据要求(至少满足以下 4 个条件中的 3 个):①存在 1 个钆强化病灶或 9 个长 T2 信号病灶(若无钆强化病灶);②存在 1 个以上的幕下病灶;③存在 1 个以上邻近皮质的病灶;④存在 3 个以上室旁病灶(1 个脊髓病灶等同于 1 个脑部病灶)。

此外,McDonald 标准对 MRI 病灶在时间上的多发性也有明确的证据要求:①在临床发作后至少 3 个月的 MRI 检查中,发现与临床发作病灶不同部位的钆强化病灶;②在 3 个月检查中未发现钆强化病灶,再过 3 个月复查显示钆强化病灶或新出现的 T2 病灶。

对于有两次以上发作、两个以上临床病灶的患者,在诊断 MS 时,至少应有一项检查(MRI、CSF、VEP)结果异常。如果上述检查结果均正常,应谨慎诊断,并必须排除其他可能的疾病。

3.McDonald 诊断标准(2005)

修订的 McDonald 诊断标准对 2001 年版本做出了调整。首先,在 MRI 病灶的识别上,脊髓病灶和幕下病灶被赋予了平等的地位,即一个脊髓增强病灶等同于一个脑部增强病灶,一个脊髓 T2 病灶可以代替一个脑内病灶。其次,关于 MRI 时间多发性的证据,新的 T2 病灶应在临床发作 30 天后出现。再者,病灶的大小必须在 3mm 以上。最后,CSF 阳性不再被视作诊断原发进展型 MS(PPMS)的必需条件。

4.McDonald 诊断标准(2010)

2010 年修订的 McDonald 诊断标准能够更快地诊断 MS,与早期的标准相比,其敏感性和特异性保持一致,简化了诊断过程,降低了 MRI 检查的频次(取消了 MRI 检查时间间隔的限制),并对 MRI 时间和空间上的多发性标准进行了调整。

诊断级别包括:① MS,临床表现符合上述诊断标准,且无其他更合理的解释。② 可能的 MS,存在对 MS 的疑虑,但不完全符合上述诊断标准。③ 非 MS,其他诊断能更合理地解释临床表现。

(1)一次发作(复发、恶化)被定义为:①具有中枢神经系统急性炎症性脱髓鞘病变特征的当前或过去事件;②由患者主观叙述或客观检查发现;③至少持续 24 小时;④无发热或感染迹象。临床发作需要通过同期的客观检查进行确认。即使在缺乏客观证据时,某些具有 MS 典型症状和进展的既往事件也可被视为脱髓鞘病变的合理证据。

(2)根据两次发作的客观证据进行临床诊断是最可靠的。在缺乏神经系统受累的客观证据时,对于一次先前发作的合理证据包括:①具有炎性脱髓鞘病变典型症状和进展的既往事件;②至少有一次被客观证据支持的临床发作。

(3)在诊断 MS 的过程中,虽然不必寻找更多证据,但仍需要参考影像学资料,并根据已有的诊断标准做出决定。如果影像学或其他检查(如 CSF)的结果为阴性,对 MS 的诊断应进行谨慎考虑,或者探讨其他可能的诊断。在确定诊断为 MS 之前,必须满足两个条件:①所有临床表现无其他更合理的解释;②存在支持 MS 的客观证据。

(4)在诊断中,钆增强病灶并非必须考虑的因素。对于表现出脑干或脊髓综合征的患者,其责任病灶并不计入 MS 病灶的数量统计中。

5.中国 MS 诊断及治疗专家共识

MS 的诊断必须基于患者的病史、症状和体征。当临床证据不足以做出诊断时,应寻找其他亚临床的证据,如 MRI、诱发电位(尤其是 VEP)和脑脊液寡克隆区带(OB)。CT 检查并不能支持诊断,推荐采用 2005 年修订的 McDonald 标准。

在 MS 诊断中,需要强调以下几点:

(1)观察脑内病灶的数量是一个方面,更重要的是观察病变的分布、活动性和特点。病灶在时间和空间上的多发,且无其他可能的病因解释,尤其需要关注近皮质病灶、脑室旁病灶、幕下病灶和胼胝体病灶。

(2)CSF OB/IgG 24 小时鞘内合成率应标准化检测方法,以实现各组间数据的可比性。

(3)为了排除其他疾病,应根据患者的发病特点设定不同的辅助检查项目,如自身抗体、抗中性粒细胞胞质抗体(ANCA)、类风湿因子、抗 O、血管紧张素转化酶(ACE)、血沉、特殊感染检查(HIV、梅毒、HBV、HCV)、脑血管病相关检查(TCD、血脂、血糖、血管 B 超、DSA)等。

(4)为了早期实施疾病修正(DMT)治疗,可以采用国外的临床孤立综合征(CIS)诊断,但必须对其内涵进行限定。

九、鉴别诊断

与 MS 相鉴别的疾病包括：

（1）炎症性疾病：如系统性红斑狼疮、干燥综合征、结节性多动脉炎、白塞病、原发性中枢神经系统血管炎和副肿瘤性脑脊髓炎。

（2）血管性疾病：如大动脉狭窄、线粒体脑病和 CADASIL。

（3）肉芽肿性疾病：如结节病、Wegener 肉芽肿、淋巴瘤样肉芽肿病。

（4）感染性疾病：如病毒性脑炎、神经莱姆病、艾滋病、人 T 细胞白血病病毒Ⅰ型感染、神经梅毒、进行性多病灶脑白质病、Whipple 病和亚急性硬化性全脑炎。

（5）遗传性疾病：如肾上腺脑白质营养不良、异染性脑白质营养不良、脊髓小脑性共济失调和遗传性痉挛性截瘫。

（6）营养缺乏性疾病：如亚急性联合变性和叶酸缺乏。

（7）非器质性疾病：如癔症、抑郁和神经症。

（8）其他疾病：如小脑扁桃体下疝畸形（Arnold-Chiari 畸形）、脊髓肿瘤和血管畸形。

十、治疗

MS 的治疗方法历经多年发展，尽管至今仍未找到特效疗法，但已有多种可供选择的治疗手段。从 20 世纪 70 年代的 ACTH 和皮质类固醇治疗，到 80 年代的免疫抑制药（如环磷酰胺、环孢素、硫唑嘌呤、甲氨蝶呤等），再到 90 年代的疾病修正治疗（DMT），如 β-干扰素和醋酸格拉默。DMT 的引入为 MS 的治疗带来了转机，显著减少了复发—缓解型 MS 的发作次数。后续，米托蒽醌、那他珠单抗等新药也开始用于临床。目前，新型口服免疫抑制药或单抗如芬戈莫德（Fingolimod）、克拉屈滨（Cladribine）、特立氟胺（Teriflunomide）、拉喹莫德（Laquini-mod）、富马酸盐（Fumarate）、阿仑单抗（Alemtuzumab）、利妥昔单抗（Rituximab）等正在进行临床试验。

1.AAN 颁布的多发性硬化（MS）治疗指南

（1）糖皮质激素

①根据Ⅰ级和Ⅱ级研究的结果，急性发病的 MS 患者可考虑使用糖皮质激素治疗以促进神经功能恢复（A 级推荐）。

②短期使用糖皮质激素对神经功能的长期效果没有明显影响（B 级推荐）。

③目前并无充分证据表明糖皮质激素的剂量或给药方式会影响临床效果（C 级推荐）。

④根据一项Ⅱ级研究的结果，规律的激素冲击对复发—缓解型 MS 患者的长期治疗可能有益（C 级推荐）。

（2）干扰素-β（IFN-β）：

①干扰素-β（IFN-β）是多项Ⅰ级研究证实能降低 MS 患者发作次数的治疗方法（A 级推荐）。IFN-β 治疗还能减轻 MRI 显示的疾病严重性，如降低 T2 信号显示的病灶体积，并可能延缓肢体残疾的进展（B 级推荐）。

②对于高风险发展为临床确诊 MS 的个体,或已经是复发—缓解型 MS 或继发进展型 MS 的患者,使用 IFN-β 治疗是恰当的(A 级推荐)。然而,对于继发进展型 MS 但无复发的患者, IFN-β 的疗效不确定(U 级推荐)。

③尽管目前没有足够的证据,但 IFN-β 可能比其他治疗更适合于治疗一些 MS 患者,如发作次数多或疾病早期的患者(U 级推荐)。

④根据Ⅰ级、Ⅱ级研究及一些一致的Ⅲ级研究结果,IFN-β 治疗 MS 可能存在剂量—反应关系(B 级推荐)。这种剂量效应部分是因为不同研究中 IFN-β 使用的频率(而非剂量)不同。

⑤几项Ⅱ级研究表明,IFN-β 的给药方式可能对临床疗效影响不大(B 级推荐),但不良反应可能会因给药方式不同而有所差异。尽管没有详细的研究,但不同类型的 IFN-β 的临床效果并无差别(U 级推荐)。

⑥几项Ⅰ级研究表明,MS 患者的 IFN-β 治疗可能会受到中和抗体的影响(A 级推荐)。 IFN-β1a 产生中和抗体的发生率较 IFN-β1b 低(B 级推荐)。中和抗体的生物学效应尚不清楚,可能会降低 IFN-β 的临床治疗效果(C 级推荐)。目前尚不清楚皮下给药或肌内注射 IFN-β 在免疫原性方面是否有差别(U 级推荐),在使用 IF-β 治疗的个体中测定中和抗体的临床用途也尚不明确(U 级推荐)。

(3)醋酸格拉默:

①根据Ⅰ级研究,醋酸格拉默(Glatiramer Acetate)能减少复发—缓解型 MS 患者的临床和 MRI 病灶发作次数(A 级推荐)。醋酸格拉默治疗还能改善 MRI 显示的疾病严重性,如减小 T2 信号显示的病灶体积,并可能延缓复发—缓解型 MS 患者的残疾进展(C 级推荐)。

②对于复发—缓解型 MS 患者,使用醋酸格拉默治疗是适当的(A 级推荐)。然而,尽管醋酸格拉默可能对进展型 MS 有作用,但目前还没有足够的证据支持(U 级推荐)。

(4)环磷酰胺:

①根据Ⅰ级研究,环磷酰胺冲击治疗对改变进展型 MS 病程的效果不明显(B 级推荐)。

②一项Ⅱ级研究指出,对于较年轻的进展型 MS 患者,环磷酰胺冲击并追加治疗可能有一定的效果(U 级推荐)。

(5)甲氨蝶呤:一项Ⅰ级研究提供了模棱两可的证据,表明甲氨蝶呤可能有助于改变进展型 MS 患者的病程(C 级推荐)。

(6)硫唑嘌呤:

①一些可能存在矛盾的Ⅰ级和Ⅱ级研究显示,硫唑嘌呤可能能够降低 MS 患者的复发率(C 级推荐)。

②然而,对于残疾的进展,硫唑嘌呤似乎无效(U 级推荐)。

(7)环孢素:

①根据Ⅰ级研究,环孢素对进展型 MS 可能有一定的治疗效果(C 级推荐)。

②但是由于其常见的不良反应,特别是对肾脏的毒性影响,以及相对较小的治疗效果,使得这种治疗方法的可接受性较低(B 级推荐)。

(8)静脉免疫球蛋白:

①对静脉免疫球蛋白的研究普遍样本较少,临床和 MRI 预后数据不完全,所采用的一些

方法存在疑问。因此,现有的研究只能显示静脉免疫球蛋白可能减少复发—缓解型 MS 的发作次数(C 级推荐)。

②静脉免疫球蛋白对延缓疾病进展的效果很小(C 级推荐)。

(9)血浆交换:

①根据一致的Ⅰ级、Ⅱ级、Ⅲ级研究结果,血浆交换对进展型 MS 的治疗效果几乎无效或很小(A 级推荐)。

②然而,一项小样本Ⅰ级研究发现,对于以前无残疾的患者,在急性期严重的脱髓鞘症状中,血浆交换可能有一定的治疗效果(C 级推荐)。

(10)米托蒽醌

基于一项Ⅰ级和几项Ⅱ级或Ⅲ级的研究,米托蒽醌对临床恶化型 MS 患者的疾病进展有一定的疗效(B 级推荐)。然而,由于它的较大毒性,只建议在疾病迅速进展且其他治疗无效的患者中使用。

据几项结果一致的Ⅱ级和Ⅲ级的研究,米托蒽醌可以降低复发型 MS 患者的临床发作次数,并降低发作相关的 MRI 结局(B 级推荐)。然而,它的潜在毒性在一定程度上限制了其在复发型 MS 患者中的使用。

由于米托蒽醌的潜在毒性,建议在有使用细胞毒性化疗药物经验的医生严密观察下使用(A 级推荐)。米托蒽醌治疗的患者应常规监测心脏、肝脏和肾脏功能(A 级推荐)。

2.欧洲神经病学联盟(EFNS)多发性硬化(MS)复发治疗指南

几个Ⅰ级临床试验和荟萃分析的一致证据表明,糖皮质激素对 MS 复发治疗有效,因此,推荐在 MS 复发时,每天静脉给予至少 500mg 的甲泼尼龙,连续 5 天(A 级推荐)。对于急性视神经炎,推荐静脉使用甲泼尼龙(每日 1g,连用 3 日),然后口服减量(B 级推荐)。

没有证据表明静脉或口服甲泼尼龙在治疗效果和不良反应方面有显著差异。但如果延长治疗时间,口服治疗可能会增加不良反应的发生率。由于相关临床试验样本量较小,静脉和口服用药的效果差异不能完全排除。

仍然需要新的随机对照实验来评估风险/效益比,以及特定激素在治疗 MS 复发时的不良反应、剂量和用药途径。

目前还没有足够的数据确定哪些患者群体对甲泼尼龙治疗反应较好。但在临床上,MRI、CSF 提示疾病活动性高的患者更可能从中受益(C 级推荐)。在对甲泼尼龙治疗反应差的患者中,应考虑使用较高剂量[达 2g/(kg・d),连用 5 天](C 级推荐)。

炎性脱髓鞘病(包括 MS)患者在甲泼尼龙治疗无效时,可能从血浆交换中获益,但可能只有 1/3 的患者有反应。这种治疗仅限于严重复发的患者(B 级推荐)。

在静脉甲泼尼龙治疗后,应考虑采用加强的多学科康复治疗计划,这可能会进一步促进患者恢复(B 级推荐)。

3.我国多发性硬化专家共识

(1)急性期治疗:

①糖皮质激素(具有循证医学证据的治疗药物):在多发性硬化(MS)的急性期治疗中,糖皮质激素(如甲泼尼龙)是被循证医学证明有效的治疗药物。治疗原则是采用大剂量,短疗程,

而不推荐使用小剂量长时间的激素疗法。虽然有研究报告提出在激素冲击期间可以同时使用丙种球蛋白，但相关研究结论显示，这种联合用药方案对比单一使用激素并没有明显优势，因此不推荐。

②血浆置换：血浆置换在 MS 治疗中的效果并不明确，一般不作为急性期的首选治疗。只在没有其他可选手段时，才会作为备选的治疗方式。

③静脉注射大剂量免疫球蛋白（IVIG）：IVIG 的总体疗效对于 MS 来说仍然不确定，只作为一种可能的治疗选择。通常的使用剂量是 0.4g/kg，连续使用 5 天作为一个治疗周期。如果疗效不明显，不建议患者继续使用；如果有一定疗效但效果不甚满意，可以每周继续使用 1 天，连续 3～4 周。目前还没有足够的证据证明长期治疗有益。

④急性期的对症治疗：在急性期，疼痛可以通过使用卡马西平、安定类药物进行治疗，对于较严重的三叉神经痛、神经根性疼痛，可以使用加巴喷丁。精神症状应根据精神疾病的治疗原则进行处理，特别是对于有严重抑郁症状的患者，应预防自杀行为，并选择使用氟西汀、盐酸帕罗西汀等抗抑郁药物。对于 MS 患者常见的疲劳症状，可使用金刚烷胺。对于膀胱直肠功能障碍，建议结合药物治疗或采用导尿等方式处理。

（2）缓解期治疗：

①干扰素-β（具有循证医学证据的治疗药物）：在 MS 的缓解期治疗中，干扰素-β 是被循证医学证明有效的治疗药物，包括干扰素-β1a 和干扰素-β1b。临床研究显示，干扰素-β 能够减少复发次数，并降低 MRI 显示的 T2 病灶负荷。当干扰素-β 的治疗效果明确且患者能够耐受时，应进行长期连续治疗。

②醋酸格拉默（具有循证医学证据的治疗药物）：醋酸格拉默是由 4 种氨基酸随机组合的人工合成多肽，也是被循证医学证明能减少 MS 复发次数的治疗药物。

③那他珠单抗（具有循证医学证据的治疗药物）：那他珠单抗是针对白细胞黏附分子整合素 4-α 的单克隆抗体，其在Ⅰ期、Ⅱ期、Ⅲ期的临床试验中都展现出良好的疗效。然而在临床应用中，发现可能会引发进行性多灶性白质脑病（PML），因此对那他珠单抗的疗效和安全性还需要更多的临床研究进行验证。

④其他治疗药物：至今还没有确切的证据能够证明 IVIG、环磷酰胺和硫唑嘌呤哪种药物对 MS 的治疗效果更好。但若在缓解期不能使用干扰素-β，以上药物可以作为备选的治疗方式。具体选用哪种药物，应根据患者的具体情况和药物的不良反应等因素进行综合考虑，合理权衡利弊。对于年轻的育龄女性，不推荐使用免疫抑制药物。

4.AAN 指南：干扰素-β 中和抗体对临床及影像影响的评价

（1）证据：

①MS 使用 IFN-β 治疗会伴随中和抗体（NAbs）的生成，这是 A 级证据。

②中和抗体（尤其是高浓度）的出现会降低 IFN-β 的疗效，这是 B 级证据。

③与 IFN-β1b 相比，IFN-β1a 治疗生成中和抗体的概率更高，这是 B 级证据。

④由于现有数据的差异较大，大多数患者即使在持续治疗中，中和抗体也会消失，因此很难确定不同类型 IFN-β 的血清中和抗体浓度和持续时间的差异。IFN-β 中和抗体的血清阳性率可能受多因素的影响，如类型、剂量、给药方式或使用频率，这也是 B 级证据。

⑤与每周多次皮下注射的 IFN-β 制剂（IFN-β1a 或 IFN-β1b）相比，每周一次肌内注射 IFN-β1a 的免疫原性更低，这是 A 级证据。

⑥许多持续接受治疗的患者中，中和抗体也可能消失，因此这些差异的持续时间也很难确定，这是 B 级证据。

⑦虽然持续高浓度的中和抗体（≥100~200NU/mL）会降低 IFN-β 的治疗效果，但没有足够的数据支持关于中和抗体检测的特别推荐，如何时进行检测、使用何种方法检测、需要进行多少次检测，以及设定多少的阳性阈值，这是 U 级证据。

（2）推荐：由于缺乏证据，无法就此问题提供任何具体推荐。

十一、预后

多发性硬化（MS）的疾病进程和预后变化极大，个别患者可能在短短数月内死亡，而有些患者的疾病进程则可能延续超过 30 年，甚至有无症状的缓解期可以持续数十年。疾病开始的头几年复发率最高，约有 20% 的患者在首次发病后持续呈慢性且进行性加重。

据统计，自初次发病 15 年后，大约 30% 的患者仍具有工作能力，40% 的患者还能自行行走。Sadovinck 等人在 1991 年分析了加拿大和英国的 3126 例 MS 患者，发现在 1972 年至 1988 年间，有 145 例（4.64%）病例死亡。其中 82.1% 的病例明确死因，47.1% 死于 MS 的并发症，15.1% 死于自杀，15.9% 死于恶性肿瘤，10.9% 死于心肌梗死，5.9% 死于卒中，余下 5.1% 的病例死于其他原因。

第五章 血液系统

第一节 再生障碍性贫血

再生障碍性贫血（Aplastic anemia，AA），又称再障，是一种由多种病因引发的疾病，主要特征是造血干细胞数量减少或质量缺陷导致的造血功能障碍。病理表现为红骨髓总容量减少，被脂肪髓所取代，而骨髓中没有恶性细胞浸润，也没有网状纤维蛋白增生。临床上，该疾病主要表现为全血细胞减少，构成一组综合征。半数患者在 30 岁前发病。在西方，年发病率为 2/100 万人口，而在亚洲，这一比率是西方的 2～3 倍。

一、病因

获得性再生障碍性贫血大多数是由免疫介导的造血破坏引起的。大约 10% 的患者存在编码端粒酶成分 TERC 或 TERT 基因的突变。目前，人们认为以下因素可能与继发性再障有关：

1.药物

药物可能以两种方式导致再障。一种方式与药物剂量有关，即药物的毒性作用导致的骨髓抑制，这种抑制是可逆的。例如，各种抗肿瘤药物，甲氨蝶呤、白消安和雌激素等都可能引起这种效应。另一种方式是药物的特异性反应，这与剂量无关。常见的这类药物包括氯霉素、砷制剂和金制剂等。

2.病毒感染

一些病毒，如肝炎病毒和微小病毒 B19，也可能引发再障。

3.辐射

长期接触 X 射线或放射性核素等辐射源可能导致再障。

4.化学毒物

抗肿瘤药物，苯及其代谢产物，酚类，杀虫剂，农药等都可能抑制骨髓，从而引发再障。

5.免疫因素

再障可能发生在胸腺瘤，系统性红斑狼疮，类风湿关节炎等疾病之后。在这些患者的血清中，可能会发现具有抑制造血干细胞的抗体。

二、发病机制

1.造血干细胞减少或缺陷

很多 AA 患者在接受了正常人造血干细胞的骨髓移植后成功恢复，这证明了干细胞异常或缺陷是 AA 发病的原因之一。患者的骨髓中 CD34$^+$ 细胞数量明显少于正常人,这些细胞是造血干细胞的一个重要标志。在体外进行长期培养的 AA 患者骨髓细胞呈现出造血功能不良的表现。此外,AA 患者的长期培养的造血干细胞的启动细胞(LTC-IC)数量明显减少或缺乏,这些细胞对于造血功能的恢复至关重要。

2.T 细胞功能异常亢进

在 AA 的发病机制中,细胞毒性 T 细胞直接杀伤和淋巴因子介导的造血干细胞过度凋亡引起的骨髓衰竭是一个关键因素。AA 患者存在着天然免疫功能紊乱,表现为骨髓中的 CD4$^+$ T 细胞上的 TOLL 样受体(TLR)和 CD8$^+$ T 细胞上的杀伤细胞免疫球蛋白样受体(KIR)的表达水平上升。TLR 的活化可以诱发细胞因子的释放,从而引发 T 细胞或 B 细胞免疫的共刺激因子的生成,这会导致 Th1 型 T 细胞免疫反应的亢进。

此外,AA 患者还存在特异性免疫功能紊乱。免疫抑制治疗,如抗淋巴细胞球蛋白/抗胸腺细胞球蛋白(ALG/ATG)联合环孢霉素 A(CsA)的应用,其良好的临床疗效证实了这一点。在这种情况下,一些介导异常免疫反应的 T 淋巴细胞会分泌可溶性的造血负调控因子 IFN-γ,激活 Th1 型细胞进一步分泌 IFN-γ、IL-2、TNF-α 等细胞因子。这些造血负调控因子可以通过提高造血干细胞表面的 Fas 表达,结合促凋亡因子,通过 Fas/FasL 途径导致造血干细胞的凋亡。尤其是,IFN-γ 在 AA 的病理生理过程中起着关键作用,CD8$^+$ T 细胞内 IFN-γ 水平的变化与免疫抑制治疗的效果及疾病复发有着密切的关联。

调节性 T 细胞缺陷。调节性 T 细胞(Tregs)有助于防止自身免疫反应的发生和发展。然而,在 AA 患者中,Tregs 的数量显著降低,这可能与自身免疫性骨髓衰竭有重要关系。研究发现,Tregs 能够抑制和调节 CD4$^+$ 和 CD8$^+$ T 细胞的活化和增殖,起到负调节作用,而这种调节在 AA 患者中可能被打乱。

T-bet 表达增加。T-bet 是一种转录因子,选择性地表达于 Th1 细胞中,对 Th1 细胞的分化起决定性作用。在 AA 患者中,T-bet 的表达上调,可能导致 IFN-γ 的过量产生,进一步加剧了 Th1 细胞免疫反应的亢进。

B 细胞功能紊乱。虽然再障主要与 T 细胞功能紊乱有关,但 B 细胞功能的紊乱也可能参与到疾病的发生中。研究发现,AA 患者中存在特异性的自身抗体,如抗 Kinectin 抗体和抗地西泮结合相关蛋白 1(DRS-1)抗体。这些抗体可能影响到造血细胞的功能和活力,进一步加剧疾病的发展。

3.造血微环境支持功能缺陷

造血微环境由基质细胞及其分泌的细胞因子构成,这些元素支持造血细胞的增长和发展。研究发现,再障患者的骨髓成纤维细胞集落形成单位(CFU-F)和基质细胞产生的集落刺激活性(CSA)减少,骨髓基质细胞出现萎缩、脂肪化现象,静脉窦壁出现水肿、出血、毛细血管坏死等病变,且急性再障的损伤比慢性再障更严重。尽管再障骨髓基质细胞生成造血生长因子(HGF)并无异常,但再障患者 IL-1 生成减少。造血微环境功能缺失虽然不是再障的原始原因,但可加重病情。

4.遗传因素

流行病学研究发现,再障与特定的人类白细胞抗原(HLA)有关。再障患者通常具有

HLA-DR2 型抗原的连锁倾向,儿童再障 HLA-DPW3 型抗原显著增高。在某些家庭中,还会出现造血祖细胞增殖能力明显降低,甚至家庭性再障的情况。

端粒是线性染色体的末端结构,由 5~15kb 的重复序列组成,维持染色体的完整性。端粒酶是一个由 3 种主要组分构成的复合物,包括端粒酶 RNA 组分(TERC)、逆转录酶组分(TERT)、端粒酶相关蛋白(TP)。大约 1/3 的获得性再障患者存在端粒 DNA 长度的缩短,推测可能是由于端粒酶活性降低所致。大约 10% 的再障患者发现端粒酶基因突变,主要是 TERC 或 TERT 基因突变。端粒重复结合因子 1(TRF1)与端粒 DNA 结合,抑制端粒与端粒酶结合时端粒酶末端弯曲成襻,研究发现 TRF1 内含子 9 第 36 192 位核苷酸胸腺嘧啶取代胞嘧啶所引起的突变可能是再障发病的危险因素。在一个 183 例免疫抑制剂治疗临床观察中,端粒较短者再障复发的可能性更高,发生急性髓系白血病(AML)的风险增加,骨髓细胞染色体不稳定性增加。

三、临床表现

再障因全血细胞数量减少,其临床表现主要为贫血、出血和感染。根据发病速度、病症严重程度、血液常规检测结果、骨髓象和预后,其可分为重型再障(SAA)和非重型再障(NSAA)。

1.重型再障(SAA)

重型再障的发病急,病情重,进程快。早期即可出现感染和出血,贫血状况逐渐加重。感染通常出现在与外界交通的身体部位,如口腔、呼吸系统、泌尿系统和肛门,多为革兰氏阴性杆菌、金黄色葡萄球菌和真菌感染。出血普遍且严重,除皮肤、黏膜出血外,还常有内脏出血,颅内出血更可能威胁生命。疗效通常不佳。

2.非重型再障(NSAA)

非重型再障的病程较长,症状相对较轻,常以贫血为首发表现,出血和感染状况较轻。出血主要为皮肤、黏膜出血,内脏出血少见;感染以上呼吸道感染最常见,常见感染菌种为革兰氏阴性杆菌和各类球菌。经适当治疗,病情可缓解或能够长期生存。病程中如病情恶化,临床表现、血常规及骨髓象与重型再障相似。

四、诊断和鉴别诊断

(一)诊断

对于临床上表现为持续且逐渐加剧的顽固性贫血、一般抗贫血药物治疗无效,并伴有出血、感染以及全血细胞减少的患者,应考虑再生障碍性贫血的可能。

1.诊断标准

具体的诊断标准包括:

(1)全血细胞数(包括网织红细胞)减少,淋巴细胞比例增高。满足以下三个条件中的两个:血红蛋白(Hb)<100g/L;血小板(PLT)<50×10⁹/L;中性粒细胞绝对值(ANC)小于 $1.5×10^9$/L。

(2)一般情况下无肝脾大。

（3）多部位骨髓增生减低或重度减低，非造血细胞（包括淋巴细胞、网状细胞、浆细胞、肥大细胞等）比例增高，巨核细胞明显减少或缺如，红系、粒系细胞均明显减少；骨髓活检（髂骨）显示全切片增生减低，造血组织减少，脂肪组织和（或）非造血细胞增多，网硬蛋白不增加，无异常细胞。

（4）排除其他先天性和获得性引起全血细胞减少的疾病，如阵发性睡眠性血红蛋白尿、低增生性骨髓增生异常综合征、急性造血功能停滞、原发性骨髓纤维化等。

2.分型诊断标准

（1）重型再障：除了具有典型的急性临床表现（包括严重感染、出血和贫血）且病情逐渐加重外，还需满足以下三个条件中的两个：骨髓细胞增生程度<正常的25%，如果≥正常的25%但<50%，则残存的造血细胞应<30%；血常规需满足以下三项中的两项，ANC<0.5×10⁹/L，网织红细胞绝对值<20×10⁹/L，PLT<20×10⁹/L；若ANC<0.2×10⁹/L则为极重型再障。

（2）非重型再障：病程发展缓慢，临床表现较轻，血红蛋白下降速度较慢，网织红细胞、白细胞、中性粒细胞及血小板的数值通常较重型再障为高。骨髓检查显示三系或两系细胞减少，至少有一个部位细胞增生不良，如增生良好，常有晚幼红比例升高，巨核细胞明显减少。骨髓小粒中非造血细胞及脂肪细胞增多。

3.辅助检查

（1）血常规：对于重型再障（SAA），我们通常会看到全血细胞的严重减少。中性粒细胞数量通常会下降，血小板计数常常<20×10⁹/L，中性粒细胞数量<0.5×10⁹/L，而淋巴细胞占比相对较高。网织红细胞数量也会减少，通常<1%，在某些情况下甚至为零，其绝对值减少，常常<20×10⁹/L。对于非重型再障（NSAA），虽然也会表现为全血细胞减少，但其程度不及SAA。

（2）骨髓象：再障的骨髓特征是多部位骨髓细胞增生减少，造血细胞减少，淋巴细胞相对增多，非造血细胞（如网状细胞、浆细胞和组织嗜碱性细胞等）比例显著增高，巨核细胞减少甚至完全消失。此外，骨髓内脂肪含量通常会增加，穿刺涂片时常可见大量油滴。

（3）骨髓活检：再障的骨髓活检结果通常会显示造血组织减少和红髓脂肪变，这种改变呈向心性，先出现在髂骨，然后波及脊椎和胸骨。骨髓活检与骨髓穿刺涂片检查的结合，可提高再障的诊断准确率。

（4）中性粒细胞碱性磷酸酶（NAP）：再障患者的中性粒细胞生成质的异常，导致骨髓和外周血中的NAP显著增高，病情改善后NAP可恢复正常。

（5）其他检查：由于再障是一种造血干细胞异常疾病，所以通过骨髓细胞培养结果，我们可以发现再障患者的粒－单系集落形成单位（CFU-GM）、红系集落形成单位（CFU-E）和红系爆式集落形成单位（BFU-E）都会明显减少甚至为零。免疫功能检测可能会发现T淋巴细胞亚群异常，CD4⁺/CD8⁺细胞比值降低，Th1/Th2型细胞比值增高。造血负调控因子TNF-α、IFN-γ水平增高。

（二）鉴别诊断

1.骨髓增生异常综合征（MDS）

在一些病例中，再障的临床表现可能与骨髓增生异常综合征（MDS）相似。尽管MDS和再障都属于造血干细胞疾病,但两者的本质和预后完全不同。MDS 是一种以骨髓增生异常为特征的克隆性和异质性疾病,其特点是病态的造血和容易转化为急性白血病。在 MDS 的早期,髓系细胞相关抗原 CD13、CD33、CD34 的表达增多,染色体核型异常较多,骨髓象显示增生活跃且有病态造血,骨髓活检呈现特征性改变,可用于鉴别诊断。再障、MDS 和阵发性睡眠性血红蛋白尿(PNH)三者关系密切,有时可相互转变,因此在临床上需要严密观察。

2.阵发性睡眠性血红蛋白尿(PNH)

阵发性睡眠性血红蛋白尿(PNH)是一种造血干细胞异质性疾病,是一种血管内溶血性贫血。PNH 可能表现为全血细胞减少,患者常有反复发作的血红蛋白尿、黄疸和(或)脾大。酸氏血清溶血试验(Ham 试验)、蛇毒因子溶血试验和尿含铁血黄素试验(Rous 试验)可能阳性。流式细胞仪检测发现骨髓或外周血细胞膜上的 CD55、CD59 表达明显下降。再障与 PNH 均属造血干细胞发育异常疾病,两者关系密切,少数病例既可互相转化,也可同时存在。有的再障患者可能出现 PNH 的实验室特征,亦有的 PNH 患者可能出现再障的表现,或两者先后出现,这种情况被称为 AA-PNH 综合征。

3.急性白血病

低增生性白血病是一种临床较少见的疾病,由于其骨髓增生降低,全血细胞减少,易被误诊为再障。然而,急性白血病通常伴有肝、脾或淋巴结肿大,常合并胸骨压痛及其他浸润表现,骨髓象原始或幼稚细胞明显增多,因此通过这些特征,通常可以较容易地进行鉴别诊断。

五、治疗

(一)获得性再生障碍性贫血的治疗

1.治疗原则

对于 40 岁以下且有完全相合同胞供者的重型和非重型再生障碍性贫血患者,首选的治疗方法是骨髓移植(BMT)。对于 40 岁以上的重型和非重型再生障碍性贫血患者,或者没有适当供者的 40 岁以下患者,建议采用包含抗胸腺细胞球蛋白/抗淋巴细胞球蛋白(ATG/ALG)和环孢素 A(CsA)的联合免疫抑制治疗。由于无关供者的骨髓移植或外周血干细胞移植治疗非重型再生障碍性贫血的生存率较低,因此不推荐这两种移植方法。非重型再生障碍性贫血(包括极重型再生障碍性贫血)的治疗原则强调"快诊断、严隔离、早治疗、大剂量、足疗程",包括根本性治疗(即骨髓移植或联合免疫抑制治疗)以及支持性治疗。对于非重型再生障碍性贫血患者,可以根据是否依赖血制品输注,选择环孢素 A+促造血治疗[雄激素、造血细胞生长因子(HGFs)等]或单独使用环孢素 A。

2.骨髓移植

(1)适应证:对于 40 岁以下的重型或极重型再生障碍性贫血患者,如果存在完全相合的同胞供者,应首选骨髓移植。对于在 ATG/ALG 和 CsA 治疗失败后的 40 岁以下重型或极重型再生障碍性贫血患者,也可以考虑使用 HLA 相合的同胞供者骨髓移植。

(2)预处理方案:目前,国际上主要采用环磷酰胺(CTX)加或不加其他药物的预处理方案。英国对 30 岁以下患者采用非清髓性高强度预处理方案,包括 CTX、ATG 和甲泼尼龙。

治疗后,使用环孢素 A 和甲氨蝶呤(MTX)预防移植物抗宿主病(GVHD)。欧洲血液与骨髓移植学会(EBMT)使用低剂量的 CTX 联合氟达拉滨和 ATG 的预处理方案用于 30 岁以上的患者。由于包含照射的方案可以降低排斥反应,但会增加实体肿瘤发生的风险,影响儿童的生长发育,导致不孕,因此在 HLA 相合同胞移植中并不推荐。

(3)输注干细胞数量:建议回输单个核细胞至少为 3×10^8/kg 体重,CD34$^+$ 细胞至少为 3×10^6/kg 体重。

3.联合免疫抑制治疗

(1)适应证:

①40 岁以上的重型再生障碍性贫血及极重型再生障碍性贫血患者。

②依赖血液制品输注的非重型再生障碍性贫血患者。

③40 岁以下但无相合供者的重型再生障碍性贫血及极重型再生障碍性贫血患者。

(2)标准治疗方案:联合免疫抑制治疗的主要药物包括抗胸腺细胞球蛋白/抗淋巴细胞球蛋白(ATG/ALG)和环孢素 A(CsA)。这些药物能够抑制或破坏 T 淋巴细胞,降低 T 淋巴细胞产生的抑制造血的负调控因子,从而恢复正常的造血功能。

①ATG/ALG:从 1970 年 Mathe 首次将 ATG 应用于重型再生障碍性贫血以来,ATG/ALG 已成为治疗该疾病的主要免疫抑制手段。它能够识别大部分 T 淋巴细胞表面标志,如 CD2、CD3、CD4、CD8 等,并抑制 T 淋巴细胞的增殖和分裂,从而清除血液循环中的 T 淋巴细胞。马、兔和猪源的 ATG/ALG 在临床用量上有所不同,因此需要根据具体情况进行选择和使用。在使用 ATG/ALG 期间,需要为患者提供无菌环境,并严格进行口腔、皮肤和肛周护理,以预防真菌感染。同时,通过输血保持患者的血红蛋白和血小板计数在安全范围内。ATG/ALG 的副作用包括过敏反应、血细胞减少等,需要密切监测和及时处理。在使用 ATG/ALG 后,一般在 6~9 个月内可以看到疗效,但也有个别情况需要更长时间。如果首次 ATG/ALG 治疗无效,或者治疗成功后病情复发,可以考虑进行第二次 ATG/ALG 治疗。

②CsA:CsA 是一种抗生素,主要通过选择性地作用于 T 细胞亚群来发挥其药效,这种作用方式有助于抑制 IL-2 和 IFN-γ 的产生,从而阻止 T 抑制细胞的活化和增殖。CsA 与 ATG/ALG 的联合使用可以增强后者的疗效,并帮助减少重型再生障碍性贫血(SAA)的复发。

在治疗再生障碍性贫血时,CsA 通常的剂量为每日每千克体重 3~5mg。值得注意的是,CsA 的安全血药浓度范围相对较窄,不同患者以及同一患者在不同给药时间的 CsA 吸收情况可能会有较大差异。此外,一天内的血药浓度峰值也会有很大变化。因此,为了保证 CsA 的安全有效应用,需要定时检测患者的 CsA 血药浓度,并根据测定结果及时调整剂量。

在血药浓度中,我们通常关注两个方面,一是谷浓度(C0)(清晨服药前的 CsA 浓度),二是 C2 浓度(给药后 2 小时的 CsA 浓度)。通常情况下,C2 浓度会高于谷浓度 5~10 倍。对于治疗再生障碍性贫血的有效血药浓度,尚未有明确的定义,但英国血液学标准委员会(BCSH)推荐的目标血药浓度(谷浓度)为成年人 150~250µg/L,儿童为 100~150µg/L。

除此之外,CsA 也可以单独使用或与雄激素联用,用于治疗非重型再生障碍性贫血。然而,使用 CsA 可能会导致一些不良反应,包括消化道反应、齿龈增生、色素沉着、肌肉震颤、肝肾功能损害,极少数可能会出现头痛和血压变化。如果出现毒副反应,应适当减少剂量,甚至停药。

有一部分患者(15%～25%)在停药后会出现疾病复发,这可能是由于他们对 CsA 存在依赖性。研究显示,使用足量 CsA[5mg/(kg·d)]6 个月后停药的复发率可以高达 19%～32%。一项针对 42 名儿童患者的研究发现,快速减量[＞0.8mg/(kg·d)]的复发率为 60%,而慢性减量[＜0.7mg/(kg·d)]的复发率仅为 8%。因此,BCSH 的再生障碍性贫血指南建议 CsA 维持治疗至少 6 个月,然后逐渐减量,总疗程为两年。在实际应用中,我们还需要根据患者的骨髓象、血象、免疫功能指标、药物不良反应等因素,综合考虑用药疗程,最好在血象恢复正常后逐渐减量,用小剂量巩固 1～3 年。

③其他免疫抑制药:在 20 世纪 70～80 年代,有些研究者试图使用肾上腺糖皮质激素和雄激素联合治疗慢性再生障碍性贫血。虽然肾上腺糖皮质激素能抑制淋巴细胞(尤其是 B 淋巴细胞),但其在治疗再生障碍性贫血方面的效果并不理想,反而可能增加细菌和真菌感染的风险。因此,目前不建议使用肾上腺糖皮质激素来治疗再生障碍性贫血,除非是为了减少 ATG/ALG 的过敏反应。

环磷酰胺(CTX)有杀灭淋巴细胞的作用,但也存在加剧骨髓抑制的风险。一些随机对照研究表明,大剂量 CTX 单独使用或与 ATG 联合使用在治疗效果上无明显差别,但 CTX 组的死亡率更高。因此,大多数美国和英国的研究者不建议使用 CTX 来治疗再生障碍性贫血。

另外,研究表明,在 ATG/ALG+CsA 的基础上,增加麦考酚酸酯(MMF)或西罗莫司(雷帕霉素)并不能显著提高治疗反应率或降低复发率,因此,这些药物不被用于首次治疗的患者。

尽管许多国家的研究者正在尝试找出替代 ATG/ALG+CsA 治疗重型再生障碍性贫血的免疫抑制方案,但到目前为止,没有证据表明这些方案能提高治疗反应率或总生存率。因此,对于不能接受移植的重型再生障碍性贫血患者,ATG/ALG+CsA 仍然是唯一合适的一线治疗方案。

4.支持对症治疗

(1)护理:这些患者需在无菌的病房中接受保护性隔离。他们的衣物、餐具和日用品应经过高压灭菌、消毒液浸泡或紫外线照射等方式处理后才能使用。食品应经过高压灭菌,水果在削皮食用之前应先用消毒液浸泡。此外,患者使用的医疗设备如听诊器、血压表、心电图机等需要经过甲醛熏蒸法进行消毒,并且尽可能实行专人专用,以防止交叉感染。患者的皮肤、口腔和会阴护理也需得到妥善处理。在进行 ATG 治疗期间,应预防性使用抗肠源性念珠菌感染的药物。

(2)促造血治疗:包括使用 HGFs 和雄激素类药物。对于伴有严重感染的重型再生障碍性贫血患者,如果静脉抗生素治疗无效,短期内可以应用粒细胞集落刺激因子(rhG-CSF)。有研究报告表明,免疫抑制治疗同时常规使用 G-CSF 可以降低病情复发率。甲基睾酮、十一酸睾酮、丙酸睾酮以及司坦唑醇等雄激素类药物能够刺激骨髓造血、促进蛋白质合成。长期使用这类药物的主要不良反应包括肝损害、水肿和男性化。

(3)纠正贫血:当患者的血红蛋白低于 60g/L,或者出现明显的血容量不足、缺氧症状时,需要进行输血治疗。对于年轻患者,如果血红蛋白低于 60g/L,但代偿机制良好、无明显缺氧症状,也可以暂时不进行输血。对于老年人或代偿反应能力低的患者(如伴有心肺疾病)、需要增加氧供应的患者（如感染、发热、疼痛等），应将输血阈值提高到血红蛋白 80g/L。在进行 ATG/ALG 治疗前，应将血红蛋白水平提高到 80g/L。最好选择输注浓缩红细胞，如果计划进行骨髓移植，应输注经过辐照或过滤的红细胞。

（4）预防与控制出血：使用止血敏等药物预防出血是常见的做法。如果患者的血小板计数低于 10×10^9/L，应进行血小板输注，即使患者没有出血倾向。在存在血小板消耗风险因素（如感染、出血、使用抗生素或 ATG/ALG 等）的情况下，血小板计数低于 20×10^9/L 时也应输注血小板。对于严重出血的患者，应积极输注血小板悬液，使血小板计数达到较高水平。在凝血功能异常时，应输注新鲜冷冻血浆、凝血酶原复合物、纤维蛋白原等。对于女性患者的子宫出血，可以通过注射丙酸睾酮或口服孕激素、雌激素合剂进行治疗。其他部位的出血应按相应的治疗原则处理。

（5）控制感染：由于再生障碍性贫血患者的中性粒细胞减少或缺失，以及长期使用免疫抑制药，他们容易发生各种感染。因此，防止和治疗感染非常重要。患者出现感染性发热时，应进行相应的实验室检查，包括细菌培养和药敏试验，定期进行胸部 CT 等影像学检查，并经验性地使用抗感染药物。重型再生障碍性贫血患者应预防性应用抗真菌药，如伊曲康唑和氟康唑。如果广谱抗生素治疗 96 小时无效，或者初步有效但 3～7 天后再次出现发热，应给予经验性抗真菌治疗，选择范围广的药物，如伊曲康唑、两性霉素 B、卡泊芬净、伏立康唑、米卡芬净。待确诊后，根据检出的真菌菌种、药敏合理选择药物，以足量、足疗程的方式应用抗真菌药。由于重型再生障碍性贫血患者的感染常常是混合感染、致命感染，因此，在处理细菌、真菌感染的同时，不能忽视病毒、原虫的感染，采取"强效、足量、广覆盖"的治疗原则，有助于在早期控制感染灶。

（6）祛铁治疗：是治疗再生障碍性贫血的重要环节。由于患者需要反复输注红细胞，铁过载的问题不可避免。过量的铁不仅会影响心脏、肝脏、肾脏和内分泌腺体等器官的功能，还会对移植产生不利影响，如增加急性移植物抵抗宿主病（GVHD）、菌血症或感染的发生率，降低总生存率。当血清铁蛋白高于 $1000\mu g$/L 时，就应开始祛铁治疗。去铁胺是常用的祛铁药物，可以通过皮下注射或静脉滴注给药。然而，使用去铁胺期间可能出现耶尔森菌感染的风险。对于不能耐受去铁胺的患者，可以选择口服地拉罗司。但是，地拉罗司的副作用包括腹泻、呕吐、头痛、腹痛、发热、皮疹及肾功能损害。因此，在联用肾毒性免疫抑制药物时，应注意监测肾功能。

5.特殊获得性再生障碍性贫血的处理

（1）肝炎相关的再生障碍性贫血治疗策略主要包括抑制过度的细胞免疫反应，同时加强促血液生成的治疗和肝脏保护措施。这要求定期监测肝功能和病毒复制状况，尽管大部分病例的病毒血清学结果为阴性。使用雄激素类药物的时候要注意剂量控制，因其可能对肝功能产生影响。静脉注射丙种球蛋白或胸腺素可以提高患者的抗病毒能力。

（2）妊娠期的获得性再生障碍性贫血处理需要特别注意。妊娠可能会加重再生障碍性贫血的病情，或使得之前对免疫抑制治疗有反应的病例复发。如果合并早期妊娠的再生障碍性贫血患者应尽早终止妊娠，并加强支持性治疗。中、晚期妊娠的患者则主要依赖支持性治疗，避免使用可能对胎儿有害的药物。此外，输血使血红蛋白量维持在 80g/L 以上，血小板数量

维持在 $20\times10^9/L$ 以上,并适量使用静脉丙种球蛋白,直至分娩后再针对再生障碍性贫血进行治疗。需要注意的是,妊娠并不是使用环孢素 A(CsA)的禁忌证,而且目前没有证据显示 CsA 会导致胎儿畸形,不过,妊娠期患者不推荐使用抗胸腺细胞免疫球蛋白(ATG)或抗淋巴细胞免疫球蛋白(ALG)。

(3)部分的再生障碍性贫血患者在诊断时会检测到细胞遗传学克隆异常,常见的有: +8、+6、5q 及 7 号、13 号染色体异常。尽管这些异常克隆只占总分裂象的一小部分,且对免疫抑制治疗的反应与无遗传学异常者相似,但这些有异常核型的再生障碍性贫血患者应该每隔 3~6 个月做一次骨髓细胞遗传学分析,如异常分裂象增多则可能预示疾病转化。

(4)伴有明显抗人血小板抗体克隆的获得性再生障碍性贫血患者,尽管可以检测到 PNH 小克隆,但骨髓细胞减少并不出现溶血。这种情况下,通常只有单核细胞和中性粒细胞受累,并且仅占一小部分。对这些患者的处理建议与无 PNH 克隆的再生障碍性贫血患者相同。然而,对于明显 PNH 克隆(克隆占比超过 50%)的再生障碍性贫血患者,需要谨慎使用 ATG/ALG 进行治疗,此时可暂时按照 PNH 的治疗方案进行。

6.疗效标准

我国疗效标准如下:

(1)基本治愈:贫血和出血症状消失,血红蛋白达到 120g/L(男)或 110g/L(女),白细胞计数达到 $4\times10^9/L$,血小板计数达到 $100\times10^9/L$。在随访 1 年以上没有复发的情况下,可以认为达到了基本治愈的标准。

(2)缓解:贫血和出血症状消失,血红蛋白在男性达到 120g/L,女性达到 100g/L,白细胞计数达到约 $3.5\times10^9/L$,血小板也有一定程度的增加。在随访 3 个月后,病情稳定或有所改善,可以认为达到了缓解的标准。

(3)明显进步:贫血和出血症状明显改善,无须输血,血红蛋白比起 1 个月前的常见值增长了 30g/L 以上,并能维持 3 个月。在这 3 个月内无须输血,可以认为达到了明显进步的标准。

(4)无效:在充分治疗后,症状和血象并未达到明显进步的标准,可以认为治疗效果无效。

(二)遗传性再生障碍性贫血的治疗

对于遗传性再生障碍性贫血的治疗,当患者的血红蛋白小于 80g/L,血小板计数小于 $30\times10^9/L$,中性粒细胞计数小于 $0.5\times10^9/L$,或者出现贫血、出血、感染症状时,应开始进行治疗。异基因造血干细胞移植(HSCT)是这类病症的适用治疗方法。雄激素和造血生长因子能改善血象,但免疫抑制治疗对此病无效。

1.异基因 HSCT

对于异基因 HSCT,首选的是 HLA 相合的同胞供者,其次是无关供者或不相合供者。同胞供者必须经过严格筛查,确认不携带范科尼贫血基因,甚至需要进行皮肤成纤维细胞的染色体断裂试验以排除体细胞镶嵌现象。移植的时机选择没有明确的标准,但一般来说,预后较好的是在感染、大量输注血制品前进行移植。病情稳定、轻症的患者不需要立即进行移植。

范科尼贫血的患者对某些化疗药物和放射线非常敏感,因此,在 HSCT 前,应使用降低强度的预处理方案,并选择无遗传毒性的方案来预防 GVHD。

据文献报道,相合供者移植的无病生存率在 64%~89%,移植失败率在 5%~10%。无关供者移植的生存率较低。HSCT 只能纠正范科尼贫血患者的血液学改变,对实体瘤的预防和治疗无效。

2.雄激素

范科尼贫血患者可以通过使用雄激素来改善血液状况,该药物对红细胞、粒细胞和血小板都有提升作用。一般来说,雄激素的效果在开始使用后约两个月内显现。然而,有些患者可能在初始阶段对雄激素反应良好,但随后出现抗药性,还有些患者可能对雄激素无反应。

3.重组人粒细胞刺激因子

当范科尼贫血患者出现严重的中性粒细胞减少症,特别是伴随严重感染时,可在使用广谱高效抗感染药物的同时,使用重组人粒细胞刺激因子(rhG-CSF)。

4.支持治疗

对于贫血的范科尼贫血患者,应进行浓缩红细胞输注。对于反复大量输血导致铁过载的患者,应进行祛铁治疗。对于血小板减少或有出血的患者,应进行血小板输注。此外,抗纤溶药物也能在一定程度上控制出血。

六、预后

获得性再生障碍性贫血的预后受多个因素影响,包括病情的严重程度、患者的年龄,以及是否进行了及时和适当的治疗。重型再生障碍性贫血的预后通常比非重型再生障碍性贫血的预后更差。65 岁或以上的患者的预后通常也较差。

近年来,使用完全相合的相关供者进行骨髓移植(BMT)的有效率已经达到 70%～80%,在儿童患者中,这一比率更高,达到 91%。而基于抗胸腺细胞兔免疫球蛋白(ATG)/抗淋巴细胞兔免疫球蛋白(ALG)和环孢素 A(CsA)的联合免疫抑制治疗的有效率也在 50%～80%之间,但年龄越大,治疗响应率和 5 年生存率通常会越低。

对于重型再生障碍性贫血患者,主要的死因是感染,其次是出血。对于接受了免疫抑制治疗并且治疗有效的再生障碍性贫血患者,他们有发生克隆性疾病的风险,10 年内的累积发生率在 8%～10%,包括急性髓系细胞白血病、骨髓增生异常综合征、阵发性睡眠性血红蛋白尿症和实体瘤。相对的,接受了相合供者骨髓移植的患者,这种风险会相对较低。

范科尼贫血的预后通常不佳,大约 10%的患者会发生骨髓增生异常综合征和急性髓系细胞白血病,还有一部分患者会发生其他系统的实体肿瘤。据报道,7 岁以前的患儿发生重度骨髓衰竭的年危险率达 4%,而在成年人中这个比率不足 1%。青少年和年轻患者发生急性髓系细胞白血病的年危险率达 1%,而到了 45 岁,发生实体瘤的年危险率超过 10%。骨髓增生异常综合征、急性髓系细胞白血病和实体瘤的累积发生率分别约为 50%、25%和 10%。据美国的文献报道,范科尼贫血患者的中位生存年龄为 23 岁,主要的死亡原因是骨髓衰竭、骨髓移植并发症和恶性肿瘤。

第二节　急性髓细胞性白血病

一、定义

急性髓细胞性白血病(AML)是一种源自造血干细胞的恶性肿瘤,其特征在于白血病细胞在髓系发育的早期阶段被阻止分化,显示为髓系发育的形态和免疫表型特性。

二、流行病学

急性髓细胞性白血病(AML)是一种以老年人群为主的血液系统疾病,年发病率为$(2\sim4)/10$万人,中位发病年龄 $64\sim70$ 岁。随着年龄的增长,AML 的发病风险逐渐增加。在所有急性白血病中,AML 占据约 70%,在不同年龄段的急性白血病患者中,婴儿、儿童和成年人 AML 占比分别为 $55\%\sim70\%$、$17\%\sim20\%$ 和 $80\%\sim90\%$。在性别上,女婴比男婴更容易患病,而在儿童和成年人中,男性稍多于女性。从地域角度看,成年 AML 在北美、西欧和大洋洲的发病率最高,而亚洲和拉美地区较低;而儿童 AML 的发病率则以亚洲最高,北美和南亚次之。

环境因素、化学物质、药物以及放射线等都与 AML 的发病有关。某些具有前趋血液病史和遗传病史的患者更容易发生 AML。离子射线和烷化剂可以诱导 DNA 双链断裂,引起点突变、遗传物质丢失或染色体易位等现象,从而增加 AML 的风险。烷化剂治疗相关的 AML 发病风险与患者的年龄和药物累积剂量有关,通常在接触烷化剂后的 $4\sim8$ 年内出现,而且疗效通常较差。另一方面,拓扑异构酶Ⅱ抑制药物可以稳定拓扑异构酶Ⅱ与 DNA 的结合,使DNA 断裂,这类药物治疗相关的 AML 潜伏期一般仅 $1\sim3$ 年,预后相对较好。

某些血液系统疾病,如骨髓增生异常综合征(MDS)、慢性髓性白血病(CML)、真性红细胞增多症(PV)、血小板过多症(ET)和阵发性睡眠性血红蛋白尿(PNH)等,可能进一步发展为AML。例如,MDS 的病程中有 $10\%\sim50\%$ 的可能性继发为 AML,CML 的急性变性中有$70\%\sim85\%$可能发展为 AML 或髓、淋双表型急性白血病。

遗传因素对 AML 的发病也有重要影响。例如,体质性 8-三体综合征和唐氏综合征(Down 综合征),即 21-三体综合征可以导致家族性白血病的发生。Down 综合征患者的白血病发病率增加 $10\sim18$ 倍,其中 AML-M7 的发病率是正常人群的 500 倍。此外,一些具有DNA 修复缺陷的遗传病,如小儿面部红斑侏儒综合征(Bloom 综合征)和范科尼(Fanconi)贫血等,AML 的发病率也显著增高。多发性神经纤维瘤、常染色体显性遗传病李法美尼症候群(Li—Fraumeni 综合征)、X 连锁免疫缺陷病小儿紫斑湿诊综合征(Wiskott—Aldrich 综合征),以及常染色体隐性遗传病重症先天性粒细胞缺乏症(Kostmann 综合征)等疾病由于各自的基因突变,如 NF1、p53、WASP 和 G—CSF 受体基因突变,也会增加 AML 的风险。

在疾病的病理发展过程中,有一些特定的染色体和基因变化也与 AML 的发病有关。例如,烷化剂治疗相关的 AML 常常伴随着$-7/7q-$、$-5/5q-$等染色体核型改变。而拓扑异构酶Ⅱ抑制药物治疗相关的 AML,主要的遗传学改变为 11q23/MLL 基因易位,也可能涉及 AML1 基因易位或 inv(16)、t(15;17)等。

另一方面,Down 综合征继发 AML 与 21q22.3/AML1 基因异常和造血转录因子基因 GATA-1 缺失突变有关。这些特定的遗传学变化为 AML 的临床诊断和治疗提供了重要的信息。

三、发病机制

急性髓细胞性白血病(AML)的发病机制主要基于细胞和分子遗传的异常。在 AML 中,大约 60% 的病例表现出克隆性染色体的数量和结构异常,而更多的病例则存在与细胞增殖、生存或分化调节有关的基因突变或表达异常。

这些遗传学变异主要包括抑癌基因的丢失或突变失活、癌基因的表达增高或突变激活等。例如,AML 中常见 Ras、KIT 和 FlT3 等原癌基因的激活突变,这些突变与细胞获得增殖和生存优势有关。另一方面,TP53、Rb 和 Myc 等抑癌基因的失活突变将使细胞周期停滞,进而抑制细胞的凋亡。

值得注意的是,与实体肿瘤不同,AML 还常伴有特异的染色体易位或基因重排。这些易位基因包括转录因子基因、造血发育必需基因、造血分化基因、同源功能基因以及凋亡相关基因等,其中以转录因子基因易位最为常见。这些易位可以形成融合基因,编码融合蛋白,从而导致基因表达异常,或者引起基因表达产物的稳定性、定位和功能异常,最终引发造血干/祖细胞的恶性转化以及增殖、分化或凋亡的障碍。

AML 中的染色体易位和基因突变类型多达 200 多种,常见的包括 t(8;21)(q22;q22)/AML1-ETO;t(15;17)(q23;q21)/PML-RARα 及其变异易位;inv(16)或 t(16;16)(p13;q22)/CBFb-MYH11 和 11q23 易位/MLL 基因重排等。而与 11q23/MLL 基因易位相关的伴侣基因则多达 80 余种。在 AML 中,最常见的包括 t(9;11)(p22;q23)/MLL-AF9;t(11;19)(q23;p13.1)/MLL-ELL 和 t(6;11)(q27;q23)/MLL-AF6 等。同时,MLL 基因的内部部分串联重复(MLL-PTD)也与 AML 的发病有关。

1.核心结合因子(CBF)异常

核心结合因子(CBF)是一个由 CBFβ 和 CBFα$_2$(也称为 AML1)构成的异源二聚体转录调控因子,它通过 AML1 的 Runt 结构域与 DNA 结合,并在其他转录因子或转录辅助因子的协同作用下,激活或抑制 IL-3、T 细胞受体 α、GM-CSF、M-CSF 受体、髓过氧化酶等目标基因的转录,推动造血干/祖细胞的分化和成熟。在白血病的发生中,涉及 CBF 的融合基因通常表现为 CBF 的负性作用。

非随机性染色体异常 t(8;21)(q22;q22)涉及 21 号染色体的 AML1 基因和 8 号染色体的 ETO 基因,形成 AML1-ETO 融合基因。在此融合基因中,AML1 的 Runt 结构域被保留,它仍可以与 DNA 结合,并与 CBFβ 形成异二聚体。但是,由于 ETO 部分可以通过核共抑制复合物招募组蛋白去乙酰化酶(HDAC),AML1-ETO 在结合到 AML1 的目标基因序列后,许多由 AML1 激活的基因被 AML1-ETO 抑制,表现出明显的负性作用。AML1－ETO 还可以干扰 C/EBPα、PU.1、E 蛋白、GATA1 和 Sp1 的功能。最近的研究发现，AML1-ETO 可以抑制 miR-223 的表达，而 miR-223 可以促进造血细胞的分化。此外，AML1-ETO 还可以促进造血干细胞的自我更新，从而促进白血病的发生。然而，单独的 AML1-ETO 并不能导致白血病的发生，这可能是由于 AML1-ETO 同时具有抑制细胞增殖和诱导细胞凋亡的作用，因此在导致白血病发生时需要其他基因突变的协同作用，以克服 AML1-ETO 抑制增殖和诱导凋亡的作用。

t(3;21)(q26;q22)多见于治疗相关的骨髓增生异常综合征(MDS)和 AML，以及慢性髓性白血病(CML)的急变期。这种易位造成了 AML1-EAP、AML1-MDS1、AML1-EVI1、AML1-MDS1/EVI1 等多种融合基因转录本。这些融合基因都可以抑制 AML1 对目标基因的转录激活作用。其中，AML1-MDS1/EVI1 不仅可以抑制 AML1 的活性，还可以与 Smad3 相互作用，从而抑制 TGF-β 的信号传导，解除 TGF-β 对细胞生长的抑制作用。

在 AML-M4Eo 中，最常见的染色体异常是 inv(16)(p13;q22)，它在 AML 的染色体异常中占据了 12%，少数情况为 t(16;16)(p13;q22)。这两种染色体异常都会形成 CBFβ-SMMHC 融合基因。CBFβ 是 CBF 的亚单位，它与 AML1 形成异二聚体。而在 CBFβ-SMMHC 融合蛋白中，CBFβ 仍然能够与 AML1 形成异二聚体，从而将 AML1 扣留在细胞质内，这会干扰 AML1 激活转录的作用以及 AML1 与 CBFβ 的协同激活作用。CBFβ-SMMHC 通过显著的负性作用抑制 CBFβ 的作用，抑制造血细胞的分化。此外，CBFβ-SMMHC 还能降低 p53 的表达，抑制细胞凋亡；同时，它也能抑制细胞由 G1 期进入 S 期，降低细胞增殖。这提示了在 CBFβ-SMMHC 导致 AML-M4Eo 发生时，可能需要其他突变或"第二次打击"事件来克服 CBFβ-SMMHC 的生长抑制作用。

2.MLL 基因异常

MLL 是一个蛋白质，其三个区域与果蝇的三胸蛋白同源。它在急性淋巴细胞白血病(ALL)和急性髓细胞性白血病(AML)中都有表现。MLL 蛋白的结构包括一个氨基端的 AT 吊钩、两个 SNL 基序，以及一个 CxxC 结构域，这些结构域在融合蛋白中通常都会被保留。在 MLL 蛋白的羧基端，包括了 PHD、转录激活和 SET 结构域，它们在融合过程中通常会被伙伴蛋白取代。SET 结构域具有组蛋白甲基化活性，可以使组蛋白 H3K4 甲基化，从而激活包括 Hox 基因家族在内的目标基因的转录。MLL 在早期造血阶段对造血干细胞向定向祖细胞的发育和扩增有作用。MLL 对 Hox 基因家族中的多个基因都有调控作用，其中 Hoxa9 和 Hoxa10 在造血调控中发挥作用。MLL 调控有造血调控作用的 Hox 基因，这也是 MLL 融合蛋白导致白血病的重要机制。

至今已经发现 80 多种 MLL 易位的伙伴基因。其中，t(4;11)(q21;q23)8MLL-AF4;t(9;11)(p22;q23)/MLL-AF9;t(11;19)(q23;p13.3)/MLL-ENL;t(10;11)(p12;q23)/MLL-AF10 和 t(6;11)(q27;q23)/MLL-AF6 等是 5 种最常见的融合基因，它们占所有 MLL 基因易位的 80%。所有的 MLL 伙伴基因在保持自身原有的读码框架的同时，都表明伙伴基因对于相应融合蛋白的转化活性是必需的。

所有 MLL 融合蛋白的共同特点是都保留了 AT 吊钩和锌指 CxxC 基序，这两个结构域对于融合蛋白的转化能力是必需的。除了 MLL-PTD 之外，所有的融合蛋白都缺失了甲基化组蛋白 H3K4 的 SET 结构域,但是大多数融合蛋白仍然能够上调 Hox 等 MLL 目标基因的表达。Hox 等基因表达的上调对于 MLL 融合蛋白转化细胞是非常重要的。

MLL 融合蛋白不仅能够将造血干细胞转化为白血病干细胞,还可以将造血祖细胞 CMP 和 GMP 重编程为白血病干细胞,从而导致白血病的发生。苏氨酸天门冬氨酸酶 1 是一种内肽酶,能切割 MLL,切割后的 MLL 片段对调节 Hox 基因的表达具有不同的作用。MLL 融合蛋白中缺失了 taspase1 切割位点,说明 MLL 融合蛋白可以模仿未切割的 MLL,在造血细胞中不能适当地调节造血细胞中 Hox 基因的表达,这在白血病的发生中发挥了重要作用。这可以部分地解释为何 MLL 的伙伴基因缺乏相似性,同时也提示了 Hox 基因异常是融合蛋白转化细胞的重要机制。

3.维甲酸受体 α(RARα)基因易位及其变异易位

急性早幼粒细胞白血病(APL)最常见的染色体易位是 t(15;17)(q22;q12),也存在一些较少见的染色体易位,如 t(11;17)(q23;q12)、t(5;17)(q35;q12)、t(11;17)(q13;q12)、der(17)、t(4;17)(q12;q12)和 PRKARIA－RARα。涉及这些易位的是野生型维甲酸受体 α(RARα),它是一种核受体型转录因子。在未与配体结合时,RARα 可以通过其配体结合区与核共抑制复合物结合,招募组蛋白去乙酰化酶(HDAC),使组蛋白的赖氨酸脱去乙酰基,从而抑制靶基因的转录。当 RARα 与配体结合后,它会与核共抑制复合物解离,转而与核共激活复合物结合,招募组蛋白乙酰基转移酶,使靶基因组蛋白赖氨酸乙酰化,从而激活靶基因的转录。因此,RARα 对许多与髓系分化密切相关的靶基因,如粒细胞集落刺激因子(G-CSF)、G-CSF 受体(G-CSFR)、CD11b,Hox 基因等,都有调控作用。

在 t(15;17)(q22;q12)的易位中,PML 与 RARα 形成融合基因,编码蛋白后,PML-RARα 与 RARα 竞争结合 RXR 形成异二聚体,与正常的 RXR/RARα 竞争结合 RAREs,并处于优势地位。PML-RARα 抑制转录的程度大于 RARα,生理水平的全反式维 A 酸(ATRA)可以使 RXR/RARα 与核共抑制复合物解离,而 PML-RARα 仍能与之结合,导致 RARα 靶基因启动子组蛋白的异常去乙酰化。最近发现 PML-RARα 还可以招募甲基化酶(Dnmt1 和 Dnmt3a)导致 RARα 靶基因 DNA 的异常甲基化。因此 PML-RARα 通过组蛋白修饰和 DNA 甲基化表观遗传学机制抑制 RARα 靶基因的转录,阻断髓系分化的某些关键基因的表达。在药理剂量水平 ATRA 刺激下,PML-RARα 可与核共抑制复合物解离,而与核共激活复合物结合,诱导髓细胞分化基因的表达和 APL 细胞的分化。ATRA 与 DNA 甲基化抑制药联合具有协同作用诱导 APL 细胞分化。

t(11;17)(q23;q12)易位涉及的是早幼粒细胞白血病锌指(PLZF)基因,形成 PLZF-RARα 融合基因,这只占 APL 的 0.8%。PLZF-RARα 可以结合于 RARE,尽管药理剂量水平的 ATRA 也不能使之与复合物解离,但还是能与 ATRA 结合后激活靶基因的转录,这也解释了 ATRA 治疗 t(11;17)APL 无效的原因。

t(5;17)(q35;q12)涉及 NPM 基因,形成 NPM-RARα 融合基因。这种融合基因可以结合到 RARE,并在与 ATRA 结合后激活靶基因的转录,因此,t(5;17)APL 病例对 ATRA 敏感,白血病细胞可以被诱导分化。

t(11;17)(q13;q12)涉及核基质有丝分裂器蛋白(NuMA)基因,形成 NuMA-RARα 融合基因。NuMA-RARα 可以与野生型 NuMA 竞争 caspase,干扰细胞凋亡。NuMA-RARα 也能像其他 RARα 融合蛋白一样,显著地负性作用抑制 RARα 靶基因转录。药理剂量水平的 AT-RA 可以诱导 t(11;17)(q13;q12)APL 细胞分化,推测药理剂量水平的 ATRA 可以使 NuMA-RARα 变成转录激活作用。

其中 Arnould 等在一例 AML-M1 的患者发现了 STAT5b-RARα 融合基因,STAT5b-RARα 可以结合于 RARE 上,抑制 RARα/RXRα 对转录的激活作用。药理剂量水平的 ATRA 可以调控 STAT5b-RARα 的转录调节作用。

4.NPM1 突变

NPM1 基因位于人类染色体 5q35,包含 12 个外显子。NPM1 是一种高度保守的磷酸化蛋白,能在胞核和胞质间进行转移,但主要分布在胞核。NPM1 的主要生理功能包括作为伴侣蛋白和输出信号参与核糖体的合成,通过控制中心体复制来维持基因组稳定性,以及通过与 p53 和 p19ARF 交互来调控细胞的增殖和凋亡。基因敲除实验已揭示出 NPM1 在造血,尤其是红系造血中起重要作用。然而,NPM1 半倍体不足会导致基因组不稳定,引发类似骨髓增生异常综合征(MDS)的血液系统异常。

大约 1/3 的 AML 患者存在 NPM1 的 12 外显子突变。这种突变导致 NPM1 失去了与核仁结合所需的色氨酸,同时产生了出核信号基序,使得本应定位于胞核的 NPM1 异常定位到胞质。NPM1 突变主要发生在核型正常的 AML 中,更常见于原发性 AML,而在 MDS 患者中很少见。突变的 NPM1 通过抑制抑癌基因 p19ARF 可能是引发白血病的一种机制。此外,NPM1 还可以作为共抑制因子被招募到维 A 酸的目标基因上,通过使组蛋白去乙酰化来抑制基因转录。当 NPM1 异常定位在胞质后,这些转录抑制作用被解除,这也可能是突变 NPM1 导致白血病的另一种机制。因此,利用药物恢复这些转录异常可能是靶向治疗这些疾病的一种策略。

5.FLT3 突变

FLT3 基因,位于染色体 13q12,是Ⅲ型受体酪氨酸激酶亚家族的一部分,它与配体(FL)协同工作,对造血干/祖细胞的增殖和分化有关键影响。近年来的研究显示,FLT3 突变与急性白血病的发病有着密切的关联,它是 AML 中最常见的分子异常。

FLT3 的主要突变类型包括内部串联重复突变(ITD)和酪氨酸激酶结构域(TKD)点突变。FLT3-ITD 在成年人 AML 中的发生率为 $25\% \sim 35\%$,在儿童 AML 中为 12%。在正常情况下,FLT3 与配体 FL 结合后,能激活 PI3K 和 Ras 途径,从而加速细胞增殖和抑制细胞凋亡。然而,ITD 突变使得 FLT3 受体呈现组成性激活,FLT3-ITD 不仅能激活 PI3K/Akt 和 RAS/MAPK,还能激活 STAT5。

正常情况下,FLT3 通过保持 Bad 的磷酸化状态来阻止细胞凋亡,但 FLT3-ITD 除了维持这种状态,还能低表达 Bcl-XL 来阻止细胞凋亡。FLT3-ITD 不仅存在抗凋亡和促增殖信号传导通路,而且还可以通过抑制 C/EBPα 和 PU.1 导致细胞分化阻滞。此外,FLT3 还能使 β-catenin 磷酸化,增加活性氧的产生,从而增加基因组 DNA 的不稳定性。

FLT3-TKD 突变在 AML 中的发生率为 $5\% \sim 10\%$,常见的突变包括 D835 和 I836,而 Y842C、K663Q 和 V592A 则较少见。这些点突变也能使 FLT3 组成性激活,但与 FLT3-ITD

不同的是,FLT3-TKD 不能激活 STAT5,也不能抑制 C/EBPα 和 PU.1。FLT3-TKD 只能产生寡克隆性的淋巴增殖性疾病。与 FLT3-ITD 不同,FLT3-TKD 的临床相关性还存在争议。

白血病细胞的分化程度各不相同,其中只有一小部分细胞具有自我更新能力,被称为白血病干细胞(LSC)。LSC 多处于静止状态,对化疗不敏感,这是耐药性的重要原因。除 APL 外,LSC 和正常造血干细胞(HSC)的免疫表型特征都是 $CD34^+CD38^-$,不过 LSC 表达 CD96 和 IL3R,而 HSC 表达 CD90 和 c-kit。

在 AML 的发病过程中,Gilliland 等人提出了两类突变的致病假说。Ⅰ类突变如 FLT3、RAS、c-Kit 或 BCR-ABL 和 TEL-PDGFBR 等,能改变细胞内固有信号传导通路的蛋白质激酶活性,使得造血干/祖细胞获得生存、增殖优势;Ⅱ类突变如 AML1-ETO、CBFb-MYH11、PML-RARα、NUP98-HOXA9、MOZ-TIF2 和 MLL 基因重排等,可以改变与发育、分化相关的转录因子功能,使得细胞获得自我更新能力或分化阻滞。这两类突变共同作用,最终导致明显的白血病表型。

在白血病单元的年龄层次中,仅有一小部分白血病细胞具有自我更新的能力,这些细胞可以重建白血病,因此被称为白血病干细胞(LSC)。多数情况下,LSC 处于静止状态,对化疗不敏感,这是形成耐药机制的重要因素。除了 APL 外,LSC 和正常的造血干细胞(HSC)的免疫表型特征均为 $CD34^+CD38^-$;LSC 表达 CD96 和 IL3R,而 HSC 则表达 CD90 和 c-Kit。不同的白血病可能有不同的白血病干细胞,其免疫标志也可能有所不同。

HSC 具有长寿命,有足够的时间获得多次"打击",从而转化为 LSC。没有自我更新能力的定向造血祖细胞在白血病癌基因的作用下,也可能重新获得自我更新能力,进而转化为白血病干细胞。这些白血病干细胞可以在体外连续培养,也可以在小鼠体内连续移植,重建白血病。

当前的观点认为,AML 的发病是一个多步骤的过程,涉及多种不同的致病机制的相互作用。Gilliland 等人提出了 AML 的二类突变致病假说。Ⅰ类突变,如 FLT3、RAS、c-KIT 或 BCR-ABL 和 TEL-PDGFBR 等,可以改变细胞内固有信号传导通路的蛋白质激酶活性,使得造血干/祖细胞获得生存和增殖的优势。Ⅱ类突变,如 AML1-ETO、CBFb-MYH11、PML-RARα、NUP98-HOXA9、MOZ-TIF2 和 MLL 基因重排等,可以改变与发育和分化相关的转录因子的功能,使得细胞获得自我更新的能力或导致分化阻滞。这两类突变的共同作用,最终导致明显的白血病表型。

四、临床表现

急性髓细胞性白血病(AML)的临床表现主要是由正常骨髓造血受抑和白血病髓外浸润引起的。在疾病开始时,患者可能会出现类似感冒的症状、皮肤破损难以愈合、感染扩散,或者骨头和关节的疼痛。有时,AML 可能会首先表现为急性发热性嗜中性皮病(Sweet 综合征),这是一种由正常中性粒细胞浸润引起的皮肤红斑和结节。值得注意的是,Sweet 综合征可能会在 AML 的几个月之前出现,其存在与白细胞的数量无关,但对皮质激素治疗反应良好。

随着疾病的进展,患者可能会出现贫血的症状,如头晕、乏力、苍白和心悸。血小板的减少或者凝血障碍（如弥散性血管内凝血或原发性纤维蛋白溶解症）可能会导致皮肤和黏膜的自发出血或者创伤后的出血不止。感染通常出现在口咽、呼吸系统、胃肠道或肛周等部位，少数情况下可能表现为阑尾炎、急性坏死性结肠炎或肠梗阻，尤其是在强化治疗期间。此外，也有很多 AML 患者无法找到明确的感染病灶。

白细胞数量的减少、中性粒细胞功能的异常以及长期使用广谱抗生素等因素可能会导致真菌和其他机会性感染。这些感染最常见的是念珠菌和曲霉菌。念珠菌感染通常发生在舌、软腭、硬腭等地方，有时也会发生肺部、食管的念珠菌病，甚至念珠菌血症。曲霉菌感染多发生在肺部和鼻窦。此外，疱疹病毒或巨细胞病毒（CMV）感染也可能发生。

AML 患者可能会表现出轻度到中度的脾大或肝大。脾肿大通常不超过肋下 5cm，如果出现巨脾，可能提示有骨髓增生性疾病（MPD）的并发。与急性淋巴细胞白血病（ALL）不同，AML 通常没有淋巴结和胸腺的浸润表现。在 AML-M4 或 AML-M5 的患者中，可能会出现牙龈增生和皮肤浸润性结节或斑块。

粒细胞瘤是常见于孤立性皮下包块的病症，常见的发病部位包括颅骨、眼眶、硬脊膜等。粒细胞瘤的患者中，原始细胞含有大量的髓过氧化物酶颗粒，因此，瘤体在遇到空气时容易氧化成绿色，因此人们常常称其为绿色瘤。粒细胞瘤在具有 t(8;21)、inv(16) 的基因变异和白细胞显著增多的 AML 患者中较为常见。

在 AML 初诊时，中枢神经系统白血病（CNSL）的发病率较低，只有 5%～7% 的初诊患者存在 CNSL。这主要发生在外周血原始细胞数目过高、血清乳酸脱氢酶（LDH）增高以及 M4、M5 型患者中。患者的软脑膜或脑实质可能会出现原始细胞浸润性瘤灶。脑神经根的麻痹较为罕见，通常发生在白细胞计数超过 $50×10^9/L$ 的患者中，这与白血病细胞浸润神经根鞘有关，其中第Ⅴ对（三叉神经）和第Ⅶ对（面神经）脑神经损害较为常见。

白血病细胞的浸润可能会导致眼部的视盘和视神经受损，从而引发突然失明。白血病细胞也可能浸润脉络丛、视网膜等其他眼部组织。如果在眼底镜检查时发现视盘水肿和视盘苍白，应当考虑白血病眼部浸润的可能性。眼部浸润则高度提示脑膜白血病，这类患者的复发率较高，生存期较短。

当外周血原始细胞超过 $50×10^9/L$ 时，患者易发生颅内和肺内的白血病细胞淤滞。颅内白血病细胞淤滞的表现为弥漫性头痛、疲乏，且可能迅速发展为精神错乱和昏迷。肺内白血病细胞淤滞则在单核细胞白血病和 M3v 型 AML 患者中较为常见。

心功能的改变通常是肺功能障碍和代谢或电解质紊乱的结果。化疗毒性是心功能改变的主要原因。蒽环类药物可能导致急性和慢性心脏毒性，并且可能与其他药物产生协同作用。因此，在开始化疗前，应评估心脏功能以及左心室和右心室的射血分数。

五、实验室检查

急性髓细胞性白血病（AML）是一种常见的血液疾病，其特征之一是患者体内的代谢紊乱和电解质异常。最常见的病症包括高尿酸血症，而低血钾症主要在 AML-M4 和 AML-M5 的患者中出现。这些病症的形成有多种潜在原因，包括单核细胞内溶菌酶浓度的增加，这可能导致近端肾小管受损,进而使钾离子过多丢失。此外,白血病细胞合成肾素样因子、抗生素、化疗药物的使用、腹泻、呕吐和低镁血症等也可能与低血钾症的形成有关。当白血病细胞迅速杀灭时,也可能出现高血钾症。

高钙血症则与骨质浸润、破骨细胞活化和继发性溶骨有关,同时也可能与白血病细胞释放甲状旁腺素或甲状旁腺素样物质有关。血钙水平与疾病的严重程度正相关。低钙血症可能与白血病细胞释放促进骨形成的因子有关,或者与肾损伤后血中磷酸盐过多有关,这可能导致手足抽搐,甚至致命性的心律失常。乳酸酸中毒可能与白血病细胞进行无氧糖酵解有关,主要出现在原始细胞数量极高和髓外浸润严重的患者中。如果外周血中的原始细胞数量过多,也可能出现假性低血糖和动脉血氧饱和度下降,这可能与白血病细胞在代谢过程中消耗氧和血糖有关。

AML 的诊断通常基于一系列的实验室检查。这些检查包括血液测试,如血红蛋白(RBC)和血小板(PLT)计数,以及白细胞(WBC)计数。血液涂片检查可见原始和幼稚髓系细胞,有时也可见有核红细胞。根据这些典型的症状和体征,以及外周血象,多数患者能确定 AML 诊断意向。更准确的诊断通常依赖于骨髓和外周血细胞形态、免疫表型、细胞遗传学检查等。

AML 的诊断和治疗是一个复杂的过程,需要对患者的血液和骨髓样本进行深入的检查和分析。这些检查包括形态学检查、细胞化学染色、免疫表型分析、细胞遗传学检查等。这些检查的结果不仅可以帮助医生确定 AML 的确切类型,还有助于预测疾病的预后,从而制订最适合患者的治疗计划。

在 AML 的病症中,骨髓增生的情况变化多端,从明显至极度活跃,甚至到减少。在少数情况下,骨髓可能会出现“干抽”,这主要见于白血病细胞数量显著增高或合并骨髓纤维化的患者,这时需要进行骨髓活检以明确诊断。细胞形态是 AML 诊断、分型的基础。AML 骨髓或外周血中原始细胞应≥20%。AML 原始细胞包括各种类型,但不包括原始红细胞。

细胞化学染色是形态诊断的重要部分。AML 原始细胞髓过氧化物酶(POX)、苏丹黑(SBB)、特异性酯酶(CE)或非特异性酯酶(AE)等染色阳性。电镜下原始细胞的 MPO 阳性率≥3%,M7 的原始巨核细胞 PPO 染色阳性。原始细胞表达各种髓系抗原标记,以及 CD34、HLA-DR 等早期造血细胞抗原;也可跨系表达淋系相关抗原。

某些特殊类型的 AML 诊断需依赖细胞免疫表型。例如,M0 在形态上不能辨认,MPO 和 SBB 染色阴性,只能通过免疫表型加以确认。M7 诊断需有 CD41、CD42b、CD61 抗原表达或通过电镜证实 PPO 阳性。细胞遗传学检查可确定克隆性特征,对 AML 诊断有重要意义,也是判断预后、确定治疗选择的最重要的因素之一。

常规染色体核型通常分析 20~25 个分裂中期细胞,需至少 2 个分裂中期细胞具有相同的染色体增加或结构异常或至少 3 个细胞有一致的染色体缺失方能定义为异常克隆。荧光原位杂交(FISH)、Southern 印迹杂交、RT-PCR 和基因芯片等分子遗传学检测方法敏感性高,特异性强,是染色体核型分析的重要补充。敏感的分子检测方法可用于对有特殊遗传标记的 AML 治疗后微小残留白血病检测。

六、鉴别诊断

1.类白血病反应

这是一种由感染、中毒、肿瘤或应激等病理因素引发的反应,表现为外周血白细胞增高,骨髓增生,原始、幼稚细胞比例可能增高。但患者通常没有贫血、血小板减少,无髓外白血病浸润表现,骨髓、外周血中原始细胞比例低于 20%,无 Auer 小体,无克隆性细胞遗传学异常。去除原发病后血象、骨髓象可恢复正常。

2.再生障碍性贫血

这是一种血液病,以感染、出血为主要表现,严重时可出现贫血,病情进展快或迁延。一般无脾大,无白血病髓外浸润表现。外周血象示"全血细胞减少",无幼稚粒、单核细胞,网织红细胞比例和绝对计数减少。骨髓增生低下,造血细胞减少,原始、幼稚细胞比例不高。

3.骨髓增生异常综合征

表现为贫血、出血,反复感染;起病缓慢,病史较长。外周血象示 1~2 种或全血细胞减少,可见幼稚粒细胞、有核红细胞,可见巨大红细胞或巨大血小板。骨髓增生程度不一,有一系、二系或三系病态造血的形态特点;原始和幼稚粒细胞比例增高,原始细胞达不到急性白血病的诊断标准;可有 Auer 小体。可有 +8、−7/7q−、−5/5q−、+11 等克隆性染色体异常。高风险发展为 AML。

4.慢性粒细胞性白血病

一般慢性起病,进展缓慢。初期可无贫血、血小板减少。骨髓和外周血中粒系比例显著增多,以中幼粒、晚幼粒和杆状核粒细胞为主。脾显著增大。骨髓增生极度活跃,原始粒细胞比例在慢性期、加速期不超过 20%,嗜酸性、嗜碱性粒细胞可增多。中性粒细胞碱性磷酸酶减低。具有特征性 Ph 染色体,或 BCR-ABL 融合基因阳性。

5.淋巴瘤

一般表现为淋巴结、脾(肝)、胸腺或结外淋巴组织、器官肿大,可伴发热、骨痛、皮疹、瘙痒等表现,可有贫血、血小板减少,外周血可见幼粒、幼红细胞。淋巴组织或骨髓病理检查可见淋巴瘤细胞增生、浸润,淋巴组织正常结构破坏。有淋巴细胞克隆性增殖的证据(异常染色体核型,异常淋巴细胞免疫表型,TCR 或 IgH 基因重排等)。

6.其他

如乳腺癌、肺癌、胃癌或肝癌等实体肿瘤骨转移所致的骨髓结核性贫血可依据相应病史和检查除外。

七、诊断、分型

急性髓细胞性白血病(AML)的诊断和分类方法已经从早期以形态为基础的方法转变为一种结合形态、细胞免疫表型和遗传特征的诊断分类体系,称为 MICM 系统。世界卫生组织(WHO)参考了淋巴瘤 REAL(淋巴系统肿瘤的欧—美修订分类,1994)的分类原则,综合了所有已知的疾病因子,以精确定义疾病,制定了包括 AML 在内的造血和淋巴组织恶性肿瘤的新诊断分类标准。这个开放的诊断分类系统更科学、客观地反映了疾病的实质,已被广大血液学工作者所接受。

在1976年,法国、美国和英国的合作团队首次提出了急性白血病(AL)的诊断分类标准,这个标准至今仍在使用,被称为FAB标准。FAB标准将原始细胞的比例大于或等于30%定为AL的诊断标准。根据细胞形态和细胞化学染色,FAB标准将AML分为M1~M6六种类型,并后来增加了M0和M7两个亚型。为了与骨髓增生异常综合征(MDS)区分,修订的FAB标准要求分别计算原始细胞在骨髓全部有核细胞(ANC)的百分比和除有核红细胞外的骨髓有核细胞(NEC)的百分比。如果有核红细胞的比例大于或等于50%(ANC),即使原始细胞的比例少于30%(ANC),但只要原始细胞的比例大于或等于30%(NEC),就可以诊断为AML(即M6)。NEC计数则是指不包括浆细胞、淋巴细胞、组织细胞、巨噬细胞及有核红细胞在内的骨髓有核细胞计数。

FAB-AML各亚型的形态特点如下所述。

1.M0(急性髓细胞性白血病微分化型)

此类型的AML特征主要表现在骨髓原始细胞中。这些细胞的胞质透亮或呈中度嗜碱性,无嗜天青颗粒和Auer小体,核仁明显。原始细胞的过氧化物酶(POX)和硫代硫酸钠(SBB)染色阳性率低于3%,而免疫表型CD33和CD13髓系标志可能为阳性。虽然淋系抗原为阴性,但可能表现出CD7和TdT的表达。在免疫电镜下,髓过氧化物酶(MPO)表现为阳性。

2.M1(急性粒细胞白血病未分化型)

此类型AML的特征主要是骨髓中原始粒细胞(Ⅰ+Ⅱ型)的比例高达90%(NEC),并且原始细胞的POX和SBB染色阳性率达到或超过3%。早幼粒以下各阶段粒细胞或单核细胞的比例低于10%。

3.m²(急性粒细胞白血病部分分化型)

此类型AML的特征主要是骨髓中原始粒细胞(Ⅰ+Ⅱ型)的比例介于30%~90%(NEC),早幼粒以下至中性分叶核粒细胞的比例超过10%,单核细胞的比例低于20%。此外,如果有的早期粒细胞形态特点不像原始粒细胞Ⅰ和Ⅱ型,也不像正常或多颗粒的早幼粒细胞,这类细胞的比例超过10%时,也被归为此型。

4.M3(急性早幼粒细胞白血病)

此类型AML的特征主要是骨髓中异常的多颗粒早幼粒细胞为主,占比超过30%(NEC),大多数超过50%,细胞形态较为一致,原始粒细胞和中幼粒以下各阶段细胞较少。其胞核大小不一,胞质内有大量嗜苯胺蓝颗粒。此类型分为两个亚型:M3a为粗颗粒型,胞质内的嗜苯胺蓝颗粒粗大,密集甚至融合;M3v为细颗粒型,胞质内嗜苯胺蓝颗粒细小而密集。

5.M4(急性粒-单核细胞白血病)

有以下多种情况。

(1)骨髓原始细胞比例大于30%(NEC),原始粒细胞加上早幼粒细胞、中性中幼粒细胞及其他中性粒细胞占比在30%~80%之间,原始、幼稚及成熟单核细胞的比例超过20%。

(2)骨髓特征与上述相同,外周血中原始、幼稚及成熟单核细胞数量至少为$5\times10^9/L$。

（3）骨髓特征与上述相同，外周血中原始、幼稚及成熟单核细胞数量少于 $5×10^9/L$，但血清溶菌酶量和细胞化学染色结果支持单核系细胞数量显著增多。

（4）骨髓现象类似 m^2，但原始、幼稚及成熟单核细胞比例超过 20%，或外周血中原始、幼稚及成熟单核细胞数量至少为 $5×10^9/L$，或血清溶菌酶超过正常值（$11.5mg/L±4mg/L$）的 3 倍，或尿溶菌酶超过正常值（$2.5mg/L$）的 3 倍。

M4Eo（急性粒单细胞白血病伴嗜酸性粒细胞增多）：除具有上述 M4 所有特点外，骨髓中嗜酸性粒细胞比例超过 5%（NEC）。其形态除了有典型的嗜酸性颗粒外，还有大且不成熟的嗜碱性颗粒，细胞核通常不分叶，CE 和 PAS 染色明显阳性。

6.M5（急性单核细胞白血病）

分为两个亚型。

M5 类型的 AML 可以进一步分为两个亚型。M5a（未分化型）是指骨髓中原始单核细胞的比例至少为 80%（NEC）。M5b（部分分化型）是指骨髓原始单核细胞的比例低于 80%（NEC），剩余部分由幼稚和成熟单核细胞等组成。

7.M6（急性红白血病）

M6 类型的 AML 的特征是骨髓中原始粒细胞和（或）原始单核细胞的比例至少为 30%（NEC），并且有核红细胞的比例至少为 50%（ANC）。

8.M7（急性巨核细胞白血病）

急性巨核细胞白血病是一种以骨髓原始巨核细胞数量增多（占 30% 以上）为特征的疾病。如果原始细胞的形态无法确定，需要进行免疫电镜 PPO 染色检查或 CD41、CD61 单抗检查。在某些情况下，由于骨髓纤维化，骨髓干抽可能无效，需要进行骨髓活检和免疫化学染色以确认原始巨核细胞的增多。

FAB 标准统一了急性白血病（AL）的诊断和分类，使得不同地方得出的白血病数据具有比较性，从而大大推动了 AL 的诊断和治疗。然而，FAB 标准的可重复性只有 $60\%\sim70\%$，并且将原始细胞比例≥30%（NEC）定义为 AL 的方式过于武断。根据胞浆中嗜天青颗粒的数量，将原始粒细胞分为原粒Ⅰ型和Ⅱ型在实际工作中会产生混淆，产生歧义。

除了某些特定的形态学分型与细胞遗传学改变有关，如 t(8;21)主要见于 AML-m^2，t(15;17)见于 AML-M3，inv(16)或 t(16;16)主要见于 M4Eo，大多数形态学分型与细胞遗传学改变无关。此外，除了 M3 临床出血重、早期死亡率高，M7 伴有骨髓纤维化，M4 和 M5 常有牙龈增生和脾浸润，大多数形态学分型与临床特点无关，也不能反映预后。

国际上提出了白血病 MIC（形态、免疫、细胞遗传学）分型，明确了 AML 亚型与免疫表型、染色体核型之间的密切关系。同时，世界卫生组织（WHO）提出了新的急性髓细胞性白血病（AML）诊断分型标准，这一标准参考了淋巴瘤的 REAL 分型原则，并考虑了病因、发病机制、细胞系列归属、临床、治疗和预后特点。新标准将 AML 分为四类，包括"伴重现性染色体异常的 AML""伴多系增生异常的 AML""治疗相关的 AML 和 MDS"和"不另分类的 AML"，并进一步细分为多种亚类。

WHO 新标准建议将骨髓或外周血中原始细胞比例≥20%作为 AML 的诊断标准，并取消了 MDS-RAEBT 的诊断。对于某些特殊的染色体易位，如 t(8;21)(q22;q22)、inv(16) (p13q22)或 t(16;16)(p13;q22)，即使原始细胞比例未达到 20%，也可以诊断为 AML。WHO 的新分型标准更为科学、准确、可靠，已经被全球的血液学工作者广泛接受。

八、治疗

随着医学科学的进步，急性髓细胞性白血病（AML）已不再是无法治愈的疾病。现代化疗可以使 AML 的完全缓解（CR）率达到 60%～80%，5 年无病生存率（DFS）可以达到 20%～60%。特殊类型如 t(15;17)/PML-RARα 的急性早幼粒细胞白血病（APL），单独使用化疗可以达到 90% 以上的完全缓解率，甚至可以治愈。一些 AML 在达到完全缓解后进行异基因造血干细胞移植（Allo-HSCT）可以获得长期的完全缓解，从而治愈。化疗仍然是治疗 AML 的主要手段，包括诱导缓解治疗（初始治疗）和缓解后治疗（巩固、维持），其他的支持治疗和并发症治疗也不能忽视。APL 的治疗比较特殊，将在另文中讨论，这里只讨论非 APL 的 AML 的治疗。

1.诱导缓解治疗

诱导缓解治疗是 AML 整体治疗的关键，但需要个体化处理。目的是在最短时间（1～2 个疗程）内达到完全缓解。化疗需要使骨髓（BM）完全抑制，类似于再生障碍性贫血（AA），此时骨髓的有核细胞增生减低或极度减低，白血病细胞为 0 或少于 5%，全血细胞数量大大减少。等到骨髓恢复正常的造血功能才能取得质量好的完全缓解。不能仅仅依据全血细胞数量大大减少就认为骨髓被抑制，必须有骨髓象进行证实。

多年来，国内外治疗 AML 的标准（一线首选）方案可以取得 60%～80% 的完全缓解率，包括以下几种，已被广泛了解并使用：

(1)DA 方案：柔红霉素（DNR）60～90mg/(m²·d)，静脉注射，3 天，或第 1、3、5 天；阿糖胞苷（Ara-C）150～200mg/(m²·d)，静脉注射，7～10 天。完全缓解可达 60%～80%，1 个疗程的完全缓解可达 50%。使用 DNR 90mg/(m²·d)者，完全缓解质量较好，完全缓解期长，复发少，但毒性大。

(2)HA 方案：由我国研发的高三尖杉酯碱（HHT）与阿糖胞苷（Ara-C）组成。HHT 4～6mg/d，静脉注射，7 天；Ara-C 150～200mg/(m²·d)，静脉注射，7 天。完全缓解率与 DA 方案无显著差异。

(3)IA 方案：由去甲氧柔红霉素（IDA，伊达比星）和阿糖胞苷（Ara-C）组成。IDA 12mg/(m²·d)，静脉注射，3 天；Ara－C 150～200mg/(m²·d)，静脉注射，7 天。完全缓解率可达 80%。

国内的 AML 诱导方案众多，多为各医疗单位特色方案，多在上述一线方案中增加米托蒽醌（MIT）或依托泊苷（VP-16）、拓扑替康（TOP）或以多柔比星、吡柔比星、表柔比星取代 DNR，组成各具特色的方案，取得了良好的治疗效果。第 2 个疗程通常采用第 1 疗程的方案或更换其他方案。对于有重现遗传学异常/分子学异常者，最好在达到完全缓解时也达到遗传学和分子学的完全缓解。至于 APL，虽然也可以使用上述方案，但有更特异性的药物，请参见后文的特殊 AML 治疗部分。

2.缓解后治疗

(1)巩固治疗:在实现完全缓解(CR)后,通常使用原方案进行两个疗程的巩固治疗,或使用中剂量阿糖胞苷(Ara-C,500～1000mg/m²,ID)或大剂量 Ara-C(2000～6000mg/m²,HD)。使用 ID/HD Ara-C 进行巩固治疗的 5 年生存率(35%～51%)明显优于使用常规量阿糖胞苷(SD Ara-C,150～200mg/m²,生存率为 23%～35%),但副作用也会更加明显。ID/HD Ara-C 的优点在于其血药浓度比 SDAra-C 高 200 倍,易于弥散入中枢神经系统和睾丸,从而防止骨髓外白血病的复发。在诱导缓解取得血液学 CR,未达到遗传学/分子学 CR,在巩固治疗后应达到。巩固治疗的主要目标是消除残留的白血病细胞(MRD),以延长 CR 期并减少复发。ID/HD Ara-C 通常用于第 3～6 天。

(2)维持治疗:其目标也是进一步消除 MRD,延长 CR 期并减少复发。对于是否需要进行维持治疗,目前尚有不同的观点。以往的观念是,CR 后经过巩固治疗,特别是使用 HD Ara-C 进行的 6～8 个疗程(在骨髓抑制恢复后再进行下一个疗程,其间隔期约为 30 天),如果 MRD 复查阴性,则不再需要治疗。但是,近年来多数观点认为,最好进行至少两年的维持治疗。可以使用多个联合化疗方案,以序贯交替的方式减少药物抗性的发生。通常在 CR 的第 1 年,每个月进行 1 次疗程,第 2 年每两个月进行 1 次疗程,第 3 年每 3 个月进行 1 次疗程,第 4 年停止使用药物。同时也应检测 MRD,如果结果为阴性应停止使用药物,如果仍为阳性则应继续治疗。总的来说,维持治疗没有固定的模式,可以根据个体的经验、药物来源以及患者的具体状况来设计治疗方案,进行个体化的治疗。

(3)中枢神经系统白血病(CNSL)的防治:中枢神经系统白血病(CNSL)是一种由白血病细胞侵入中枢神经系统引起的疾病。白血病细胞可以通过血液传播或直接扩散到 CNS,但由于大多数化疗药物不能通过血脑屏障,CSF 中的药物浓度常常达不到有效水平,这使得已经侵入 CNS 的白血病细胞能够逐渐增殖,导致 CNSL 的发生。

CNSL 可以分为以下几种类型:脑膜白血病,其症状包括头痛、恶心、呕吐等颅内压增高症状,也可能出现嗜睡和癫痫发作;脑实质浸润白血病,其表现为面瘫,眼球突出,视力障碍,耳鸣,如果侵及垂体后叶可能发生尿崩症,少数患者可能因脑白质受累出现视觉、运动、言语功能障碍;脊髓白血病,其症状为神经根刺激症状,躯干和肢体放射痛,偏瘫或截瘫,马尾浸润则会阴、骶部及下肢麻木、疼痛及排便困难等。CNSL 可以在白血病的各个阶段发生,在 CR 期出现的白血病髓外复发可能是 BM 复发的预兆,也可能是复发的唯一场所。

CNSL 的诊断主要基于以下几个方面:CNS 的症状和体征;CSF 压力升高或速度增快;CSF 白细胞数增多;CSF 中蛋白增多或潘氏试验阳性;CSF 涂片(含离心沉淀标本)中存在白血病细胞;排除其他原因引起的 CNS 症状和 CSF 变化。在诊断过程中,应注意各种情况和可能性。

CNSL 的治疗主要采用化疗,如有必要,还可以加上放疗。一般在 AML 的治疗前,会进行腰穿检查,并注入甲氨蝶呤、Ara-C 和地塞米松等药物。如果 CSF 中没有 CNSL,那么在 CR 后进行预防性注射,每次巩固强化时再进行。如果有 CNSL,那么就需要进行每周 2～3 次的治疗,直到神经症状消失,CSF 恢复正常,然后改为每周 1 次,总计 4 次,然后改为每两周 1 次,总计两次,最后改为每个月 1 次,原则上维持时间越长复发的可能性越小。

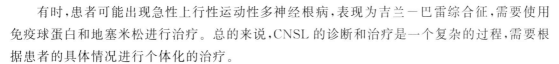

有时,患者可能出现急性上行性运动性多神经根病,表现为吉兰-巴雷综合征,需要使用免疫球蛋白和地塞米松进行治疗。总的来说,CNSL 的诊断和治疗是一个复杂的过程,需要根据患者的具体情况进行个体化的治疗。

3.并发症治疗

AML 的并发症多样,可能由疾病本身或治疗引发。以下是一些常见的并发症和相应的处理方法:

(1)感染:感染是 AML 患者主要的死因之一,可以在 AML 的任何阶段发生,尤其是在治疗骨髓抑制期间。细菌和真菌是主要的病原体,但阳性培养率不高,因此通常无法依据药物敏感性选择抗感染药物。推荐使用强力广谱抗生素一次性解决问题,而不建议阶梯式升级。如果 3 天内无法控制感染,则加入抗真菌药物,并强化支持性治疗。

(2)免疫相关性并发症:这些并发症与白血病浸润无关,病变部位不含白血病细胞,可能与免疫失调有关,皮质激素治疗有良好效果。例如:

①Sweet 综合征(SS):也称为隆起性红斑,急性发热性嗜中性皮病或急性嗜中性粒细胞增多性皮病。10%～20%的 SS 患者有恶性肿瘤,其中 85%为恶性血液病。SS 可能在血液病前、后或同时出现。可能与自身免疫及恶性血液病引起的免疫反应异常有关。临床表现为发热、疼痛性皮肤红斑或结节,主要分布在头、颈、四肢、口腔,并可能形成水疱和溃疡。伴有关节、肌肉疼痛,结膜炎、虹膜炎、蛋白尿、血尿等。皮损活检显示大量成熟中性粒细胞及其碎片,无白血病细胞浸润,无血管炎,培养无细菌和真菌生长。抗感染治疗无效。首选的治疗方法是泼尼松,数小时内症状可以缓解,数日内皮损可以改善。其他有效的治疗方法包括消炎痛、秋水仙碱、氯苯吩嗪、碘化钾、雷公藤和复方丹参片。

②坏疽性脓皮病:常发生在注射部位或骨髓穿刺部位,其他部位包括下肢、胫前、腹部、会阴和躯干,头颈部少见。可能单发或多发。初期为红色丘疹,然后成为水疱并向外扩展,边缘发紫,可能融合。组织学表现为表皮、真皮坏死、溃疡形成,有炎症细胞浸润,病变中心为慢性炎症细胞,无白血病细胞,无细菌等生长。首选的治疗方法是泼尼松,其他可用的药物包括氨苯砜和 CsA。

③血管炎:一种是皮肤血管炎,仅局限于皮肤,表现为红斑、丘疹、结节性紫癜,无内脏损害。这种情况多见于 AML-M4/M5,皮质激素治疗可以使症状消失,化疗无效。另一种是系统性结节性多动脉炎,表现为发热、无力、关节痛、腹痛、高血压、肾脏病变。受累动脉有压痛。通常无自身抗体和免疫复合物。皮质激素治疗有效。

(3)急性肿瘤溶解综合征(ATLS):是一种严重的代谢紊乱疾病,主要发生在对敏感的肿瘤进行放疗或化疗后,因过多肿瘤细胞被破坏而引发。白血病尤其是高白细胞病例也可能出现这种病症,有些甚至在未治疗的情况下也能引发实验室检测出的肿瘤溶解综合征,但无明显临床症状。

①临床表现:ATLS 的临床表现通常在治疗后的 1～7 天内发生,患者表现出"三高一低"的症状。"三高"指的是高尿酸血症、高钾血症和高磷血症,"一低"则是指低钙血症。高尿酸血症会导致恶心、呕吐、嗜睡、尿酸性肾病、少尿、肾衰竭、痛风等症状。高钾血症的症状包括疲乏、无力、肌肉酸痛、心动过缓、心律失常、心电图 Q-T 间期缩短、T 波高尖。而高磷血症和低

钙血症的症状有畏光、手足抽搐、皮肤瘙痒等。

②实验室检查:实验室检查是诊断 ATLS 的重要手段,主要观察血尿酸、钾、磷是否较基础水平高出 25% 或超过正常上限,同时观察血钙是否低于正常下限。如果这四项中有两项或更多符合上述情况,即可认为是 ATLS。同时,如果血肌酐超过 1.4mg/dL 或超过正常上限 1 次或更多次,也应考虑为 ATLS。

③诊断:诊断临床三高一低症状的 ATLS 通常不困难,但若仅有实验室数据改变,无明显临床表现,可以被判定为实验室 ATLS。

④预测 ATLS 发生可能性:可以通过血液白细胞数、血尿酸、肌酐和乳酸脱氢酶(LDH)的水平来评估。白细胞数超过 $75×10^9$/L、血尿酸超过 7.5mg/dL、肌酐超过 1.4mg/dL 和 LDH 超过正常上限的 4 倍,每项得 2 分;白细胞数在 $(25\sim75)×10^9$/L、LDH 超过正常上限的 1 倍但不超过 4 倍,每项得 1 分。总分达 6 分及以上,ATLS 发生率为 25%;4~5 分,发生率为 9%;0~3 分,发生率仅为 1%。

⑤治疗方法:包括暂停化疗或放疗。若尿量正常,应增加水分摄入,每日不少于 3000mL,并使用利尿药帮助加速血尿酸的排泄以降低其在血液中的浓度。给予碱性药物如 5% 碳酸氢钠液,使尿液的 pH 值保持在 6.7~7.5 之间,以增加尿酸的溶解,减少其在尿液中的沉积。别嘌醇可以减少尿酸生成。使用葡萄糖和胰岛素治疗高血钾症。如果血尿素氮和肌酐水平显著升高,或者出现少尿、无尿,或严重的高钾血症,应尽早进行血液透析。实验室 ATLS 应按照尿量正常的 ATLS 进行处理,进行个性化治疗,以预防临床 ATLS 的发生。对于白细胞计数高的 AML,可以先行低强度化疗以降低白细胞计数,或进行白细胞单个采集。

(4)弥散性血管内凝血(DIC):弥散性血管内凝血(DIC)是一种由多种原因引发的临床出血综合征,其主要特征为广泛的微血栓形成和继发性的纤溶亢进。AML 特别是 APL 可能是 DIC 的原因之一。

①临床表现:DIC 的临床表现除了与 AML 相关的症状外,还有 84%~95% 的患者会出现出血。出血多为自发性、持续性的皮肤和黏膜出血,出血部位广泛,皮肤出血多为瘀斑,少数为紫癜。内脏出血和脑出血也可能发生,其中脑出血常常是致命的。出血的血液通常无法凝固,或者凝固后很快溶解。30%~80% 的患者会出现微循环衰竭引发的休克,早期可能出现多脏器功能障碍。12%~80% 的患者会有微血栓形成,但通常无明显的定位体征。体表浅层的栓塞通常会表现为皮肤和黏膜的局部缺血性坏死和溃疡。深部器官的栓塞可能导致器官功能衰竭。25% 的患者会有贫血症状加重。外周血象(peripheral blood,PB)中的破碎红细胞增多可能是微血管疾病性溶血的表现,但通常没有典型的血管内溶血症状。

②实验室检查:实验室检查通常会发现 AML 患者的血小板减少,并且在并发 DIC 后血小板会进一步下降。凝血时间检查会发现 PT、APTT 延长,纤维蛋白原水平降低或者持续降低,FDP 和 D-二聚体水平升高,血浆鱼精蛋白副凝试验(引试验)阳性,PB 中的红细胞碎片增多超过 2%。

③诊断和鉴别诊断:在 AML 患者中,如果突然出现病情加重,如出血,器官功能障碍,并且有纤维蛋白原水平降低、纤维蛋白原降解产物(FDP)和 D-二聚体水平升高的情况,应该考虑 DIC 的可能。由于每个人的反应各异,DIC 可能快速发生或慢性发展,这可能使得 DIC 的

实验室指标变化不明显。在高度怀疑 DIC 可能的情况下,应该加强对患者的动态监测。DIC 需要与原发性纤溶症、血栓性血小板减少性紫癜(TTP)和抗磷脂综合征(APS)等疾病进行鉴别诊断。原发性纤溶症的特点是纤维蛋白原明显降低、其他凝血因子降低趋势不明显、FDP 升高、D-二聚体不升高、PB 中的红细胞碎片不多,这些特点可以与 DIC 区别。TTP 的特点是明显的微血管病性溶血、多变的神经精神症状、肾脏损伤、PT 正常、3P 试验阴性、D-二聚体水平不高、抗 ADAMTS13 抗体阳性等,这些与 DIC 有所不同。APS 特别是灾难性 APS,与 DIC 非常相似,但抗磷脂抗体(通常是狼疮抗凝物或抗心磷脂抗体)阳性,可以与 DIC 区分。

④治疗:治疗 DIC 的复杂性在于其病理生理变化,包括高凝期、消耗性低凝期和继发性纤溶期。这三个阶段通常会有交叠,且难以清晰地区分。主要的治疗目标是阻断 DIC 的病理过程,其中对 AML 的治疗尤为重要。

抗凝治疗:这一治疗的目标是抑制凝血酶和凝血活酶引发的凝血链。常用的治疗办法是使用普通肝素(50～100U/kg),静脉注射,然后每 6～8 小时给药,或使用低分子肝素(LMWH)。当肝素治疗效果不佳时,医生应考虑并解决下列因素:酸中毒加速肝素灭活;过量的凝血因子和血小板消耗导致无法有效止血;血小板破坏导致释放血小板第 4 因子(PF4)中和肝素;出现肝素相关性血小板减少和血栓形成;肝素过敏导致即便小量也过量等问题。其他抗凝药物,如复方丹参注射液、水蛭素、抗凝血酶、活化蛋白 C 等也有应用。在 DIC 停止后(指PT、APTT、纤维蛋白原恢复正常,D-二聚体不高),应继续使用 2～3 天的抗凝治疗。

补充血小板和凝血因子:DIC 导致的出血主要是由于血小板和凝血因子的过度消耗,因此补充血小板和凝血因子至关重要。只有当血小板数≥(20～50)×10⁹/L、纤维蛋白原>1g/L、FⅪ≥50%、FⅧ30%～50%时,才能有效止血。可输注血小板悬液、新鲜血浆、纤维蛋白原,如果条件允许,也可输注重组 FⅧ、FⅦ等非血制品。尽量避免使用冷沉淀,因为它不含所有的凝血因子,而且在加工过程中可能有的凝血因子被活化,输后反而加重 DIC。最好在应用抗凝治疗时进行补充。

抗纤溶治疗:通常用于 DIC 的纤溶亢进期。常用药物有氨基苯酸、氨基环酸、氨基乙酸或抑肽酶。前三种药物只能抑制纤溶酶生成,对纤溶酶活性无影响;而后者也能抑制纤溶酶活性。DIC 的高凝期、低凝期和纤溶期常常交叉重叠,因此与肝素合用更佳。

(5)高血氨综合征:该病症常在化疗或造血干细胞移植(HSCT)的骨髓抑制阶段发生,表现为改变的心智状态和呼吸性碱中毒。主要症状包括眩晕、意识模糊、烦躁、肌肉颤抖、运动失调、过度换气、昏睡和昏迷。脑脊液检查可能显示颅内压力升高和脑水肿,但不含白血病细胞。血氨水平升高,与肝功能损伤的程度不成比例。治疗方法包括输注精氨酸(每日 10g),清洁肠道和限制蛋白质摄入以减少氨的吸收,重症患者可能需要进行血液透析。

(6)呼吸窘迫综合征:高白细胞 AML 可能导致肺毛细血管淤塞,而大剂量阿糖胞苷化疗(HD Ara-C,>1000mg/d)后 1～19 天可能出现病症。主要症状包括胸痛、呼吸困难、发绀和低氧血症。X 线胸片可能显示散在的片状浸润,胸膜和心包可能有渗出。治疗方法包括白细胞单采以快速降低白细胞数量,对药物相关病症立即停药,并进行吸氧、机械通气辅助呼吸和大剂量皮质激素治疗。

4.特殊 AML 的治疗

特殊 AML 包含 APL、高白细胞 AML、低增生性 AML、Ph^+/BCR-ABL1$^+$ AML 以及难治性 AML。

(1)APL:上海交通大学瑞金医院率先创新性地使用全反式维 A 酸(ATRA)来诱导 APL 的分化治疗,这种疗法能缓解 DIC,不会抑制骨髓,并且能促进异常的早幼粒细胞分化成熟。采用这种治疗后,完全缓解(CR)的比例可以高达 95%,广大医疗机构现已广泛采用 ATRA 作为一线药物,使得 APL 成为可以通过药物治疗而治愈的 AML 之一。哈尔滨医科大学附属第一医院首次使用三氧化二砷(砒霜、亚砷酸、As_2O_3、ATO)治疗初诊、难治以及复发的 APL,也取得了较高的 CR 率,分别达到了 87.9%、48.7% 和 60%。北京大学血液病研究所用高纯度四硫化四砷(As_4S_4、雄黄)治疗初诊、复发 APL 也取得了显著的疗效。这些具有我国特色并值得自豪的创新也是世界医学的重大进步。

①除了形态学外,APL 的确诊还必须依赖细胞遗传学和(或)分子学的证据。形态学上类似 APL 的并不一定就是 APL,可能是 m_2、M4、M5b、$CD56^+$-AML、t(4;11)(q11;q13)-AML,这些类型对 ATRA 不敏感。即使细胞遗传学和分子学证实了 APL,由于遗传学和 RARα(17q21)融合伙伴基因的不同,对 ATRA 的敏感性也会有所不同。>90% 的 APL 是经典型,即是 t(15;17)(q22;q21)/PML-RARα 阳性,对 ATRA 敏感。但变异型 APL 则不然。对 ATRA 不敏感的有 t(11;17)(q23;q21)/ZBTBlb(PLZF)-RARα 和 del(17q)/STAT5B-RARα,对 ATRA 敏感的有 t(11;17)(q13;q21)/NuMA-RARα、t(5;17)(q23;q21)/NPM-RARα、t(4;17)(q12;q21)/FIPIL1-RARα。因此,细胞遗传学和分子学的检查应同时进行,不仅可以确诊 APL,还可指导用药。同时,由于 APL 的病情通常较为严重,建议在形态学上似乎是 APL 的情况下,可以先给予 ATRA 联合化疗,等待细胞遗传学和分子学的结果出来后再进行调整,这是最佳的策略。

②按危度个体化诱导缓解治疗:根据初诊时的白细胞(WBC)和血小板(PLT)数量,医院将 APL 分为低危、中危和高危三类。对于低危 APL(WBC$<10\times10^9$/L,PLT$>40\times10^9$/L),如果 WBC$<5\times10^9$/L,采用 ATRA[45mg/(m^2·d)]联合 ATO(10mg/d,或每周用 5 天停 2 天)直至 CR。如果治疗过程中 WBC$>5\times10^9$/L,需要加入 LD Ara-C 和小剂量(LD)高三尖杉酯碱以防止分化综合征。对于 WBC 在初治时$>5\times10^9$/L、$<10\times10^9$/L 的情况,可以使用 ATRA 联合 ATO 和 LD 化疗,或者标量蒽环类药物和 Ara-C。对于中危 APL(WBC$<10\times10^9$/L,PLT$<40\times10^9$/L),其治疗方法与低危 APL 相同。对于高危 APL(WBC$>10\times10^9$/L),一般采用 ATRA 联合 ATO 和标量蒽环类药物和 Ara-C,如果 WBC$>50\times10^9$/L,则需要先使用羟基脲(HU)或者温和的化疗,甚至白细胞单采,使 WBC 数量降至(10～20)$\times10^9$/L,然后使用 ATRA 联合标量蒽环类药物和 Ara-C。经过分级诱导,低危 APL 几乎 100% 可以得到高级别缓解(HCR),中危 APL 大约为 95%,高危 APL 则在 90% 左右可以得到 HCR。疗程约 30 天,少数 APL 在诱导缓解后可以同时取得 HCR 和分子学 CR(MCR)。

③缓解后治疗:包括巩固治疗、维持治疗和 CNSL 的预防。

巩固治疗的目的是达到分子学完全缓解(MCR),以降低复发的可能性。在 APL 的巩固治疗中,无论是取得部分缓解(HCR)还是 MCR,都不再依据危险等级进行区分。通常采用的

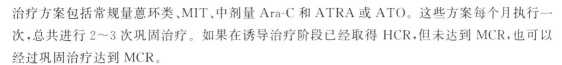

治疗方案包括常规量蒽环类、MIT、中剂量 Ara-C 和 ATRA 或 ATO。这些方案每个月执行一次,总共进行 2～3 次巩固治疗。如果在诱导治疗阶段已经取得 HCR,但未达到 MCR,也可以经过巩固治疗达到 MCR。

对于不同危险等级的 APL,我们有不同的巩固治疗方案。其中包括使用 IDA、MIT、ATRA 和 Ara-C 等药物的不同组合。有时,我们会参考其他国家的治疗方案,如北美的 C9710 方案和欧洲的 APL 组巩固治疗方案。

在巩固治疗后,我们会进行维持治疗,通常会持续 2 两年,也有持续 1 年或者长达 5 年的情况。维持治疗的目的是保持疾病的稳定,防止复发。我们会根据患者的白细胞和血小板数量调整药物剂量。一般每 3 个月使用 ATRA,同时使用巯嘌呤和甲氨蝶呤。如果出现复发,我们会重新进行巩固治疗。我们的维持治疗方案与国外基本相同,但我们会加入 ATO。

CNSL 的预防是缓解后治疗的一个重要部分。虽然 APL 初治时很少有 CNSL,但复发时可能以 CNSL 为首发表现。因此,我们会在巩固治疗期间使用 MTX、Ara-C 和地塞米松做脑脊液内注射,以预防 CNSL 的发生。

④关于 DIC 的防治:APL 患者常常伴有 DIC,这是一种严重的病况。然而,自从我们开始使用 ATRA 进行治疗后,DIC 的发生率已经显著降低,即使发生,其严重程度也有所减轻。研究已经证明,ATRA 可以降低 APL 细胞的组织因子和癌性促凝物的水平,抑制纤维蛋白溶解,对防治 DIC 和继发性纤溶有一定的效果。

当 APL 患者发生 DIC 时,我们一般不主张使用抗凝肝素进行治疗,而是强调输注血小板悬液、新鲜冷冻血浆(FFP)、纤维蛋白原或全血,以保持血小板数量$>30\times10^9$/L,纤维蛋白原$>$1g/L。我们的经验是,除非在特殊情况下(如 DIC 并有脑出血、使用 ATRA 1 周 DIC 无改善、补充血小板悬液和凝血因子后 DIC 无改善或加重、高危 APL 或合并严重感染),否则不常规应用肝素。此外,我们也不常规应用抗纤溶药。

值得注意的是,APL 细胞能释放纤溶酶原活化素,灭活 α2 纤溶酶抑制素,这可能会导致原发性纤溶而无 DIC 发生。对于这种情况,虽然 ATRA 和 ATO 具有抗纤溶作用,但其活性弱,因此可以考虑加用氨基环酸等抗纤溶药物。即使是高白细胞数的 APL 患者,我们也不建议使用肝素来防止 DIC 的发生,而是采用 DIC 筛查试验进行监控。

⑤ATRA 的不良反应:ATRA 的不良反应种类繁多,包括药物热、皮肤损伤、高钙血症、高脂血症、高肝酶血症和骨关节肌肉疼痛等。此外,ATRA 也可能产生危及生命的严重不良反应,如分化综合征(DS)、高颅压综合征、高组胺综合征、横纹肌坏死综合征、血栓栓塞综合征和高钙血症等。

分化综合征(DS)是 ATRA 治疗 APL 过程中可能发生的反应。DS 的临床症状包括发热、气短、胸腔/心包积液、心律失常/心力衰竭、肺浸润、肾功能下降或衰竭、水肿和低血压等。如果出现四个或以上症状,则为重度 DS,可能危及生命。治疗 DS 通常使用地塞米松 20mg/d,持续 3～5 天。

高颅压综合征通常在使用 ATRA 2～22 天后发病,表现为头痛、恶心、呕吐、畏光、流泪、脑膜刺激、视盘水肿和脑脊液压力升高等症状。对此应暂停用药并进行对症治疗,如使用镇痛药、甘露醇和地塞米松等。

高组胺综合征可能在 ATRA 治疗 10～20 天后发生,此时可见到嗜碱粒细胞增高和组胺水平升高,导致相应症状。如 H_1 受体症状有腹泻、潮红、荨麻疹、哮喘,H_2 受体症状有胃酸过多、溃疡病、消化道出血、心动过速等。治疗通常需暂停 ATRA,并使用抗组胺药。

横纹肌坏死综合征则可能在用 ATRA 9～24 天后出现,症状包括发热、肌痛、无力、呕吐、恶心等,重者可能出现尿色深、少尿、肾衰竭等症状。此时应停用 ATRA,采取碱化尿液和使用皮质激素等治疗措施。

血栓栓塞综合征是由于 ATRA 的抗纤溶活性较早出现,导致高凝状态,可能出现血栓栓塞,表现为静脉血栓、巴德-吉亚利综合征、肺梗死、心肌梗死、骨髓坏死、股骨头坏死、脑血管病等。应暂停 ATRA,并使用肝素进行抗凝治疗。

高钙血症是因为 ATRA 增强破骨细胞活性,导致骨小梁、骨皮质吸收引起高钙血症,表现为恶心、疲乏,嗜睡,心律失常,心动过缓,心电图 PR 间期延长,QT 间期缩短、T 波宽,烦渴,多尿,便秘,重则谵妄、癫痫样发作、意识模糊、昏迷、肾病等。治疗应暂停 ATRA,使用双膦酸盐、降钙素、皮质激素等。

⑥难治性 APL:APL 是一种严重的血液疾病,其中约有 20% 的患者对 ATRA 治疗产生耐药性,成为难以治疗的病例。这些难治性病例一般表现为 ATRA 治疗超过 30 天未能达到完全缓解(CR),骨髓中异常早幼粒细胞超过 50%,并且无明显的形态分化成熟。此外,减少的血细胞无法恢复,异常凝血象无明显改善,或者 ATRA 联合化疗 1 个疗程超过 30 天未能 CR,或在 ATRA 缓解后复发。

在这种情况下,如果患者之前未使用 ATO,可以选择使用。在使用 ATO 前,可以给予维生素 C 1g,静脉注射,或口服西罗莫司(雷帕霉素)3mg/d,这可能会增强 ATO 的效果。另外,也可以改为使用以蒽环类为基础的联合化疗,或加入以下药物:维生素 E、维生素 B_2、维生素 K_2、酮康唑、长春新碱、干扰素、G-CSF、组蛋白去乙酰化酶抑制药,以增强 APL 细胞对 ATRA 的敏感性。如果以上治疗方法仍然难以治愈,则需要考虑进行造血干细胞移植(HSCT)。

⑦关于 APL 的表观遗传治疗:所谓表观遗传,是指在不改变 DNA 序列的情况下,通过基因修饰和 DNA 与蛋白质的相互作用,影响和调节 DNA 的功能和特性,并通过细胞分裂增殖影响遗传。表观遗传修饰主要包括 DNA 甲基化、乙酰化、磷酸化、泛素化、RNA 相关性沉默和组蛋白翻译后修饰等。这些调节过程不是孤立的,而是相互作用,且多数是可逆的。

研究发现,DNA 过度甲基化和低乙酰化可能导致与细胞增殖分化有关的特异性调控区转录静默,这在致癌和白血病的发生中起到了重要的作用。PML-RARα 和 AML1-ETO 融合基因阳性的 AML 会出现组蛋白去乙酰化酶活性增高,导致 DNA 低乙酰化。白血病融合基因:PML-RARα 或 AMLl-ETO 与组蛋白去乙酰化酶形成复合物亲和力强,抑制细胞分化和生长调控基因表达,使造血祖细胞发生转化而发病。

Ph(+)-ALL 对组蛋白去乙酰化酶抑制药丙戊酸钠和 ATRA 高度敏感,并且能够逆转对伊马替尼的耐药性。丙戊酸钠和 ATRA 可以用于治疗这三种急性白血病。对于 FLT3-ITD 和 Akt/mTOR 信号通路激活的 AML,VPA/ATRA 加 mTOR 抑制药可以逆转耐药性。

DNA 低甲基化和高乙酰化可以通过上调 P21wafl 和 P27kipl 介导恶性细胞在 G0/G1 阶段的细胞周期阻滞,从而诱导细胞凋亡。药理剂量的 ATRA 可以恢复组蛋白乙酰转移酶的活性,激活转录使 APL 细胞分化成熟,而丙戊酸钠抑制组蛋白去乙酰化酶的活性,也可以增强组蛋白乙酰转移酶的活性,增加乙酰化,还可以抑制 VEGF 的表达和血管生长,逆转多药耐药治疗 APL。丙戊酸的剂量为 $5\sim10mg/(kg\cdot d)$,28 天为一个疗程;或 $30\sim50mg/(kg\cdot d)$,$7\sim10$ 天为一个疗程。

组蛋白去乙酰化酶抑制剂(HDACi)有多种,除了丙戊酸(VPA)外,还有伏林司他(SAHA)、帕比司他(LBH589)、罗米地辛(romidepsin)等,研究较多的是 VPA,已经用于治疗难治复发的 MDS、AML、CML、多发性骨髓瘤(MM)等低乙酰化的恶性血液病。如果 HDACi 与去甲基化药物(如地西他滨,5-氮杂胞苷)合用,治疗效果会更好。VPA 是常用的抗癫痫药,副作用轻,耐受性好,而且价格适中,适合我国国情,因此值得推广应用。

(2)低增生性 AML:低增生性 AML 主要在 50 岁以上的男性中发现。患者通常没有肝、脾或淋巴结肿大,而全血细胞数量减少,有时可以看到白血病细胞。骨髓象表现为增生活动降低,原始细胞比例达到或超过 20%,虽然增生活动降低,但符合 AML 的诊断,骨髓中没有纤维化。在疾病缓解后,骨髓的增生活动回归正常,但在复发时又会降低。治疗包括使用 G-CSF 刺激白细胞增长,以及低剂量化疗。另外,大剂量皮质激素可以刺激白细胞增长并促进白血病细胞的分化,还可以使用砷酸和维生素 C 进行治疗。此外,VPA 和 ATRA 也可作为治疗选项。

(3)高白细胞 AML:高白细胞 AML 是指白细胞数量显著增加的病态。这种 AML 的特征是容易发生白血病细胞堵塞血管的现象,化疗期间容易出现急性肿瘤溶解综合征和弥散性血管内凝血。治疗策略包括使用羟基脲或低剂量化疗降低白细胞数量,然后进行标准化疗。同时,通过碱化尿液增加液体和尿量,以及使用别嘌醇,可以减少尿酸的沉积和产生,增加排泄。

(4)Ph(+)/BCR-ABL1(+)AML:Ph(+)/BCR-ABL1(+)的 AML 多见于混合型急性白血病。除了常规治疗方案,还应加入伊马替尼、达沙替尼或尼罗替尼等药物。如果经济困难,可以选择使用 VPA、ATRA、ATO 或硼替佐米等药物作为基础的化疗方案。这些药物都可以通过静脉注射给药。

(5)难治性 AML:难治性 AML 是一种在治疗后方能确定的复杂疾病。其主要特性包括在标准治疗方案下两个疗程无法达到完全缓解(CR)的状态,或在第一次 CR 后 1 年内发生复发,以及在异基因造血干细胞移植(Allo-HSCT)后复发。然而,这种定义并不够全面。

有的 AML 患者经过多种方法治疗后,外周血细胞可能会大幅下降,但骨髓细胞增生或活跃度无论是增加还是减少,原始细胞数量仍然保持较高,达到或超过 20%,这也被认为是白血病性。这种情况称为原发耐药。还有一些 AML 患者对化疗敏感,经过治疗后,外周血和骨髓细胞均得到抑制,但在恢复期,骨髓原始细胞迅速增长至比例超过 20%。这种情况称为再生耐药,也被认为是难治性 AML 的一种表现。

在诊断难治性 AML 时,如果能够预期到患者可能难以治疗,那么加强诱导和缓解后的治疗就能提高疗效,减少复发。对于高危 AML 患者,将其作为难治性疾病来对待是十分合理的。

对于难治性 AML,我们需要分析其难治的原因,并进行个体化的治疗。一些具体类型的

AML,如高白细胞 AML、MDS/骨髓增殖性肿瘤(MPN)相关性 AML、治疗相关性 AML、低增生性 AML、老年 AML、混合性白血病、髓外白血病、预后不良染色体(Ph、5/7 号、11 号及复杂染色体)AML、高表达耐药基因及抗凋亡基因或血管内皮生长因子的 AML,都应被视为难治性。

对于难治性 AML 的治疗策略,我们可以采取加强诱导缓解、逆转多药耐药、抗凋亡基因抑制、抑制血管生成以及干扰增殖信号传导通路等方法。具体方案如 FAIP-G 方案[氟达拉滨(Flu)+Ara-C+IDA+帕比司他(P)+吉妥珠单抗(GO)]、PAM 方案[帕比司他(P)+Ara-C+MIT]和 VIL 方案[硼替佐米(V)+IDA+来那度胺(L)]等,取决于药物来源及患者具体情况。

难治性 AML 是当前 AML 治疗的一大挑战。如果我们能够加强基础研究,更深入地了解白血病细胞的生物行为,并进行大规模的协作和创新,设计出具有我们国家特色的治疗方案,那将对最终克服白血病做出巨大贡献。

第三节　急性淋巴细胞白血病

一、定义

急性淋巴细胞白血病(ALL),又称"急淋",是一种恶性血液疾病。它源自造血干细胞或祖细胞,并以原始淋巴细胞的过度增殖为主要特征。ALL 在儿童中的发病率高于成年人,其中成年 ALL 仅占全部病例的 25%。虽然成年人 ALL 的完全缓解率(CR)可以达到 75%～89%,但其 3～5 年的总生存率(OS)仅为 28%～39%,预后通常较差。

二、流行病学

在流行病学方面,根据美国国家肿瘤研究所的数据,美国白人中 ALL 的年龄调整后的总发病率为 1.5/10 万人,而在黑人中则为 0.8/10 万人。男性与女性的比例为 1.4∶1.0。ALL 约占所有白血病的 12%。ALL 在儿童中的发病率最高,尤其在 2～5 岁时,发病率达到 5.3/10 万人。然后,随着年龄的增长,发病率逐渐下降,直到 35 岁左右,发病率再次上升,直到 80～84 岁,发病率达到 2.3/10 万人的次高峰。

值得注意的是,ALL 的发病率因地区而异。例如,北欧、西欧、北美和大洋洲的发病率较高,而亚洲和非洲的发病率较低。在我国,每年每 10 万人中有约 0.69 人会患上 ALL,占所有白血病病例的 25%。

三、病因与发病机制

一般认为以下因素与 ALL 致病有关。

(一)遗传易感性
存在先天性染色体异常的人群,包括 Down 综合征患者、共济失调-毛细血管扩张症患者、先天性曲细精管发育不全综合征（Klinefelter 综合征）患者、Fanconi 贫血患者、Bloom 综合征患者以及多发性神经纤维瘤患者，都可能面临更高的 ALL 患病风险。这些患者的染色体可能会发生重组，增加了在 V(D)J 重排时染色体易位的风险，这是导致 ALL 的重要原因。此外，存在先天性或获得性免疫缺陷的人群，如先天性 X 连锁丙种球蛋白缺陷症患者、免疫球蛋白 A 缺陷患者以及易变性免疫缺陷患者，也是 ALL 的高风险患者群体。

（二）辐射

辐射是 ALL 的另一个重要诱因。例如，日本原子弹爆炸的幸存者中，受到的辐射剂量大于 1Gy 的人群，其患白血病的风险增加了近 20 倍。这类白血病的发病高峰期通常在受到辐射后的 6～7 年。此外，核电站的辐射也可能增加 ALL 的发病风险。

（三）化学制剂

化学制剂也是 ALL 的重要致病因素。例如，苯及其他能引起骨髓抑制的化学制剂，包括化疗药物，都可能导致 ALL 的发生。少数接受化疗或放疗的患者可能会发生继发性 ALL。

（四）病毒

一些病毒可能在淋巴系统肿瘤的病理过程中起作用，尽管现在还没有直接的证据表明病毒能造成人类 ALL。例如，人类 T 细胞白血病病毒 Ⅰ（HTLV-Ⅰ）感染在日本和加勒比海地区流行，被认为是成人 T 细胞白血病/淋巴瘤的病因。另外，EB 病毒是一种非洲地方性 Burkitt 淋巴瘤的强致病因素。

（五）ALL 的基因改变

肿瘤的发生是多重因素共同作用的结果。在对 ALL 的发病机制的研究中，学者发现多种体细胞获得性遗传学改变与白血病细胞的生长、分化异常以及恶性转化密切相关。这些改变所累及基因多为转录因子或转录调节因子的编码基因，这些基因的改变可能导致基因转录紊乱，从而使淋巴系祖细胞发生分化阻滞及生长异常，最终导致白血病的发生。

1.B 系 ALL 常见的染色体易位

染色体易位 t(1;19)(q23;p13) 在 E2A 基因（位于 19 号染色体）和 PBX1 基因（位于 1 号染色体）之间形成了一个融合，产生了 E2A-PBX1 融合基因。这个新基因能够翻译出多种形态的融合蛋白。E2A 基因正常的功能是编码出一种 bHLH 转录因子，而 PBX1 基因与已知的果蝇 EXD 基因有关联，它是一种同源盒基因。这两种基因各自和它们的目标基因结合，在各自的效应区内对基因转录进行调节。当这两种基因融合后，原本属于 E2A 蛋白的 DNA 结合结构域（即 bHLH 结构域）被 PBX1 的同源盒结构域替换。这种新的融合蛋白依然可以和 PBX1 的目标基因结合，但是由于反式激活结构域发生了改变，它对目标基因的转录调节出现混乱，这可能与 ALL 的发展有关。在早期的实验里，将含有 E2A-PBX1 融合基因的逆转录病毒感染过的骨髓干细胞输给接受过致死量照射的小鼠后，小鼠很快就发展成了 AML。后续的研究发现，这种融合基因能够转化 NIH3T3 细胞，并且能诱使转基因小鼠发展为 T 细胞淋巴瘤。在表达融合基因的 T 细胞恶性转化之前，转基因小鼠模型显示 B 细胞和 T 细胞的数量都有所减少，这提示细胞凋亡增加了。对于融合基因产生的蛋白，进一步的研究证明，如果 E2A 激活结构域缺失，将导致融合蛋白转化活性的丧失，但是 PBX1 同源盒结构域的缺失并不会影响蛋白的转化活性。然而，同源盒结构域及其邻近结构是 E2A-PBX1 融合蛋白与其他同源盒蛋白相互作用,以及与特异目标基因序列结合的必要条件。

t(17;19)导致了 E2A 基因与 HLF 基因的融合,形成了 E2A-HLF 融合基因,这种现象常见于前 B 细胞急性淋巴细胞白血病(Pro-B ALL)。HLF 基因是基本亮氨酸拉链转录因子(bZIP)PAR 亚家族的一员,其蛋白质的正常功能尚未完全明了。然而,由于它与调控线虫特定神经细胞死亡的 CES-2 蛋白有相似性,因此推测它可能与细胞生存有关。E2A-HLF 融合蛋白由两个 E2A 反式激活结构域和 HLF 的 DNA 结合/蛋白—蛋白相互作用结构域组成,推测这种融合蛋白以同源二聚体的形式与 DNA 结合。最新的实验结果提示,E2A-HLF 融合蛋白可能通过抑制细胞凋亡,发挥其导致白血病的作用。在具有 t(17;19)易位的细胞中,以显性负性方式关闭 E2A-HLF 基因表达后,细胞会开始凋亡。而在正常的 B 祖细胞中表达 E2A-HLF 基因的情况下,这些细胞可以抵抗依赖于 IL-3 和 p53 诱导的细胞凋亡。这些发现暗示 E2A-HLF 蛋白可能激活在正常情况下被 CES-2 样蛋白抑制的目标基因表达,从而导致细胞生存的异常和白血病的转化。

11q23 位点的 MLL 基因异常出现在大约 80% 的婴儿 ALL、5% 的 AML 和 85% 的拓扑异构酶 II 抑制剂治疗相关的继发性 AML 患者中。此外,这种异常也出现在少数治疗相关的 ALL 患者和大约 7% 的成年人 ALL 患者中。MLL 基因可能因染色体易位等原因与超过 80 种基因发生融合,其中在 ALL 中最常见的是 t(4;11),部分患者可能出现 t(11;19)。t(12;21)/TEL-AML1 融合基因在儿童 ALL 中最为常见,约占 B 细胞急性淋巴细胞白血病的 1/4。然而,该融合基因在成人急性淋巴细胞白血病中较少见,据文献报道,其发生率仅为 1% ~ 4.5%。TEL 基因的生理功能尚未完全明了。在融合蛋白中,TEL 的 HLH 结构与几乎完整的 AML1 蛋白发生融合,包括反式激活结构域和 Runt 同源结构域。TEL-AML1 融合蛋白仍能与 AML1 的目标基因序列即核增强序列结合。然而,不同的是,这种融合蛋白所招募的是组蛋白去乙酰化酶,而不是转录激活因子,因此抑制了 AML1 的目标基因的转录活性。这种改变影响了造血干细胞的自我更新和分化能力,并可能在白血病的发病过程中发挥重要作用。

t(9;22)(q34;q11)/BCR-ABL 融合基因是由于 9 号染色体的 ABL 基因与 22 号染色体的 BCR 基因发生易位而形成的。这种转位事件在多种白血病中有所发现,特别是在 CML 中,其出现率高达 95%。在 AML 中,这种融合基因的出现率为 1% ~ 2%;而在 ALL 中,儿童和成年人的出现率分别为 5% 和 15% ~ 30%。BCR 基因包含 23 个外显子,其在各种组织中的表达广泛。BCR 蛋白由氨基端到羧基端包含几个关键的结构域:二聚体区(DD)负责 BCR 蛋白的二聚化;SH2 结合区能与 ABL 蛋白的 SH2 区结合;丝氨酸/苏氨酸激酶活化区;Rho 鸟苷酸交换因子(RhoGEF)同源区,该区能加速 Ras-GTP 到活性 Ras 的转化;以及 Ras 相关蛋白 p21 和 p21rac 的 GTP 酶活化蛋白(GAP)同源区,可以加速 Ras 绑定的 GTP 水解成 GDP,从而使 Ras 失去活性。ABL 基因由 12 个外显子组成,在脾脏、胸腺和睾丸中的表达量较高。在转录后的剪接过程中,ABL 基因可以产生两种长度分别为 6kb 和 7kb 的 mRNA,它们编码的蛋白质都是 145kD,主要作为细胞生长的负性调节因子。其中,B 型蛋白的氨基端的甘氨酸可以被肉豆蔻酰化,从而引导蛋白定位到细胞膜上。而 A 型蛋白则没有肉豆蔻酰化的信号,因此主要在细胞核内定位。

由氨基端至羧基端包含多个功能性结构域。首先是 SH3 区,这个区域参与了蛋白间的互动,若 ABL 缺失了 SH3 区,它将具有激活细胞转化的能力。接下来是 SH2 区,这个区域能绑定蛋白中被磷酸化的酪氨酸残基。然后是 SH1 区,也被称为酪氨酸激酶区,可以使酪氨酸残基进行磷酸化。接下来是 ABL 结合位点,这个区域是 ABL 与其他蛋白相互作用的地方。之后是核定位信号(NLS),负责指导 ABL 蛋白进入细胞核。然后是 DNA 结合区,这个部分使 ABL 蛋白有能力与 DNA 结合。最后是肌动蛋白结合区,允许 ABL 蛋白与肌动蛋白相互作用。

BCR-ABL 融合基因的形成是由于 ABL 基因在第 1 或第 2 内含子发生断裂,而 BCR 基因的断裂点有三个主要区域。第一区域是主要断裂点聚集区(M-bcr),这个区域是在大多数 CML 和超过 50% 的成人 ALL 中发现的 t(9;22)BCR 的断裂点。早期的研究认为 BCR 在第 2、3 内含子发生断裂,但随着对 BCR 基因结构的进一步了解,发现实际的断裂点位于第 13、14 内含子上。两种融合基因转录本 b2a2 和 b3a2 分别包含了 BCR 的第 1~13 个和第 1~14 个外显子。这两种融合基因都编码一个 210kD 的蛋白(p210BCR-ABL)。第二个区域是次要断裂点聚集区(m-bcr),位于 BCR 的第 1 内含子,见于 50% 的 Ph+ 成人 ALL 和 80% 的 Ph+ 儿童 ALL。在这种情况下,BCR 的第 1 外显子与 ABL 融合,翻译产生一个 190kD 的蛋白(p190BCR-ABL)。第三个区域是微小断点聚集区(μ-bcr),位于 BCR 的第 19 内含子。在这种情况下,BCR 的 1~19 个外显子与 ABL 融合,编码一个 230kD 的蛋白(p230BCR-ABL)。在 p190、p210 和 p230 的蛋白中,ABL 蛋白的结构基本保持完整。BCR-ABL 蛋白位于细胞质内,通过 BCR 的二聚体区形成二聚体,显著提高 BCR-ABL 的酪氨酸激酶活性,并能促使酪氨酸磷酸化。BCR-ABL 蛋白通过多种机制导致白血病的发生,包括促使细胞恶性转化和增殖,诱导造血细胞脱离对造血生长因子的依赖性,抑制造血细胞的凋亡,并抑制髓系祖细胞对骨髓基质细胞的黏附。BCR-ABL 蛋白本身含有多个功能性结构域,与多种下游信号传导途径相关,这些都可能导致上述现象的发生。

C-Myc 基因重排是所有 Burkitt 淋巴瘤和 FAB-L3 型 ALL 的共同特征。其中,80% 的 Burkitt 淋巴瘤由 t(8;14)(q24;q32)引起,导致 C-Myc 与免疫球蛋白重链基因调节区域相邻。其他的则由 t(2;8)(p11;q24)引起,使 C-Myc 与免疫球蛋白κ链基因调区域相邻,或 t(8;22)(q24;q11)引发,与免疫球蛋白λ链基因调区域相邻。C-Myc 基因位在 8q24,其功能为调控细胞增殖、分化和凋亡的转录因子。在细胞周期从静止期变为增殖期时,C-Myc 起着关键作用,除了推动增殖,C-Myc 还有阻止分化的功能。C-Myc 能与 MAX 形成异源二聚体,MAX 也可形成同源二聚体,或与 MAD、MXI1 形成异源二聚体。由于在整个细胞周期中,MAX 的表达量保持恒定,C-Myc/MAX 二聚体的比例由 C-Myc、MAD 和 MXI1 的相对量决定。当 MAD 和 MXI1 相对表达多时,对靶基因的转录产生负调控效应,抑制细胞增殖。而当 C-Myc 表达多时,如在恶性血液病中 C-Myc 的组成性表达时,C-Myc/MAX 二聚体主导,对靶基因的转录起正调控作用,促进细胞增殖。C-Myc/MAX 可能通过招募具有组蛋白乙酰化酶活性的蛋白而上调基因转录,而 MAX/MXI1 则通过招募 HDAC 抑制基因转录。染色体易位导致 C-Myc 过表达。C-Myc 基因自身 5'端的抑制其表达的调控区域在一部分 t(8;14)易位中该区域缺失,而在所有的 t(2;8)、t(8;22)和另一部分 t(8;14)易位中,虽然 C-Myc 基因带有该区域,但易位的 C-Myc 基因的该区域都有突变,阻碍了能抑制 C-Myc 转录的转录因子与之结合。以上两种机制都与 Myc 相关的 ALL 发病有关。C-Myc 的转化能力已得到实验证实。在体外,强制表达 C-Myc 能使静止期细胞进入细胞周期。而用 EB 病毒转染 B 淋巴细胞使其表达 C-Myc,可以使 B 淋巴细胞永生,这提示 C-Myc 可能是 EB 病毒阳性淋巴瘤引起肿瘤的靶基因。同时,C-Myc 的转基因小鼠在一段潜伏期后,很多都会发生 B 细胞肿瘤。由于肿瘤存在需持续表达 C-Myc,抑制 C-Myc 的表达可以使肿瘤失去肿瘤表型,因此,C-Myc 也是一个潜在的肿瘤治疗靶点。

2.T 系 ALL 中常见的染色体易位

T 细胞急性淋巴细胞白血病(T-ALL)中常见的染色体易位主要涉及染色体 14q11 的 TCRα 位点或 7q35 的 TCRβ 位点。这些易位会导致 TCR 基因的增强子与其他转录因子并置,从而引发这些转录因子的过度表达,进而导致细胞恶性转化。染色体易位 t(11;14)(p14;q11)和 t(11;14)(p15;q11)分别导致 RBTN1 和 RBTN2 基因与 TCRα 位点发生易位,这会引发 RBTN1 和 RBTN2 的异常表达。这两种基因具有高度同源性,它们都包含名为 LIM 的蛋白质相互作用基序。RBTN1 和 RBTN2 可以与 TAL1、TAL2、LYL1 相互作用,通过这些蛋白复合物促进转录的激活,这在造血发育中起到重要作用。在转基因小鼠中,RBTN1 或 RBTN2 的过度表达能导致 T 细胞肿瘤的发生。

另一个常见的染色体易位是 t(1;14)(p32;q11),它会导致 TAL1(也称为 SCL)的异常表达。TAL1 基因编码一种碱性/螺旋－环－螺旋(bHLH)转录因子,是各系造血细胞发生所必需的转录因子。TAL1 能与其他的 bHLH 蛋白 E47/E12196 形成转录复合物。TAL1 也能与 RBTN1 和 RBTN2 相互作用,这提示了这些不同染色体易位在致细胞转化机制中的联系。虽然涉及 TAL1 的 t(1;14)易位只发生于 3% 的 T-ALL,但 TAL1 重排和异常表达可在 65% 的 T-ALL 检测到。这提示 TAL1 过度表达在许多 T-ALL 的发病机制中起着关键作用。

t(10;14)(q24;q11)会引起 HOX11 基因易位到 TCRδ 位点,这在 T-ALL 或淋巴瘤中都有发生。HOX11 是一种有转录活性的蛋白,具有 DNA 结合活性的同源异型盒结构域,这种蛋白在正常情况下不在 T 细胞中表达。还存在 t(7;19)(q35;p13)易位,它导致 LYL1 基因与 TCRβ 位点并置,从而引发 LYL1 基因的过度表达。值得注意的是,HOX11、TAL1 和 LYL1 在 T-ALL 中的异常表达常常是互斥的。

3.二类突变基因

在白血病的发生过程中,染色体重组所激活的癌基因通常无法单独引发白血病。这些基因主要削弱细胞的分化能力,通常需要配合第二类突变,这些突变更改造血干细胞和祖细胞的增殖与生存能力,才可能导致急性白血病的发生。动物实验和对慢粒急变细胞遗传学改变的研究为这一理论提供了证据。在仅转染一种融合基因后,动物只会表现出骨髓增殖性疾病样的改变,而非急性白血病。只有在导入第二类基因突变后,动物才可能产生白血病。以下是在 ALL 中常见的第二类突变基因,这些基因在白血病的发病中起着重要作用。

(1)FLT3 受体:FLT3 主要在未成熟的造血干/祖细胞中表达。当 FLT3 受体被靶向破坏后,骨髓定向的 B 祖细胞会出现缺陷,而且在移植后,T 细胞和髓系细胞造血的重建也会出现问题。这些现象表明,FLT3 基因在多能造血干细胞的发展中起着重要的作用。在造血系统的恶性疾病中,如 AML、ALL 以及 CML 的急性转变中,都能检测到 FLT3 的高水平表达。据文献报道,ALL 中的 FLT3 组成性激活突变,包括内部串联复制(FLT3-ITD)和"活化环"点突变在 ALL 中也可发现,其发生率分别为 3% 和 3%～22%。FLT3 过度表达也可能导致受体自我激活,此外,FLT3 配体的自分泌刺激也可能参与了受体的激活。持续的受体激活可能参与到白血病的发生。

(2)RB 蛋白途径:RB 蛋白途径在 ALL 的发生中也发挥着重要的作用。RB 蛋白在细胞周期调控中起着关键作用,低磷酸化状态的 RB 蛋白抑制细胞从 G1 期进入 S 期。RB 的磷酸化状态是由细胞周期素依赖的激酶(CDK)调控的,INK4 蛋白,包括 p16INK4a 和 p15INK4b 通过抑制 CDK 阻止 RB 蛋白磷酸化,从而使细胞停滞在 G1 期。虽然在急性淋巴细胞白血病中,RB 自身的改变并不常见,但是 p16INK4a 和 p15INK4b 的失活在 B 细胞 ALL 中非常常见,可能在白血病的发生中发挥作用。

(3)p53 途径:Tp53 是 p53 蛋白的编码基因,其自身突变在急性淋巴细胞白血病中并不常见。然而,p53 途径中的其他成员的突变却很常见。Tp53 是一个抑癌基因,其产物 p53 在细胞异常增殖、DNA 损伤以及低氧等条件下被激活,可以引导细胞进入细胞周期阻滞状态以修复 DNA,或者诱导细胞发生凋亡以清除异常细胞。p53 可以被 HDm^2 结合后降解,而 HDm^2 的活性则被 p14ARF 抑制。这些环节共同维持 p53 的稳态,确保细胞群体的正常。在 ALL 中,p14ARF 的缺失、转录沉寂以及 HDm^2 的过度表达非常常见,这提示了该途径在白血病发生中的重要作用。

四、临床表现

急性淋巴细胞白血病(ALL)的临床表现多元且复杂。该病通常起病急骤,患者的骨髓中白血病细胞迅速累积,导致骨髓造血功能衰竭,进而引发红细胞、粒细胞和血小板的数量下降。这种变化可能导致患者出现贫血、感染和出血等非特异性症状。此外,白血病细胞还可能在淋巴器官和髓外组织中浸润,引发相应的症状和体征,如纵隔、肝脏、脾脏和淋巴结肿大,以及神经精神症状等。

1.贫血

贫血是 ALL 的一种常见表现。患者可能会在就诊前的数天到一个月或两个月内出现逐渐加重的苍白、乏力、活动后的头晕和心悸等症状。另外,患者的颜面、口唇、甲床和结膜可能也会呈现苍白的状态。据德国的一个多中心临床观察显示,近一半的患者在就诊时表现为中度到重度贫血,而大约 1/5 的患者可能没有贫血症状。

2.感染

感染也是一种常见的 ALL 症状,这主要是由于患者的粒细胞数量减少,甚至完全缺乏所致。大约 1/3 的急性淋巴细胞白血病患者在就诊时出现感染和发热等症状,感染部位主要为呼吸道、口腔和肠道。化疗后,骨髓抑制期的患者往往会出现感染,常见的感染部位包括呼吸道和胃肠道。

3.出血

出血是由于骨髓正常造血功能衰竭,导致血小板数量减少,这是 ALL 患者出血的主要原因。约 1/3 的患者在就诊时会有出血表现,这通常表现为皮肤出血点和紫癜,少数患者可能出现牙龈出血、口腔黏膜血疱,极少数患者可能出现深部脏器出血,如颅脑出血等。

4.髓外浸润

髓外浸润是指白血病细胞侵犯身体其他组织和器官,如中枢神经系统(CNS)和淋巴结等。成人 ALL 中,CNS 受累较常见。初诊时有 CNS 浸润的成年患者比例高达 15% 以上。如果不进行有效的 CNS 预防,大多数 ALL 患者在疾病进程中都会出现 CNS 受累。

淋巴结肿大也是 ALL 的一个特征性表现。超过一半的患者在发病时可以检查到淋巴结肿大。此外,大约 50% 的成年患者在初诊时表现出肝脾大。显著的肝脾大往往预示着不良的预后。白血病细胞浸润所致的肝脾大多为弥漫性的,尽管肝大,但肝功能多数正常或仅有轻度异常。

白血病细胞浸润到其他器官,如睾丸的情况相对较少。这种情况的发生率大约只有 0.3%,其主要的临床表现是单侧睾丸无痛性肿大。

五、实验室检查

1.血常规及外周血细胞分类

在 ALL 患者中,常见的血常规表现为红细胞数量和血红蛋白的减少,以及白细胞数量的增加。在外周血细胞的分类中,可以看到原始淋巴细胞。据统计,成年 ALL 患者中,约有 59% 的患者会出现白细胞数量的增加,14% 的患者白细胞计数在正常范围,而 27% 的患者会出现白细胞的减少。有 16% 的患者白细胞计数会超过 10×10^9/L,而这种情况在 T 细胞型 ALL 中更为常见。大约 92% 的患者在外周血涂片中可以看到不同程度的白血病细胞。23% 的患者会出现中性粒细胞的缺乏,30% 的患者会有血小板数量的明显减少(低于 5×10^9/L)。大多数患者在就诊时会有血红蛋白的减少。然而,部分患者在就诊时可能会出现白细胞数量不增加甚至减少的情况,因此,在怀疑有急性白血病的患者中,应该进行光学显微镜下的白细胞分类检查,以免误诊。

2.骨髓细胞形态学

患者的骨髓细胞形态学特征通常表现为活跃至极度活跃的细胞增生,尽管也有少数患者显示出细胞增生的减少。骨髓中的小粒和油滴很少见,细胞更倾向于成簇分布。骨髓中原始淋巴细胞的比例显著增加,而红系细胞、粒系细胞以及巨核细胞的数量则减少。白血病细胞的形态各异,美英法(FAB)协作组根据其形态的差异,将其分为三种类型:L1、L2 和 L3 型。L1 型的白血病细胞主要是小细胞,其核型规则,核染色质均匀,核仁小或看不到,胞质轻度至中度嗜碱,数量较少,空泡不常见。L2 型的白血病细胞大小各异,主要是大细胞,其核染色质不均,核型不规则,常有核裂,可以看到 1 个或多个大的核仁,胞质数量和嗜碱性程度不一,空泡不常见。L3 型的白血病细胞则是大而均一的细胞,其染色质细致均一,核规则,呈圆形或卵圆形,核仁明显,可以看到 1 个或多个,胞质丰富,深度嗜碱,空泡明显。然而,世界卫生组织(WHO)在对造血系统和淋巴组织肿瘤的诊断标准中建议不区分这三种形态。因为 L1 和 L2 型的白血病细胞,在免疫表型、细胞遗传学变化以及临床特征上没有明显的差异。而 L3 型主

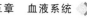

要是成熟的 B 细胞表型,其预后和治疗策略与前两者不同。

3.细胞组织化学染色

细胞组织化学染色是一种有效的工具,可以帮助区分白血病细胞是源于淋巴系还是髓系。在超过一半的 ALL 细胞中,过碘酸-雪夫(PAS)染色,也就是糖原染色,会呈现阳性反应。这种阳性物质在胞浆内呈颗粒状、珠状或块状分布,这暗示了糖原代谢的紊乱。在急性髓系白血病(AML)细胞中,除了 M6 型的原红细胞外,大多数都是 PAS 染色阴性或弱阳性,阳性物质通常以弥漫性细颗粒状分布。末端脱氧核苷转移酶(TdT)常见于 T 细胞或 B 系前体细胞中,而在成熟的 B 细胞型急性淋巴细胞白血病或急性髓系白血病细胞中则较少见。过氧化物酶(POX)、苏丹黑 B(SBB)等在淋巴系白血病细胞中通常为阴性。α-醋酸萘酚酯酶(ANAE)、α-丁酸萘酚酯酶、氯化醋酸-AS-D 萘酚酯酶等则主要在粒系和单核系中表达,而在淋巴系中较少见。尽管细胞组织化学染色在白血病细胞中的表现有很大的差异,但组化检查在疾病诊断中只能作为辅助手段。为了得到准确的诊断,还需要结合免疫表型等其他诊断方法进行综合判断。

4.免疫表型

在目前的白血病诊断中,免疫表型检查被视为一种关键的工具。通过分析白血病细胞上表达的表面标志,医生可以确定这些细胞的起源,进而能够更精确地对白血病进行分类。这有助于选择最适合的治疗方案,同时也使得医生能够监测微小残留病灶,从而判断治疗的效果。在 ALL 中,免疫学分型是根据细胞在发育过程中的不同阶段表达的分子表面特异性受体或抗原来进行的。

(1)B 系急性淋巴细胞白血病:在 B 系急性淋巴细胞白血病中,分化的不同阶段可以进一步分为早期前 B 细胞、Common 细胞、前 B(pre-B)细胞和成熟 B 细胞急淋(B-ALL)。早期前 B,也称为前前 B(pre-preB)或 B 祖细胞(pro-B)急淋,细胞表面仅表达人类白细胞抗原 CD34、HLA-DR、末端脱氧核苷转移酶(TdT)和 B 系特征型抗原 CD19,而不表达 CD10、胞浆免疫球蛋白(CyIg)和细胞膜表面免疫球蛋白(SmIg)。这个类型占成年人急淋的大约 11%。Common 急淋是急性淋巴细胞白血病中的主要类型,占成年人急淋的 51%,这些细胞除了表达 CD34、HLA-DR、TdT 和 CD19 外,还表达 CD10 和糖蛋白(gp100/CD10),而 CyIg 与 SmIg 为阴性。Pre-B 以 CyIg 表达为特征,CD10 表达减低或缺如,无 SmIg 表达,此型占成年人急淋的 10%。B 细胞急淋则以表达 SmIg 为标志,也可表达 CD10 及 CyIg,此型在 WHO 分类中被划分为 Burkitt 细胞白血病。

(2)T 系急性淋巴细胞白血病:在 T 系急性淋巴细胞白血病中,分类方法有所不同。四分法根据 T 细胞发育过程将之分为 T 祖(pro-T)细胞、前 T(pre-T)细胞、皮质 T 细胞和髓质 T 细胞急淋。其中,TdT、cyCD3 和 CD7 为共同表达抗原。pro-T 细胞表达造血干祖细胞标志如 CD34 和 HLA-DR,但不表达 CD2、CD5、膜表面 CD3(sCD3)和 CD4、CD8 等抗原。Pre-T 细胞除了 CD2 和 CD5 为阳性外,其他标志与 pro-T 相同。皮质 T 细胞急淋中,CD34 和 HLA-DR 不表达,CD4 和 CD8 同时表达,CD1a 为阳性,其他与 pre-T 相同。在髓质 T 细胞中,sCD3 表达,CD4 或 CD8 表达,CD1a 为阴性,其他与皮质 T 细胞相同。一般认为,CD3,特别是 cyCD3 是 T 急淋的特征性抗原,而 CD7、CD2 等与 AML 或 B 急淋有交叉反应。

在 ALL 中,某些非系特异性抗原的表达也具有一定的意义。例如,在 70%~80% 的 B 系急淋中,细胞会表达 CD34,而在 T 系急淋中,只有 20%~30% 的患者的细胞会表达 CD34。CD34 的表达与 Ph1 染色体或 BCR-ABL 融合基因的表达密切相关。然而,CD34 的预后意义仍然不太清楚。有研究表明,在 T 系急淋中,CD34 和多药耐药蛋白的共同表达可能与不良预后有关。

5.细胞遗传学

在成年人急性淋巴细胞白血病中,60%~70% 的病例会出现染色体异常,包括染色体数量和结构的异常。其中,最常见的是 t(9;22)(q22;q11),也被称为 Philadelphia 染色体(Ph 染色体),其在所有成年人急性淋巴细胞白血病中的比例约为 25%。此外,9q21 染色体异常在约 15% 的患者中出现,而 11q23 异常出现在 8%~11% 的患者中,其中最常见的是 t(4;11)(q21;q23)。在前 B 细胞类型中,t(1;19)(q23;p13)的出现率为 5%~7%。值得注意的是,在儿童 ALL 中比较常见的染色体改变,如高二倍体和 t(12;21)(p11;q22),在成年人中的发生率较低,通常不超过 5%。

6.分子生物学

分子生物学技术的应用,如聚合酶链反应(PCR)和荧光原位杂交(FISH),已使我们能够更精确地对 ALL 进行分类,以及更精确地检测微小残留病灶,从而更准确地评估治疗效果。在成年人急性淋巴细胞白血病中,常见的分子生物学标记包括 BCR-ABL 融合基因、MLL-AF4 融合基因以及 TCR 和 IgH 基因的重排。一些研究者认为,免疫球蛋白κ轻链的重排比重链重排更稳定,因此更适合用于微小残留病灶的检测。

7.脑脊液检查

对于已经确诊为 ALL 的患者,进行脑脊液常规和生化检查是必要的,以确定是否存在中枢神经系统浸润(CNSL)。常见的脑脊液改变包括脑脊液压力增高,白细胞计数增加,以及涂片中出现白血病细胞。脑脊液生化检查通常表现为蛋白质增多,葡萄糖水平降低。

8.血液生化检查

血液生化检查在诊断和疾病管理中也起着重要作用。许多成年 ALL 患者的血尿酸水平会增高,这与肿瘤负荷成正相关。血清乳酸脱氢酶水平的升高也与白血病的负荷有关,尤其在 B 细胞型 ALL 中更常见。另外,一些患者可能在接受治疗后出现出凝血功能异常和低蛋白血症,这需要密切监测并及时处理。在接受诱导缓解治疗期间,由于大量白血病细胞在短时间内被破坏和溶解,部分患者可能会出现"肿瘤溶解综合征"。这种情况下,血液生化检查通常会显示血清钾和磷显著增高,血气检查可能显示以代谢性酸中毒为主的酸碱平衡紊乱。

六、诊断与鉴别诊断

急性淋巴细胞白血病(ALL)通常表现为贫血、感染、出血,以及肝、脾和淋巴结肿大等症状。如果患者的外周血和骨髓中原始淋巴细胞的比例超过 20%,则可以确诊为急性淋巴细胞白血病。识别急性淋巴细胞白血病的亚型有助于深入理解疾病的基本特性,并为不同的亚型提供个体化治疗。

根据细胞形态学,FAB 协作组将急性淋巴细胞白血病分为 L1、L2、L3 三型。然而,由于形态学的主观性较强,导致不同检测者对部分疾病的分型可能会有不同的看法。此外,急性淋巴细胞白血病的原始细胞和急性髓系白血病的 M0、M1 等亚型的白血病细胞在形态上极为相似,仅仅通过显微镜是很难区分的。

细胞免疫表型检查不仅可以大大提高诊断的一致性,还可以将疾病进一步区分为不同的亚型,从而为治疗和预后提供指导。细胞形态学检查也能揭示疾病的预后。这三种检查的结合可以相互弥补各自的不足。

根据世界卫生组织(WHO)关于淋巴系统肿瘤的诊断分型标准,ALL 和淋巴母细胞淋巴瘤被视为同一疾病的两种不同临床表现,应归入淋巴母细胞淋巴瘤类别,但仍可以保留白血病的名称。ALL 的诊断需要满足骨髓中原始或幼稚淋巴细胞的比例≥25%,否则应诊断为淋巴瘤。

WHO 废除了 L1、L2、L3 的形态诊断,改为前体 T 淋巴细胞白血病/淋巴母细胞淋巴瘤(preT-ALL/LBL)、前体 B 淋巴细胞白血病/淋巴母细胞淋巴瘤(preB-ALL/LBL)和 Burkitt 白血病/淋巴瘤。分型中应注明如 t(9;22)(q34;q11)/BCR-ABL;t(12;21)(p12;q22)/TEL-AML1;11q23 异常/MLL 易位;t(1;19)(q23;p13)/E2A-PBXl 及 8q24/Myc 易位等特征性的细胞遗传学异常。

虽然根据典型的临床表现、血液和骨髓检查,急性淋巴细胞白血病的诊断并不难,但在临床上,仍需要与其他疾病进行鉴别诊断。

1.传染性单核细胞增多症

这是一种由 EB 病毒引起的疾病,主要表现为发热、咽峡炎、浅表淋巴结肿大(尤其是颈部淋巴结)、肝脾大,部分患者可能出现皮疹。外周血淋巴细胞增多,异型淋巴细胞增多>10%,其中Ⅲ型细胞易与原始淋巴细胞混淆。但是,骨髓中不见原始淋巴细胞,且血液检查结果显示噬异凝集试验阳性,血清中 EB 病毒抗体阳性,可以与 ALL 区分。

2.急性髓系白血病 M0、M1 型及双表型急性杂合细胞白血病

这类白血病的临床表现与 ALL 无显著区别,细胞形态学也难以区分,可以通过检测细胞表面抗原和 MPO 来进行鉴别。

3.慢粒淋巴细胞急性变

Ph 染色体阳性的 ALL 有时与慢性髓系白血病的淋巴细胞急性变难以区分。通常,前者的融合产物主要为 p190,而后者主要为 p210。对于难以诊断的病例,可以通过观察治疗反应进行判断。Ph 染色体阳性的 ALL 在治疗后可以达到完全缓解,外周血象可以恢复正常,而慢性髓系白血病的急性变者在治疗后只能转为慢性期。

4.非霍奇金淋巴瘤(NHL)

过去,如果骨髓中的原始细胞比例超过 25%,就被诊断为 ALL,并与 NHL 区分。但是,最近的 WHO 分型标准没有区分这两者。

5.急性再生障碍性贫血

少数 ALL 患者在发病初期可能全血细胞减少,外周血中看不到原始细胞,需要与急性再生障碍性贫血进行鉴别。后者没有肝、脾和淋巴结肿大,骨髓增生低下,骨髓小粒空虚,油滴增

多,淋巴细胞为成熟细胞。但是,少数 ALL 患者,尤其是儿童,在出现典型 ALL 表现前,骨髓可能表现为急性造血停滞。对于这类患者,应进行随访观察,以免误诊。

6.慢性淋巴细胞白血病及幼淋巴细胞白血病

这两种白血病的表现均为淋巴细胞明显增多,并且可能出现肝、脾和淋巴结肿大。然而,这两种疾病的临床进展通常较为缓和,骨髓和外周血中主要为成熟淋巴细胞,后者可能出现幼稚淋巴细胞增多,通常超过 55%。通过细胞免疫表型检查可以进行鉴别。

七、治疗

过去 10 年中,我们对急性淋巴细胞白血病(ALL)的治疗理念发生了显著的变化。在儿童 ALL 的治疗方面,我们已经取得了显著的成功,目前的治愈率已经达到了 80%~90%。然而,尽管大多数成年 ALL 患者在接受化疗后可以达到第一次的完全缓解(CR),但大多数人最终还是会复发。对于成年 ALL 的不良预后,主要原因包括对强烈化疗的耐受性差、高发生率的不良预后亚型(如 Ph 染色体阳性)以及良好预后亚型[如 t(12;21)、HOX11 等]的发生率低。

为了改善成年 ALL 的预后,我们正在测试和发展一系列的新的治疗策略。其中包括在青少年和成年初期(AYAs)ALL 患者中采用儿童化疗方案;进一步发掘移植物抗白血病(GVL)效应在治愈 ALL 上的重要作用;识别和鉴定新的分子异常作为治疗靶点(如 T-ALL 的 NOTCH1 突变和 B-ALL 的 CD22,这两者都正在进行临床试验);以及建立微小残留病灶(MRD)检测方法,用于进一步对患者进行分层,并根据危险分层来进行个体化治疗等。这些新的治疗策略有望改善成年 ALL 的预后,为我们带来新的希望。

对于 ALL 的治疗,我们也需要注意辅助支持治疗、并发症的预防和治疗,以及中枢神经系统白血病的预防和治疗。这些都是 ALL 治疗中至关重要的方面。

ALL 的化疗方案通常包括诱导缓解治疗和缓解后治疗。诱导缓解治疗的目标是减少骨髓中的原始淋巴细胞负担,并恢复正常的造血功能;巩固强化治疗的目标是清除那些在诱导治疗中存活下来的耐药白血病细胞,以及消灭 MRD;维持化疗主要包括 2~3 年的低剂量抗肿瘤药物治疗,其目的的主要是在经过诱导化疗和巩固治疗后的几年内预防白血病的复发。而由于血脑屏障的存在,中枢神经系统的预防治疗也是至关重要的。

1.诱导缓解治疗

诱导缓解治疗的目的是达到缓解的同时没有严重的毒性,并且造血系统能够较快恢复便于接着下一步治疗。多数方案包括泼尼松(Pred)或地塞米松(DEX)、长春新碱(VCR)、柔红霉素(DNR)及左旋门冬酰胺酶(L-ASP),后来包含环磷酰胺(CTX)或阿糖胞苷(Ara-C)。HyperCVAD(环磷酰胺、长春新碱、多柔比星、地塞米松)方案不包含左旋门冬酰胺酶,在初诊患者中 CR 率高,也是合理的诱导治疗替代方案,但并没有发现它优于传统诱导方案。一般优先选择地塞米松而不是泼尼松,因为前者淋巴细胞毒性较大,中枢神经系统穿透性好,血栓事件发生率低。

国内提出治疗 ALL 的标准诱导方案为 VCDP:即长春新碱(VCR)$1.5mg/m^2$,最大 2mg,静脉注射,第 1、8、15、21 天;环磷酰胺(CTX)$600mg/m^2$,静脉注射,第 1、15 天或第 1、8、15 天;

柔红霉素(DNR)40mg/m²,静脉注射,第1～3天,第15～17天;泼尼松(P)40mg/m²,口服,第1～15天,以后逐渐减量。CR 70%。亦可以 VCR 2mg,静脉注射,第1、8天;CTX 750mg/m²,静脉注射,第1天;DNR 50mg/m²,静脉注射,第1～3天;P 60mg/m²,静脉注射,第1～14天;可加L-ASP 10 000U/m²,静脉注射,第5～10天。于第8天或第10天复查骨髓,如原始细胞<0.05(5%),外周血中无原始细胞,则对化疗敏感。随化疗可加 mTOR 抑制药雷帕霉素,可增强对 ALL 细胞生长抑制及促凋亡。

VP 方案:为最简单、对骨髓抑制最轻的方案,适用于低增生性血细胞过低及老年、感染的病例,VCR 2mg,静脉注射,第1、8、15、21天;P 40～60mg/d,至少3～4周。CR 50%。

VAD 方案:VCR 2mg,静脉注射,第1、8天;多柔吡星(ADR)10mg/m²,静脉注射,第1～4天,第8～11天;DEX 40mg,静脉注射,第1～4天,第8～11天。疗程较短,CR 可达85%。

EOAP 方案:VCR 2mg,静脉注射,第1、8天;ADR 10～20mg,隔日静脉注射,连用7～10次;依托泊苷(E 或 VP-16)100mg,静脉注射,第1～7天或1～10天;P 40mg/d,第1～7天或1～10天。CR 82%。

VLDP 方案:VCR 2mg,静脉注射,第1、8、15、22天;DNR 45mg/(m²·d),静脉注射,第1～3天,第8～10天,第15～17天,第22～24天;L-ASP 5000～10 000U,静脉注射,第16～20天;P 40～60mg/d,第1～35天。CR 78%。

VAMCP 方案:VCR 2mg,静脉注射,第1、8、15、22、29天;ADR 20mg/(m²·d),静脉注射,第17～19、34～36天;米托蒽醌(MIT)10mg/m²,静脉注射,第1～3、15～17天,或5mg/m²,静脉注射,第1～5、21～25天;CTX 600mg/m²,静脉注射,第36天;P 60mg/m²,第1～28天;甲氨蝶呤(MTX)6mg/m²,鞘内注射,第3、5、15、17、34、36天。CR 可达92%。

VADP 方案:VCR 2mg,静脉注射,每周1次;Ara-C 200mg,静脉注射,每12小时1次,6天;DNR 40～60mg/d,静脉注射,第1～3天或第1～5天;P 40～60mg/d,第2～6天。CR 80%。

拓扑替康为 TopoⅠ抑制剂,可通过血脑屏障,对有 CNSL 的 ALL 选用较好,1.5mg/m²,静脉注射,第1～3天或第1～5天。

有人在诱导缓解前了解 ALL 对皮质激素的敏感性,或减少肿瘤溶解综合征的发生,预先用药1周,做缓解前治疗。Arico 等用泼尼松 60mg/m²,7天;鞘内注射 MTX 10mg,1次。于第8天查血象,如原始细胞≥1×10⁹/L,提示对皮质激素反应差,用常规方案治疗长期无病生存<35%,应加强诱导缓解治疗,采用多药诱导。VCR 1.5mg/m²,第8、15、22、29天;P 60mg/m²,第1～28天;DNR 30mg/m²,第8、15、22、29天;L-ASP 10 000U/m²,第19、22、26、28、31、34、37、40天;CTX 1000mg/m²,第43、71天;6-巯嘌呤(6-MP)60mg/m²,第43～70天;Ara-C 75mg/m²,第45～48、52～55、59～62、66～69天。治疗198例儿童 ALL,184例(92.9%)CR。Lee 等对 FAB-L3型 ALL 先以 CTX 200mg/(m²·d),静脉注射,第1～5天;P 60mg/(m²·d),第1～7天,作为第1个疗程以减少肿瘤溶解综合征的发生及降低其严重度,于第8天以两种多药方案每两周交替使用。第2、4、6个疗程用异环磷酰胺(IFO)800mg/(m²·d),静脉滴注,1小时,第1～5天;美司那(mesna)200mg/(m²·d),于 IFO 后0、4和8小时;MTX 150mg/m²,静脉滴注,30分钟,然后 MTX 1.35g/m²,静脉滴注,23.5小时,每周1

次,总量 1.5g/m²;VCR 2mg,静脉注射,冲注,第 1 天;Ara-C 150mg/(m²·d),静脉注射,第 4、5 天;VP-16 80mg/m²,静脉滴注,1 小时,第 4、5 天;DEX 10mg/m²,第 1~5 天。需用亚叶酸以减轻 MTX 毒性反应(50mg/m²,静脉注射,于 MTX 开始后 36 小时,然后 15mg/m²,6 小时 1 次,直至 MTX 血浓度低于 10-BM)。此外,鞘注 MTX 15mg、Ara-C 40mg 和氢化可的松 50mg 三联,第 1~5 天。第 3、5、7 个疗程用 CTX 200mg/(m²·d),静脉注射,第 1~5 天;MTX 和亚叶酸挽救(用法剂量同上);VCR 2mg,静脉注射,冲注,ADR 25mg,静脉注射,冲注,第 4、5 天;DEX 10mg/m²,第 4、5 天。鞘注药物与用法同上。于第 3 个疗程第 5 天后,第 4 个疗程,第 1 天前做头颅放疗,24Gy,12 次。虽用药繁多,复杂,治疗 24 例 L3 型 ALL,18 例(75%)CR,3 例(12.5%)PR。

德国 GMALL 诱导缓解方案:对高白细胞 ALL 有 7 天先期治疗,用 VCR 2mg,静脉注射;P 20mg/m²,每日 3 次,第 1~7 天,白细胞不高者直接接受诱导;VCR 2mg,静脉注射,第 1、8、15、22 天;P 20mg/m²,每日 3 次,第 1~28 天;DNR 45mg/m²,静脉滴注,30 分钟,第 1、8、15、22 天;ASP 5000U/m²,静脉滴注,30 分钟,第 15~28 天;MTX 15mg,鞘内注射,第 1 天;CTX 1000mg/m²,静脉注射,第 29、43、57 天;Ara 疗程 C 75mg/m²,静脉滴注,1 小时,或皮下注射,第 31~34、38~41、45~48、52~55 天;6 疗程 MP 60mg/(m²·d),第 29~57 天;MTX 15mg,鞘内注射,第 31、38、45、52 天。

2.缓解后治疗

ALL 缓解后治疗和 AML 一样包括巩固和维持化疗。如条件许可,在第一次 CR 后应行造血干细胞移植方是上策。巩固维持治疗至少坚持 3 年或更久,目前尚无巩固治疗周期的最佳数量和药物组成的标准方案。原则上多药联合,甚至含大剂量甲氨蝶呤。

Arico 等对高危 B-ALL(诱导 6 周不 CR、有 Ph 染色体、<1 岁、CD10-、11q23 异常)于 CR 后以下列三种方案进行巩固,待血液学恢复后再行下一方案。

(1)VCR 1.5mg/m²,第 1、8 天;DEX 20mg/m²,第 1~5 天;6-MP 100mg/m²,第 1~5 天;MTX 5000mg/m²;第 1 天,亚叶酸 7.5mg/m²,于 MTX 后 36 小时、42 小时和 48 小时;Ara-C 2000mg/m²,每 12 小时 1 次,第 5 天;ASP 25 000U/m²,静脉注射,第 6 天;三联鞘内注射(MTX<2 岁 8mg,<3 岁 10mg,>3 岁 12mg,Ara-C 分别为 20mg、26mg 和 30mg,泼尼龙分别为 6mg、8mg 和 10mg)。

(2)长春地辛(VDS)3mg/m²,静脉注射,第 1 天;DEX 20mg/m²,第 1~5 天;6-巯代鸟嘌呤 100mg/m²,第 1~5 天;MTX 5000mg/m²,第 1 天,亚叶酸挽救 7.5mg/m²,于 MTX 后 36 小时、42 小时和 48 小时;DNR 50mg/m²,第 5 天;ASP 25 000U/m²,第 5 天;CTX 150mg/m²,第 5 天;三联鞘内同前。

(3)DEX 20mg/m²,第 1~5 天;Ara-C 2000mg/m²,每 12 小时 1 次,第 1~2 天;ASP 25 000U/m²,第 6 天;VP-16(150mg/m²),第 3~5 天;三联鞘内同前。

维持治疗方案:6-MP 50mg/(m²·d),第 1~21 天;MTX 20mg/m²,肌内注射,第 1、8、15 天;VCR 1.5mg/m²,第 22 天;P 40mg/m²,第 22~26 天。维持治疗后 6 周,再次诱导:DEX 10mg/m²,第 1~21 天;VCR 1.5mg/m²,第 8、15、22、29 天;ADR 30mg/m²,第 8、15、22、29 天;ASP 随意;6-TG 60mg/m²,第 36~49 天;CTX 1000mg/m²,第 36 天;Ara-C 75mg/m²,静

脉注射,第 38～41、45～48 天。三联鞘注同前,第 38、45 天(仅在第 1 次再诱导)。头颅放疗,1～2 岁,12Gy(若有 CNSL,18Gy);≥2 岁,18Gy(若有 CNSL,24Gy)。治疗 184 例 CR 者 55 例(29.8%)于中数位 12 个月(1～63 个月)复发,46 例为 BM 复发,4 例单纯 CNS 复发,5 例混合复发,4 年无病生存 56.5%。

国内贵阳全国血液学学术会议曾建议巩固治疗自 CR 后第 2 周开始,6 个疗程的强化治疗。第 1、4 个疗程用原诱导缓解方案。第 2、5 个疗程用 VP-16 75mg/m²,静脉注射,第 1 天;Ara-C 100～150mg/m²,静脉注射,第 1～7 天。第 3、6 个疗程用大剂量 MTX 1～1.5g/m²,静脉滴注,24 小时,停药后 12 小时以亚叶酸解救 15mg/m²,每 6 小时 1 次,共 8 次。每疗程间隔一般 2～3 周,但应视血液学恢复状态而异。

最近一项关于自体移植和维持治疗的随机比较研究说明了维持治疗的价值,维持治疗比自体移植的生存率高 15%。故多主张 ALL 无条件进行异基因造血干细胞移植者仍需维持治疗。如以 MTX 20～30mg 每周 1 次,6-MP 100mg/d,2 个月为 1 个疗程,每 3 个月为 1 个疗程,在用药间歇期也可以联合化疗强化,需坚持 30 个月或更久。同时要注意 CNSL 的防治。也有以多种诱导缓解方案第 1 年每个月交替使用 1 个疗程,第 2 年隔 2 个月 1 次,第 3 年隔 3 个月 1 次,第 4 年隔 4 个月或半年 1 次。总之,缓解后治疗没有一定模式,若不进行异基因造血干细胞移植,巩固维持治疗时间较长为好。

3.青少年和年轻成人(AYAs) ALL 的治疗

ALL 是一种在婴儿、儿童、青少年和成年人时期均可发病的疾病。就目前的治疗而言,大部分儿童 ALL 患者能长期生存;不幸的是,成年人 ALL 患者没有如此好的效果。当前青少年和年轻成人(AYAs)ALL 患者疾病生物学、预后因素和治疗结果有其独自特点,导致这样一群处于治疗方案从"儿童"向"成年人"转变的独特患者治疗上存在争议。一系列临床试验提供了AYAs 型 ALL 患者临床、心理学和生物学新观点,以期进一步改善这群独特患者的生存状态。全世界范围内一些大型协作组进行的回顾性比较研究显示,儿童协作组治疗的 AYAs 型 ALL 患者比成年人协作组有显著的生存优势。

美国癌症和白血病 B 组(CALGB,成人方案)和儿童肿瘤组(CCG,儿童方案)对在连续临床试验中治疗的年龄为 16～20 岁的 321 例 AYAs 型 ALL 患者临床结果进行总结。两组患者有包括免疫表型和细胞遗传学在内的相匹配的生物学特征,尽管两组人群年龄范围相同,但是在 CALGB 组平均年龄为 19 岁,而 CCG 组平均年龄 16 岁。CALGB 和 CCG 两组研究中AYAs 型 ALL 患者的 CR 率一致,均是 90%。CCG 组 AYAs 型 ALL 患者的 7 年无事件生存(EFS)率为 63%、总生存(OS)率为 67%;相比之下,CALGB 组 AYAs 型 ALL 患者 7 年 EFS仅为 34%[P<0.001,相对危险比(RHR)=2.2]、OS 为 46%(P<0.001;RHR=1.9)。CALGB 组中 16～17 岁患者的疗效与 CCG 组全部患者的疗效近似,7 年 EFR 达 55%。与此相反,CAL-GB 组 18～20 岁患者 7 年 EFS 仅为 29%(P<0.001)。两组复发模式也不相同,CALGB 组 AYAs 型 ALL 患者中枢神经系统复发率(11%)显著高于 CCG 组(1.4% ,P<0.001)。两组治疗的重要差异在于 CCG 组患者接受大量非骨髓抑制药物,包括糖皮质激素(地塞米松和泼尼松)、长春新碱和左旋门冬酰胺酶。CNS 预防治疗时间早,频度更高,治疗期更长,并且维持治疗期也较长。而成人方案中更多的强调了骨髓抑制性药物如环磷酰胺、蒽环

类药物的应用。从研究中我们可以看到,CCG 组在诱导期接受至少 1680mg/m² 的泼尼松,而 CALGB 组为 1260mg/m²;CCG 组在诱导期接受了 54 000U/m² 的 L-ASP,比 CALGB 组高了 44%。相反,CALGB 组柔红霉素和环磷酰胺分别为 135～240mg/m² 和 1200mg/m²,CCG 组的柔红霉素仅为 100mg/m²,未用环磷酰胺。在强化阶段,CALGB 组相对于 CCG 组仅使用了 33% 的地塞米松、31% 的长春新碱和 15% 的 L-ASP;CCG 组的 L-ASP 达 318 000U/m²、地塞米松达 420mg/m²、长春新碱达 45mg/m²。而柔红霉素、环磷酰胺、6-硫代鸟嘌呤/6-硫基嘌呤和甲氨蝶呤在强化阶段差异不大。另有研究,在中危组青少年 B-ALL 的维持治疗中,骨髓抑制性维持治疗可以改善 EFS。前瞻性研究中,PETHEM AALL-96 方案比较了采用儿童 ALL 方案治疗标危组青少年 ALL(35 例)和年轻成年人 ALL(46 例)的结果,CR 率达 98%,6 年的 EFS 和 OS 率分别为 61% 和 69%;30 岁以下的患者对该方案耐受性较好。因此,建议 AYAs 型 ALL 的治疗应参考儿童 ALL 方案。

4.复发难治 ALL 的治疗

复发难治的界定可参考 AML 相关内容。

复发治疗的目的是在毒性耐受的情况下获得缓解,并尽快行异基因造血干细胞移植。许多患者在复发后短期内死亡,很多患者不能达到 CR2。一项包含 607 例复发患者的研究显示,5 年生存率仅 7%,这提示目前治疗的局限。同时提醒我们应该及早给予最好的治疗,因为早期治疗失败不能依赖于挽救性治疗,要想提高疗效必须关注复发的治疗。目前尚没有复发难治 ALL 的标准方案,对短期缓解的患者可选择 FLAG 方案(氟达拉滨＋阿糖胞苷＋粒细胞集落刺激因子),或 Hyper-CVAD＋MTX/Ara-C 方案;对于缓解大于 2 年的患者给予标准的 4 药再诱导或既往未用过或较少交叉耐药的药物,并时刻注意蒽环类药物的心脏毒性。挽救化疗可使 50% 左右的难治复发病例获得首次或再次缓解,但缓解时间短,长期生存低于 10%。

西南肿瘤协作组(SWOG)的一项研究发现米托蒽醌和大剂量阿糖胞苷对难治复发的 ALL 患者 CR 率达 23%,但没有长期生存患者。

Giona 等以 ALL R-87 方案治疗儿童复发 ALL 75 例,55 例(73.3%)CR;成人第 1 次复发 ALL 61 例,34 例(56%)CR。第 1 次 CR 期≥1 年、年龄<10 岁、B-ALL、白细胞<20×10⁹/L 者疗效较好。方案组成为:Ara-C 1g/(m²·d)静脉注射,6 小时 1 次,第 1～6 天;去甲氧柔红霉素(IDA)5mg/(m²·d),于 Ara-C 后 4 小时,静脉注射,第 1～6 天;P 40mg/(m²·d),第 1～21 天。

Annino 等以 ALL 3 方案治疗难治 ALL 和非霍奇金淋巴瘤(79 例为 ALL)69 例(80%)CR,儿童 84% CR,成年人 71% CR。方案组成为:Ara-C 3g/(m²·d)静脉注射,第 1～5 天;IDA 40mg/m²,静脉注射,第 3 天;G-CSF 5μg/(kg·d),第 7 天至血液学恢复。

Raamano 等用大剂量 MIT 40～60mg/m²,静脉滴注,30 分钟,第 1 天;Ara-C 3g/m²,静脉滴注,3 小时,每 12 小时 1 次,第 1～5 天,治疗难治,ALL 11 例,6 例(54.5%)CR。

Fabbiano 等以大剂量 VP-16 2g,静脉滴注,6 小时,治疗 7 例,4 例(57%)CR;VP-16 2.4g,静脉滴注,6 小时,治疗 5 例,3 例(60%)CR。CR 例中 1 例系骨髓移植后复发,1 例为 Ph(＋) ALL 曾用伊马替尼。

复发难治 ALL 常表达髓系抗原。Bellido 等以七药联合治疗:长春地辛 2mg/m²,静脉注射,第 1 天;MIT 12mg/(m² · d)静脉注射,第 1~4 天;G-CSF 5μg/(kg · d),直至中性粒细胞恢复,治疗 10 例髓系抗原阳性[My(＋)]的 B-ALL,9 例(90％)CR。Higashigawa 等以淋－髓系 MLL-93 方案治疗 6 例 My＋)－ALL 均 CR。方案组成:第 1 个疗程用羟基脲(HU)50mg/kg,最大 1500mg/d,第 1~5 天;VP-16 250mg/m²,最大 300mg/d,静脉滴注,2 小时,12 小时 1 次,第 1、2 天;Ara-C 3g/m²,静脉滴注,4 小时,12 小时 1 次,第 3、4 天;ASP 10 000U/m²,静脉滴注,4 小时,12 小时 1 次。第 2 个疗程用 DEX 12mg/m²,最大 15mg/d,静脉滴注,第 1~4 天;CTX 750mg/m²,静脉滴注,1 小时,12 小时 1 次,第 1 天;MIT 10mg/m²,最大 12mg/d,静脉滴注,1 小时,第 2~4 天;MTX 3g/m²,静脉注射,6 小时,亚叶酸解救。于第 5 天鞘内注射三联(MTX 15mg、Ara-C 30mg、氢化可的松 20mg)。

Foran 等以 CLOFAREX(为氟达拉滨和二氯去氧腺苷复方剂)40mg/(m² · d)静脉注射,2 小时,第 1~5 天,每 2~6 周 1 个疗程,治疗 14 例,9 例(64.3％)CR,1 例 1 个疗程、8 例 2 个疗程达 CR。

Schiller 等用 EIM 方案治疗 11 例复发难治 ALL,8 例(73％)CR。用法如下:VP-16 100mg/(m² · d)静脉注射,第 1~5 天;异环磷酰胺(IFO)1.5g/(m² · d)静脉注射,第 1~5 天;MIT 8mg/(m² · d)静脉注射,第 1~3 天。

60％~80％的 B-ALL 患者不同程度地表达 CD20 或 CD22 等抗原,表达 CD20 或 CD22 可能与预后不良有关,但很少有证据证明抗原表达与疗效之间的关联。近年来已尝试 CD20 或 CD22 单克隆抗体用于化疗的辅助治疗,以期增加缓解程度,在不增加造血细胞毒性的同时改善生存。有学者临床试验证明 CD20 单克隆抗体(利妥昔单抗)治疗 CD20⁺ ALL 患者的疗效。利妥昔单抗 375mg/m²,诱导治疗、再诱导治疗、巩固治疗疗程的前一天静脉给药,共 8 次。共分析 263 例 CD20⁺ ALL 患者:181 例应用利妥昔单抗[R(＋)],82 例未应用[R(－)]。两组患者的 CR 率分别为 94％和 91％;第 16 周的分子学缓解率分别为 64％和 40％;早期病死率分别为 7％和 4％;5 年持续 CR 率分别为 80％和 47％;5 年 OS 率分别为 71％和 57％。可见,由于初诊 ALL 已可取得较高的 CR 率,是否加用 CD20 单克隆抗体对 CR 率影响不大,但 CD20 单克隆抗体的应用在高危组、低危组均可显著提高患者分子学缓解率和长生存率。依帕珠单抗是人源化抗 CD22 抗体,可以快速通过内化作用进入细胞与 CD22 分子结合。依帕珠单抗联合化疗或与利妥昔单抗联合化疗治疗 CD20/CD22 阳性的 ALL 亦见报道,疗效尚不确定。阿仑单抗(CD52 单抗)已用于成人,但会增加感染率。

Topp 等报道了 CD19/CD3 双抗(MT-103)对化疗耐药前体 B-ALL 患者 MRD 清除作用的试验结果。如组患者为持续存在 MRD 或缓解后复发的患者,共 26 例。博纳吐单抗(Blinatumomab)用法为 15g/(m² · d),连续输注 4 周,间歇 2 周为 1 个疗程。所有患者接受 1~7 个周期治疗,16 例 MRD 转阴,总无复发生存(RFS)率为 78％,认为博纳吐单抗(Blinatumomab)可以改善前体 B-ALL 患者的疗效。

潘生丁能抑制 cAMP 磷酸二酯酶,通过不依赖多药耐药 mdr-1/Pgp 抑制核膜转运,增加细胞内药物浓度,在血浓度 1μg/mL 就有此作用,常规量口服即可达到此浓度,可增加 Ara-C、ADR、MIT、VCR、VP-16 的敏感性。CsA 可诱导 T-ALL、B-ALL 和有预后不良核型 t(9;22)、t(4;11)和 t(11;19)ALL 细胞凋亡。故 CsA(300mg/d)可作为难治性 ALL 的综合用药,且可逆转多药耐药。

老年 ALL 因其有较高的 Ph 染色体阳性率,且其他不良染色体核型发生率高,高白细胞计数患者比例高,以及对化疗的耐受性差等,导致老年患者疗效差。酪氨酸激酶抑制剂的应用,提高了老年 Ph(＋)ALL 的疗效,但对于 Ph(－)ALL 的老年患者的治疗目前尚无更好的治疗模式。

5.Ph 染色体阳性 ALL 的治疗

儿童 ALL 3％～5％,成年人 ALL 20％～40％,老年 ALL 可达 50％有 Ph 染色体,与 Ph 染色体阴性 ALL 比较,具有外周血白细胞计数高,原、幼淋巴细胞比例高,多为 FAB-L2 亚型,易并发 CNSL,CR 率低、易复发,生存期短等特征。化疗与靶向治疗、免疫治疗联合依然是提高特殊类型 ALL 疗效的主要突破点。

酪氨酸激酶抑制剂(TKI)已经成为 Ph(＋)ALL 综合治疗的一线用药,伊马替尼(IM)单药或联合化疗的缓解率均超过了 90％。多项研究已经说明化疗联合 IM 不仅可以提高 Ph(＋)ALL 患者的缓解率而且可以提高其生存率;IM 用药越早,远期生存率越高。这种新的治疗方式,既为 CR 期患者提供了接受异基因造血干细胞移植的机会,也有助于延长不能移植患者的缓解期,提高生存质量。近年来有关 IM 治疗 Ph(＋)ALL 的文献报道较多,IM 联合化疗一线治疗 Ph(＋)ALL 的方案各有不同,主要有:①间断用药:第二阶段诱导治疗结束后,采用 IM 剂量为 400mg/d,若无反应,则增至 600mg/d;于巩固治疗期间停止使用,巩固治疗结束后,再开始应用,至干细胞移植时,再停药。②连续用药:又分为第二阶段诱导治疗开始用药和诱导治疗开始即用药。如第一阶段诱导治疗结束后或初始诱导治疗开始时,采用 IM 剂量为 600mg/d,至干细胞移植时停药。2008 年,Thomas 等报道的 54 例 Ph(＋)ALL 患者采用 HyperCVAD 联合 IM 化疗方案。HyperCVAD 方案(第 1、3、5 和 7 个疗程)为:第 1～3 天采用 CTX 300mg/m^2,每 12 小时 1 次;第 4 天,VCR 2mg 加 ADM 50mg/m^2;第 1～4 天及第 11～14 天加用地塞米松 40mg。HD MTX(＋)Ara-C 方案(第 2、4、6 和 8 个疗程):第 1 天,MTX 1g/m^2;第 2、3 天,Ara-C 3g/m^2,每 12 小时 1 次(＞60 岁患者 1g/m^2)。于每个疗程第 1～14 天加用 IM,400mg/d。其中 42 例于中位时间(为 21 天)达到血液学 CR。在随后几年随访中,52％患者达到细胞遗传学 CR,3 年无病生存(DFS)率、OS 率高于既往采用单纯 HyperCVAD 化疗方案(DFS 率:62％ vs 14％;OS 率:55％vs15％;P＜0.001)。日本成人白血病研究组(JALSG)报道 80 例 Ph(＋)ALL 患者在确诊后(诱导治疗第 2 周)即联合 IM 化疗,采用常规化疗和 IM 交替应用治疗方式,CR 率达 96.2％,CR 率和生存率均明显优于未联合 IM 治疗的对照组患者。意大利北方协作组联合 IM 治疗方案(09/00),可概括为 IM 600mg/d,连续 7 天(第 1 个疗程诱导治疗自第 15 天开始用药,第 2～8 个疗程则自第 3 天开始用药);自体移植和未行任何移植 Ph(＋)ALL 患者予 IM 维持治疗(24 个周)。09/00 方案对 94 例 Ph(＋)ALL 患者的总 CR 率为 87％(联合 IM 治疗组为 92％,未联合 IM 组为 80.5％;P＝0.08)。联合 IM 治疗组 5 年 OS 率为 38％、DFS 率为 39％。尽管目前尚无最佳诱导治疗方案,但 IM 联合化疗治疗 Ph(＋)ALL 的结果明显高于历史单用化疗的结果是肯定的。已有学者提出在诱导治疗中应该考虑毒性小、并发症少的方案,使患者更快、更安全地获得 CR,有更多的机会接受 Allo-HSCT 或后续的巩固治疗。

老年 Ph(+)ALL 患者由于年龄、体质因素,对化疗耐受差,也不能将 Allo-HSCT 作为首选治疗。而 IM 的应用,改变了老年 Ph(+)ALL 患者的治疗模式和预后,目前单独应用 IM 或 IM 联合化疗,成为老年 Ph(+)ALL 患者治疗的主要方式。Ottmann 等比较 IM(600mg/d,应用 28 天)诱导治疗和联合化疗诱导治疗疗效(达 CR 后,均采用伊马替尼+联合化疗巩固治疗)显示,IM 诱导治疗组的 CR 率为 96.3%、治疗相关死亡率为 0,而化疗诱导组的 CR 率为 50%、治疗相关死亡率为 7.7%。不同诱导治疗组的预计 DFS 率和 OS 率比较,无明显差别。这说明,对老年 Ph(+)ALL 患者单纯采用 IM 诱导治疗,即可取得较高 CR 率,而不良反应少;但患者生存状况依然改善不明显。Vi-gnetti 等针对老年 Ph(+)ALL 患者采用泼尼松 10~40mg/m² 预治疗 7 天,然后予 IM 800mg/d 联合泼尼松 40mg/(m² · d)治疗,第 45 天(IM 用药算起)判断疗效。本组所有对 IM 有效患者,坚持应用伊马替尼至疾病复发或不良反应不能耐受。可判断疗效 29 例患者均达 CR(CR 率为 100%),中位数生存期为 20 个月,中位数血液学缓解时间为 8 个月。虽然以 IM 为基础的方案治疗效果有所提高,但绝大多数没有进行造血干细胞移植的患者最终复发。多项研究说明,Ph(+)ALL 患者无论接受何种形式干细胞移植,均可获益,接受自体干细胞移植患者,移植前、后的充分治疗十分重要;不接受干细胞移植患者,即使采用 IM 治疗也很难获长期生存。

有研究表明 α 干扰素能提高 IM 的抗白血病作用,在 IM 联合 α 干扰素治疗的 CML 患者中发现淋巴细胞中存在一种特异性针对 BCR/ABL 融合基因相关白血病抗原"蛋白酶-3"的细胞毒 T 淋巴细胞(CTL)。进而推测 α 干扰素联合 IM 在 Ph(+)ALL 患者中的疗效可能与其免疫调节作用有关。Riva 等发现长期应用 IM 的 Ph(+)ALL 患者血液和骨髓中均可检测到特异性针对 BCR/ABL 融合基因的 CTL。α 干扰素逆转 TKI 耐药的机制一方面可能是直接作用于白血病干细胞,另一方面是调节 T 淋巴细胞亚群的功能,特别是 CTL 的作用。因此,对无法接受造血干细胞移植的患者,干扰素可与 IM 协同作用维持疾病缓解状态。

目前,已证实亚砷酸(ATO)可抑制微血管内皮细胞使血管内皮生长因子(VEGF)减少,血管新生受阻,同时可下调 BCR-ABL 的酪氨酸激酶活性,下调抗凋亡基因 bcl-XL 和 X 连锁凋亡抑制蛋白(XIAP)并促使线粒体释放细胞色素 C 激活 caspase 9 和 3 启动凋亡,为此,与 IM 合用是合理的。

除 IM 外,第二代 TKI 也进入 Ph(+)ALL 患者的一线治疗。BCR-ABL 酪氨酸激酶结构域突变是快速发生对 TKI 耐药的主要原因(但非唯一原因)。近来发现 Ph(+)ALL 不仅有 BCR-ABL 激活,也有 SRC 家族激酶 LYN、HCK、FGR 的激活。对 IM 耐药的 Ph(+)ALL 较多见的突变为 T315I、E255K、Y253H、E255V 等。IM 仅能抑制 BCR-ABL,对 SRC 家族无作用,且对 T315I 等突变无效。二代 TKI 如达沙替尼对 BCR-ABL 和 SRC 家族均有抑制作用。且对 IM 耐药者依然有效。达沙替尼可以渗透到脑脊液中,中枢神经系统受累的患者临床可受益,达沙替尼单药或联合化疗治疗对 IM 耐药的 Ph(+)ALL 有明显疗效。尼罗替尼对 BCR-ABL 激酶的作用是伊马替尼的 20~50 倍,与非活化构象的 ABL 激酶域结合,抑制 BCR-ABL、c-Kit 和 PDGFR 活性,对大多数 IM 耐药的 BCR-ABL 点突变有效。无论是达沙替尼或尼罗替尼对 T315I 突变均无效。伯舒替尼是 ABL 和 SRC 家族激酶双重抑制剂,具有类似达沙替尼的活性,针对 BCR-ABL 激酶的作用是 IM 的 200 倍以上。不抑制 c-Kit 和 PDGFR,较达沙替尼安全性更好。因此,早期增加 IM 剂量或使用二代 TKI,在获得新的突变之前消除隐匿的突变克隆可能是减少耐药和复发的关键。

第三代酪氨酸激酶抑制剂如 AP24534、VX-680(MK-0457)及 IPI-504 均对 T315I 突变患者有一定作用,但目前无 Ph(+)ALL 的相关临床资料。

奈拉滨治疗复发难治性儿童及成年人 T-ALL 的 Ⅱ 期临床已完成。在儿童及成年人中的反应率分别为 33% 和 41%。主要不良反应为剂量依赖性的神经毒性。奈拉滨对 B-ALL 无效。

目前,Allo-HSCT 仍然是治愈 ALL 的标准方案,复发和耐药仍然是治疗上面临的主要挑战。新药的不断研发、靶向治疗的逐步优化是治愈 ALL 的希望所在。

第四节　慢性淋巴细胞白血病

慢性淋巴细胞白血病(CLL),通常简称为慢淋,是一种淋巴细胞的恶性增殖疾病。其病理特征包括成熟淋巴细胞在淋巴组织和内脏器官中广泛浸润。除了淋巴结,这种疾病还常常侵犯脾脏、肝脏和骨髓。患者的淋巴细胞可能会发生形态学变化,并且常常伴有免疫功能异常。

一、流行病学

本病在欧美各国较常见,在我国、日本及东南亚国家较少见。男女患病之比为(2～3):1,约 2/3 在 60 岁以上,30 岁以下罕见。

二、病因

目前认为,慢性淋巴细胞白血病的病因尚未明了,可能遗传因素具有一定的作用,部分慢性淋巴细胞白血病患者有染色体核型、数量和结构的异常,其中以 12～14 号染色体异常多见,以 12 号染色体三体最多见。B 细胞慢性淋巴细胞白血病染色体易位(11;14),其 11 号染色体上的原瘤基因 BCL-1(B 细胞淋巴瘤/白血病-1)易位至 14 号染色体上含有重链基因的断裂点处,从而产生异常蛋白质,可能是 B 细胞生长因子。慢性淋巴细胞白血病大多数为 B 细胞性,T 细胞性极少见。

三、分类

慢性淋巴细胞白血病常分三期。

1.A 期

血和骨髓中淋巴细胞增加,可有少于 3 个区域的淋巴组织肿大(5 个区域:双侧颈部淋巴结,腋下淋巴结,腹股沟淋巴结,肝和脾)。

2.B 期

淋巴细胞增加,3 个或 3 个以上区域淋巴组织肿大。

3.C 期

在 B 期的基础上增加贫血或血小板减少等症状。

四、临床表现

患者多为老年人,起病十分缓慢,往往无自觉症状,偶因查体或检查其他疾病时发现。

1.症状

患者早期可能经历倦怠乏力、腹部不适、食欲减退、体重下降、低热和盗汗等非特异性症状。到了晚期,患者可能会出现头晕、心悸、呼吸困难、皮肤出现紫癜或瘙痒、骨痛,以及更易受到感染。此外,有 8%～10% 的患者可能并发自身免疫性溶血性贫血。

2.体征

大约 80% 的患者可能会出现淋巴结肿大,其中以颈部、锁骨上方、腋窝和腹股沟等部位的淋巴结肿大最为常见。这些肿大的淋巴结通常无压痛,质地适中,并可移动。通过 CT 扫描,可能发现肺门、腹膜后方和肠系膜淋巴结的肿大。此外,有 50%～70% 的患者可能会有轻至中度的脾大,轻度的肝大,多在脾大后出现。然而,胸骨压痛的情况较少见。在疾病晚期,患者可能出现贫血、血小板减少、皮肤黏膜紫癜等症状。在 T 细胞型 CLL 的患者中,可能会出现皮肤增厚、结节甚至全身红皮病等情况。

五、并发症

(1)由于免疫功能减退,常易并发感染,是患者病情恶化和死亡的主要原因之一。最常见的是细菌感染,病毒感染次之,真菌感染较少见。

(2)继发第二种肿瘤。有 9%～20% 患者可出现。最常见者为软组织肉瘤、肺癌等。

六、辅助检查

1.血象

血象中白细胞增多是本病的特点,最突出的发现是小淋巴细胞增多,白细胞计数大多在 $(15～50)\times10^9/L$,少数可超过 $100\times10^9/L$。早期小淋巴细胞占白细胞的 65%～75%,晚期占 90%～98%,其形态与正常的小淋巴细胞难以区别。中性粒细胞和其他正常白细胞均显著减少。早期,贫血可不存在,以后逐渐加重,晚期贫血可以很严重,网织红细胞增高,血清胆红素增加。晚期血小板计数常减低。

2.骨髓象

早期白血病细胞仅在少数骨髓腔内出现,因此,早期骨髓象可无明显改变;晚期正常的骨髓细胞几乎全部被成熟的小淋巴细胞所代替,原始淋巴细胞和幼稚淋巴细胞仅占 5%～10%。红系、粒系及巨核细胞均减少,伴有溶血时幼红细胞可代偿性增生。

3.Coombs 试验

阳性。

4.骨髓活检

淋巴细胞呈不同形式的浸润,其浸润类型与 CLL 患者预后直接相关:分别有以下几种:①骨髓间质浸润。淋巴细胞浸润呈带状,约 1/3 患者呈上述表现,常为早期,患者预后较好。②结节状或结节状与间质混合浸润。10％ CLL 患者呈结节状,25％患者呈结节状与间质浸润混合型,这两种形式预后亦较好。③弥漫浸润。25％患者淋巴细胞呈弥漫浸润,骨髓造血细胞明显减少。此型患者临床上呈进展型或侵袭性,预后较差。

5.淋巴结活检

显示淋巴结内呈与外周血相同的小淋巴细胞弥漫性浸润。组织学上与小淋巴细胞淋巴瘤表现相同。因此,淋巴结活检对 CLL 患者无诊断作用。但当淋巴结肿大原因不明时,尤其是怀疑 CLL 转为 Richter 综合征时,应做淋巴结活检,此时浸润的淋巴细胞为大 B 淋巴细胞或免疫母细胞。

6.免疫学检查

从膜表面免疫球蛋白(SmIg)和胞质免疫球蛋白测定证实 95％为 B 细胞型,除只有一型轻链(κ 或 λ)外,尚有 IgM、IgD、IgM 结合 IgD。2％～5％为 T 细胞型。淋巴细胞缺乏正常的转化和丝状分裂功能,对抗原或植物血凝素的刺激反应减低或消失;用各种菌苗刺激,也不能形成免疫抗体。治疗有效疾病好转后,免疫功能可有所恢复。T 细胞慢淋中辅助型 T 细胞(CD4$^+$)占多数,其次有抑制 T 细胞型(CD8$^+$)20％的患者抗人球蛋白试验阳性,但有明显溶血性贫血者仅 8％。

7.染色体常规显带和荧光原位杂交(FISH)

分析分别发现,50％～80％的患者有染色体异常。预后较好的染色体核型为 13q 和正常核型;预后较差的染色体核型包括 12 号染色体三体、11q－和 17p;已检出的染色体异常还有 6q－。

8.其他

50％～75％患者有低丙种球蛋白血症,随着疾病进展而严重,少数为无丙种球蛋白血症。5％患者血清可出现单克隆免疫球蛋白血症,主要是 IgM,IgG 和 IgA 较少见。个别有冷球蛋白血症。尿中偶可有轻链排出。

七、诊断

符合以下 3 项即可诊断。

(1)外周血白细胞增多＞10×10^9/L,淋巴细胞绝对值≥5×10^9/L。

(2)骨髓增生,淋巴细胞≥40％,幼淋细胞＜10％,原淋细胞＜2％。

(3)除外引起淋巴细胞增多的其他疾病。

八、鉴别诊断

1.成人良性淋巴细胞增多症

常见于病毒、细菌感染及自身免疫性疾病、甲状腺功能亢进症、脾切除术后。

2.淋巴瘤细胞白血病

与 CLL 易混淆者通常由滤泡或弥漫性小裂细胞型淋巴瘤转化而来,具有原发病淋巴瘤的病史,细胞常有核裂并呈多形性;淋巴结和骨髓病理活检显示明显滤泡结构;免疫表型为 SmIg、FMC7 和 CD10 强阳性,CD5 阴性。

3.幼淋巴细胞白血病(PLL)

病程较 CLL 急,脾明显增大,淋巴结肿大较少,白细胞数往往很高,血象和骨髓象有较多的带核仁的幼淋巴细胞;PLL 细胞高表达 FMC7、CD22 和 SmIg;CD5 阴性;小鼠玫瑰花结试验阴性。

4.毛细胞白血病(HCL)

全血细胞减少伴脾大者诊断不难,但有部分 HCL 的白细胞升高达(10～30)×10⁹/L,这些细胞有纤毛状胞浆突出物、酒石酸抵抗的酸性磷酸酶染色反应阳性,CD5 阴性,高表达 CD25、CD11c 和 CD103。

5.伴绒毛淋巴细胞的脾淋巴瘤(SLVL)

为原发于脾的一种恶性淋巴瘤,多发生于老年人,脾大明显,白细胞数为(10～25)×10⁹/L,血和骨髓中出现数量不等的绒毛状淋巴细胞,1/3～1/2 的患者伴有血、尿单克隆免疫球蛋白增高。免疫标志为 CD5、CD25、CD11c 和 CD103 阴性;CD22 和 CD24 阳性。脾切除有效,预后较好。

九、治疗

CLL 呈惰性病程,目前不能用药治愈,即使早期治疗也不能延长患者生存期。因此,一般早期 CLL 患者无须治疗,定期复查即可。当出现以下表现时才有治疗指征:①贫血和(或)血小板减少;②有体重减少≥10%、极度疲劳、发热(>38℃)超过 2 周、盗汗等明显症状;③脾明显增大或伴脾疼痛;④淋巴结明显肿大或伴压迫症状;⑤淋巴细胞倍增时间小于 6 个月;⑥转为幼淋巴细胞白血病或 Richter 综合征。

1.化学治疗

(1)单药化疗:常用的药物为肾上腺皮质激素、苯丁酸氮芥(CLB)和氟达拉滨。

①肾上腺皮质激素:可用泼尼松 40～60mg,连用 1 周,后逐渐减量至停用。

②烷化剂苯丁酸氮芥(CLB):完全缓解率 15%,部分缓解率 65%。有连续和间断两种用法。连续应用:口服,2～4mg/d,逐渐加量至 6～8mg/d,待淋巴细胞减少 50% 时减量,稳定后予维持量;间断应用:0.1～0.175mg/(kg·d),连用 4 日,每 2～4 周为 1 个疗程。根据血象决定疗程。

③氟达拉滨:是目前最有效的单剂治疗药物,它是单磷酸腺苷氟化物,干扰腺苷代谢,对难治性 CLL 有效。使用剂量一般为(25～30)mg/(m²·d),静脉滴注,维持 30 分钟,连续 5 日,每 4 周为 1 个疗程,有效率 50%～80%,包括 38% 完全缓解。口服 40mg/(m²·d)即可达到标准静脉剂量 25mg/(m²·d)的作用强度。最常见的不良反应是骨髓抑制,血液学表现为中性粒细胞减少、贫血和血小板减少。其他不良反应如胃肠道反应多为轻、中度。口服的耐受性与静脉制剂相似。初治优于复治。

④其他药物:克拉屈滨(2-CdA)和喷司他丁(DCF)、阿糖胞苷、依托泊苷及烷化剂环磷酰

胺等。

(2)联合化疗：

①CLB+泼尼松、CLB:0.1～0.175mg/(kg·d),连用4日;泼尼松80mg,连用5日。每2～4周为1个疗程,重复至缓解或骨髓抑制。治疗的总有效率为80%。

②含氟达拉滨联合化疗方案。氟达拉滨+环磷酰胺,氟达拉滨+米托蒽醌,氟达拉滨+CLB。均不比单剂应用氟达拉滨优越。

③环磷酰胺+长春新碱+泼尼松(COP)方案。环磷酰胺300～400mg/(m²·d),连用5日;长春新碱2mg,第1日;泼尼松40mg,连用5日。每3～4周为1个疗程。完全缓解率可达25%,部分缓解率50%。

④环磷酰胺+长春新碱+多柔比星+泼尼松(CHOP)方案。COP方案+多柔比星25mg/(m²·d),第1日,进展期CLL患者用CHOP方案生存期比用COP方案者延长。

2.生物治疗

(1)干扰素-α:早期CLL应用干扰素-α有1/4～1/2可获得部分缓解,但完全缓解者少。在化疗缓解后应用干扰素维持治疗能延长患者生存期。

(2)白细胞介素-2(IL-2):近50%CLL患者细胞表现表达CD25(IL-2受体),应用IL-2可使CLL淋巴细胞暂时中度降低和脾脏回缩,但IL-2不良反应较大。

(3)单克隆抗体:

①阿仑单抗(Alemtuzumab,Campath-1H):是人源化的鼠抗人CD52单克隆抗体。CD52广泛分布在正常的B淋巴细胞、T淋巴细胞、单核细胞、吞噬细胞和B淋巴细胞及T淋巴细胞瘤细胞表面,阳性率达68%～76%,但造血干细胞无表达。在CLL细胞表面尤为丰富,几乎全部CLL细胞表面均有CD52的表达,在红细胞、血小板和干细胞表面则检测不到。所以,可将CD52作为CLL靶向治疗的靶点。用法:静脉输注30mg/d,每周3次,共12周。Campath-1H对1/3氟达拉滨耐药的CLL患者有效,但对肿瘤负荷高的淋巴结肿大患者效果差,其不良反应主要为骨髓抑制和免疫抑制所致的感染、出血和贫血,以及血清病样的过敏反应。

②利妥昔单抗(美罗华):是人鼠嵌合型抗CD20单克隆抗体。CD20位于B淋巴细胞表面,是B淋巴细胞表面分化抗原。它主要参与调节B淋巴细胞的增殖与分化,在免疫系统起重要作用,表达在前B细胞和成熟B细胞,抗原不会出现程度较大的脱落。因此,可将CD20作为治疗B细胞淋巴瘤的靶点。单药用法为375mg/m²,每周1次,连续4周,静脉输注。对CLL有效,但由于CLL中CD20⁺细胞负荷大,效果不显著,故与化疗药物联合应用,效果更佳,也适用于嘌呤类药物治疗后CLL微小残留病灶的清除,其不良反应主要为过敏反应。

③鼠抗人CD5单克隆抗体:单独应用或与免疫毒素或放射性核素偶联后治疗CLL,仅能使患者外周血淋巴细胞一过性中度降低,对肿大淋巴结、肝、脾的疗效甚微。

④其他生物治疗:细胞周期蛋白激酶抑制剂夫拉平度(Flavopiridol)。其他单克隆抗体有抗HLA-DR抗体、抗CD40抗体、TRAIL受体DR4和DRs直接的抗体、抗体类似分子目标CD37、白细胞介素-2(IL-2)受体配体免疫毒素Ontak等。

3.化疗与免疫的联合治疗

(1)氟达拉滨、环磷酰胺和利妥昔单抗作为治疗CLL患者的一线治疗方案,研究表明可达

71％的 CR 率,其中 57％达到了分子学缓解。

（2）氟达拉滨和阿仑单抗联合治疗。

4.造血干细胞移植

骨髓移植治疗 CLL 作用有限,因为 CLL 患者大多超过 50 岁,不宜行异基因骨髓移植。在缓解期,采用自体干细胞移植治疗 CLL 可获得较理想的结果,体内的微小残留病灶可转阴,但随访至 4 年时约 50％复发。因患者多为老年人,常规移植的方案相关毒性大、并发症多,近年来,以氟达拉滨为基础的非清髓性干细胞移植（NST）降低了移植方案的相关毒性病死率,可望提高存活比例。

5.放射治疗

当局部淋巴结明显肿大影响邻近器官功能、脾高度增大、神经受侵犯、重要脏器或骨骼被浸润者时,可应用放射治疗,包括全身放疗（TBI）、全淋巴照射（TNI）和局部照射,可改善全身症状,延长生存期。可与其他方法一起进行序贯治疗。

6.放射免疫治疗（RIT）

肿瘤放射免疫导向治疗现在已成为一种系统的特异靶向性的肿瘤治疗手段,具有优于放疗和化疗对肿瘤细胞选择性杀伤的特点,正受到人们的广泛关注。

7.其他治疗

由于低丙种球蛋白血症、中性粒细胞缺乏以及患者高龄,因此极易发生感染。严重感染常为致死原因,应积极用抗生素控制感染。反复感染者可静脉注射丙种球蛋白。淋巴细胞单采可暂时性降低外周血淋巴细胞,减轻器官浸润,增加血红蛋白和血小板数量。并发自身免疫性溶血性贫血或血小板减少性紫癜者,可用糖皮质激素治疗。若仍无效且脾大明显者,可考虑脾切除。手术后红细胞、血小板可能回升,但血中淋巴细胞变化不大。

第五节 霍奇金淋巴瘤

一、诊断和病理学

对于霍奇金淋巴瘤（HL）的诊断,切割肿大淋巴结或病变组织进行病理学检查,以及必要的免疫组化检查被认为是金标准。仅依赖细针穿刺细胞学检查是不够的。

（一）霍奇金淋巴瘤的基本特点

霍奇金淋巴瘤（也称为霍奇金病,HD）最常见的病灶首次出现在颈部或纵隔淋巴结,少数在腹腔淋巴结原发,更少数在结外器官如消化道、呼吸道原发。受影响的淋巴结结构可能会有不同程度的破坏,淋巴窦和淋巴滤泡消失,皮质和髓质的边界模糊,但在早期通常不侵犯淋巴结的包膜和周围脂肪组织。

HL 的基本病理形态学改变是在混合的非肿瘤性炎症细胞（包括小淋巴细胞、组织细胞、嗜酸性粒细胞、中性粒细胞和浆细胞）的增生背景中,出现诊断性的肿瘤细胞,其中最具特征的是 R-S 细胞和其变异型细胞。典型的 R-S 细胞是直径 $15\sim45\mu m$ 的巨细胞,胞质丰富,嗜双染性;具双核,相互类似,呈"镜影"状,如一对鹰眼。核圆形,染色质稀少,最显著的特征是每个核都有一个大而红染的包涵体样核仁,边界清晰,周围有空晕环绕,有时可见核仁两端为平头形。识别典型 R-S 细胞形态非常重要。

R-S 细胞有四种变异型:①多倍型:多个核的核膜极薄,核仁小,染色质稀少,核心重叠,在英文文献中通常被称为"爆米花细胞",这种变异型主要出现在淋巴细胞为主型。②陷窝型:这种细胞大而圆,在淋巴细胞等背景中形成与骨小梁的陷窝相似的小孔,胞质丰富,B5 固定的材料中呈极淡的粉色,但在甲醛固定的样本中,由于胞质收缩,在低倍镜下这种细胞形成空洞,核有一到两个或更多,形成串状,核膜、染色质和核仁与多倍型相似,这种变异型出现在结节硬化型。③单核型:即典型 R-S 细胞的一半,也就是只有一个核,也被称为霍奇金细胞(H 细胞),在所有类型中都可以看到。④肉瘤型:细胞间变化明显,大小形态极不规则,有时与 R-S 细胞的距离非常远,这种类型主要出现在淋巴细胞削减型。这种形态学识别在诊断和鉴别 HL 与其他临床上类似 HL 的炎症性和肿瘤性病变方面非常有价值,一直是 HL 诊断的基础。

在 Rye 分类时期,以形态学改变诊断 HL 的时代达到顶峰。Rye 会议首次提出并得到广泛接受的 HL 的 Rye 分类方案,将 HL 分为 4 个类型:淋巴细胞为主型(LP),结节硬化型(NS),混合细胞型(MC)和淋巴细胞削减型(LD)。随后的欧美淋巴系统肿瘤分类(RE-AL)和世界卫生组织的淋巴造血系统肿瘤(WHO 分类)在此基础上增加了富于淋巴细胞型(LRC)HL 这一独立类型,并将其与 NS、MC 和 LD 并称为经典型 HL。

自霍奇金在英国内科学会首次提出此病以来,R-S 细胞的来源、其在整个肿瘤中所占比例的低下(只占千分之几或百分之几)以及其严格按淋巴途径播散和不发展为白血病等特点一直受到关注。20 世纪 80 年代,免疫组化的应用显示典型 R-S 细胞具有独特的免疫表型,即通常表达 CD30 和 CD15,但常缺乏非霍奇金淋巴瘤的相关标记,如白细胞共同抗原(LCA:CD45/CD45RB)、B 细胞抗原(如 CD20)和 T 细胞抗原(如 CD3)。尽管这一发现对于 HL 的诊断十分重要,但同时也揭示了 HL 的各种形态学亚型免疫表型的异质性,包括存在多种独立类型,且部分考虑为 R-S 细胞的细胞有时会表现为 CD30 和(或)CD15 阴性。值得注意的是,淋巴细胞为主型 HL 被确定为一类 B 细胞淋巴瘤,其 R-S 细胞常表现为 CD30 和 CD15 阴性,但表达 LCA 和 B 细胞抗原,因此,它与非霍奇金淋巴瘤(NHL)的关系更为密切。基于单一形态学的诊断,HL-LD 类型的病例存在一些重要问题,大部分此类病例在回顾性分析后被识别为非霍奇金淋巴瘤,而非 HL。最常被误诊为 HL 的 NHL 类型包括间变性大细胞淋巴瘤、富于 T 细胞的大 B 细胞淋巴瘤、纵隔大 B 细胞淋巴瘤和多形性外周 T 细胞淋巴瘤。因此,CD30 和 CD15 并非 HL 特异的标记物。

(二)各种亚型的特点

1.淋巴细胞为主型(LP)

淋巴细胞为主型霍奇金淋巴瘤(LP-HL)在肿瘤组织中几乎只有很少的霍奇金/R-S(H/R-S)细胞,这些细胞被称为"L&H"细胞,即淋巴细胞和(或)组织细胞亚型,它们与典型的 R-S 细胞不同,形态上更类似于分叶状的组织细胞,其核仁不明显。这些特殊的巨细胞变体,因其特征性的多分叶核形态,被俗称为"爆米花细胞"。这种细胞在低倍镜下可能不引人注意,但在高倍镜下可以明显看出。淋巴细胞为主型霍奇金淋巴瘤的背景细胞中也常见到组织细胞,但通常不会形成肉芽肿样结构。

2.混合细胞型(MC)

混合细胞型霍奇金淋巴瘤(MC-HL)主要发生在成年人中,儿童中较为罕见。该类型的HL可以影响淋巴系统的任何部位,通常表现为更高的临床分期,即疾病可能已经蔓延到脾、肝和骨髓。混合细胞型HL的特点是受累淋巴结的正常组织结构消失,病变内含有多种成分。在混合细胞型HL中,小淋巴细胞、组织细胞、嗜酸性粒细胞、浆细胞和中性粒细胞都很常见。此外,R-S细胞的数量也可能会增多。虽然小淋巴细胞和嗜酸性粒细胞通常是最常见的,但不同病例之间的比例可以有很大差异。

3.富于淋巴细胞的经典型霍奇金淋巴瘤(LRC-HL)

富于淋巴细胞的经典型HL(LRC-HL)的病变与混合细胞型HL相似,其背景细胞主要是小淋巴细胞。这种命名法主要是为了在分类时能够区分它和真正的淋巴细胞为主型HL。从生物学角度看,它与混合细胞型HL几乎没有明显差异。在过去,许多这样的病例可能已经被大部分病理学家诊断为混合细胞型HL。

4.结节硬化型(NS)

结节硬化型霍奇金淋巴瘤(NS-HL)常见于年轻女性,多发生在 20~40 岁之间。这种类型的HL在西方国家的发病率最高,占所有HL病例的 50%~70%。其特征包括淋巴结的结缔组织增厚,并深入淋巴结实质将病变组织分割成结节结构,以及存在陷窝型R-S细胞。此外,合体细胞型结节硬化,即R-S细胞成片分布,可能与预后较差相关。

5.淋巴细胞削减型(LD)

淋巴细胞削减型霍奇金淋巴瘤(LD-HL)是最少见的HL类型,但在HIV阳性患者中发病率较高,主要发生在老年人群中,多累及腹部淋巴结、肝脏、脾脏和骨髓,通常缺乏外周淋巴结病变。LD-HL的预后通常较差。其形态类似于混合细胞型HL,但R-S细胞及其单核变异型与背景炎症细胞之间的比例明显更高,肿瘤细胞间变异明显。淋巴细胞显著减少,导致在低倍镜下看起来细胞成分疏松,形成所谓的"荒芜"图像。坏死和纤维化都很常见,坏死区呈红色的蛋白性纤维状物质,纤维化灶不呈双折光性,与NS-HL有所区别。

二、临床表现

(一)局部表现

在临床上,HL大多首先侵犯表浅和(或)纵隔、腹膜后、肠系膜淋巴结,但很少原发于结外器官。国内外资料都表明,HL 90%以上侵犯淋巴结,9%可为结外受侵;NHL结外受侵可为25%~40%。

1.淋巴结肿大

较多的患者在早期表现为无痛的颈部淋巴结肿大,以后其他部位亦陆续发现。淋巴结可从黄豆大到枣大,中等硬度,坚韧,均匀,丰满。一般与皮肤无粘连,在初期和中期互不融合,可活动。到了后期淋巴结可长到很大,也可互相融合成大块,直径达 20cm 以上,侵犯皮肤,破溃后经久不愈。有 1/5 左右患者从起病即有多处淋巴结肿大,很难确定何处为首发部位。

此外,HL 邻近淋巴区受侵的约占 2/3,而 NHL 侵犯不相邻淋巴区的机会较多。淋巴结在初期可能增大缓慢,在一定阶段增大迅速,过一阶段又相对稳定。患者常常诉说其淋巴结肿大,在确诊前数月至数年,平均为 5 个月时间内有增大和缩小的病史。有的患者经过 3 年以上的反复淋巴结肿大、发热,取活检数次后始得确诊。不可能通过淋巴结的大小、形状或手感准确区别淋巴瘤类型。然而,肿大浅表淋巴结的分布可以提供诊断的资料。韦氏环受侵在 HL 远较 NHL 为少见;滑车淋巴结受侵在 HL 少见,但在滤泡性淋巴瘤较常见。从淋巴结开始肿大到明确诊断的时间很重要,如同样是 Ⅲ 期,这一时间的长短大致可代表病程进展的快慢。

2.纵隔

纵隔也是好发部位之一。多数患者在初期常无明显症状,主要表现为 X 线片上有中纵隔和前纵隔的分叶状阴影。有的患者可有急剧发展的上腔静脉压迫征或气管、食管、膈神经受压的表现。国外资料显示 HL 的纵隔淋巴结肿大发生率为 50%,尤以年轻妇女为最高(70%),NHL 的纵隔受侵低于 20%。在 T 淋巴母细胞型淋巴瘤,纵隔淋巴结肿大是一常见的首发症状。国内资料中发生于纵隔的恶性淋巴瘤中最多为 NHL,HL 较少,尤其是儿童。受侵的纵隔淋巴结,可以是单个的淋巴结增大,也可以是多个淋巴结融合成巨块;外缘呈波浪状,侵犯一侧或双侧纵隔,以后者较多见。前纵隔淋巴结增大表现为胸骨后区密度增高,凸面向前的团块影,这组淋巴结有无增大是鉴别恶性淋巴瘤与结节病的重要标志。经放疗后 NHL 侵犯的淋巴结可以迅速缩小,而在 HL 由于受侵的淋巴结内纤维成分较多,缩小比较缓慢,经较长时期追随检查可以发现肿瘤照射区有斑点状钙化。后纵隔淋巴结肿大表现为胸椎旁梭形软组织影,多位于左侧第 8~12 胸椎水平,也可以是对称的。

3.肝与脾

原发性肝恶性淋巴瘤少见,文献仅有个例报道。继发侵犯肝脏的并不少见,尸检发现 60% 的 HL 和 50% 的 NHL 侵犯肝脏。部分病例可以肝脾大为首发症状,在笔者的统计中,就诊时有肝脾大的占 23.4%。但这些患者肝功能大多无明显异常。由于肿块弥散,肝扫描也少有大的占位病变。脾受侵有时常需手术后病理检查始能确定。少数患者可有脾功能亢进的表现。发生于脾的恶性淋巴瘤预后较好,有肝受侵的预后不佳,比有全身症状的还差。

4.结外器官

在罕见的情况下 HL 亦可有结外器官如骨、咽淋巴环、皮肤、消化道、脑等受侵。

(二)全身表现

1.全身症状

约 10% 的患者可以发热、瘙痒、盗汗及消瘦等全身症状为最早出现的临床表现。有的患者长期不规则发热原因不明,经两年以上始发现表浅淋巴结肿大方得确诊。也有少数患者伴有隐匿的病灶,长期发热,先为周期性,以后变为持续性,多方面检查不能确定原因,最后开腹探查证实为腹膜后 HL。有的患者长期瘙痒,检查时只有皮肤增厚、搔抓痕及继发的感染,以后证实为 HL。

持续发热、多汗、体重下降等可能标志着疾病进展,机体免疫功能的衰竭,因此预后不佳。但也有的患者单有瘙痒、发热而不伴有巨大肿块,经治疗后迅速好转者,预后反而较好。

另一种多年来为人熟知但至今机制不明的现象是部分恶性淋巴瘤患者,饮啤酒后几分钟出现受侵的淋巴结或骨疼痛。这种不能耐受啤酒的现象最多见于结节硬化型的 HL 患者,有时甚至可作为一种诊断性试验。

2.皮肤病变

恶性淋巴瘤患者可有一系列非特异性皮肤表现,发生率 13%~53%。常见的为糙皮病样丘疹、带状疱疹、全身性疱疹样皮炎、色素沉着、鱼鳞癣及剥脱性皮炎。也可发生荨麻疹、结节性红斑、皮肌炎、黑棘皮症、色素性荨麻疹等。至于由于瘙痒而引起的抓痕和皮肤感染则更为常见。晚期恶性淋巴瘤患者免疫功能低下,皮肤感染常经久破溃、渗液,形成全身性散在的皮肤增厚、脱屑。因此,对这些非特异性病变也应予以适当处理。

3.贫血

10%~20%恶性淋巴瘤患者在就诊时即有贫血,甚至可发生于淋巴结肿大前几个月。晚期患者更常出现贫血。发生贫血的原因可为:①慢性失血,特别是消化道出血,导致低色素小细胞性贫血;②动员组织内的铁及重新利用血红蛋白铁的能力下降;③部分患者球蛋白试验阳性,红细胞寿命缩短;④骨髓广泛侵犯,造血功能低下;⑤脾功能亢进,血细胞破坏增多;⑥个别患者血清叶酸值降低,表现为大细胞性贫血;⑦有时血清免疫球蛋白增多,血浆量增加,血液稀释,也是引起血红蛋白降低的因素之一。进行性贫血和血沉增快是临床上判断恶性淋巴瘤发展与否的一个重要指标。

4.神经系统表现

恶性淋巴瘤患者可有一系列非特异性神经系统表现,如进行性多灶性脑白质病、亚急性坏死性脊髓病、感觉或运动性周围神经病变以及多发性肌病等。病变性质可为:①变性;②脱髓鞘;③感染性;④坏死性或混合存在。

5.免疫功能低下

由于 HL 患者,特别是晚期患者,免疫功能低下,可发生中枢神经系统感染,如新型隐球菌感染等;也可发生血源性化脓性脑膜炎或脑脓肿。恶性淋巴瘤侵犯脑实质可伴发脑出血。多数 HL 晚期病例常表现为细胞免疫指标如旧结核菌素、淋巴细胞转化率、巨噬细胞吞噬率和吞噬指数及外周血 T 细胞水平(E 玫瑰花结试验)和 T4 淋巴细胞比例等低下。免疫球蛋白的改变则在部分 HL 和 B 细胞恶性淋巴瘤较明显。一般来说,免疫指标的动态变化与病情是平行的。免疫指标极度低下常常标志着疾病进展或复发。在有效的治疗后免疫指标可恢复到正常水平。

归纳起来,HL 的临床表现比较均一:①首发表现多以淋巴结肿大为主,可有颈部、纵隔肿块,脾大或腹部肿块;②全身症状较常见,如发热、体重下降、盗汗、瘙痒或骨痛;③实验室检查可有血小板增多、白细胞增多、嗜酸性粒细胞增多、血沉快、碱性磷酸酶升高等;④少数可伴副肿瘤综合征,其中包括皮肤表现,肾和代谢性表现如肾病综合征、高钙血症、低血糖、乳酸中毒,神经系统综合征如神经元炎、感染性神经炎、急性小脑变性等。

三、分期与预后因素

Cotswald 会议(1989)对广泛使用的 HL 分期系统(Ann Arbor 分期)进行了调整,特别突出了巨大病灶、大纵隔(即纵隔肿瘤最大横径与在第 5、6 胸椎水平的胸壁横径之比＞1/3 或淋巴结肿块≥10cm)、受侵淋巴结区域的数量(Ⅱ期)。虽然剖腹探查曾用于早期 HL 的准确临床分期以指导单纯放射治疗,但由于化疗效果的提高和综合治疗的广泛应用,多项随机临床研究已证明,剖腹探查分期指导 HL 的治疗并不能改善早期 HL 的长期生存率。同时,剖腹探查有一定的副作用,可能导致治疗的延迟。因此,目前已不再常规使用剖腹探查进行临床分期。

HL 的预后因素研究表明,性别、年龄、症状、血沉、临床分期、大纵隔或巨大病灶、受侵淋巴结区域的数量以及病理类型都是影响预后的主要因素。欧洲癌症研究和治疗协作组(EORTC)的研究显示,局限性疾病患者的预后因素包括大纵隔或巨大病灶、年龄大于或等于 50 岁、ESR 升高、同侧横膈病变大于或等于 4 个,以及组织学为混合细胞型。EORTC 和德国霍奇金淋巴瘤研究组对早期霍奇金淋巴瘤的预后因素进行了划分,将其分为预后良好的早期霍奇金淋巴瘤和预后不良的早期霍奇金淋巴瘤,但是他们的定义有所不同。

对于晚期 HL,国际预后评分(IPS)模型可帮助判断长期生存情况和指导治疗。该模型中的 7 个不良预后因素包括性别为男性、年龄大于 45 岁、疾病分期为Ⅳ期、血红蛋白小于 105g/L、白细胞计数大于 $15×10^9/L$ 以及淋巴细胞计数小于 $0.6×10^9/L$。每增加 1 个不良预后因素,5 年无病进展生存率将降低 8%。

四、治疗

HL 患者根据分期及是否具有预后不良因素选择不同的治疗方案。

(一)早期 HL 的治疗

综合治疗代替了放疗为主的经典治疗,化疗结合受累野放疗是早期 HL 的基本治疗原则。

1.综合治疗

选用一线方案如 ABVD、COPP 等化疗联合受累野放疗,根据患者的预后确定化疗的周期数和放疗剂量。

(1)预后较好者:指临床Ⅰ~Ⅱ期,没有不良预后因素者。选用一线 ABVD 或 Stan-fort V 方案 2~4 周期,然后行受累野照射 20~30Gy;早期结节性淋巴细胞为主型 HL(NLPHL)可以采用单纯受累野照射。

(2)预后不良者:指临床Ⅰ~Ⅱ期,具有≥1 个不良预后因素者。选用一线联合化疗方案治疗 4~6 周期。方案包括 ABVD、MOPP/ABV、BEACOPP、Stanfort V 等方案,联合受累野照射 30~36Gy。

EORTC H6U 试验中对预后不良者选用 3MOPP＋斗蓬野＋3MOPP 治疗,5 年无治疗失败生存率(FFTF)68%,5 年 OS 87%;临床Ⅰ~Ⅱ期,3ABVD＋斗蓬野＋3 ABVD,5 年无治疗失败生存率(FFTF)90%,5 年 OS 87%。

2.经典单纯放疗

(1)放疗的原则和方法:初治早期患者可以进行扩大野放疗,扩大区照射 30~36Gy,受累区照射 36~44Gy,可获满意疗效,5 年总生存率 80%~90%。

扩大野包括斗蓬野、锄形野、倒 Y 野及次全淋巴区和全淋巴区照射;特点是照射面积大,疗效可靠,近期毒副作用可以接受。对有化疗禁忌及拒绝化疗者,可选择单纯放疗。

(2)远期毒副作用:包括肺纤维化、心包积液或胸腔积液、心肌梗死、二次肿瘤(乳腺癌、肺癌、消化道癌)等。二次肿瘤的发生与患者存活时间和接受治疗时的年龄有关,存活时间长、接受治疗时年龄小发生二次肿瘤的危险性增大。

(二)进展期、复发难治 HL 的治疗

1.进展期 HL

常规治疗仍以化疗联合受累野照射的综合治疗为主。

(1)化疗:

①ABVD:是公认的金标准,其治疗反应率和无进展生存(PFS)及毒性耐受情况均优于其他方案。MOPP/ABVD 或 MOPP/ABV 的 OS 不优于 ABVD,而毒性明显增加。

②Stanford V 方案:毒性可接受,142 例的 Ⅱ 期临床试验的 5 年 FFP 为 89%,OS 为 96%。

③BEACOPP 方案和强化 BEACOPP 方案:德国霍奇金淋巴瘤研究组(GHSG)设计的强化 BEACOPP 方案 OS 高于 ABVD;BEACOPP 基本方案和强化 BEACOPP 方案比较,在无治疗失败生存率(FFTF)、原发疾病进展率(PPD)和 OS 方面,基本方案不如强化方案,但基本方案的治疗相关毒性较小,特别是继发急性髓细胞白血病方面优于强化方案。

(2)放疗:化疗可以联合受累野照射,剂量 30～36Gy。

多个试验表明化疗达到 CR 后继续进行放疗并没有显示更好的效果,而且继发 AML/MDS 的概率明显增加;对于化疗后达到 PR 的患者进行补充放疗效果较好。

2.复发性和难治性 HL

(1)定义:

①难治性 HL:在初治时淋巴瘤进展,或者虽然治疗还在进行,但是通过活组织检查已经证实肿瘤的存在和进展。

②复发性 HL:诱导治疗达到 CR 至少 1 个月以后出现复发的 HL。经联合化疗达到 CR 出现复发有两种情况:a.经联合化疗达到 CR,但缓解期<1 年,即早期复发;b.联合化疗达到 CR 后缓解期>1 年,即晚期复发。

复发性和难治性 HL 主要集中在进展期的患者。早期复发和晚期复发的 20 年存活率分别为 11% 和 22%,晚期复发者约 40% 可以使用常规剂量化疗而达到治愈;难治性 HL 预后最差,长期无病存活率在 0～10%。

(2)预后因素:GHSG 提出难治性患者的预后因素包括:a.KPS 评分;b.一线治疗后有短暂缓解;c.年龄较小。

KPS 高评分、一线治疗后有短暂缓解的年龄较小患者的 5 年总存活率为 55%;而年龄较大的、全身状况差且没有达到缓解的患者 5 年总存活率为 0。

(3)挽救治疗:

①放疗缓解后复发病例的解救治疗:a.初治放疗达 CR 后复发者对解救化疗敏感,90% 可达到第 2 次 CR,70% 以上可长期无病存活,疗效与初治病例相似;b.放疗缓解后复发病例一般不首选大剂量化疗(HDCT)和自体干细胞移植(ASCT),ABVD 方案解救疗效优于 MOPP 方案。

②解救放疗(SRT):对于首程治疗未用放疗的复发患者,若无全身症状,或仅有单个孤立淋巴结区病变及照射野外复发的患者 SRT 治疗有效。SRT 对化疗失败后 HL 患者的局部病灶效果好、长期缓解率高。特别是对于不适合做大剂量化疗加自体干细胞移植的患者,SRT 仍是一个很好的选择。

③解救化疗:初治后复发较晚(即首次化疗 CR 后大于 5 年),因年龄和(或)其他疾病不适于进行 ASCT 的患者使用标准剂量化疗可能更有益。Mini-BEAM 方案、DEX-BEAM 方案和 DHAP 方案等多种解救方案可供选择,但尚无随机对比研究确定何种方案效果更佳。由于大多数患者进行解救化疗的目的是使其能进行 ASCT,因此,理想的解救方案应具有高效、可承受的毒副反应及不损害后期 PBSC 动员等特点。

有研究认为 BEACOPP 方案作为解救治疗效果优于 COPP-ABVD 方案;此外,Mini-BEAM 方案的疗效肯定,但是影响干细胞动员;而 Koln 研究组认为在应用大剂量化疗前使用标准剂量解救方案的疗效最佳,如大剂量 BEAM 化疗前应用 3~4 个疗程 DEX-BEAM 是可行的。

GHSG 的 HD-R2 试验显示:2 个疗程 DHAP 有效后进入 HDS;$4g/m^2$ 环磷酰胺、G-CSF,PBSC 采集;$8g/m^2$ 甲氨蝶呤、$1.4mg/m^2$ 长春新碱、$2g/m^2$ VP-16,二次 PBSC 采集,然后行 HD BEAM+ASCT。OS 78%,其他的结果尚未公布。

其他常用的药物包括:足叶乙苷、铂化物和异环磷酰胺,这些药物既有抗 HL 疗效又具有较好的干细胞动员效果。

④新方案治疗:

a.吉西他滨(GEM):加强治疗后失败的患者中 50% 对吉西他滨治疗有反应,10%~20% 可达到 CR。有 2 个研究机构显示吉西他滨联合顺铂和皮质类固醇的总反应率达 75%。

b.长春瑞滨(NVB)($25mg/m^2$,第 1、5 天)联合异环磷酰胺(IFO)[$3000mg/(m^2 \cdot d)$,第 1~4 天]:21 天为一个周期。Bonnadonna 等报道治疗 26 例患者中 10 人(38.5%)达到 CR,10 人(38.5%)达到 PR,主要的不良反应是神经病变。

c.吉西他滨联合长春瑞滨:即 IGEV 联合化疗方案,IFO $2000mg/m^2$,第 1~4 天,GEM $800mg/m^2$,第 1、4 天,NVB $20mg/m^2$,第 1 天,泼尼松 100mg,第 1~4 天。Armando S 等治疗 91 例复发难治性 HL,CR 53.8%,PR 27.5%,此方案不影响外周血 $CD34^+$ 细胞的动员采集。

(三)高剂量化疗、放疗加造血干细胞移植(HDC/HSCT)

1.自体骨髓移植(ABMT)与自体外周血干细胞移植(Auto-SCT)

在方便程度、造血重建、免疫重建等方面 Auto-SCT 较 ABMT 更有优势;二者疗效无明显差别。

(1)预处理方案:主要是 CBV、BEAM 和 Cy+TBI/TLI 等方案。

(2)适应证:①初次化疗达到 CR 状态,但 1 年以内复发者;②复发时伴有 B 症状者;③结外复发者;④照射过的淋巴结复发者。

首次复发的 HL 应用自体移植尚存争议,特别是仅未照射的淋巴结复发及初治达 CR 持续 1 年以上复发者。未照射者经过扩大范围照射治疗,加用或不加用化疗,40%~50% 的患者仍可 20%～40% 愈；而 1 年以上复发者应用非交叉方案再次进行化疗，可加或不加放疗，也可有 20%～40% 患者治愈。但很多研究表明复发的 HL 患者采用大剂量化疗/造血干细胞移植（HDC/ASCT）疗法，可提高长期生存率。

（3）移植时应注意如下情况：①经检查确认骨髓中无肿瘤细胞侵犯时才可采集干细胞；②Mini-BEAM/dex-BEAM 干细胞成功的可能性越低，尤其是应用细胞毒性药物时，如应用 Mini-BEAM 或 deX-BEAM 方案时；③移植患者获得造血重建需要一个较长过程，故移植后 CR 时间内不应该实施化疗，移植后可根据患者情况行放疗；④移植时肿块越小预后越好，CR 后再进行移植者预后最好。

（4）影响 HDC/HSCT 疗效的因素主要有：①移植时肿瘤对化疗的敏感性；②移植时患者的病情；③移植前的化疗次数；④移植时最大肿瘤的体积；⑤病灶组织硬化情况；⑥移植前的病程；⑦年龄；⑧缓解期等。

影响移植后 EFS 和 OS 的因素：原发难治性、B 症状（HDS 开始治疗时出现）者 EFS 和 OS 较差；在移植前达到缓解是一个很好的预后因素。Craig 等认为 B 症状、结外病变以及 CR 持续状态小于 1 年为 HDC/HSCT 预后不良因素，含 0～1 个不良预后因素的复发或难治 HL 患者进行 HDC/HSCT 后 EFS 为 83%；含 2 个不良预后因素则 EFS 为 27%；含 3 个不良预后因素则 EFS 为 10%。

2. 异基因造血干细胞移植（Allo-SCT）

（1）清髓性移植：由于异基因移植的移植相关死亡率高，治疗费用高昂，配型困难；T 细胞去除的异基因移植可以降低死亡率，但又会增加复发率和植入失败率，故 Auto-SCT 是治疗 HL 的首选方法，而 Allo-SCT 仍然应用较少。

主要用于一些特殊情况，包括：①患者因各种原因导致缺乏足够的干细胞进行 Auto-SCT；②患者具有较小病变，病情稳定但骨髓持续侵犯；③Auto-SCT 后复发。

（2）非清髓性移植（NST）或小移植：NST 是对传统 Allo-SCT 的改良，但这方面报道例数少，随访时间短，患者条件、GVHD 的预防、患者与供者之间的组织相容性的不同可导致不同的结果。NST 的预处理造成充分的免疫抑制和适当的骨髓抑制，以允许供者和受者造血细胞共存，形成嵌合体，但最终被供者细胞所代替。

Carella 等提出的 NST 预处理方案包括一个嘌呤类似物（如氟达拉滨）和一个烷化剂（如环磷酰胺或美法仑）。欧洲血液与骨髓移植学会（EBMT）和其他机构的研究提示 NST 拓宽了淋巴瘤患者异基因移植的适应证，移植相关死亡率较低，有助于提高总生存率。但 NST 预处理的强度较低，使用药物的细胞毒性及异基因 T 细胞是否充分达到控制残留肿瘤的水平不确定，而且 NST 严重感染和慢性 GVHD 似乎并没有减少。所以对于难治性 HL 的治疗，NST 的应用仍需探索。

（四）靶向治疗

1. 利妥昔单抗

利妥昔单抗为抗 CD20 单克隆抗体。由于 CD20 在经典 HL 恶性细胞的表达占 25%～30%，在 NLPHL 中 100% 表达，因此可对 NLPHL 尝试抗 CD20 治疗，它可以抑制恶性 B 细胞克隆及阻滞转化为进展期非霍奇金淋巴瘤，反应率可达到 50% 或更好。此方法毒性小，与其他方案联合使用可提高疗效。治疗复发性经典 HL 可以改变血清 IL-6 水平,改善 B 症状,对于限制在淋巴结和脾脏的病灶可以达到临床缓解。Bradley 等报道用利妥昔单抗单药治疗 22 例 NLPHL,其中 10 例复发病例,10 例初治病例,反应率 100%,其中 CR 9 例,CRu(不确定的完全缓解)1 例,PR 12 例。

2.抗 CD30 单抗

是目前临床重要的新药。cAC10 联合抗微管药物 MMAE 组成新的免疫毒素结合体,即本妥昔单抗(SGN-35),目前用于复发 HL 和 ALCL Ⅰ 期临床,安全有效的剂量为:1.2mg/(kg·w)。Ⅰ 期临床试验 17 例患者入组,CRs 7 例,PR 1 例,总反应率 47%。

3.蛋白酶体抑制剂

硼替佐米也在进行临床试验。美国 MD 安德森肿瘤中心 Anas Younes 等报告了 14 例复发的经典型霍奇金淋巴瘤(cHI)患者,前期至少经过 2 个以上方案的治疗(包括干细胞移植),给予硼替佐咪 $1.3mg/m^2$,d1、4、8、11,PR 1 例,MR 2 例。大部分的非血液学毒性为 1、2 级,有 2 例 3 级的呼吸困难,1 例 3 级发热,主要的血液学毒性为血小板的减少。考虑到这些患者均为反复治疗无效的患者,进一步疗效的评价将继续进行,并考虑与化疗联合。

4.抗 CD40 单抗

单药治疗活性尚不明确,但可能与其他化疗药物有协同作用。

5.抗 CD80 单抗

由于 CD80 在滤泡性淋巴瘤(FL)和 HL 的 HRS 细胞上均有表达,目前研究抗 CD80 的单抗(IgG1)治疗 FL 取得了肯定的结果,目前正进行复发 HL 的 Ⅱ 期临床试验。

6.抗 TRAIL(Apo2L)及其受体的单抗

复发的 NHL 患者使用抗 TRAIL-R1 单克隆抗体显示了很好的疗效和安全性,尤其是滤泡性淋巴瘤。联合伏立诺他(Vorinostat)或硼替佐米 TRAIL-R2 治疗 NHL 和 HL 的 Ⅰ 期临床试验正在进行。

7.人源化抗 IL-13 的单抗 TNX-650

目前用于复发型 HL 的 Ⅰ 期试验。

8.组蛋白去乙酰化酶抑制剂(HDACIs)

针对复发型 HL 进行治疗的临床试验正在进行。

9.PI3K/Akt/mTOR 通路抑制剂——依维莫司

临床研究采用口服给药 10mg/d 治疗 15 名复发 HL,结果显示 PR 47%,Ⅲ 级血液学毒性。体外试验示 mTOR 抑制剂与化疗可能作用相加,现正进行治疗 NHL、HL 的 Ⅰ 期临床。

10.来那度胺

两个独立的工作组使用来那度胺 25mg/d,口服 21 天,每 28 天 1 个疗程,数据表明,来那度胺在治疗复发性 HL 方面具有单药活性。

11.LMP2 特异的杀伤性 T 细胞(CTL)

治疗 EBV 阳性的复发性 HL 目前也在研究中。

(五)结节性淋巴细胞为主型霍奇金淋巴瘤(NLPHL)的治疗

NLPHL 具有惰性倾向,最佳治疗方案还没有确定。治疗中应当注意避免过度治疗,尽可

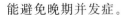

能避免晚期并发症。

1.早期局限的病变

采用放疗,EROTC 已经将受累野放疗作为 I A 期的标准治疗。

2.早期伴危险因素和进展期的患者

按照经典型 HL 的方案治疗。

3.利妥昔单抗

一些应用利妥昔单抗治疗 NLPHL 的临床研究已经开展,初步结果显示该治疗安全有效。

第六节　非霍奇金淋巴瘤

一、弥漫大 B 细胞淋巴瘤

作为非霍奇金淋巴瘤(NHL)中最普遍的一种,弥漫大 B 细胞淋巴瘤(DLBCL)占据了成人 NHL 的 30%～40%,属于侵袭性的 NHL 类型。DLBCL 大多数情况下为初发病变,然而,它也可能从较为惰性的淋巴瘤,如慢性淋巴细胞白血病/小淋巴细胞淋巴瘤、滤泡淋巴瘤、边缘带淋巴瘤或结节性淋巴细胞为主型的 HL 演变或转变过来。迄今为止,DLBCL 的确切病因尚未明确。免疫系统的缺陷被认为是一个重要的风险因素。在免疫系统受损的患者中,EB 病毒阳性的比例明显高于没有明显免疫缺陷的患者,这可能与 DLBCL 的发病有关联。

(一)弥漫大 B 细胞淋巴瘤(DLBCL)的病理特点及免疫表型

弥漫大 B 细胞淋巴瘤(DLBCL)的名称揭示了其主要病理特征,即大的恶性 B 淋巴细胞呈弥漫性增长,同时正常淋巴结结构完全消失。DLBCL 的免疫表型主要包括 B 细胞抗原的表达,如 CD19、CD20、CD22、CD79a 等。大约 10% 的 DLBCL 病例显示 CD5 的表达,而 CD10 的阳性率在 25%～50% 之间。50%～70% 的 DLBCL 病例表达有包膜或胞质免疫球蛋白,而伴有浆细胞分化的病例,其胞质免疫球蛋白常为阳性。CD30 的阳性表现主要在间变大 B 细胞淋巴瘤中看到,但也偶尔出现在其他亚型中。基于 Ki-67 的增殖指数,DLBCL 的增殖活性通常超过 40%,在某些病例中,这一比例甚至可以超过 90%。50%～80% 的病例显示 bcl-2 阳性,bcl-6 阳性率在 50%～70% 之间。

(二)弥漫大 B 细胞淋巴瘤(DLBCL)的病理亚型

弥漫大 B 细胞淋巴瘤(DLBCL)是一类大 B 细胞增生性病变,其在病理形态、基因表型和临床表现上具有显著的异质性。尽管在早期的淋巴瘤病理分类中,已经识别出 DLBCL 的多个亚型,并描述了各种形态学上的变异,如中心母细胞型、免疫母细胞型、间变大细胞型、浆母细胞型、富于 T 细胞型和间变淋巴瘤激酶(ALK)阳性型等,这些都在世界卫生组织(WHO)的分类中有描述。然而,没有证据表明这些组织形态学分型可以代表相应的独立临床疾病。

随着分子生物学技术,尤其是基因芯片的发展,现在可以对肿瘤基因表达谱进行分析,推动了对大 B 细胞淋巴瘤发病基因和分子机制的深入理解。基因表达谱研究表明,DLBCL 实际上可能来源于处于不同发育阶段的 B 细胞。Alizadeh 等人利用 cDNA 微阵列方法,将 DL-

BCL 分为两个生物学上不同的亚型：一个亚型的基因表达谱与生发中心 B 细胞类似,被称为生发中心 B 细胞样 DLBCL(GCB);另一个亚型在外周血 B 细胞体外激活时诱导产生的基因表达,被称为活化 B 细胞样 DLBCL(ABC)。随后,淋巴瘤/白血病分子谱型计划(LLMPP)使用 17 个基因作为生存率的分子预测指标,将 DLBCL 分为三个亚型,即 GCB 样 DLBCL、ABC 样 DLBCL 以及第 3 型 DLBCL。第 3 型的基因表达特征与前两型不同,是另一个异质性亚群,预后与 ABC 型相似。研究显示,GCB 样 DLBCL 患者的预后明显优于 ABC 样,且是独立的预后因素,不受国际预后指数(IPI)的影响。从 B 细胞分化的角度分析,GCB 样 DLBCL 的恶性细胞存在免疫球蛋白(Ig)基因克隆间的异质性,应来源于生发中心细胞;而 ABC 样 DLBCL 的细胞不存在 Ig 基因克隆间的异质性,应来源于生发中心后细胞。GCB 样和 ABC 样 DLBCL 不仅细胞来源不同,发病机制亦有别。bcl-2 基因的重排 t(14;18)(q32;q21)几乎均发生于 GCB 样;而细胞核转录因子 NF-κB 靶基因的高表达仅出现于 ABC 样。此外,基因分型与形态变异型间也存在一定的关联。例如,GCB 样 DLBCL 通常对应的形态学表型为中心母细胞型,而 ABC 样则通常对应为免疫母细胞型。

由于在实际临床诊断中,基因表达谱分析的操作性具有一定难度,许多研究正在尝试通过免疫组织化学方法来区分生发中心 B 细胞样(GCB 样)和激活 B 细胞样(ABC 样)的弥漫大 B 细胞淋巴瘤(DLBCL)。众多研究中,CD10 和 bcl-6 被普遍采用作为标记生发中心源性细胞,而 MUM1/IRF4 则被用作标记非生发中心源性 B 细胞。CD10 不仅在生发中心细胞中表达,同时也能在淋巴祖细胞、Burkitt 淋巴瘤以及滤泡淋巴瘤中特异性表达。bcl-6 在生发中心的形成中起到关键的作用,而 bcl-6 的下调可能会导致 B 细胞的凋亡或分化。MUM1/IRF4 属于 IRF 家族的一种转录因子,这种转录因子在干扰素和其他细胞因子的基因调控中起着重要的作用。在大部分生发中心 B 细胞中,MUMl/IRF4 是阴性的。在正常 B 细胞发育过程中,bcl-6 和 MUM1/IRF4 的表达呈现相互排斥的关系,但在某些 DLBCL 细胞中,bcl-6 和 MUM1/IRF4 有时会同时表达。尽管如此,采用免疫组织化学方法来区分 GCB 样和非 GCB 样 DLBCL 的效果仍有争议。Hans 等人的研究表明,只需要应用 CD10、bcl-6 和 MUM-1 这三个分子标记物就能区分,但其他研究并未能证实这一结果。

此外,还有许多研究表明,DLBCL 的原发部位与 B 细胞的不同分化阶段、临床表现以及预后是相关的。因此,世界卫生组织(WHO)在其分类中列出了一些特殊原发部位的 DLBCL 作为独特的亚型。例如,原发中枢的 DLBCL、原发皮肤的 DLBCL(特别是腿型)以及原发纵隔的 DLBCL 等。原发皮肤的 DLBCL(腿型),主要见于老年人,尤其是女性。这种疾病通常首先在腿部皮肤发生,然后扩展到其他部位的皮肤,如头部和躯干。这种疾病临床表现为侵袭性,常常会扩散到皮肤外的器官,其基因表达谱与 ABC 样 DLBCL 相似。原发中枢的 DLBCL 也主要表现为 ABC 样 DLBCL 的免疫表型。而原发纵隔的 DLBCL 则具有独特的基因表达谱,与霍奇金淋巴瘤(HL)的基因表型有相似之处。

(三)弥漫大 B 细胞淋巴瘤(DLBCL)的治疗

DLBCL 的治疗模式是化疗、生物免疫治疗与放疗联合的综合治疗。作为侵袭性淋巴瘤中最多见的病理类型,DLBCL 具有易于全身播散的特点,因此治疗以化疗为主,放疗主要用于局限期和有巨大肿块的患者。近年来生物靶向治疗,尤其是利妥昔单抗的应用,显著提高了 DL-

BCL 患者的治愈率。

1.DLBCL 的一线化疗方案

从 20 世纪 70 年代开始,就对侵袭性淋巴瘤的化疗方案进行了不懈的探索和改进,相继出现了多种化疗方案,通常被划分为第一、二、三代方案,但三代方案间的差异更多体现在治疗观念的变化,并未出现实际的疗效改善和生存期的延长。

CHOP(环磷酰胺、多柔比星、长春新碱和泼尼松)为第一代方案的代表,CR 率为 40%～50%,长期无病生存率(DFS)为 30%～35%。第二代化疗方案的设计旨在解决第一代方案中存在的两方面的问题:化疗间歇期的肿瘤再增殖和中枢神经系统受侵。因此在方案中加入了新的药物,如抗瘤活性较强的依托泊苷(VP-16)、骨髓毒性较低的博来霉素(BLM)、可以透过血脑屏障的甲氨蝶呤(MTX)和阿糖胞苷(Ara-C)等。第三代方案的设计主要是基于两点考虑:其一,交替使用不同的药物以减少耐药;其二,调整药物剂量和治疗周期时间,以提高剂量强度。

第二、三代方案在初期报告时曾取得了优于一代方案的疗效,但随后难以得到理想的可重复结果。同时第二、三代方案的毒性明显增加,主要包括骨髓抑制、感染、黏膜炎、血栓形成等。以后的多项研究比较了 CHOP 方案与新方案(如 m-BACOD、ProMACE-CytaBOM 等)的疗效,但多数研究显示新方案在缓解率、无病生存和总生存方面均无优势,且毒性增加。由此,CHOP 方案成为侵袭性 NHL,特别是 DLBCL 的首选化疗方案。

2.利妥昔单抗联合 CHOP

利妥昔单抗(R)是人鼠嵌合型 CD20 单抗,与化疗联合显著提高了 DLBCL 患者的生存率,这是 1970 年以来 DLBCL 患者疗效的首次提高。已有多项大型随机对照研究证明利妥昔单抗联合 CHOP 方案(R-CHOP)治疗 DLBCL 的效果优于 CHOP 方案,目前 R-CHOP 已成为 DLBCL 的标准一线治疗方案。

法国 GELA 的 LNH98-5 研究纳入了 399 例年龄为 60～80 岁的初治 DLBCL 患者,试验组采用标准剂量的 CHOP21 天方案化疗 8 周期,对照组采用 R-CHOP 21 天方案,每个化疗周期的第 1 天用利妥昔单抗 $375mg/m^2$,同样化疗 8 周期。在随访 7 年后,R-CHOP 组和 CHOP 组 7 年 OS 率分别为 53% 和 36%($P=0.0004$),且 R-CHOP 与标准 CHOP 方案相比,毒性并未增加。ECOG4494 是一项 2×2 的随机对照研究,纳入了 632 例初治的老年 DLBCL 患者,患者先随机接受 6～8 周期 CHOP 或 R-CHOP 方案治疗,有效者再随机分为利妥昔单抗维持治疗组和观察组。结果显示,加上利妥昔单抗后患者的 OS 获益程度与 GELA 研究的相似,证实了 CELA 的研究结果。更重要的是,该研究显示对已接受过利妥昔单抗治疗的患者,维持治疗并不提高疗效。HOVON(荷兰成人血液肿瘤工作组)-46 研究主要是对比 CHOP-14 方案与 R-CHOP-14 方案在老年患者中的疗效。结果显示,接受 R-CHOP-14 治疗的患者 2 年 OS 率为 62%,显著优于 CHOP-14 的 51%。但接受 R-CHOP-14 治疗患者的死亡率约为 10%,故 R-CHOP-14 在老年患者中是否优于 R-CHOP-21 还有待证实。德国的 RICOVER 60 研究比较了 CHOP-14 化疗 6 或 8 周期,与 R-CHOP-14 化疗 6 或 8 周期在>60 岁患者中的疗效。结果显示,无论是 CHOP-14 还是 R-CHOP-14,8 周期的化疗并不优于 6 周期,但 R-CHOP-14 显著优于 CHOP-14。

MInT 研究是一项针对 60 岁以下的中低危患者的Ⅲ期临床研究,研究的目的是比较加用利妥昔单抗是否可提高 CHOP 样方案的疗效。在中位随访 15 个月后,中期分析数据已经显示完全缓解(CR)率和无进展生存(PFS)在利妥昔单抗治疗组显著优于对照组。

3.局限期 DLBCL 的治疗

局限期一般指Ⅰ/Ⅱ期,但Ⅱ期有大肿块患者的预后与Ⅲ/Ⅳ期相似,应按Ⅲ/Ⅳ期进行治疗。有多项临床研究探讨了局限期患者,单纯化疗和化放疗联合治疗的优劣。研究认为,在 6~8 周期的化疗后,局部放疗可以延长无病生存时间(DFS)和提高局部控制率,但长期随访不能延长 OS。对于有不良预后因素的患者,缩短化疗周期数至 3~4 周期联合受累野放疗(IFRT),有可能导致远期复发率增高。而对于无不良预后因素的局限期患者,3~4 周期的化疗联合 IFRT 可能已经足够。

ECOC 1484 研究入组的是具有不良预后因素的局限期患者,即Ⅰ期有大肿块和Ⅱ期患者。患者接受 8 周期 CHOP 方案化疗后评价疗效,其中 CR 的患者再随机分为观察和 30Gy 受累野放疗组;PR 的患者给予 40Gy 受累野放疗。结果表明,在 CR 的患者中,低剂量放疗显著延长了 6 年 DFS 率,放疗与单纯化疗组分别为 69% 和 53%($P=0.04$),但在随访 10 年时,两组间 OS 率无显著差异,分别为 68% 和 65%。SWOG 8736 研究比较了短疗程化疗联合 IF-RT 对比单纯化疗的疗效。在这项研究中,放化疗组先接受 3 周期 CHOP 方案化疗,再行 IF-RT;单纯化疗组采用 CHOP 方案 8 个周期。中位随访 4.4 年时,放化疗组和单纯化疗组的 5 年的 OS 率分别为 82% 和 72%($P=0.02$),但 10 年 OS 率已无明显差别。这项研究试图通过联合放疗而减少化疗周期数,但长期随访结果提示,即使是在局限期的低风险患者中,3 周期的 CHOP 方案化疗可能并不足够,因患者 5 年后的治疗失败率增高。

GELA LNH 93-4 和 GEIA LNH 93-1 研究提示对于局限期患者,联合放疗并未提高患者的生存率,基于这两项研究的结果,GELA 已不推荐对局限期的侵袭性 NHL 患者进行受累野放疗。CELA LNH 93-4 研究共入组了 576 例国际预后指数(IPI)=0 的老年患者,一组接受 CHOP 化疗 4 周期,一组为 CHOP 4 周期后联合受累野放疗,结果显示,7 年 DFS 在两组患者间无显著差异。LNH 93-1 试验纳入了 647 例年龄调整 IPI=0 的侵袭性淋巴瘤患者,其中 DLBCL 约占 80%,患者年龄为 15~61 岁。单纯化疗组采用的是 ACVBP 方案,而放化疗组采用的是 3 周期 CHOP 方案联合受累野放疗。结果显示化疗组和放化疗组的 5 年无事件生存(EFS)率分别为 82% 和 74%($P<0.001$);5 年 OS 率分别为 90% 和 81%($P=0.001$);在针对 DLBCL 进行的亚组分析中,OS 和 EFS 的差异也具有统计学意义。该研究包括了约 10% 的大肿块患者,亚组分析的结果表明,无论是对于有大肿块的患者还是无大肿块的患者,生存率的差异都是显著的。在该项研究中,ACVBP 组患者化疗的剂量强度是 3 周期 CHOP 组患者的 150%,研究显示,虽然 3 周期 CHOP 组患者进行了 IFRT,但是仍不足以克服由于缩短化疗周期数导致的远期复发率增加。

虽然 SWOC 8736 和 GELA LNH 93-1 研究经常被引用来说明放疗在局部侵袭性 NHL 中的作用并不确定,且放疗并不能用来替代化疗周期数的减少。但是,对于某些分期调整的 IPI(年龄>60 岁、LDH>正常、一般状体评分≥2 分和Ⅱ期患者)评分为 0 分的患者,3 周期 CHOP 联合放疗可能已经足够。在对 SWOC 8736 的进一步分析后发现,对于分期调整的

IPI＝0 的患者,接受 3 周期 CHOP＋放疗,5 年 OS 率为 94％;但对于分期调整的 IPI≥1 的患者,相同治疗的 5 年 OS 率仅为 70％。这一结果与 Shenkier 等报道的结果相似,在这项研究中,局限期侵袭性 NHL 患者接受 3 周期 CHOP 样方案化疗后进行 IFRT。在这组患者中,分期调整的 IPI＝0 的患者 5 年和 10 年 OS 率分别为 97％和 90％。

以上 4 项研究均应用 CHOP 方案。如要进一步明确联合利妥昔单抗治疗后,放疗在局限期 DLBCL 中的作用,还需要进行 R-CHOP 方案化疗后联合或不联合放疗的随机对照研究。由于无不良预后因素的局限期 DLBCL 患者的 5 年 OS 率已可达到近 95％,且没有随机对照的Ⅲ期临床研究结果,含有利妥昔单抗的 R-CHOP 方案治疗无预后不良因素的局限期 DLBCL 的证据依然不足。

4.晚期高危患者一线化疗方案研究进展

目前 R-CHOP 6～8 周期是治疗晚期 DLBCL 的标准治疗方案,但对于年龄调整的 IPI≥2 的患者,因 R-CHOP 方案治疗的疗效仍不理想,尚无标准的治疗方案。晚期 DLBCL 化疗的治疗水平经过长时间的停滞之后,近年来有了一些新的进展,主要表现为以高剂量强度与剂量密集型方案为代表的治疗。

德国高度恶性非霍奇金淋巴瘤研究组(DSHNHL)发表了其 B1 和 B2 研究的结果。两个研究旨在评价在 CHOP 方案上加入 VP-16(CHOEP 方案)或将化疗周期由 3 周缩短到两周能否提高疗效。两个试验的研究设计相似,比较 CHOP 3 周(CHOP-21)方案、CHOP 两周(CHOP-14)方案、CHOEP 3 周(CHOEP-21)方案以及 CHOEP 两周(CHOEP-14)方案的疗效和安全性。其中 B1 研究是针对≤60 岁和乳酸脱氢酶(LDH)正常的患者,B2 研究是针对 61～75 岁的老年患者。各组分别化疗 6 周期,对大肿块和结外累及者给予 36Gy 放疗。两个研究的中位随访期均为 58 个月。在 B1 研究中,纳入了 710 例患者,CHOEP 方案较 CHOP 方案 CR 率(87.6％和 79.4％,$P=0.003$)更高,5 年 EFS 率(69.2％和 57.6％;$P=0.004$)更高;而两周方案与 3 周方案相比,OS 率有所提高($P=0.05$)。尽管 CHOEP 方案骨髓抑制严重,但仍能较好耐受。B2 研究纳入了 689 例患者,CHOP-21、CHOEP-21、CHOP-14 和 CHOEP-14 组的 CR 率分别为 60.1％、70.0％、76.1％和 71.6％。CHOP-21 的 5 年 EFS 率和 OS 率分别为 32.5％和 40.6％,而 CHOP-14 的分别为 43.8％和 53.3％。CHOP-14 方案与 CHOP-21 方案相比,EFS 率与 OS 率均显著提高,并且是 3 个强化方案中唯一对 EFS、OS、CR 率都有改善的方案。CHOP-14 与 CHOP-21 的毒性相似,但含 VP-16 的方案,尤其是 CHOEP-14 方案毒性更大。这两项研究的化疗方案与二、三代方案相比,用相对简捷的方法提高了疗效,很大程度上应归功于支持治疗(如 rhG-CSF)的进步。

GELA 研究比较了 ACVBP 方案与标准 CHOP 方案治疗预后不良的老年侵袭性淋巴瘤的疗效和安全性。入组患者年龄 61～69 岁,至少有 IPI 中的一个不良预后因素。结果 ACVBP 与 CHOP 组的 CR 率分别为 58％和 56％($P=0.5$);治疗相关死亡率分别为 13％和 7％($P=0.14$);5 年 EFS 率分别为 39％和 29％($P=0.005$),5 年 OS 率分别为 46％和 38％($P=0.036$)。CHOP 组的中枢神经系统进展率和复发率更高($P=0.004$)。ACVBP 组的毒性更高,尤其是在 65 岁以上的患者中。另有 CELA-LNH87-1 研究对比了 ACVBP 方案与 m-BACOD(环磷酰胺、多柔比星、长春新碱、甲氨蝶呤、地塞米松)方案治疗低危侵袭性淋巴瘤。

研究共入组 752 例中度恶性或高度恶性淋巴瘤患者,不具有以下任一不良预后因素:ECOG 评分 2～4 分、两个以上的结外累及、肿瘤最大径＞10cm、骨髓或 CNS 受侵、Burkitt 或淋巴母细胞淋巴瘤。结果两组患者的 CR 率、5 年无治疗失败生存率、5 年 OS 率相同。ACVBP 组的感染更重,但肺毒性更轻;治疗相关死亡率两组无差异。

Wilson 等采用持续静滴的改良 EPOCH(持续 96 小时静滴的依托泊苷、长春新碱和多柔比星＋快速静滴的环磷酰胺和口服泼尼松)方案治疗 DLBCL。设计采用持续静滴的给药方式,是基于 CHOP 对于增殖迅速的肿瘤(Ki-67＞80％)疗效不理想,而持续静脉给药方式具有血药浓度稳定和药物作用时间延长的优势,有可能克服肿瘤细胞迅速增殖的问题。该研究共入组 49 例患者,44％的患者 IPI≥3。结果 92％的患者达到 CR,中位随访 62 个月时,PFS 率和 OS 率分别为 70％和 73％。进一步的研究显示,改良的 EPOCH 方案与利妥昔单抗联合可以进一步提高 PFS 率和 OS 率约 10％,在中位随访 28 个月时,PFS 率和 OS 率分别为 82％和 83％。

5.复发或耐药患者的解救治疗

侵袭性淋巴瘤患者复发或耐药后的中位自然生存期仅有 3～4 个月。传统的用于 DLBCL 的解救方案有 MINE(美司那、异环磷酰胺、米托蒽醌、依托泊苷)、DHAP(地塞米松、阿糖胞苷、顺铂)、ESHAP(依托泊苷、甲泼尼龙、阿糖胞苷、顺铂)、MINE-ESHAP(美司那、异环磷酰胺、米托蒽醌、依托泊苷、甲泼尼龙、阿糖胞苷、顺铂)、DICE(地塞米松、异环磷酰胺、顺铂、依托泊苷)、ICE(异环磷酰胺、卡铂、依托泊苷)、EPOCH(依托泊苷、泼尼松、长春新碱、环磷酰胺、多柔比星)、mini-BEAM(卡莫司汀、依托泊苷、阿糖胞苷、美法仑)等,这些方案或是使用与初程治疗无交叉耐药的药物如顺铂、卡铂、依托泊苷、异环磷酰胺、阿糖胞苷等,或是采用持续静脉滴注的给药方式,有效率为 20％～80％,CR 率多数在 20％～30％之间,长期 DFS 率不足 10％。

新的细胞毒类药物,如紫杉类、吉西他滨、长春瑞滨、拓扑替康、奥沙利铂等用于复发或难治性 DLBCL 的治疗也有一定疗效。一项 II 期临床研究的结果,采用利妥昔单抗联合 GemOx(吉西他滨、奥沙利铂)方案治疗复发和耐药的不适合接受造血干细胞移植的 B-NHL 患者,其中 72％为 DLBCL。在 46 例患者中,8 周期的 R-CemOx 治疗后,CR/CRu 达 65％,中位随访 28 个月时的两年 EFS 率和 OS 率分别为 43％和 66％。

基于多项 II 期临床研究和 PARMA 对照研究的结果,对于化疗敏感的复发性侵袭性淋巴瘤,高剂量化疗联合造血干细胞移植已成为标准治疗。具体内容详见造血干细胞移植部分。

(四)弥漫大 B 细胞淋巴瘤(DLBCL)的预后判断

DLBCL 的预后因素可以分为临床预后因素、分子预后因素以及肿瘤起源细胞和病理类型相关的预后因素等。

国际预后指数(IPI)是临床因素相关的预后指数,是在利妥昔单抗应用之前通过国际非霍奇金淋巴瘤预后因素计划研究总结出并被充分证实有效的预后指数。国际非霍奇金淋巴瘤预后因素计划共纳入了欧洲、美国和加拿大共 3273 例侵袭性淋巴瘤患者,这些患者接受了含蒽环类的联合方案化疗。研究采集了治疗前可能影响预后的因素,旨在建立一个可在治疗前判断患者预后的模型。研究基于 5 个独立影响预后的因素,建立了一个预后判断系统,即 IPI。

这 5 个独立影响预后的因素分别为年龄、分期、结外累及部位的数目、行为状态 ECOG 评分、血清 LDH 水平。年龄＞60 岁、分期Ⅲ～Ⅳ期、结外累及部位的数目＞1、行为状态 ECOG 评分≥2 分、血清 LDH 水平＞正常上限为不良因素，根据不良预后因素的数目可以把侵袭性淋巴瘤患者分为低危(IPI=0～1)、低中危(IPI=2)、高中危(IPI=3)、高危(IPI=4～5)4 个组，各组具有不同的 CR 率、无复发生存(RFS)率和 OS 率。由于年龄≤60 岁的患者，预后好于 60 岁以上的患者，研究同时建立了针对 60 岁以下患者的评分系统，称为年龄调整的 IPI(aaIPI)，它与 IPI 的不同之处在于，结外累及部位数目不是影响预后的独立因素。

IPI 指数在利妥昔单抗成为标准治疗后进行了修订，因为最初的 IPI 预后指数是在 CHOP 为标准治疗的基础上制定的。Sehn 等对 DLBCL 患者接受 R-CHOP 治疗后进行了回顾性分析，结果有了 R-IPI 预后指数。R-IPI 分为 3 个预后组，预后非常良好组(IPI=0)、良好组(IPI=1～2)和预后不良组(IPI=3～5)，4 年 OS 率分别为 92%、82%和 58%。

近年来通过不同 DLBCL 基因表达谱的研究，可以进一步区分出 DLBCL 的不同起源细胞。如前所述，Alizadeh 等应用 cDNA 芯片技术将 DLBCL 划分为生发中心 B 细胞样 DLBCL 和活化 B 样，前者的预后明显优于后者，5 年总生存率分别为 76%和 16%(P＜0.01)。如果可以通过更加简单易行的方法区分生发中心型和活化型 DLBCL，结合 IPI 预后指数，能更好地预测患者的预后。

一些分子的表达，如 bcl-2 阳性、p53 突变、cyclinD1 阳性以及细胞增殖指数 Ki-67 增高等可能与预后差相关，而 bcl-6 阳性者可能预后较好。但由于分子标记的检测方法、诊断标准的不统一以及分子影响机制的复杂性，尚不能明确某单一分子对预后的影响。

二、滤泡性淋巴瘤

(一)流行病学

滤泡性淋巴瘤(FL)是一种常见的惰性的 B 细胞非霍奇金淋巴瘤。西方国家 FL 的发生率约占所有淋巴瘤的 1/5，是较高发的淋巴瘤之一，但在中国人群中发生率较低，只占所有淋巴瘤的 1/10 左右。近年来发病呈上升趋势，好发于老年人，中位年龄 59 岁，男女比例 1:1.7。

(二)分子生物学

FL 细胞表达生发中心抗原 CD10 和 bcl-6，大多数表达 Bcl-2 蛋白，与 t(14,18)有关。通常不表达 CD43 和 CD5。在滤泡性淋巴瘤中判断细胞增殖率的 Ki-67 一般低下。t(14,18)(q32;q21)是 FL 的细胞遗传学标志，应用常规核型分析的检出率是 90%。多数事件发生在位于 18 号染色体上 bcl-2 基因的主要断裂点簇区。bcl-2 有抗凋亡活性并与化疗药物耐药有关。易位导致 bcl-2 致癌基因连接至 14 号染色体 IgH 重链从而导致过表达。这一分子学事件对淋巴瘤的形成是关键。

(三)病理学

滤泡性淋巴瘤定义为滤泡中心细胞性淋巴瘤，常为中心细胞和中心母细胞混合。肿瘤细胞以中心细胞为主而中心母细胞较少。根据 WHO 和 REAL 淋巴瘤分类法，建议对 FL 淋巴瘤进行分级同时定量分析和记录弥漫区域。根据中心母细胞数量将滤泡淋巴瘤分为 3 级。Ⅰ

级:0～5个中心母细胞/高倍视野。Ⅱ级:6～15个中心母细胞/高倍视野。Ⅲ级:>15个中心母细胞/高倍视野,其中Ⅲa级:>15个中心母细胞/高倍视野,但仍有中心细胞;Ⅲb级:中心母细胞形成瘤片,无残留中心细胞。

(四)临床表现

滤泡性淋巴瘤(FL)主要发生于成人,男女比例基本相同大部分患者表现为广泛性病变,临床诊断时,Ⅰ～Ⅱ期少见,仅为10%～20%,80%为Ⅲ～Ⅳ期。FL主要侵犯淋巴结并常侵及脾和骨髓,结外器官受累较少见。肿瘤进展缓慢,晚期FL认为不可治愈,但恶性程度低,病情进展缓慢,中位生存期为7～10年,预后好。FL患者表现为反复的缓解/复发,在15%～20%的患者有自然消退。在第1次复发后,再次治疗的缓解率和无复发生存期下降,中位生存时间为4～5年。约1/3的FL患者会出现大细胞转化,进展为弥漫性大B细胞淋巴瘤,临床可表现为淋巴结迅速增大,出现B症状,局部疼痛,乳酸脱氢酶升高,生存期明显缩短,FL一旦证实为细胞类型转化,往往需要采用较强烈治疗。

(五)辅助检查

为明确分期应行血常规、血生化、胸腹盆腔CT、骨髓穿刺和活检等辅助检查。PET作为一种新的检查手段,有助于发现隐匿的病变,特别对明确FL是否转化有较高的价值。

(六)诊断及鉴别诊断

1.诊断

明确诊断应取活组织行病理检查。90%以上的患者有t(14;18)异位,异位导致bcl-2致癌基因连接至14号染色体IgH重链从而导致bcl-2过表达。免疫组化:$CD20^+$,$CD10^+$,Bcl-2^+,$CD23^{+/-}$,$CD5^-$,Bcl-6^+。偶尔也有$CD10^-$,Bcl-2^-的病例。

2.鉴别诊断

需与MCL和SLL鉴别。如果病变部位特殊,亦可用采用穿刺活检,但会影响诊断的准确率,不建议做细针穿刺;此外,流式细胞术对FL对诊断和鉴别诊断有较高的价值,FL国际预后指数(FLIPI)评分能较好地判断患者的预后。FLIPI评分包括:年龄≥60岁、病期Ⅲ/Ⅳ期、血红蛋白<12g/dL、血清乳酸脱氢酶(LDH)>正常值上限、淋巴结受侵部位≥5处,每项为1分,0～1分为低危,2分为中危,≥3分高危。

(七)治疗

1.Ⅰ～Ⅱ期

过去几十年来放射治疗一直是Ⅰ～Ⅱ期低度恶性淋巴瘤的标准治疗,剂量为30～36GY。单纯放疗的10～15年无病生存率为28%～53%,10～15年总生存率为43%～79%。Ⅰ期生存率50%,Ⅱ期生存率25%,10年后复发率较低。美国MD安德森癌症中心报道Ⅰ～Ⅱ期FL(Ⅰ～Ⅱ级)单纯放疗的长期随访结果,15年无进展生存率和总生存率分别为41%和43%。目前仍不能明确全身化疗联合放疗能否进一步提高早期FL的生存率。MD安德森癌症中心和其他医院的回顾性分析认为综合治疗可能提高Ⅰ～Ⅱ期FL的生存率。回顾性研究结果10年无进展生存率和总生存率分别为46%～76%和56%～82%。目前,国外正在尝试采用含CD20单克隆抗体的利妥昔单抗的方案,提高早期患者的治疗效果。

2.Ⅲ～Ⅳ期

滤泡性淋巴瘤(FL)为惰性淋巴瘤,病情进展缓慢。即使是晚期患者也可长期生存,但晚期 FL 化疗缓解后仍可复发,可长期带瘤生存,目前多数患者为不可治愈。

(1)化疗:治疗方案的选择应高度个体化。即,根据患者的身体状态、器官功能和过往的治疗药物等选择不同的治疗方案,如果患者全身情况好,无 B 症状,肿块不大,进展缓慢,患者的生活质量基本不受影响,器官功能良好,患者可选择暂时的观察等待,不接受抗肿瘤治疗;FL 患者如果需要治疗,可以选择的一线治疗方案包括 R-CHOP、R-CVP、利妥昔单抗＋氟达拉滨、利妥昔单抗＋苯达莫司汀(Bendamustine),利妥昔单抗单药、放射免疫治疗(2B 级推荐)或 R-CHOP 后续放射免疫治疗(2B 级推荐)。年老或体弱患者的一线治疗方案可选择单药烷化剂化疗,如苯丁酸氮芥(瘤可宁)或环磷酰胺,也可选择利妥昔单抗。肿瘤缓解后,建议采用利妥昔单抗作为维持治疗两年,可延长患者的生存期。FL 复发后,如果缓解期长,原方案可再次采用,否则,需要选择其他方案,再次缓解后仍可考虑利妥昔单抗维持治疗两年,仍有生存获益,由于患者年龄较大,反复免疫化疗会导致患者免疫功能长期下降,应加强支持治疗,化疗剂量和间隔要进行个体化的调整,此外,弥漫大 B 细胞淋巴瘤(DLBCL)的二线治疗方案同样适用于复发 FL 的治疗。

(2)免疫治疗:抗 CD20 抗体利妥昔单抗治疗 B 细胞淋巴瘤是 NHL 免疫治疗的一项重大进展。临床Ⅰ～Ⅱ期试验证明单克隆抗体治疗惰性或侵袭性 B 细胞淋巴瘤有效,耐受性好。利妥昔单抗治疗化疗抗拒的 FL 有效率超过 50%。利妥昔单抗可以用于二线治疗缓解后的维持治疗。

放射免疫治疗(RIT)是在 CD20 单抗上接合放射性核素 ^{131}I 或 ^{90}Y,选择性杀伤 CD20 阳性淋巴瘤细胞,对于清除残留病变、增加治愈率具有重要意义。此外 RIT 还可作为造血干细胞移植前的预处理,增强对肿瘤细胞的定向清除。

(3)造血干细胞移植:FL 的二线或序贯治疗可选择大剂量治疗和自体造血干细胞解救(HDT/ASCR),对经过高度选择的患者可考虑异基因造血干细胞解救,免疫化疗和放射免疫治疗也可供选择。

(八)预后

滤泡淋巴瘤的预后和年龄、性别、结外部位受侵数目、B 症状、血清 LDH 和血沉相关。FLIPI 评分可用以指导治疗、判断预后。

三、黏膜相关淋巴组织淋巴瘤

黏膜相关淋巴组织淋巴瘤(MALT 淋巴瘤)约占所有 B-NHL 的 7%～8%,为淋巴结外器官起源,其中原发于胃的约占 50% 以上。黏膜相关淋巴组织淋巴瘤顾名思义起源于黏膜相关淋巴组织。所谓黏膜相关淋巴组织,正常情况下是存在于特定器官并起保护作用的含有淋巴组织的特化黏膜。天然的 MALT 仅存在于少数器官,主要指呼吸道、胃肠道及泌尿生殖道黏膜固有层和上皮细胞下散在的无被膜淋巴组织以及某些带有生发中心的器官化的淋巴组织,如扁桃体、小肠的派尔集合淋巴结、阑尾等。非天然存在的 MALT,称为获得性 MALT。获得性 MALT 的淋巴组织是在慢性炎症或自身免疫反应等病理情况下发生的,如幽门螺旋杆菌性胃炎和桥本甲状腺炎等。在慢性炎症的病理状态下,淋巴细胞因长期受到刺激反复增生,衍生出病理性克隆,替代了正常的淋巴组织,最终导致 MALT 淋巴瘤的发生。

MALT 淋巴瘤由 Isaacson 和 Write 两位英国病理学家描述,通常发生于获得性 MALT 部位。在 2001 年的 WHO 分类中,MALT 淋巴瘤作为一个独立类型被称为 MALT 型结外边缘区 B 细胞淋巴瘤。

(一)MALT 淋巴瘤的病理特点及免疫表型

形态学上,MALT 淋巴瘤为小淋巴细胞,含有丰富胞质,胞核清晰。MALT 淋巴瘤的一个主要特征是淋巴上皮灶,这是由上皮组织中淋巴瘤细胞聚集而形成的灶状浸润,淋巴上皮灶是淋巴瘤细胞向上皮组织定向移动的体现。

MALT 淋巴瘤的免疫表型与正常边缘带 B 细胞几乎完全一致:$CD19^+$、$CD20^+$、$CD79a^+$,边缘带细胞抗原 $CD21^+$、$CD35^+$;而 $CD5^-$、$CD10^-$、$CD23^-$、$Cyclin D1^-$。可表达细胞表面免疫球蛋白,胞质中也可有少量表达,大部分为 IgM 型。部分 MALT 淋巴瘤在诊断时存在大细胞转化,表现为大细胞数量增加,融合成簇状或片状结构。

(二)MALT 淋巴瘤的细胞遗传学特点

MALT 淋巴瘤相关的染色体异位包括 t(11;18)(q21;q21)、t(1;14)(p22;q32)和 t(3;14)(p14;q32),这些异位可以导致融合蛋白(AP12-MALT1)的产生或转录失调(bcl-10、MALT1、FOXP1)。t(11;18)(q21;q21)染色体易位主要见于肺和胃原发的 MALT 淋巴瘤,涉及的基因称为 MALT1。MALT1 蛋白可能具有抗凋亡作用,类似滤泡淋巴瘤中 bcl-2 蛋白的作用。另外,在 56%～85% 的 MALT 淋巴瘤中可以检测到 3 号染色体三体。t(1;14)(p22;q32)染色体异位相对少见,该异位导致与凋亡相关的 bcl-10 蛋白在胞核中的过表达。MALT1 和 bcl-10 蛋白均可能导致 NF-κB 通路的激活,而 NF-κB 通路与细胞增殖、凋亡及血管形成等相关。其他的基因突变包括:c-myc 基因和 p53 基因突变等,有研究显示,p53 基因的突变与 MALT 淋巴瘤的大细胞转化有关。

(三)MALT 淋巴瘤的临床特点

MALT 淋巴瘤的生物学行为表现为惰性,通常病情进展缓慢,中位发病年龄约 60 岁,男女比例相近。MALT 淋巴瘤病变多局限于原发部位,临床分期ⅠE 期或ⅡE 期多见,B 症状少见。可发生于各种器官和组织,最常见部位是胃肠道,约占 MALT 淋巴瘤的 50%。非胃肠道部位包括涎腺、甲状腺、眼眶、结膜、肺、皮肤、肾、肝、前列腺、颅内脑膜和乳腺等,几乎遍及全身。少数病例(2%～20%)可以有骨髓受侵,多见于原发于肺和眼附属器官的 MALT 淋巴瘤。MALT 淋巴瘤的预后较好,5 年生存率可达 80%。少数患者病变进展后,病理类型可向弥漫大 B 细胞淋巴瘤转化。

(四)MALT 淋巴瘤的治疗

MALT 淋巴瘤的治疗依其分期和原发部位而不同。早期病例可以采用手术切除或局部放疗,预后良好,胃 MALT 淋巴瘤还可采用抗幽门螺旋杆菌治疗。晚期病例则与其他惰性淋巴瘤相似,应以化疗为主。

MALT 淋巴瘤对放疗敏感,Richard 等报道了 103 例ⅠE 和ⅡE 期的 MALT 淋巴瘤的治疗结果,其中原发胃17例,眼眶31例,涎腺24例,甲状腺13例,其他部位18例。93例接受放疗,中位照射剂量30Gy。结果单纯受累野放疗的85例中84例获CR,14例复发,复发部位多仍在原发部位,5年OS率98%,DFS率75%。

化疗在MALT淋巴瘤治疗中的作用并没有进行过严格的评价,一般用于早期MALT淋巴瘤术后或放疗后的辅助治疗,以及晚期和复发后患者的治疗。通常采用惰性淋巴瘤的化疗方案。近年来也有应用利妥昔单抗的报道。一项Ⅱ期临床研究评价了利妥昔单抗单药对于初治及复发MALT淋巴瘤的疗效。共35例患者,其中原发胃者15例,其他部位20例,初治24例。结果ORR 73%,15例CR,10例PR。初治者的有效率明显高于复发者,分别为87%和45%。全组中位缓解期10.5个月,中位TTF 14.2个月。

1.胃MALT淋巴瘤

胃肠道是MALT淋巴瘤的最常见原发部位,约占总发病率的50%,其中以胃原发最多见,约占85%。多发生于老年人,中位发病年龄67~69岁。胃MALT淋巴瘤早期主要表现为非特异性消化不良的症状,如胃部不适、恶心、呕吐等,进展期可出现厌食、上腹痛、消瘦、消化道出血及贫血,可触及上腹部包块。偶尔也会以胃出血或穿孔为首发症状。

胃MALT淋巴瘤呈浸润性生长,以多灶性、多形性及弥漫性病变为特征。病变广泛浸润时可形成"皮革胃"样改变,内镜下难以和胃癌相鉴别。早期多局限于黏膜层内,随着病程的进展,瘤细胞向浅肌层、深肌层甚至浆膜层侵犯。晚期瘤细胞可侵犯出胃壁,扩散到局部淋巴结及远隔部位。

早期胃MALT淋巴瘤的预后较好,5年生存率80%~95%。传统的治疗方法是全胃切除,因胃MALT淋巴瘤在胃内扩散非常广泛,部分胃切除的治疗并不适合。但近年来,手术治疗已不再是胃MALT淋巴瘤的主要治疗手段,目前仅限于肿瘤合并胃穿孔或急性出血等急症情况。

胃MALT淋巴瘤之所以引人关注,原因之一是它的发病与细菌感染相关。正如Isaacson提到的,胃成为MALT淋巴瘤最常见的部位是不寻常的,因为正常情况下胃不含有任何淋巴组织。然而,感染幽门螺杆菌(Hp)后,可引起后天获得性胃黏膜相关淋巴组织的形成。患胃MALT淋巴瘤的人群中,超过90%的患者伴有Hp感染,能够说明Hp感染是胃MALT淋巴瘤病因的最有力的证据是用抗生素清除Hp后能够引发淋巴瘤的消退。

考虑到大多数胃MALT淋巴瘤与Hp感染有关,Hp根除应为首选治疗方案。目前认为,不管是否检测到Hp,均可采用Hp根除疗法,因为三联药物治疗只需1周,且活检标本未找到Hp,未必不存在感染。ⅠE期的胃MALT淋巴瘤,Hp阳性时,如抗Hp治疗有效,CR率可为60%~100%,大部分病例在治疗后12个月内达CR。ⅡE期或ⅡE期以上的胃MALT淋巴瘤抗Hp治疗的CR率低,仅为0~60%。约有20%的Hp阳性患者在成功清除Hp后肿瘤不能消退,而t(11;18)(q21;q21)和t(1;14)(p22;q32)染色体异位与抗Hp治疗无效有关。这类患者应采用放疗或放化疗联合治疗,还可选择利妥昔单抗单药治疗。

2.眼眶及眼附属结构MALT淋巴瘤

眼眶及眼附属结构为MALT淋巴瘤的第二常见原发部位。最近的研究认为,其发病可能与鹦鹉热衣原体有关。有研究报道,清除衣原体感染可以致眼附属器MALT淋巴瘤的消退,但是目前仍存在争议。

临床病程表现为惰性,播散的发生率低。患者可表现为无痛性的结膜水肿和畏光,类似于过敏性结膜炎。检查后可发现橘红或粉红色肿物,通常为多中心性或双侧。

放疗是标准的治疗。Uno 等报道治疗了 50 例眼附属器 MALT 淋巴瘤患者,照射的剂量为 30～40Gy。结果治疗的 CR 和 PR 率分别为 52％和 40％,5 年 OS 率 91％。其中 6 例患者出现白内障,2 例出现了放疗所致的视网膜并发症,包括 1 例放射性视网膜病变和 1 例轻度的视网膜出血。

意大利的一项研究报道了抗鹦鹉热衣原体治疗的结果。9 例眼附属器 MALT 淋巴瘤患者(5 例为复发或耐药)接受口服多西环素 100mg,每日 2 次,共 21 天的治疗,结果 ORR 44.4％。

3.唾液腺 MALT 淋巴瘤

唾液腺正常情况下没有淋巴组织。各种原因的慢性炎症导致唾液腺的淋巴组织聚集,结果形成良性淋巴上皮灶即肌上皮唾液腺炎(MESA),它是一种获得性的 MALT。唾液腺通常在 MESA 的背景中发生 MALT 淋巴瘤。MESA 与干燥综合征有关,特点是干性角膜结膜炎、黏膜干燥、面部毛细血管扩张和双侧腮腺增大。干燥综合征的患者淋巴瘤的发生率明显增加,在美国国立卫生研究院的研究中,有干燥症状的女性淋巴瘤发生率是同龄人的 43.8 倍。

任何部位的唾液腺都可能发生 MALT 淋巴瘤,但最常见的是腮腺。多表现为腮腺部位逐渐增大的团块,双侧受侵并不少见,多数有干燥综合征病史。有效的治疗包括放疗、化疗和综合治疗。在一项随机研究中,39 例腮腺的 I、II 期 MALT 淋巴瘤患者接受了单纯放疗或放疗联合化疗。放疗组完全缓解率 100％,90％的患者 5 年无复发。而加用化疗未能获益。

4.肺 MALT 淋巴瘤的治疗

原发肺的淋巴瘤不常见,约占结外淋巴瘤的 1.1％,最常见的组织学类型是 MALT 淋巴瘤。大部分无症状,常由于胸部 X 线片筛查而检出。部分患者出现的症状包括咳嗽、呼吸困难、胸痛、咯血。影像学检查显示边缘清晰的结节或团块,多数为实性,5％～10％为多结节性。

肺 MALT 淋巴瘤的治疗方法还有待确定,手术切除、化疗、放疗均有采用。Zinzani 等报道 19 例患者采用以上多种方法治疗,CR 率为 79％。对双侧病变而无症状者仅做观察即可。

5.其他部位 MALT 淋巴瘤的治疗

甲状腺、乳腺、皮肤均可发生 MALT 淋巴瘤,MALT 淋巴瘤在上消化道少见,但在上呼吸道如鼻咽、喉和气管可见到,其他少见部位是胸腺、膀胱和直肠。治疗选择与前面讨论的类似,包括手术切除、放疗、化疗。放疗有效且能够保留组织器官,避免了广泛切除。

四、套细胞淋巴瘤

(一)生物学特征

套细胞淋巴瘤(MCL)是一种具有特殊临床和病理表现的小 B 细胞非霍奇金淋巴瘤,在 NHL 中占 3％～10％。其临床进程具有侵袭性,对治疗反应较差。好发于老年人,中位年龄 60 岁。男多于女,男女比例为 2:1。最常见的是 t(11;14)(q13;q32),这导致位于 11q13 上的

bcl-1 癌基因易位至 14q32 免疫球蛋白重链(IgH)基因下游,相应的引起其编码产物 Cyclin D1 的过度表达。该蛋白的过度表达几乎见于所有的 MCL 病例,即使 bcl-1 基因重排检测阴性。到目前为止对于 Cyclin D1 过度表达是如何促进 MCL 发生的机制仍未能完全清楚。MCL 的瘤细胞起源于次级滤泡套区或初级滤泡的幼稚生发中心细胞,淋巴结和结外均可受累,原发性结外 MCL 发生率仅为 4%~15%,而原发性结内 MCL 累及结外者较为常见。有两种基本的细胞学类型:经典型 MCL 和母细胞型 MCL。

瘤细胞表达 B 细胞的标记 CD19、CD20、CD22、CD79a 和 sIgM,sIgD 也常阳性。免疫球蛋白轻链 κ:λ 比值倒置,λ 轻链的表达占优势。HLA-DR 抗原标记也多阳性。很少表达 CD23。Cyclin D1 蛋白在诊断 MCL 中是非常有价值的。Cyclin D1 阳性是 MCL 所特有的,无 bcl-1 基因重排者也可检测到,可用以鉴别其他类型淋巴瘤。其他类型的淋巴瘤或淋巴细胞性白血病也偶见表达。CD5 是 MCL 的另外一个特征性免疫标记物,绝大部分病例均可表达。Ki-67 指数在典型的 MCL 中较低,而在母细胞变异型则明显升高。

(二)遗传学检查

T(11;14)(q13;32)易位是 MCL 特征性的细胞遗传学改变,经典的细胞遗传学研究方法可在 50%~70%MCL 病例中发现该染色体易位,而用荧光原位杂交(FISH)技术可发现几乎所有的 MCL 都存在该染色体易位。但 t(11;14)易位也可见于少数非典型和侵袭性的 CLL,20%~30%的幼淋巴细胞白血病和 5%的浆细胞骨髓瘤(PCM)病例中。

(三)临床表现

60%~70%患者确诊时为Ⅳ期,主要表现为:①淋巴结肿大。淋巴结是最常受累的部位,表现为缓慢无痛性进行性,疾病进展后可表现为全身淋巴结肿大。②肝、脾肿大。半数病例脾脏累及且可以是该病的唯一受累部位。③骨髓和(或)外周血侵犯。在疾病晚期常见;但部分病例以骨髓侵犯为首发症状。④中枢神经系统受累。疾病晚期常见。⑤其他结外侵犯。结外病变较常见,可以表现为胃肠道多发性淋巴瘤样息肉病,咽淋巴环(Waldeyer 环)和胸膜受累(5%~20%);10%~50%的病例可能仅表现为结外病变而无淋巴结累及,30%~50%病例可有两个以上的结外部位累及。25%~50%的患者有 B 症状。

(四)治疗

1.治疗原则

对于ⅠA、ⅡA 期的患者可以选择局部放疗(30~36Gy);对于ⅠB、ⅡB、Ⅲ、Ⅳ期初治患者应给予联合化疗,可以联用利妥昔单抗。缓解后患者可以行造血干细胞移植;对于复发难治的患者可选用二线方案联合化疗。

2.联合化疗

NCCN 指南提出的一线治疗方案包括:R-CHOP、R-HyperC-VAD、R-EPOCH、克拉屈滨(2-CdA)±利妥昔单抗。对一般情况好的侵袭性患者,可选用 Hyper CVAD、NORDIC(即 R-CHOP 与利妥昔单抗加高剂量 Ara-C 交替进行)等方案进行化疗;其中 HyperCVAD 方案疗效更佳,CR 接近 87%,3 年 FFS 73%。美国 MD 安德森肿瘤中心的一项临床研究显示,6~8 个疗程 R-HyperCVAD,R-MTX+Ara-C 的治疗,总反应率为 97%,87%达 CR,中位随访 40 个月,3 年的 FFS 与 OS 分别为 64%与 82%。一般情况差的患者可选择苯达莫司汀、CHOP、克拉屈滨、EPOCH 等方案联合利妥昔单抗。单用 CHOP 方案，效果不佳，总反应率约为 75%，CR 在 20%～80% 之间；R-CHOP 方案治疗 MCL 总体反应 96%，CR 率 48%，故 R-CHOP 类似方案仍为 MCL 的标准治疗方案。

2010 年 NCCN 指南提出二线方案包括：苯达莫司汀±利妥昔单抗、硼替佐米、克拉屈滨（2-CdA）、RFCM、FMCR、来那度胺、沙利度胺＋利妥昔单抗、替西罗莫司（Temsirolimus,CCI-779）。①来那度胺：可单药应用，对于前期应用过利妥昔单抗的患者仍有效，复发者来那度胺 CR 率 20%。此药也可与利妥昔单抗联合用于复发难治 MCL 患者，剂量为来那度胺 20mg，d1～21，28 天一个疗程。②利妥昔单抗 $375mg/m^2$，每周 1 次，共 4 周，OR 83%。③苯达莫司汀±利妥昔单抗：对于前期未接受过利妥昔单抗的复发患者，CR 率 41%，PFS 23 个月。④硼替佐米：选择性蛋白酶体抑制剂，于第 1、4、8、11 天应用，剂量为 $1.5mg/m^2$，可用于复发的患者，总反应率 44%，CR 率 18%。此药也可和其他化疗药物联用。⑤DHAP：文献报道，28 例初治 MCL 患者经 DHAP 方案治疗后，2 例（7%）达 CR，1 例死亡，对 25 例未获 CR 者予方案序贯治疗，其 ORR 达 92%，CR 率高达 84%，故可作为二线治疗选择。⑥RFCM、FCMR：用于复发的患者，RFCM 的 ORR 为 79%，CR 率为 33%。⑦沙利度胺＋利妥昔单抗：可用于自体移植以及非清髓异基因移植后复发的患者，总反应率 81%，CR 率 31%，PFS 20 个月。

3.新药

替西罗莫司（Temsirolimus,CCI-779），对于前期治疗较强的患者，单药治疗具有优势。用法：175mg，每周 1 次；3 次后减为 75mg，每周 1 次。

夫拉平度（Flavopiridol）是一种新的 MCL 的分子靶向药物，它是一种强有力的小分子细胞周期素依赖性蛋白激酶抑制剂，能抑制 CDK4-Cyclin D1 复合物并诱导淋巴细胞凋亡。ASH 提出夫拉平度与氟达拉滨及利妥昔单抗联合可作为分子靶向治疗的另一选择用于老年初治或复发患者。有研究者用于未治疗的患者，$50mg/(m^2 \cdot d)$ 用 3 天，21 天为 1 个周期，PR 率 11%；不良反应为腹泻，恶心，疲劳，骨髓抑制作用轻微；说明单独应用，疗效有限，与其他药物联合，可能会提高疗效。

4.造血干细胞移植（HSCT）

（1）自体造血干细胞移植（Auto-HSCT）：作为一线治疗后的巩固治疗，可改善 MCL 的预后，提高缓解率，延长生存率，是治疗 MCL 的有效方法，有研究显示 3 年 OS 可达 87%。

（2）异基因造血干细胞移植（Allo-HSCT）：因移植物抗淋巴瘤（GVL）作用可治愈 MCL，但移植相关死亡较高，不作为常规治疗；但大多数 MCL 患者的年龄较大，传统的 Allo-HSCT 的应用非常有限。

（3）非清髓性异基因造血干细胞移植（NST）：可减低治疗相关毒性和治疗相关死亡率，保持 GVL 作用，可作为二线的巩固治疗。

五、T 细胞和 NK 细胞淋巴瘤

成熟 T 细胞肿瘤是起源于成熟 T 细胞的恶性肿瘤，NK 细胞的免疫表型和功能都与 T 细胞有相似之处，因此在 REAL 分类和 WHO 分类中，将 NK 细胞淋巴瘤和 T 细胞淋巴瘤放在一起讨论。

成熟 T 细胞淋巴瘤亦常被称为外周 T 细胞淋巴瘤(PTCL),广义上的 PTCL 包括除 T 细胞淋巴母细胞淋巴瘤以外的所有 T 细胞 NHL。WHO 关于 NHL 的分类中,按照不同的临床和病理学特征,将外周 T/NK 细胞淋巴瘤分为五类:白血病类、原发皮肤、原发结外、原发结内和 WHO 分类中单列出的慢性 NK 细胞增殖性疾病和儿童系统性 EBV 阳性 T 细胞淋巴增殖性疾病等。

(一)流行病学

成熟 T/NK 细胞淋巴瘤较成熟 B 细胞淋巴瘤少见。在一项大型的国际研究中,成熟 T/NK 细胞淋巴瘤占全部 NHL 的 7%,在该项研究中,外周 T 细胞淋巴瘤非特异型(PTCL-U)约占所有 NHL 发病率的 4%,血管中心型占 1.4%,血管免疫母细胞型(AITL)占 1.2%,而小肠 T 细胞、肝脾 T 细胞和成人 T 细胞白血病/淋巴瘤(ATLL)共占不到 1%。

在一项最近的国际研究中,对在北美洲、欧洲和亚洲新诊断的 1162 例 PTCL 和 NK/T 细胞淋巴瘤患者进行病理分类的统计,结果显示 PTCL-U 占 22.6%,AITL 占 18.3%,鼻型 NK/T 细胞占 12.8%,ATLL 占 10.7%,间变大细胞淋巴瘤(ALCL)-ALK 阳性占 7.3%,ALCL-ALK 阴性占 5.7%,肠病 T 细胞淋巴瘤占 4.8%,无法分类者占 2.3%,原发皮肤的 ALCL 占 2.0%,肝脾 T 细胞淋巴瘤占 1.5%,皮下脂膜炎样 T 细胞淋巴瘤上下跳动 1.0%。

外周 T 细胞淋巴瘤的发病具有鲜明的地域和种族特征,在欧美约占 NHL 的 10%～15%,而在东方人中则占 20%～30%。日本的一组大宗病理分析中,成熟 T 细胞和 NK 细胞淋巴瘤占 NHL 的 24.5%。我国台湾省的一组 600 例的单中心报告中,T 细胞淋巴瘤占 12.3%,而 T/NK 细胞淋巴瘤在大陆地区两组较大宗的病理统计中,分别占 39.1% 和 29.8%。根据中国医学科学院肿瘤医院的未发表资料,在 1500 余例 NHL 中,T 来源者占 34.2%,成熟 T/NK 细胞淋巴瘤占 29.9%。各病理亚型也存在地域分布的差异,如鼻型 NK/T 细胞淋巴瘤在亚洲、中南美(如墨西哥)较为常见,成人 T 淋巴细胞淋巴瘤/白血病在日本高发。

(二)成熟 T/NK 细胞淋巴瘤的病理特点、免疫表型和遗传学特点

成熟 T 细胞一般表达膜 CD2、CD3、CD4 或 CD8、CD7、CD56 和 CD57。NK 细胞不表达膜 CD3,但可在胞质中表达 CD3 的 ε 链。NK 细胞除表达 CD2、CD7、CD8、CD56 和 CD57 外,还通常表达 CD16。与 B 细胞淋巴瘤不同的是,不同病理类型的 PTCL 至今尚未明确找到可以对应的正常 T 细胞。而淋巴结内不同功能的 T 细胞亚群所在的位置也未确定。

成熟 T 细胞在发育成熟过程中,可以根据不同的分化阶段以及分类标准划分为多种亚型。

如果按照 T 细胞接触抗原后被活化的过程,可以分为童贞 T 细胞、中心记忆细胞和效应记忆细胞等。未接触到抗原的童贞 T 细胞的分子表型特点是:CD45RA$^+$/CD45RO$^-$/CD27$^+$/CCR7$^+$;当 T 细胞遇到相应抗原后,CD45RA 的表达被 CD45RO 所取代,T 细胞进一步可以分化为中心记忆细胞表型 CD45RA$^-$/CD45RO$^+$/CD27$^+$/CCR7$^+$,或效应记忆细胞表型 CD45RA$^-$/CD45RO$^+$/CD27$^-$/CCR7$^-$。免疫组织学分析显示,AILT 和 ALCL 均具有效应记忆细胞表型(CD45RA$^-$/CD45RO$^+$/CD2T)。

如果按照 T 细胞受体(TCR)的分子组成不同,T 细胞可以分为 αβT 细胞和 γδT 细胞。

αβT 细胞占 T 细胞总数的 95% 以上，主要与特异性 T 细胞免疫有关；γδT 细胞仅占约 5%，多分布于脾的红髓、小肠上皮和其他结外部位，它们亦是 γδT 细胞淋巴瘤的好发部位。γδT 细胞淋巴瘤的免疫表型一般为 CD4⁻、CD8⁻、CD5⁻，少数可以为 CD8⁺。γδT 细胞介导的免疫反应是非 MHC 限制性的，属于较初期的、非特异性的免疫反应。

αβT 细胞如果按细胞功能和免疫表型，可以大致分为两型：CD4⁺CD8⁻ 的辅助性 T 细胞和 CD4⁻CD8⁺ 的细胞毒 T 细胞。辅助性 T 细胞(Th)可以分泌多种细胞因子，主要的作用是调节免疫反应；细胞毒 T 细胞可以表达细胞毒性蛋白，包括穿孔素、颗粒酶 B(Granzyme B)和 T 细胞胞内抗原-1(TIA-1)，具有杀伤细胞的作用。CD4⁺T 细胞一直以来基于所分泌细胞因子的不同，被分为 2 个主要亚型。Th1：分泌 IL-2 和 γ-干扰素，可调节其他 T 细胞和巨噬细胞的功能，是细胞内免疫的必要细胞；Th2：分泌 IL-4、IL-5、IL-6 和 IL-10，主要是调节 B 细胞功能，在细胞外免疫中发挥重要作用。最近的研究又定义了另外几种 T 细胞类型，如 Th17 亚型，主要是分泌 IL-17 的 CD4⁺T 细胞，与 Th1 或 Th2 不同，Th17 细胞在诱导自身免疫损伤方面发挥重要作用；CD4⁺CD25⁺FOXP3⁺T 细胞，对于维持自身免疫耐受非常重要；CD57⁺滤泡 B 细胞辅助性 T 细胞或生发中心 Th 细胞(GC-Th)，位于生发中心内并分泌 IL-10，可促进 B 细胞生产 IgG 和 IgA。目前的研究认为，Tregs 细胞可能与某些皮肤 T 细胞淋巴瘤有关，而 ATLL 可能是由 HTLV1 感染的 Tregs 细胞恶变而来，生发中心的 T 辅助细胞可能是 AILT 的发生细胞。而 Th17 所对应的 PTCL 尚无报道。

NK 细胞和细胞毒 T 细胞均表达穿孔素、颗粒酶 B 和 TIA-1。值得注意的是，具有细胞毒性 T 细胞或 NK 细胞的表型的淋巴瘤中，常见肿瘤细胞凋亡、坏死和血管侵犯，并且噬血综合征的发生率增高。

最近的研究尝试将 T/NK 细胞淋巴瘤的病理和临床特点与其分泌的细胞因子或趋化因子相联系。比如成人 T 细胞淋巴瘤/白血病的高钙血症可能与肿瘤细胞分泌的破骨细胞激活因子有关。而在某些 T/NK 细胞淋巴瘤中常见的嗜血综合征则与具有细胞溶解功能的细胞因子和趋化因子有关。同样血管免疫母细胞淋巴瘤常见的多克隆免疫球蛋白血症，则可能与肿瘤细胞起源的滤泡中心 T 细胞所分泌的 CXCL13 等细胞因子所具有的促进生发中心 B 细胞增殖的作用有关。

在 B 细胞淋巴瘤的发病机制中已发现多种肿瘤相关性基因异位，如滤泡淋巴瘤的 t(14;18)异位、套细胞淋巴瘤的 t(11;14)和 Burkitt 淋巴瘤中的 c-myc 基因异位等。但与 B 细胞淋巴瘤不同，目前在外周 T/NK 细胞淋巴瘤中，除发现 ALK 阳性的 ALCL 中的 t(2;5)异位外，还没有发现其他可重复发生的特异性细胞遗传学改变。

（三）成熟 T/NK 细胞淋巴瘤的预后

对淋巴瘤的 T、B 细胞表型认识后不久，研究者就在临床工作中意识到具有 T 细胞表型的淋巴瘤似乎治疗有效率低、生存期短。从 20 世纪 70 年代起，已有多组研究探讨 T 细胞和 B 细胞表型的侵袭性淋巴瘤是否具有不同的预后，结果不尽一致。在早期的研究中，B 细胞来源者生存期比 T 细胞或裸细胞者更长，但因 T 细胞标记阳性的病例数较少，难以将 T 细胞淋巴瘤和 B 细胞淋巴瘤进行统计学分析。并且在这些研究中裸细胞型的病例数较多，可能反映了早期的免疫组化技术并不成熟，T 细胞来源者有一部分混杂在裸细胞型中。其后的研究中，T

细胞淋巴瘤的比例增大,裸细胞型的比例减小,研究也集中于 T 细胞型和 B 细胞型的比较。这些研究的病例选择有所差异,病理检查多采用工作分类,应用的化疗方案多为含蒽环类的方案,但方案的强度各不相同。一些研究表明,T 细胞的预后比 B 细胞淋巴瘤差,但亦有研究认为二者预后相似。结果差异可能与病例选择有关,如一些研究中包括了预后较好的间变大细胞淋巴瘤。此外,诊断的准确性也是影响因素之一,在较早的研究中,富于 T 细胞的 B 细胞淋巴瘤常被诊断为 T 细胞淋巴瘤。在一些研究中,T 细胞淋巴瘤具有病期晚、B 症状发生率高等不良因素,可以部分解释在这些研究中 T 细胞淋巴瘤较差的预后。至于 T 细胞表型是否是影响预后的独立因素,多数研究病例数少,未进行多因素分析。美国 MD 安德森癌症中心和德国成人淋巴瘤研究组(GELA)的大宗研究都表明 T 细胞淋巴瘤或至少是非间变大细胞型的外周 T 细胞淋巴瘤是独立的不良预后因素。目前一般认为外周 T 细胞淋巴瘤的预后比 B 细胞来源者差,但由于外周 T 细胞淋巴瘤是一个异质性的群体,对不同类型分别进行分析,并结合其他预后因素综合判断是很有必要的。

总体来说,成熟 T/NK 细胞淋巴瘤是一组侵袭性的疾病,但不同类型具有不同的临床特点。就病程和预后而言,各病种也有差异。如蕈样霉菌病(MF)呈惰性的病程。此外,间变大细胞淋巴瘤的预后也较好。一项 120 例的单中心回顾性研究分析 ALCL、AILT、PTCL-U 和小肠 T 细胞淋巴瘤(ITCL)。ALCL 组的中位总生存时间为 7.05 年,显著高于其他各组。ALCL、PTCL-U、AILT 和 ITCL 的 5 年预期生存率分别为 60%、40%、30% 和 25%。另一项 66 例的研究比较 PTCL、ALCL、淋巴母细胞淋巴瘤(LBL)和 AILT,发现 lh 组间中位 OS 有显著差异。ALCL、LBL、PTCL 和 AILT 的平均总生存期分别为 11.05 年 $\pm$ 1.55 年(95% CI 8.00~14.09)、7.09 年 $\pm$ 1.40 年(95% CI 4.33~9.84)、6.62 年 $\pm$ 1.17 年(95% CI 4.33~8.90)和 1.54 年 $\pm$ 0.44 年(95% CI 0.67~2.40)。

由于 PTCL 是一组具有异质性的疾病,许多研究都探讨了其预后因素,结果不尽相同。在不同的研究中观察到的预后因素包括:老年、一般状况差、分期晚、大肿块、B 症状、结外累及、血 β_2 微球蛋白升高、血 LDH 升高、病理类型不是间变大细胞淋巴瘤、骨髓受侵、IPI 高等。

(四)成熟 T/NK 细胞淋巴瘤的临床表现

PTCL-U 最常见的临床表现是淋巴结肿大以及结外受侵的表现等,通常累及的结外器官有脾、肝脏、骨髓和皮肤。B 症状常见。常见轻度贫血、血小板减少、LDH 升高以及嗜酸性粒细胞增多和瘙痒。如出现严重贫血或嗜血综合征,常需警惕为 T 细胞淋巴瘤,但并不能提示 PTCL 的病理类型。一些患者可能仅表现为全身症状或肝功能异常。PTCL 的许多症状与肿瘤细胞所分泌的细胞因子引发的副癌综合征有关。

(五)成熟 T/NK 细胞淋巴瘤的治疗

成熟 T/NK 细胞淋巴瘤的标准治疗目前仍不确定,这主要是由于该病发病率低、病理诊断困难、临床病程多变,可能会出现多种少见的临床综合征以及缺少随机对照的临床研究等原因。事实上,目前 T 细胞淋巴瘤正在成为淋巴瘤治疗中最具前沿性和挑战性的研究领域。

与 B 细胞淋巴瘤不同,在过去的 20 年中,PTCL 患者的生存并未得到改善。20 世纪 90 年代的一项大型的随机对照研究显示,侵袭性淋巴瘤中,第二、三代化疗方案并不优于 CHOP 方案。但由于该研究采用的是工作分类,并不清楚研究的结论是否适用于 T 细胞淋巴瘤。从该研究得出的推论是,CHOP方案是治疗大细胞淋巴瘤的最优方案,PTCL的治疗与B细胞淋巴瘤并无不同。这种推论近期受到了质疑。因为不能假设对B细胞淋巴瘤有效的药物或方案会同样对T细胞淋巴瘤有效;也没有理由认为,不同T细胞淋巴瘤亚型在采用相同药物治疗时的疗效相同。但实际上至今为止,各型PTCL的治疗方案仍基本相同。一个例外是NK/T细胞淋巴瘤,有研究报道,对于某些非常局限的病变,初治首选放疗可以获得更好的疗效,但对于晚期和复发NK/T细胞淋巴瘤患者的治疗仍是一个难题。

实际上,CHOP方案在治疗PTCL中的疗效令人失望,提示以蒽环类为主的化疗方案的疗效并不理想,继而引发了对新的药物组合的探索。相关研究包括采用以顺铂为基础的ES-HAP方案和高剂量强度的HyperCVAD方案等。GELA研究组报道了58例、>60岁的PTCL患者采用ESHAP方案联合顺式维甲酸治疗的结果,但CR率仅为33%。在另一项GELA的Ⅱ期临床研究中,<60岁的患者,采用类似治疗儿童Burkitt淋巴瘤的剂量强化方案治疗,结果CR率51%,中位EFS仅6个月。美国MD安德森癌症中心的一组回顾性研究中,对比强化治疗方案,包括HyperCHOP、HyperCVAD/MA和骨髓移植等的疗效并不优于CHOP方案。由此可见,PTCL的治疗方案的选择仍然是一个挑战,还需要新的药物加盟和随机对照临床研究的检验。

由于PTCL治疗的疗效并不理想,多种新的细胞毒类和靶向药物正在进行临床研究,有些已显示了具有希望的前景,主要包括以下几类。

1.嘌呤类似物

几项小型的临床研究评价了嘌呤类似物喷司他丁、氟达拉滨和吉西他滨等在PTCL中的疗效。研究所报道的喷司他丁治疗PTCL-U的有效率在15%~100%。近期的几项研究,显示了吉西他滨在血液系统肿瘤中的疗效。一个单中心的临床研究显示,吉西他滨单药治疗复发和耐药T细胞NHL的有效率为60%。还有研究报道其在蕈样真菌病(MF)患者有效。一项Ⅱ期临床研究治疗了44例复发的MF或PTCL患者,结果ORR为70%,CR患者的中位缓解时间达到15个月,PR为10个月。

2.叶酸类似物

新型叶酸类似物普拉曲沙(Pralatrexate),在PTCL中显示了颇有前景的疗效。在一项Ⅰ/Ⅱ期临床研究中,普拉曲沙治疗多种类型的复发或耐药的NHL,共入组54例患者。普拉曲沙在22例T细胞NHL患者中的ORR为45%,6例CR,4例PR。而在B细胞NHL中,ORR仅为10%。

3.单克隆抗体和免疫毒素

在T细胞NHL中,已发现多种表面分子可以作为单克隆抗体或免疫毒素的治疗靶点,这些分子包括:CD2、CD4、CD5、CD7、CD25、CD30和CD52等。除CD52外,其他表面抗原分子在不同PTCL亚型的表达可存在明显差异,使得针对这些靶点的单克隆抗体的治疗更加具有选择性和低毒性。

阿仑单抗是人源化的抗CD52单抗。CD52抗原存在于多数T细胞NHL细胞的表面,但亦在正常T细胞、B细胞、单核细胞和巨噬细胞表面表达,所以阿仑单抗可以导致T细胞、B细胞、单核细胞和巨噬细胞的全面缺乏,诱发严重的免疫抑制。在一项最早的欧洲的临床研究中,阿仑单抗单药治疗多重治疗后复发和耐药 PTCL 的缓解率为 36%,然而却引发了严重血液学毒性和感染。另一项研究,采用阿仑单抗联合 FCD 方案(氟达拉滨、环磷酰胺和多柔比星)治疗 PTCL,其中 9 例初治患者中 7 例 CR,9 例复发患者中 1 例 CR,3 例 PR。但 81% 的患者出现 Ⅲ/Ⅳ 度不良反应,56% 发生巨细胞病毒重新激活。该研究表明,虽然联合化疗后疗效提高,但毒性不容忽视。

扎木单抗(Zanolimumab)是一个全人源化的抗 CD4 单克隆抗体。在一项 Ⅱ 期研究中,治疗了 47 例蕈样真菌病和 Sezary 综合征(MF/SS)患者,结果显示扎木单抗的耐受性良好,ORR 为 36%,在 MF 患者中有效率优于 SS。约 50% 的非皮肤原发 T 细胞淋巴瘤表达 CD4,一项 Ⅱ 期临床研究治疗复发和耐药的非皮肤原发的 CD4+ T 细胞淋巴瘤,结果在 15 例患者中,2 例 CR,2 例 PR。无明显严重的不良反应。

CD30 抗原是一个颇有吸引力的治疗靶点,一方面 CD30 在 ALCL 和某些 PTCL-U 中高表达。另一方面其在正常细胞中仅有微弱表达。维布妥昔单抗(SGN-30)是抗 CD30 的嵌合型的单克隆抗体,伊妥木单抗(MDX-060)是人源化的抗 CD30 的单克隆抗体。在一项 Ⅱ 期临床研究中,SGN-30 治疗 CD30+ 的复发和耐药的 ALCL,结果 20% 的患者治疗有效,其中包括 2 例 CR。在一项 Ⅰ/Ⅱ 期临床研究中,人源化的 MDX-060 抗体治疗复发的 ALCL,在 7 例患者中,2 例获得 CR。

IL-2 受体(IL-2R)是 T 细胞分化的一个标记物,人的 IL-2R 存在三种结构形式,低亲和力受体(CD25)、中等亲和力受体(CD122/CD132)和高亲和力受体(CD25/CD122/CD132)。IL-2 受体的亚基 CD25 在某些 T 细胞淋巴瘤和白血病细胞中表达,包括皮肤 T 细胞淋巴瘤(CTCL)、PTCL-U 和 CD30+ ALCL。地尼白介素是白喉毒素和 IL-2 的融合蛋白,可以直接选择性地导致白喉毒素对靶细胞的杀伤。在一项 Ⅱ 期临床研究中,地尼白介素治疗 27 例复发和耐药的 T 细胞 NHL 患者的 ORR 为 48%,在 13 例 CD25+ 病例中,ORR 61.5%,中位的 TTP 时间为 6 个月(1~38 个月)。毒性依然是重要的限制其单药治疗和与其他治疗联合的因素。

4.组蛋白去乙酰化酶抑制剂

组蛋白去乙酰化酶抑制剂(HDIs),是一类新型的抗肿瘤药物,可以通过提高组蛋白的乙酰化程度诱导细胞分化、凋亡和降低细胞增殖能力。HDIs 在 MF/SS 中的疗效较好,在一项多中心的 Ⅱ 期临床研究中,共入组 39 例复发和耐药的患者,其中 CTCL 患者的 ORR 为 50%,缓解持续时间 6~34 个月;在 17 例其他 PTCL 患者中,4 例(24%)获得 PR,缓解时间还在观察之中,分别为 4 个月、4 个月、9 个月和 12 个月。

六、T 细胞淋巴母细胞淋巴瘤

T 细胞淋巴母细胞淋巴瘤(T-LBL)属于高度侵袭性淋巴瘤,其发病率占成人 NHL 的 2%~4%,占儿童 NHL 的 40% 左右,男性多于女性。淋巴线细胞淋巴瘤(LBL)可以分为 T 细胞淋巴母细胞淋巴瘤(T-LBL)和 B 细胞淋巴母细胞淋巴瘤(B-LBL)。其中 T-LBL 淋巴瘤约占 80%,B-LBL 约占 20%。在 WHO 淋巴造血系统恶性肿瘤的分类中,LBL 与 ALL 被认为是具有不同临床表现和属于不同疾病发展阶段的同一种疾病,故将其归入同一类疾病,并人为地将骨髓中幼稚淋巴细胞比率小于 25% 的定义为 LBL,而幼稚淋巴细胞比率大于 25% 的定义为 ALL。

(一)T-LBL 的形态学、免疫表型及遗传学特点

在细胞形态上 LBL 主要表现为中等大小的细胞,胞质呈淡嗜碱性,核膜明显而形态不规则,染色质分布均匀而纤细,典型的表现为小而圆形的核仁呈轮辐状排列,核分裂象多见,生长方式为弥漫性生长。

T-LBL 来源于不成熟的前体 T 细胞。不同分化阶段的前体 T 细胞可根据其在胸腺内的分布区域和标记分子的不同进行区分,大致可分为 4 个分化阶段,即早期前体 T 细胞、不成熟胸腺细胞、普通胸腺细胞和成熟胸腺细胞等。不同成熟阶段的 T 细胞均可在发生恶性转化后演变为 T-LBL,所以不同的 T-LBL 的免疫分子标记也因其相应正常起源细胞的成熟阶段不同而有所区别。由于前体淋巴母细胞淋巴瘤来源于不成熟阶段的淋巴细胞,有时可出现肿瘤细胞同时表达 B 或 T 细胞的标记,甚至表达自然杀伤细胞(NK)或髓系细胞的分子标记。LBL 演变为髓性白血病的个案早有报道,而 Hashimoto 等报道在 T-LBL 淋巴瘤中甚至有高达 52% 的肿瘤细胞表达 B 细胞相关的表面分子 CD79a。

在细胞遗传学改变上,LBL 和 ALL 没有明显区别,这也是两者被认为是同一类疾病的原因。不同文献报道的 T-LBL 淋巴瘤细胞遗传学改变在 $50\%\sim90\%$ 之间。染色体的异常多数与 T 细胞受体(TCR)重组有关。此种基因异位导致 TCR 基因的强启动子和增强子异位到某些与细胞增殖或凋亡相关的基因附近,启动了细胞的异常增殖或凋亡抑制。最常见的染色体异位涉及的基因包括 HOX11,可见于 7% 的儿童 T-ALL 和 30% 的成人 T-ALL;HOX11-L2 可发生于 20% 的儿童和 $10\%\sim15\%$ 的成人患者。染色体缺失在 T-ALL 中亦常见,最重要的是 del(9p),发生率约为 30%,可以导致抑癌基因 CDKN2A(CDK4 抑制因子)的丢失。另外,有 50% 的病例可有 Notch1 基因的激活性突变,Notch1 基因在 T 细胞早期的发育中具有重要的作用,其下游靶点可能是 c-myc 基因。在 30% 的病例中可有 hCDC4 基因的突变,而该基因是 Notch1 基因的负向调控因子,这些突变可以导致 Notch1 蛋白的半衰期延长。

(二)T-LBL 的临床特点和预后

T-LBL 的典型临床表现为上纵隔增宽,患者常主诉咳嗽,气短,往往由 $>10cm$ 的前纵隔巨大肿块所致,可以伴有胸腔积液。其中 50% 的患者在就诊时已有骨髓受侵,20% 有中枢神经系统受侵,如果疾病进展为 T-ALL,则其临床表现与 ALL 没有区别,是疾病发展的终末事件。

影响 LBL 预后的因素往往由于不同研究的分组标准不同和研究病例数偏少等原因,得出的结果有所差异。但多数研究认为与预后不良相关的因素有年龄大、分期晚、骨髓受侵、中枢神经系统受侵、乳酸脱氢酶增高、B 症状和获得完全缓解的时间长等。

(三)T-LBL 的治疗

在化疗作为治疗选择之前,T-LBL 单纯行纵隔放疗的长期生存率小于 10%,大部分患者很快出现疾病扩散,其中最常见的为中枢神经系统受侵,并最终发展为 T-ALL。从 20 世纪 70 年代开始应用类 ALL 方案联合中枢神经系统预防治疗儿童 LBL,取得了令人鼓舞的结果。Ⅰ/Ⅱ 期患者的长期生存可达 $85\%\sim90\%$,但因治疗伴随着明显的近期和远期毒性,随后对治疗的强度和时间进行了调整,同样取得了相似的疗效。虽然由此早期患儿的疗效有了明显的

改善,但Ⅲ/Ⅳ期患儿的生存率仍小于40％,这促使了新的强化治疗方案的出现。Wollner等应用10种药物组成的LSA2-L2方案,联合MTX鞘内预防性注射和3年维持治疗的策略,治疗了17例晚期患儿,结果5年生存率达到61％。Dahl等在既往ALL方案中加入依托泊苷和阿糖胞苷,结果4年的无病生存率达到73％。由于新的治疗方案的出现使得Ⅲ/Ⅳ期患儿的无病生存达到60％～70％。正因儿童LBL治疗取得的成功,由此开始了应用ALL方案治疗成年患者的尝试,但成人的疗效仍不如儿童。

在成年患者中应用传统的治疗NHL的CHOP样方案联合门冬酰氨酶的CR率在不同报道为40％～70％之间,DFS率在20％～50％之间。而ALL方案的CR率在77％～100％之间,DFS率在45％～67％。故目前认为ALL方案优于传统的NHL方案,T-LBL的治疗建议采用ALL方案。

HyperCVAD方案最早用于治疗成人Burkitt淋巴瘤,后来开始治疗LBL和ALL。这个方案的特点是采用无交叉耐药的多个药物组成联合方案,并针对LBL细胞增殖分裂快的特点,采用分割并加大CTX的用量;在激素的应用上以地塞米松替代泼尼松,因地塞米松在中枢神经系统内的半衰期较泼尼松长,可以更好地预防中枢神经系统的受侵或复发,同时体外实验显示地塞米松对淋巴细胞的毒性比泼尼松大几倍至十几倍;而大剂量的MTX、Ara-C可以更有效、更快速地杀伤肿瘤细胞,使患者尽快地达到完全缓解,从而避免耐药细胞的产生,降低复发率,同时又加强预防了中枢神经系统的受侵或复发。Thomas等报告了一组应用共8个周期HyperCVAD/MTX-Ara-C方案,联合鞘内注射和两年POMP(巯嘌呤50mg,3次/日,d1～14;长春新碱2mg,每个月1次;甲氨蝶呤20mg/m²,每周1次;泼尼松200mg,d1～5;28天为1个周期)维持治疗LBL患者的48个月随访结果。共33例患者,中位年龄26岁,其中80％为T-LBL,70％有纵隔肿物,70％为Ⅲ～Ⅳ期,9％有中枢神经系统受累。治疗结果为CR率91％,治疗相关死亡率9％,预计3年DFS率66％,OS率70％。

在T-LBL的治疗中,有几个问题一直存在争议:①是否应做中枢神经系统预防性治疗。文献报道应用NHL方案而不做中枢神经系统预防性治疗患者的中枢神经系统复发率为42％～100％,而给予预防性鞘注患者的复发率为3％～42％,鞘内注射联合放疗的复发率则为3％～15％。有报道显示早期预防性鞘内注射与鞘注联合放疗的疗效相当。②是否应做维持治疗。Kobayashi等报道了应用非交叉耐药方案治疗成人T-ALL和LBL但无维持治疗的结果,78％的患者达CR,但其中72％复发,7年生存率仅15％。目前是否应行维持治疗以及维持治疗的持续时间仍存争议。③是否应做纵隔巩固性放疗。研究显示在儿童患者中巩固性放疗并未获益,相反却增加了治疗的相关毒性,包括心脏毒性、肺纤维化和第二肿瘤的发生等,而低剂量(15Gy)照射不能提高纵隔的局部控制率。在成人,这是一个尚存争议的问题。Dabaja等做了一个回顾性的研究来评价纵隔放疗对于CR患者的作用。笔者对比了美国MD安德森癌症治疗中心治疗的47例T-LBL患者,其中在19例CR后接受纵隔放疗(剂量为26～39Gy)的患者中,未出现纵隔复发病例,而在未行纵隔放疗的24例CR患者中有8例局部复发。统计结果显示纵隔放疗患者的局部复发率明显低于未放疗组。

目前治疗LBL有下列几点共识:①无论是Ⅰ期还是Ⅳ期患者,类ALL的强烈化疗方案疗效优于NHL方案;②短期化疗后若不进行维持治疗,复发的危险性增高;③强化的鞘内注射可以降低中枢神经系统复发率。

参考文献

[1]田淇第,陈爱武,张其昌.消化系统慢性病诊断与治疗[M].郑州:河南科学技术出版社,2021.

[2]王吉耀,葛均波,邹和健.实用内科学[M].北京:人民卫生出版社,2021.

[3]王建祥.血液系统疾病诊疗规范[M].北京:中国协和医科大学出版社,2020.

[4]毕丽岩.呼吸内科学高级医师进阶[M].北京:中国协和医科大学出版社,2020.

[5]王朝晖.消化内科急危重症救治手册[M].郑州:河南科学技术出版社,2019.

[6]林曙光.心脏病学进展2019[M].北京:科学出版社,2019.

[7]叶本兰.循环系统[M].厦门:厦门大学出版社,2019.

[8]葛均波,万唯一.现代心脏病学进展2018[M].北京:科学出版社,2018.

[9]谭松.消化系统疾病临床诊断与治疗[M].昆明:云南科技出版社,2018.

[10]沈悌,赵永强.血液病诊断及疗效标准[M].北京:科学出版社,2018.

[11]刘又宁.呼吸内科学高级教程[M].北京:中华医学电子音像出版社,2016.

[12]陈灏珠.实用心脏病学[M].上海:上海科学技术出版社,2016.

[13]徐长福,魏强.泌尿系统[M].北京:人民卫生出版社,2015.

[14]李卓江.内科临床思维[M].贵阳:贵州科技出版社,2015.

[15]田德安.消化疾病诊疗指南[M].北京:科学出版社,2013.